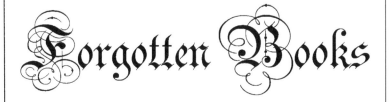

ISBN 978-1-332-46176-9
PIBN 10347078

1 MONTH OF FREE READING

at

www.ForgottenBooks.com

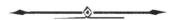

By purchasing this book you are eligible for one month membership to ForgottenBooks.com, giving you unlimited access to our entire collection of over 1,000,000 titles via our web site and mobile apps.

To claim your free month visit:
www.forgottenbooks.com/free347078

English
Français
Deutsche
Italiano
Español
Português

www.forgottenbooks.com

Mythology Photography **Fiction**
Fishing Christianity **Art** Cooking
Essays Buddhism Freemasonry
Medicine **Biology** Music **Ancient
Egypt** Evolution Carpentry Physics
Dance Geology **Mathematics** Fitness
Shakespeare **Folklore** Yoga Marketing
Confidence Immortality Biographies
Poetry **Psychology** Witchcraft
Electronics Chemistry History **Law**
Accounting **Philosophy** Anthropology
Alchemy Drama Quantum Mechanics
Atheism Sexual Health **Ancient History**
Entrepreneurship Languages Sport
Paleontology Needlework Islam
Metaphysics Investment Archaeology
Parenting Statistics Criminology
Motivational

EIN REPETITORIUM

VON

Dr. MICHAEL BENEDICT LESSING.

Zweite verbesserte und vermehrte Auflage.

LEIPZIG.

VERLAG VON ARTHUR FELIX.

1866.

VORWORT

zur ersten Auflage.

Kaum dürfte, mit Ausnahme der Anatomie, ein anderes Fach der ärztlichen Wissenschaft zunächst und ausschliesslich so ganz reine Gedächtnisssache sein, als die Arzneimittellehre. Der Schüler kann unmöglich in der eigentlichen Therapeutik einen Schritt vorwärts thun, bevor er nicht das erste Bedürfniss dazu befriedigt und sich die Kenntniss des dabei nöthigen Materials zu eigen gemacht hat. Dieser Heilmittelvorrath ist aber so umfangreich, dass der Anfänger gewöhnlich, wie man zu sagen pflegt, den Wald vor Bäumen nicht zu sehen vermag, wenn ihm dabei nicht eine kurze, gedrängte, übersichtliche, mehr auf's Allgemeine als auf's Einzelne gerichtete Darstellung als Führer zu Hülfe kommt. Die in Legion vorhandenen Hand- und Lehrbücher bieten diese Vortheile nicht. Sie gehen, der Vollständigkeit halber, so sehr in's Detail, dass der Lernende sich darin wie in einem Labyrinthe verirrt, in dem er nicht weiss, welche Wege er zunächst zu verfolgen und welche Dinge zuerst er sich einzuprägen hat. Hauptsächlich nun seinem Gedächtniss bei der Vorbereitung zu den Prüfungen entgegenzukommen, was dem jungen Mediciner gerade in diesem so weitschichtigen Gebiete von höchster Wichtigkeit sein muss, erscheint als Endzweck des vorliegenden Werkchens. Es soll dieser Leitfaden eben der Ariadnefaden sein, um in dem ihm fremden Irrsal seine Schritte richtig zu lenken, ihm nicht nur einen Ein-, sondern auch einen Ueberblick zu verschaffen, und ihn dem ersehnten Ziele zuzuführen. Sind dann die eigentlichen Lehrjahre vorüber, so mag der zum Arzt Gereifte für sein praktisches Wissen und Wirken in umfassenderen Special- und Sammelwerken Rath und Befriedigung suchen, wie solche z. B. das vom Verfasser wiederholentlich bearbeitete, beliebte „Handbuch der praktischen Arzneimittellehre" in seiner neuesten (achten) Auflage allseitig genügend zu bieten vermag. Aber erst wer im Kleinen gerecht befunden, wird im Grossen sich zurecht zu finden verstehen, und urtheilen, sichten, wählen lernen. In hohem Grade nützlich also, behufs Einprägung des sehr nüchternen und trockenen Details der Materia medica, dürfte sich vorliegender kurzer Abriss vorzugsweise auch für Präparanden bei gemeinsamen Studien und Repetitionen erweisen, und in dieser Beziehung insbesondere das Register einen willkommenen Wegweiser nicht sowohl zum Nachschlagen, als zum Anknüpfen von Fragen und zu Examinatorien abgeben, deren Werth für die Stärkung des Gedächtnisses und für die beabsichtigte Aneignung des Thatsächlichen kein Kundiger in Abrede stellen wird.

Berlin, 1859.

VORWORT

Wozu bedarf es noch einer Vorrede zu dieser neuen Auflage? Ist doch die Nachrede, welche die erste sich erworben, eine so ehrende gewesen. Nicht Uebertreibung war es, wenn der Herr Verleger in den buchhändlerischen Anzeigen dieses Werkchens hervorhob, es sei dasselbe „ein Lieblingsbuch der jungen Mediciner auf den deutschen Hochschulen geworden‟. Das konnte nur geschehen, weil die studirende Jugend es fühlte, wie die von mir im Vorwort zur ersten Auflage aufgestellten Gesichtspunkte und deren Durchführung bei der Art der Bearbeitung ihr beim Erlernen der Arzneimittellehre in hohem Grade zu Gute kamen. Denn sie vermochten eine bisher für so schwierig gehaltene und scheinbar die Köpfe chaotisch verwirrende, darum auch meistens in den Universitätsjahren zum Nachtheil der späteren ärztlichen Wirksamkeit ziemlich vernachlässigte Disciplin dem Gedächtniss zugänglicher und besser fasslich zu machen. Das Verdienst um die Wissenschaft, wenn man ihr Studium erleichtern hilft, mag ein geringes sein; ein Dienst ist es immerhin, den man ihr leistet.

Ich bin bestrebt gewesen, in dieser neuen Auflage möglichst viele zweckmässige Verbesserungen und eine Vermehrung des Inhalts anzubringen. Unter den neuen Medicamenten haben T a n n i n , K o u s s o , G l y c e r i n und *Kali hypermanganicum* eine Stelle 'gefunden. Jene drei ersteren sind bereits allenthalben in den Arzneischatz eingeführt. Für letzteres Mittel plaidire ich hier offen und laut, um ihm ein Bürgerrecht in den besseren Pharmakopöen zu gewinnen. Es verdient das. Bereits im schleswigschen Feldzug vor zwei Jahren gegen Hospitalbrand und bösartige Wunden äusserlich mit grossem Vortheil als Antisepticum angewandt, hat es seitdem sich mir namentlich auch bei der in Berlin so verheerend aufgetretenen *Diphtheritis (epidemica gangraenosa)* als wahrhaft s o u v e - r a i n e s äusserliches Heilmittel erwiesen, das, bei zweckmässiger Anwendung (s. S. 155) und richtiger innerlicher Medication, die Erfolge der vielbelobten und beliebten Behandlung mit Kali chloricum und Argentum nitricum weit hinter sich lässt. Ich benutze daher diese Gelegenheit, hier ausdrücklich darauf hinzuweisen, und es dem grösseren ärztlichen Publicum zu empfehlen.

B e r l i n , Mai 1866.

Sanitätsrath Dr. **Lessing.**

INHALTSÜBERSICHT.

Abschnitt I.
Allgemeine materielle Pharmakologie.

Abschnitt II.
Allgemeine dynamische Pharmakologie.

Abschnitt III.
Allgemeine praktische Pharmakologie.

Specielle Pharmakologie.

Anhang.

EINLEITUNG.

§. 1. Systematische Stellung der Pharmakologie.

Der Arzt hat die Aufgabe, die Krankheiten zu heilen.
Krankheiten sind anomale Zustände der organischen
Körper; in Rede stehend sind hier die Krankheiten des
menschlichen Organismus gemeint. Die Pathologie ist
die Naturgeschichte der Krankheiten, die Therapie die
Lehre von der rationellen Behandlung der Krankheiten. Der absolute Zweck der letzteren ist: die Integrität des erkrankten Körpers wieder herzustellen.

Wo die Therapie diesen absoluten Zweck nicht erreichen kann,
da muss sie sich mit einem relativen begnügen: nämlich die Beschwerden des Kranken so viel als möglich zu vermindern und das Leben zu
erhalten.

Die Therapie gebraucht zu ihren Zwecken gewisse
Mittel, welche therapeutische Mittel heissen, *medicamina s. medicamenta.* Die zweckmässige Verwendung derselben ist die therapeutische Methode.

Die therapeutischen Mittel zerfallen in 4 Klassen:

1. diätetische Mittel, *medicamenta diaetetica,* die Mittel
   der gewöhnlichen Lebensreize, welche so regulirt
   werden, dass sie den natürlichen Heilbestrebungen
   des kranken Körpers angemessen sind;

2. pharmaceutische Mittel, *medicamenta pharmaceutica,*
   Mittel, die sich wie die Lebensreize verhalten, aber,
   ohne zu denselben zu gehören, dynamisch die Mischung und Thätigkeit der Organe verändern, und
   den natürlichen Heilbestrebungen entsprechen oder
   sie reguliren und von Hindernissen befreien;

3. chirurgische Mittel, *medicamenta chirurgica*, Mittel,
   die nach mechanischen Gesetzen wirken und primär
   materielle (substanzielle) Veränderungen hervorbringen;
4. psychische Mittel, *medicamenta psychica*, Mittel, die
   auf das Gemüth und die geistige Thätigkeit des Menschen wirken.

Die diätetischen Mittel sind für die Therapie von der grössten
Wichtigkeit, denn ihre zweckmässige Regulirung ist für den Kranken
noch mehr, als für den Gesunden, nothwendig, und jede anderweite
Behandlung hat ohne dieselbe nur einen zweifelhaften Erfolg; ja, die
diätetischen Mittel genügen in den meisten leichten, und in vielen der
schwierigsten Krankheiten allen therapeutischen Ansprüchen. Dennoch sind diese Mittel, obzwar von Alters her in ihrer Wichtigkeit anerkannt, auch selbst in der neuesten Zeit noch nicht gehörig gewür-
digt. Hierher gehören die Nahrungsmittel, Luft, Wasser, Licht,
Wärme, Bewegung, Beschäftigung.

Auch der Werth der psychischen Mittel ist genügend anerkannt.
Was man aber von ihren therapeutischen Wirkungen weiss, das sind
nur einzelne zerstreute Thatsachen, und die vorhandenen Materialien
reichen noch lange nicht hin, um dieselben zu einer besondern Disciplin zu bearbeiten.

Die Lehre von den pharmaceutischen Mitteln dagegen, *materia
pharmaceutica*, so wie die Lehre von den chirurgischen Mitteln, *materia
chirurgica*, sind als besondere Disciplinen lange schon in die Reihe
der medicinischen Wissenschaften getreten.

Die Pathologie und die *materia therapeutica* sind also
die nächsten Grundlagen einer rationellen Therapie, und
die *materia pharmaceutica* ist nach Umfang und Inhalt
einer der wichtigsten Theile der *materia therapeutica*. Die
materia therapeutica aber ist keine selbstständige Disciplin, die um ihrer selbst willen da wäre; sondern sie
existirt nur in Beziehung auf die Therapie, in so fern ihr
Inhalt und Gegenstand zur Heilung der Krankheiten verwendet wird. Das therapeutische Mittel heisst daher
auch ein Heilmittel, *remedium, medicamen*.

§. 2. Gebiet der Pharmakologie.

Die pharmaceutischen Mittel sind solche Mittel, die
sich wie die Lebensreize verhalten, aber, ohne zu denselben zu gehören, dynamisch die Mischung und Thätigkeit
der Organe verändern, und die natürlichen Heilbestrebungen befreien und reguliren (§. 1). Der Inbegriff dieser Mittel heisst *materia pharmaceutica* und die wissenschaftliche
Bearbeitung derselben Pharmakologie, *pharmacologia*.

Der noch gegenwärtig gebräuchliche Name *materia medica* ist nicht etwa wie im Gegensatz zur *materia chirurgica* zu betrachten, da Medicin und Chirurgie keine Gegensätze sind. Ebenso lässt es sich etymologisch nicht rechtfertigen, wenn man unter *pharmacologia* die pharmaceutische Waarenkunde versteht, da man diese passender mit *pharmacognosia* oder *pharmacographia* bezeichnen kann.

Die pharmaceutischen Mittel heissen gewöhnlich A r z n e i m i t t e l oder *medicamenta* (im engeren Sinne). Die Pharmakologie heisst danach A r z n e i m i t t e l l e h r e.

Die pharmaceutischen Mittel verhalten sich materiell wie die diätetischen. Aber sie sind dynamisch verschieden. Die diätetischen Mittel sind g l e i c h a r t i g e Reize für den organischen Körper, welche die normale Mischung und Thätigkeit der Organe unterhalten, und für den täglichen Verlust durch Assimilation der ähnlichen Bestandtheile Ersatz gewähren. Die pharmaceutischen Mittel dagegen sind f r e m d a r t i g e Reize (entweder an sich, oder durch die Art ihrer Anwendung), welche den Körper, indem er sie zu assimiliren sucht, zu einer Reaction bestimmen und die Mischung der Bestandtheile und die Thätigkeit der Organe gemäss ihrer eigenen Natur verändern. Was für den gesunden Körper diätetische Mittel sind, das sind sie auch für den kranken, nur dass sie hier anders regulirt werden; die pharmaceutischen Mittel aber existiren als solche nur für den kranken Körper.

Viele pharmaceutische Mittel, namentlich diejenigen organischen Ursprungs, können durch Gewöhnung die Mischung und Verrichtung der Organe dergestalt verändern, dass sie selbst zu gleichartigen Reizen werden, und sich wie diätetische Mittel verhalten, z. B. Alkohol, Gewürze. Dagegen können diätetische Mittel durch die Art ihrer Anwendung zu fremdartigen Reizen werden und den Körper zu einer Veränderung in der Mischung und Thätigkeit der Organe bestimmen, so dass sie sich wie pharmaceutische verhalten; z. B. die Beschränkung auf ein einziges Nahrungsmittel, wie Milch, Weintrauben. In diesem Falle wird die Veränderung in zweierlei Weise bedingt: sowohl positiv dadurch, dass etwas im Ueberschusse in die Mischung des Körpers eingebracht wird, als negativ dadurch, dass nicht alle Ersatzsubstanz, als chemisches Element betrachtet, aus der einförmigen Nahrung gezogen werden kann.

Ebenso verhalten sich diese pharmaceutischen Mittel auch materiell als Gifte. Die G i f t e, *vira*, *venena*, sind Mittel, die in einer gewissen, aber relativ geringen Menge genommen als schädliche Potenzen wirken, und dynamisch (auch organo-chemisch) die Mischung und Thätigkeit der Organe, ja das Leben selbst zerstören können. Sie sind

gleich gefährlic l für gesunde, wie für kranke Körper; aber
sie sind es nur in einer zureichenden Quantität genommen.
Dynamisch unterscheiden sie sich also durch ihre lebens-
gefährlichen und selbst tödtlichen Wirkungen von den
pharmaceutischen Mitteln.

Viele Gifte gehören zu den pharmaceutischen Mitteln, wenn ihre
Substanz in einer so geringen Quantität genommen wird, dass sie noch
keine giftigen Eigenschaften entfalten kann.

Jedes pharmaceutische Mittel bietet drei Seiten der
Betrachtung dar, eine materielle, eine dynamische und
eine praktische. Danach unterscheidet man:

1. die materielle Pharmakologie, *pharmacologia materialis, pharmacographia*, pharmaceutische Waarenkunde, die Beschreibung der naturhistorischen,
   physikalischen und chemischen Eigenschaften der
   Mittel;
2. die dynamische Pharmakologie, *pharmacologia dy-
   namica, pharmaconomia*, die Wirkung der Mittel im
   lebenden organischen Körper;
3. die praktische Pharmakologie, die Lehre von der
   Anwendung der Mittel zu bestimmten therapeutischen Zwecken.

Die Pharmacie, *pharmacia*, ist die Lehre von der
materiellen Beschaffenheit der pharmaceutischen Mittel, von der technischen Beschaffenheit und Bereitung derselben und von ihrer zweckmässigen Aufbewahrung und
Dispensirung. Sie wird eingetheilt:

1. in die materielle Pharmacie, *pharmacia materialis,
   pharmacographia*, die pharmaceutische Waarenkunde;
2. in die technische Pharmacie, *pharmacia technica*,
   die rationelle Fertigkeit, die pharmaceutischen Mittel in bester Weise darzustellen;
3. in die praktische Pharmacie, *pharmacia practica*, die
   Aufbewahrung der Mittel und ihre Dispensation
   nach einer zu therapeutischen Zwecken vorgeschrie-
   benen Weise.

Das Gebiet der Pharmacie ist so weitschichtig und verlangt so
vielfache technische Fertigkeiten, dass die Bearbeitung desselben zu
einer besondern Beschäftigung geworden ist. Die Personen, welche
die Pharmacie betreiben, heissen *pharmaceutae*, und die Officinen, wo

sie die Mittel aufbewahren und dispensiren, heissen *apothecae* (Niederlagen), A p o t h e k e n.

Die Pharmacie und die Pharmakologie muss man also nicht .verwechseln. Beide haben sie denselben materiellen Theil gemein, die Pharmakographie. Es ist aber der Zweck der Pharmacie, die Präparate dieses materiellen Theiles darzustellen, und es ist der Zweck der Pharmakologie, diese Präparate zu therapeutischen Zwecken zu verwenden.

§. 3. Wissenschaftlichkeit der Pharmakologie.

Die Pharmakologie ist ursprünglich eine Sammlung von einzelnen Erfahrungen über die Wirkung der verschiedenen Mittel, und über deren Anwendung in einzelnen Krankheiten. Diese Wirkungen hat man nach den Gesetzen der organischen Chemie, der Physiologie und der Pathologie zu bestimmen gesucht, und die Mittel selbst nach ihren Eigenschaften zusammengestellt. Auf diese Weise hat sich ein System der Pharmakologie gebildet, worin die Mittel wenigstens übersichtlich untergebracht sind.

Auf den Namen einer empirischen Wissenschaft macht sie gegenwärtig noch keinen Anspruch. Sollte sie das, so müsste man die materiellen und dynamischen Eigenschaften eines jeden Mittels genau kennen, und ausserdem noch die nächste Ursache und den ganzen organischen Process der Krankheiten; aber mit der letztern Kenntniss sind wir noch nicht viel über den Anfang hinaus, und wenn wir auch von den materiellen Eigenschaften der Mittel vieles aus der organischen Chemie wissen, so sind wir doch mit der dynamischen Eigenschaft in den meisten Fällen noch gar nicht bekannt. Gleichwohl hat man das Gebiet der Pharmakologie einer wissenschaftlichen Bearbeitung zu unterwerfen gesucht, und eine solche Behandlung wird immer für das Studium leichter und für die Therapie nützlicher sein, wenn man sich nur hütet, blosse Theorien für Wahrheiten zu halten und daraus Folgerungen machen zu wollen.

Bei einer wissenschaftlichen Behandlung der Pharmakologie unterscheidet man einen allgemeinen und speciellen Theil.

   1. Allgemeine Pharmakologie, *pharmacologia generalis,* die Lehre von den allgemeinen Gesetzen, welche den Arzneimitteln zu Grunde liegen;

2. Specielle Pharmakologie, *pharmacologia specialis,* die
Lehre von den einzelnen Arzneimitteln nach einer
systematischen Reihenfolge.

§. 4. Das Studium der Pharmakologie.

Wer sich mit der Pharmakologie befassen will, der
muss mit den therapeutischen Zwecken bekannt sein und
allgemeine Therapie studirt haben. Die specielle Therapie
dagegen setzt schon voraus, dass man die *materia therapeutica,* also auch die Pharmakologie kennen gelernt hat.
Unsere Doctrin wird also in dem medicinischen Studien-
plane zwischen die allgemeine und die specielle Therapie
zu setzen sein.

Nach dem Umfange der Pharmakologie wird man für
diese die Studien der Mineralogie, Botanik, Zoologie, Physik und Chemie in gewissem, dem Charakter von Hülfs-
wissenschaften entsprechenden Grade voraussetzen müssen.
Wegen der Weitschichtigkeit dieser Naturwissenschaften
ist es aber gerathen, dieselben für den medicinischen Zweck
besonders zu bearbeiten, und eine medicinische Mineralogie, eine medicinische Botanik, u. s. w. aufzustellen.

Nach dem Inhalte der Pharmakologie werden alle medicinischen Disciplinen vorausgesetzt, welche für die allgemeine Therapie nöthig sind, also Anatomie, Physiologie, Diätetik und Pathologie.

Das praktische Studium der Pharmakologie wird am
besten mit der Therapie verbunden. Die allgemeine Pharmakologie, und in der speciellen die allgemeinen Lehren
der einzelnen systematischen Gruppen wird man daher
systematisch zu studiren, und von den einzelnen Mitteln
sich vorläufig eine allgemeine Kenntniss zu verschaffen,
dann aber jedes einzelne Mittel während der klinischen
Praxis genau durchzunehmen haben, wie es gerade die
klinische Casuistik mit sich bringt.

Allgemeine Pharmakologie.

Uebersicht.

ERSTER ABSCHNITT.
Allgemeine materielle Pharmakologie.

ERSTES KAPITEL.
Das pharmaceutische Material.

§. 1. Allgemeine Differenzen der pharmaceutischen Materialien.

Nur ein kleiner Theil der Mittel gehört zu den imponderablen Materien der Physik, nämlich Wärme, Elektricität und Magnetismus; die andern alle stammen aus den beiden Reichen der organischen und der anorganischen Natur. Danach unterscheidet man:
1. physikalische Mittel,
2. anorganische Mittel,
3. organische Mittel.

Die organischen Mittel, wie die anorganischen, sind entweder die Naturprodukte selbst, oder es sind technische Bearbeitungen derselben nach mechanischen oder chemischen Gesetzen, technische Fabrikate (mechanische oder chemische Fabrikate).

§. 2. Die physikalischen Materien.

Die Physik unterscheidet ponderable und imponderable Stoffe. Die Ponderabilien gehören nach ihrer materiellen Natur entweder zu den organischen oder zu den anorganischen Körpern. In physikalischer Beziehung sind es dagegen feste, tropfbar-flüssige oder elastisch-flüssige Materien.

Die Imponderabilien sind Licht, Wärme, Elektricität und Magnetismus. Das Licht wird als pharmaceutisches Mittel nicht gebraucht. Es gehört aber zu den Lebensreizen und seine Regulirung zu therapeutischen Zwecken ist in der Therapie und Diätetik zu behandeln.

Die Wärme gehört gleichfalls zu den Lebensreizen, und ihre blosse Regulirung daher in die Diätetik. Sie ist aber auch ein wichtiges pharmaceutisches Mittel, und erscheint als solches in drei graduell verschiedenen Gestalten, als Kälte, als Wärme und als Hitze. Die dem Körper angemessene Temperatur der äussern Luft nämlich betrachtet man als mittlere Temperatur und bestimmt sie auf 15—20° C.; die dem Körper eigenthümliche Temperatur dagegen, die Blutwärme, beträgt 37° C. Die Grade unter der mittleren Temperatur heissen für uns Kühle oder Kälte. Wärme sind die Grade zwischen der mittleren Temperatur und der Blutwärme, und Hitze die Grade über die Blutwärme hinaus. Die Wärme (im physikalischen Sinne) kann dem Körper beliebig zugeführt oder entzogen werden, und man kann sie auf den ganzen Körper oder auf einzelne Theile wirken lassen. Wasser und Luft, zwei der nothwendigen Lebensreize, sind immer mit Wärme verbunden, und die gewöhnlichen Träger derselben in pharmaceutischen Beziehungen.

Elektricität und Magnetismus sind als Lebensreize nicht anzusehen, aber einige Physiologen haben den ganzen Lebensprocess nach den Gesetzen der Elektricität zu erklären gesucht. Auch fallen die Erscheinungen in die Augen, die letztere im lebenden Organismus, und namentlich in den Nerven, hervorruft; und diese Erscheinungen sind verschieden nach Quantität und Qualität sowie nach der Art der Entwicklung des elektrischen Processes und je nach der Methode der Anwendung. Ebenso ist auch der Magnetismus verschieden nach seiner Intensität, nach der polarischen Qualität und nach der Methode der Anwendung.

Der sogenannte thierische Magnetismus hat mit dem physikalischen nichts gemein. Es ist dies die (hypothetische) Anhäufung der Lebenskraft, die Manche beliebig disponiren und auf Andere überleiten zu können glauben.

§. 3. Die anorganischen Mittel.

Die anorganischen Mittel sind theils natürliche Produkte, theils sind es technische Fabrikate, die nach Ana-

logie der natürlichen aus den chemischen Elementen gebildet werden.

Nach dem physikalischen Aggregationszustande unterscheidet man feste, tropfbar-flüssige und elastisch-flüssige
Körper. Nur die festen können eine bestimmte Form haben; und diese heissen K r y s t a l l e, wenn die Form nach
gewissen Gesetzen regelmässig ist. Die tropfbar-flüssigen
Körper heissen F l ü s s i g k e i t e n, und die elastisch-flüssigen G a s e.

Die Flüssigkeiten und die Gase durchdringen den Körper nach
den physikalischen Gesetzen der Imbibition (Tränkung). Unter ihnen
gehören das Wasser und die atmosphärische Luft zu den Lebensreizen,
und als solche zu den diätetischen Mitteln.

Das Wasser kann auf den ganzen Organismus oder auf einzelne
Theile wirken, und man kann es in beliebiger Menge zuführen. Dabei ist es immer mit (relativer) Wärme verbunden, und kann mit dem
verschiedenen Gehalte derselben vom Eise bis zum Wasserdampfe angewendet werden. Endlich hat es ein Verhältniss zu allen übrigen Mitteln, je nachdem sie sich im Wasser auflösen oder nicht, und macht
daher allgemeine und örtliche Einwirkungen der auflöslichen Mittel
möglich.

Die wichtigste Differenz der anorganischen Mittel wird
durch ihren c h e m i s c h e n Charakter bestimmt. Alle sind
sie entweder chemische Elemente oder binäre Verbindungen derselben in bestimmten Proportionen, und die Chemie lehrt, wie diese Verbindungen nach den Gesetzen der
Affinität bestehen, und wie man die natürlichen nach diesen Gesetzen künstlich aus den Elementen nachbilden
und neue Verbindungen hervorbringen kann, die in der
Natur nicht vorkommen.

Die Chemie unterscheidet die anorganischen Stoffe als Metalle,
nicht-metallische Salzbilder, Basen, Säuren und Salze. In der Pharmakographie aber lässt sich folgende Eintheilung machen:

1. Metallpräparate: a) eigentliche Metallpräparate; b) Alkalien und
   Erden;
2. Präparate der nicht-metallischen Salzbilder;
3. Mineralsäuren;
4. Wasser: a) gemeines Wasser; b) Mineralwasser.

§. 4. Die organischen Mittel.

Die organischen Mittel sind theils natürliche Produkte
des T h i e r- und P f l a n z e n r e i c h e s, theils sind es technische Fabrikate, die aus den natürlichen organischen
Produkten gebildet werden. Die vegetabilischen Produkte
sind Wurzeln, Rinden, Hölzer, Kräuter, Blätter, Blüthen,

Früchte, Samen, Harze und Säfte von verschiedenen Pflanzen. Die Zahl der thierischen Produkte ist an sich gering; es sind die allgemeinen Sekrete, wie Milch, Fett, Galle, Schleim, oder besondere Arten von Thierstoffen, wie Moschus, Castoreum, Wallrath, Honig, Wachs, der scharfe Stoff der Canthariden u. a. m.

Diese Produkte sind Gemenge verschiedener Stoffe in noch unbestimmten Verhältnissen, die überhaupt von den verschiedenen Bedingungen des organischen Lebens modificirt werden. Alter, Entwickelungsperiode, Klima, bei den Thieren die Nahrung, und bei den Pflanzen der Boden, bedingen diese Modifikationen, und man hat daher die Mittel nur unter solchen Bedingungen zu wählen, wo sie die wirksamen Stoffe in den verlangten Verhältnissen enthalten.

So enthalten junge Thiere in dem Fleische mehr Schleim und Gallerte, ältere mehr Osmazom und Faserstoff. Junge Pflanzen sind reicher an Schleim, ältere reicher an Eiweiss und Faserstoff. Die unreifen Früchte enthalten mehr Säuren, die reifen mehr Zucker. Pflanzen, die einen magern Boden verlangen, enthalten, wenn sie auf fettem gezogen werden, mehr Schleim und weniger ätherisches Oel, Harz und bittern Extractivstoff. Narkotische Pflanzen, wenn sie in fettem Boden stehen, haben nur geringe narkotische Kräfte.

Die technischen Fabrikate sind entweder die (mechanischen oder chemischen) Bestandtheile der organischen Körper, die isolirt, oder mit andern (organischen oder anorganischen) Stoffen chemisch verbunden dargestellt werden, wie die Alkaloïde und deren Salze; oder es sind neue Produkte von organisch-chemischen Processen, wie Alkohol, Aether.

Diese Fabrikate sind meistens chemische Verbindungen in bestimmten Verhältnissen, wie die Alkaloïde, der Alkohol, die nach den Gesetzen der organischen Chemie gebildet sind.

ZWEITES KAPITEL.

Die Beschaffung und Benutzung der pharmaceutischen Mittel.

§. 1. Allgemeine Differenzen.

Von den pharmaceutischen Mitteln findet man einige schon in jeder Hauswirthschaft, oder kann sie doch leicht im täglichen Verkehr beziehen. Dahin gehören Wärme, Kälte, Wasser, Essig, Alkohol, Stärke, fettes Oel, Zucker, Gewürze, Kochsalz, Seife. Die meisten aber werden in besonderen Kaufläden (Officinen) vorräthig gehalten; diese Kaufläden heissen Apotheken. Einige wenige Mittel muss man sich durch besondere Vorrichtungen selber hervorbringen, wie die Elektricität, den Magnetismus, oder auch etwa gasige Stoffe u. dgl.

Die meisten Mittel gebraucht der Kranke- in seiner Wohnung, und beschafft sie sich hauptsächlich aus der Apotheke. Manche Mittel aber erfordern besondere Vorrichtungen, die man nicht in jedem Hause haben kann; und diese benutzt man in besonderen, dazu eingerichteten Anstalten, z. B. Bäder. Endlich giebt es viele Mittel, die an derselben Stelle genommen werden, wo sie die Natur hervorbringt, wie die Mineralwässer.

§. 2. Die Apotheken.

Die Mittel, die im rohen Zustande, wie sie die Natur liefert, oder als mehr oder weniger für den ärztlichen Zweck geeignete Kunstprodukte in den Handel kommen, werden in den Apotheken bearbeitet und aufbewahrt. Da viele Mittel in diesem rohen Zustande fremdartige Beimischungen enthalten, so werden sie hier gereinigt und zum Theil in verschiedene Formen gebracht, wie es gerade der therapeutische Zweck verlangt. Diese gereinigten und besonders bearbeiteten Mittel heissen Präparate.

Die Medicinal-Polizei der verschiedenen Staaten bestimmt, welche Mittel in den Landes-Apotheken stets vorräthig gehalten, und wie dieselben präparirt werden sollen. Das Buch, welches diese Vorschriften enthält, heisst *pharmacopoea*.

Das rohe käufliche Mittel führt die Bezeichnung *crudum* (*commune*, *venale*), das gereinigte *depuratum*, das chemisch reine *purum*. Das gereinigte flüssige Mittel heisst *concentratum*, wenn das Wasser entfernt ist; *rectificatum*, wenn ausser dem Wasser noch andere Stoffe entfernt worden sind; *destillatum*, sobald es aus dem gasförmigen Zustande niedergeschlagen ist.

Die gewöhnlichsten Zubereitungen sind das Zerkleinern, das Auflösen und das Extrahiren.

Das Zerkleinern, *diminuere*, geschieht nach Beschaffenheit der verschiedenen Mittel durch Zerschneiden, *concidere*, Zerstossen, *contundere*, Raspeln, *raspare*, und Pulvern, *pulverare*.

Das Auflösen, *solvere*, geschieht in der Regel nur bei solchen Mitteln, die an der Luft zerfliessen und sich nicht gut aufbewahren lassen, wie z. B. *Kali aceticum*. Die Auflösung in Wasser heisst *Liquor*, die in Alkohol *Spiritus*.

Extractionen finden bei organischen Mitteln statt, wenn man einzelne Bestandtheile derselben isolirt darstellen, oder entfernen will. Die gewöhnlichen Extractionsmethoden sind:

a) *macerare*, kalt einweichen und längere Zeit stehen lassen;
b) *digerere*, an einem warmen Orte längere Zeit stehen lassen; und
c) *decoquere*, abkochen.

Die dadurch erhaltenen Bereitungen werden a) entweder abgegossen und durch Verdunstung eingedickt (*inspissare*), wo sie *Extracta* heissen; oder b) sie werden überdestillirt, und zwar entweder mit Alkohol (*Tinctura*), oder mit Wasser (*Aquae*).

Die gewöhnlichen Extractionsmittel sind Wasser, Alkohol, Aether, Danach unterscheidet man *Extractum aquosum*, *spirituosum*, *aethereum*, und *Tinctura aquosa*, *spirituosa* und *aetherea*. Das *Extractum aquosum* und die *Tinctura spirituosa* heissen gewöhnlich schlechthin *Extractum* und *Tinctura*.

Ausserdem giebt es noch viele Operationen, um Präparate in der gewünschten Art herzustellen. Entgegen dem Pulvern und Zerschneiden steht die Einverleibung pulverförmiger oder zerschnittener Körper in gemeinschaftliche Massen durch ein Bindemittel, welches Verfahren je nach den gebrauchten Stoffen durch *conficere* (vorzugsweise mit Zucker oder Gummi binden), *gelatinare* (mit Leim u. s. w. binden) u. dgl. m. ausgedrückt wird; das Ausziehen (*elicere*) wirksamer Bestandtheile wird auf verschiedene Weise (*destillando*, *extrahendo*, *solvendo* u. s. w.) vollbracht; das Mischen (*miscere*) geschieht auf mechanischem Wege durch Reiben, Schütteln u. dgl.; das Reinigen ist entweder ein chemisches (*depurare*) oder ein mechanisches (*separare*, *liberare*, *secernere*, *cribrare* u. s. w.).

§. 3. Die Kurörter.

Eine grosse Reihe von Mitteln werden an Ort und Stelle, wo sie sich in der Natur finden, angewendet. Dahin gehören Fluss- und Seebäder, Mineralwässer, und der ausschliessliche Gebrauch eines einzigen Nahrungsmittels, z. B. der Milch, der Weinbeeren (zu Milch-, Molken- und Traubenkuren). Es wirken dabei vielfache diätetische und psychische Momente zusammen, und diese sind bei der Bestimmung dieser Mittel mit in Anschlag zu bringen.

§. 4. Privatanstalten.

Die Privatanstalten sind Badehäuser, Trinkanstalten für Mineralwässer, und Gesundheitswohnungen aller Art. Gesundheitswohnungen nennt man solche Anstalten, welche zur Wohnung für gewisse Kranke bestimmt und der Art eingerichtet sind, dass man daselbst diätetische oder arzneiliche Einflüsse fortdauernd auf den Kranken einwirken lassen kann. Dahin gehören die warmen Glas- und Gewächshäuser für Nervenkranke und Phthisische, die Kuhstallwohnungen, die hochgelegenen Kurhäuser, die Cabinete für Einathmungen von kohlensaurem Gase, Hydrothion u. a. m. Die Badehäuser sind für die verschiedenen Formen des Wassers zu kalten, warmen und dampfförmigen, in jeder Weise zu mischenden Bädern bestimmt.

In den Trinkanstalten werden die Mineralwässer in ähnlicher Weise methodisch getrunken, wie es an Ort und Stelle des natürlichen Wassers geschieht.

DRITTES KAPITEL.
Die Veränderung der Mittel durch den organischen Process.

§. 1. Veränderungen an dem Orte der Berührung.

An dem Orte der Berührung wird das Mittel nach den chemischen Gesetzen der Verwandtschaft zu den Stoffen des thierischen Körpers verändert; zuerst durch das Sekret des berührten Organs, dann durch dessen Oberfläche. Gelangt es in den Darmkanal, so wirken alle Contenta desselben chemisch auf das Mittel. Ist die neue Verbindung nun löslich, so kann sie resorbirt werden; ist sie aber unlöslich, so kann sie nicht in das Blut übergehen.

Einige Bestandtheile der Mittel bleiben ungelöst und unverändert, z. B. die Holzfaser. Diese gehen mit dem Kothe unverändert wieder ab.

Einige Substanzen bleiben unverändert, aber weil sie flüssig oder in den Sekreten auflöslich sind, können sie resorbirt werden, z. B. Wasser.

Viele Mittel werden nicht zersetzt, aber sie gehen mit den thierischen Stoffen Verbindungen ein, z. B. Kupfervitriol, Bleizucker. Diese Verbindungen geschehen zunächst durch das Sekret, und wenn

dies nicht ausreicht, durch die thierischen Gewebe. Sind dieselben
nun in den Sekreten löslich, so können sie resorbirt werden.

Einige Mittel werden t h e i l weise zersetzt, wie *Magnesia carbonica*,
wo die Säure frei wird, und die Base sich mit der Salzsäure und Milchsäure des Magensekretes verbindet.

Andere Mittel werden v o l l s t ä n d i g zersetzt, und die Elemente
gehen neue Verbindungen ein. So wird geronnenes Eiweiss im Magen
in zwei neue Substanzen zersetzt, die sich wie Speichelstoff und thierischer Extractivstoff verhalten.

Wenn die Mittel mit den thierischen Stoffen Verbindungen eingehen, so können diese ein anderes chemisches
Verhalten zeigen, als die Mittel selbst. Auch das Sekret
kann durch diese Zersetzungen wesentlich verändert werden. Doch fehlt es darüber noch an genauen Untersuchungen. Einer Resorption aber sind nur flüssige oder
auflösliche Stoffe fähig, und die nicht auflöslichen können nur mechanisch wirken.

Auf diesem Satze, dass ungelöste Substanzen nicht resorbirt werden, beruht die Wirkung vieler Gegengifte, die lösliche Verbindungen
in unlösliche niederschlagen.

§. 2. Verhalten bei der Resorption.

Die Resorption der Mittel ist bei einigen durch direkte
Versuche nachgewiesen; bei den meisten aber kann man sie
nur indirekt aus anderweitigen Erscheinungen erkennen.

Dass ein Mittel resorbirt worden sei, wird direkt bewiesen, wenn
man es wiederfindet:* a) in dem Chylus und im Blute; b) in den festen
Theilen des thierischen Körpers; oder c) in den Sekreten und Exkreten.

Dass es resorbirt worden sei, wird indirekt geschlossen: a) wenn
es an dem Orte der Berührung verschwindet, ohne dass es ausgeleert
worden wäre; b) wenn, sobald die Resorption nicht möglich ist, nur
eine örtliche Wirkung erfolgt, dagegen eine allgemeine Wirkung, sobald die Resorption möglich wird; c) wenn das Mittel an entfernten
Orten ähnliche Wirkungen hervorbringt, wie an dem Orte der ersten
Berührung; und d) wenn Theile eines thierischen Körpers, dem man
(während des Lebens) das Mittel beigebracht hat, nachher auf andere
thierische Körper ähnlich wirken, wie das Mittel selbst.

Den direkten Beweis führt man durch die chemischen
Reagentien, zum Theil auch aus den sinnlichen Eigenschaften, wie Farbe, Geruch. Die Experimente sind aber
sehr schwierig. Denn die Menge des Mittels im Verhältniss zur Blutmasse ist theils zu gering; theils gehen viele
Mittel mit den thierischen Substanzen Verbindungen ein,
in welchen sie durch die bekannten Reagentien nach den
gewöhnlichen Methoden nicht entdeckt werden können.

Direkt bewiesen ist die Resorption nur von wenigen Mitteln, z. B.
vom Blutlaugensalz, Eisenvitriol, Kupfervitriol, durch Reagentien;
von der Färberröthe durch Ablagerung des Farbestoffes in den Knochen; von den Alkalien, weil sie sich im Urin wieder finden.

Wie sich die Mittel nach der Resorption verhalten,
darüber fehlen die Thatsachen, zumal da das chemische
Verhalten der Verbindungen, welche z. B. die Salze mit
den thierischen Stoffen im Magen eingehen, noch wenig
untersucht ist. Man kann aber annehmen, dass sie sich
im thierischen Körper chemisch eben so verhalten, wie
ausser demselben; denn es giebt keinen direkten oder in-
direkten Beweis für das Gegentheil. Die versuchten
Schlüsse in dieser Beziehung sind fraglich. —

§. 3. Verhalten bei den Ex- und Sekretionen.

In den Exkretionen sind viele Mittel wieder gefunden
worden und mehrere derselben in eigenthümlichen chemischen Umänderungen. Die Experimente sind hier nicht so
schwierig, da das Verhältniss des Mittels zu der Exkre-
tionsmasse grösser ist, als zu der ganzen Blutmasse, und
die etwanigen organischen Verbindungen durch die chemischen Reagentien sicherer auszumitteln sind.

Im Urin hat man einige Mittel unverändert, andere
zersetzt oder in anderen Verbindungen wiedergefunden.
Einige theilen auch dem Harn einen eigenthümlichen Geruch mit, der sich aber vom Geruch des Mittels unterscheidet (Terpenthin, Wachholderbeeren, Baldrian, *Asa foetida*).

Unverändert finden sich kohlensaure Alkalien, Blutlaugensalz, Salpeter, Borax. — Säuren sind an Basen gebunden (Kleesäure und Weinsteinsäure an Kalk). Es verändern sich Iod in Iodwasserstoff, Schwefel
zum Theil in Schwefelwasserstoff, citronensaure, essigsaure und wein-
steinsaure Alkalien in kohlensaure. Farbestoffe finden sich häufig wieder (von Rhabarber, Indigo, Safran, Gutti, Fliedermus, Heidelbeeren).

In der Exspiration sind einige Mittel durch den Geruch wieder entdeckt worden, wenn man sie durch Klystiere oder Injection in die Venen beigebracht hatte (Alkohol, Campher, Moschus).

Die übrigen Sekrete sind noch wenig untersucht (Speichel, Milch), und ausser etwa Iod ist noch kein Stoff darin
mit Sicherheit wiedergefunden worden (auch nicht Quecksilber in dem Speichel während des Speichelflusses).

ZWEITER ABSCHNITT.
Allgemeine dynamische Pharmakologie.

ERSTES KAPITEL.
Allgemeine Grundbegriffe.

§. 1. Wirkung und Kraft.

Die Erscheinungen, die aus der Wechselwirkung eines
Mittels mit der berührten Stelle des thierischen Körpers
hervorgehen, heissen die Einwirkung, *actio;* und die
Erscheinungen, welche das Verhalten des Lebensprocesses
gegen die Einwirkung ausdrücken, die Gegenwirkung,
reactio. Die Erscheinungen der Einwirkung und der Gegenwirkung zusammen bilden die Wirkung, *dynamis,
actus.*

Die Einwirkung geschieht im lebenden Körper wie im todten
auf gleiche Weise; die Gegenwirkung aber kann nur im Leben stattfinden. Bei vielen Mitteln kennen wir die Einwirkung gar nicht, sondern nur die Gegenwirkung. Ist die Einwirkung so stark, dass sie keine
Gegenwirkung zulässt, so entsteht statt dieser das Leiden, *passio;*
aus ihm der (allgemeine oder örtliche) Tod.

Wird z. B. *Kali causticum* auf die Haut gebracht, so ist a) die Einwirkung: *Kali causticum* verbindet sich mit den organischen Bestandtheilen der Haut, und zerstört dieselben; — b) die Gegenwirkung:
Entzündung und Eiterung an der afficirten Stelle.

Die Eigenschaften des Mittels, welche seine *actio* bedingen, heissen seine Kraft, *dynamis, potentia.* Die
Kraft ist mechanisch, wenn die Einwirkung nach
mechanischen, chemisch, wenn sie nach chemischen
Gesetzen erfolgt, und dynamisch, wenn sie weder nach
mechanischen, noch nach chemischen Gesetzen erklärt
werden kann.

Dass eine besondere dynamische Kraft vorhanden sei, ist eine
blosse Hypothese, die aber Analogieen mit einigen chemisch-organischen

Processen findet, z. B. mit der Gährung, der Verdauung. Je weiter die
Erkenntniss der physikalischen Einwirkungen fortschreitet, um desto
mehr wird das Gebiet der dynamischen eingeschränkt.

§. 2. Verhältniss der Wirkung und der chemischen Zusammensetzung.

Mittel von einer bestimmten chemischen Zusammensetzung erzeugen unter gleichen Verhältnissen dieselbe
Wirkung. Mittel dagegen von verschiedener chemischen
Zusammensetzung haben auch verschiedene Wirkungen,
und etwanige Aehnlichkeiten beziehen sich dabei immer
nur auf einzelne Symptome (wie z. B. das Erbrechen
nach Emetin, Kupfervitriol und *Tartarus stibiatus*).

Mittel von ähnlicher chemischer Zusammensetzung
haben in der Regel ähnliche Wirkungen (wie die sämmt-
lichen Alkalien, die ätherischen Oele, alle bitteren Mittel).

Mittel von verschiedener Wirkung, wenn sie sich zu
einer dritten Verbindung vereinigen, bilden neue Mittel,
die sich bald mehr wie das eine, bald mehr wie das andere verhalten. Der Grund dieser Erscheinung ist nicht
bekannt und die Wirkung selbst muss aus der Erfahrung
bestimmt werden. (So z. B. behält das arsenigsaure Kali
mehr den Charakter des sauren, das kohlensaure Kali
mehr den des alkalischen Bestandtheils).

§. 3. Allgemeine und örtliche Wirkung.

Die Einwirkung eines Mittels ist zunächst örtlich,
so lange sie auf den Theil der ersten Berührung beschränkt
bleibt; aber sie wird allgemein, wenn das Mittel resorbirt wird und andere Theile afficirt. Von dieser allgemeinen Einwirkung sind die sympathischen Symptome
der Einwirkung zu unterscheiden, welche zugleich in andern, als den unmittelbar afficirten Theilen auftreten, und
von der allgemeinen physiologischen Verbindung aller
Theile zu einem Ganzen oder von den Beziehungen ge-
wisser Organe zu einander, und von der Gleichheit der
Gewebe in verschiedenen Körpertheilen abhängen.

Auf die Einwirkung und ihre sympathischen Symptome
folgt die Gegenwirkung mit ihren sympathischen

Symptomen. Sie ist eine Aeusserung der Lebenskraft, also ursprünglich allgemein; aber sie erscheint immer mehr oder weniger auf einzelne Theile beschränkt, also örtlich, und lokalisirt sich da, wo die örtliche oder allgemeine Einwirkung stattgefunden.

Beispiel: Kaltes Wasser als Bad. — a) Einwirkung örtlich: der Haut wird Wärme entzogen, daher die organische Faser contrahirt, das Lumen der Capillargefässe verengert, das Blut nach innen gedrängt, die Sensibilität der Haut herabgesetzt. — b) Einwirkung allgemein: dem ganzen Körper wird Wärme entzogen, daher die allgemeine Sensibilität und Mobilität herabgesetzt. — c) Sympathische Symptome der Einwirkung: Congestion nach Lungen und Gehirn, Beklommenheit, Zittern. — d) Gegenwirkung: grössere Energie des Herzens und der Nerven, das Blut wird wieder nach der Haut getrieben, die Wärmeentwicklung vermehrt. — e) Sympathische Erscheinungen der Gegenwirkung: Congestion nach der Haut, Ableitung des Blutes von innern Organen, vermehrte Wärme der Haut, Relaxation der Faser, Schweiss, Gefühl der Behaglichkeit.

In vielen Fällen ist es schwierig, die eigentlichen Symptome der Einwirkung und Gegenwirkung von den sympathischen zu unterscheiden.

Die Wirkung ist örtlich, wenn sich ihre Symptome auf den Theil der ersten Berührung beschränken; sie ist dagegen allgemein, wenn sie sich auf andere Theile verbreitet.

Abgesehen von dem Individuum, auf welches ein Mittel wirkt, hängt sein (absolutes) Wirkungsvermögen ab von der Eigenthümlichkeit des Mittels, und von der Menge, in welcher es angewendet wird, d. h. von der Gabe, *dosis*. Die Wirkung wird modificirt durch das Applicationsorgan, durch die Individualität des Kranken, und zum Theil auch durch die Form des Mittels.

ZWEITES KAPITEL.

Differenzen der Wirkung nach den Applicationsorganen.

§. 1. Allgemeine Bestimmungen.

Wenn ein Mittel auf den thierischen Körper wirken soll, so kann es durch jedes zugängliche Organ beigebracht werden. Geeignet sind dazu a) die äussere, b) die innere

Körperoberfläche; c) zugänglich gewordene innere Theile
nach Trennung der äusseren Bedeckungen, wie geöffnete
Venen, Fistelöffnungen, Abscesshöhlen, Geschwürsflä-
chen u. dgl.

Die Organe, durch deren Vermittelung das Mittel beigebracht
wird, heissen Applicationsorgane. Die geeigneten Parthien der
Schleimhäute sind: der Mund, Magen, Mastdarm, die Augenhöhle,
Nase, Ohren, Luftwege, Harnröhre und Harnblase, Mutterscheide und
Gebärmutter.

Imponderabilien, welche als Heilmittel angewendet werden, wie Wärme, Elektricität, Galvanismus, Magnetismus, bedürfen keines besonderen Applicationsorgans.

An den verschiedenen Organen werden die Mittel verschieden physikalisch und chemisch verändert, je nachdem die Temperaturen und Spannungen, die Sekrete oder
die vorhandenen Contenta verschieden sind. Ebenso ist
auch die Reizbarkeit oder die Resorption in den Organen
selbst, und für die einzelnen Mittel verschieden.

Danach sind die Einwirkung, die Gegenwirkung und die sympathischen Erscheinungen verschieden, und die letztern richten sich
mit nach den Beziehungen, in welchen das Organ zu dem Körper steht.

Die Anwendung der Mittel auf die innere Körperoberfläche heisst die innerliche Anwendung; die äusserliche
dagegen ist jede andere Anwendung.

§. 2. Der Magen.

Der Magen ist das hauptsächlichste Applicationsorgan,
und er wird zur Erzeugung allgemeiner Wirkungen vor
allen andern Organen benutzt. Die Mittel werden hier in
den Verdauungsprocess gezogen, und so weit sie in lösliche Verbindungen gebracht werden, im Chylus aufgenommen. Unlösliches wirkt nur als mechanischer Reiz
auf die Schleimhaut.

Wie die Nahrungsmittel, können auch die Heilmittel fest oder flüssig sein. Nur die elastisch-flüssige Form eignet sich nicht, es sei denn,
dass man das Gas erst im Magen entbinden lässt.

Die Mittel werden durch die Magenflüssigkeiten mehr
oder weniger verändert, und von den entstandenen organischen Verbindungen sind viele in den freien Säuren des
Magens auflöslich; die unauflöslichen Bestandtheile und
Verbindungen gehen mit den Exkrementen wieder ab. Indem das Mittel längere Zeit mit der thierischen Fläche (im

Magen wie im Darme) in Verbindung bleibt, können die Stoffe allmälig und vollständig resorbirt werden, zumal da der Magen wie der Darm die vorzüglichsten Organe der Resorption enthalten. Dazu kommt noch, dass der Magen für den mechanischen Reiz des Mittels weniger empfänglich ist, so dass selbst geringe Verletzungen bald wieder heilen; und dass durch vielfältige Erfahrungen die Gaben der einzelnen Mittel für einen bestimmten Grad der Wirkung mit grosser Genauigkeit festgestellt sind.

Dagegen muss der Magen wegen seiner physiologischen Dignität in vielen Fällen sehr geschont werden, und wegen seiner ausgebreiteten Sympathien in Krankheiten ist er oft so eigenthümlich gestimmt, dass die Wirkung der Mittel dadurch modificirt werden kann. Er ist ferner häufig durch den Genuss ähnlicher Nahrungsmittel für manche Arzneimittel abgestumpft; es erscheinen hier die häufigsten Idiosynkrasieen, und die Mittel beleidigen am meisten durch ihre sinnlichen Eigenschaften.

§. 3. Die Mundhöhle.

Die hier belegenen Theile eignen sich nur zur Erzeugung örtlicher Wirkungen; denn die Resorption geschieht langsam und unvollkommen.

Selten werden Mittel zur Erzeugung allgemeiner Wirkungen eingerieben in die Zunge, das Zahnfleisch, die Backen, z. B. Goldpräparate.

Oertliche Krankheiten dieser Theile (Zunge, Zahnfleisch, Zähne, Backen, Gaumen, Mandeln, Fauces, Oesophagus) nöthigen, dieselben zur Application zu wählen, und man hat dabei nur zu verhüten, dass nichts in den Magen gelangt, und der Geschmack nicht zu sehr belästigt werde.

Mundwässer, Pinselsäfte, Zahnpulver, Gurgelwässer, Kaumittel, Injectionen für den Schlund, Aetzmittel in Substanz sind die gewöhnlichsten Formen.

§. 4. Der Mastdarm.

Das Sekret und die Contenta des Mastdarms sind verschieden von denen des Magens; es fehlen z. B. die freien Säuren und es wiegt eine alkalische Reaktion vor. Die Resorption aber erfolgt eben so leicht, wie in dem obern Theile des Darmkanals. Die Mittel werden hier also an-

ders verändert, als im Magen, oder auch gar nicht, und
viele sind, weil die freien Säuren fehlen, nicht löslich und
der Resorption nicht fähig.

Man benutzt den Mastdarm zur Erzeugung örtlicher
sowohl als allgemeiner Wirkungen, letztere z. B. wenn
der Magen krank oder schwer zugänglich ist. Die gewöhnlichste Form ist die flüssige, in Klystieren.

Der Mastdarm ist in vielen Beziehungen reizbarer als der Magen,
und viele Mittel, z. B. scharfe, ätherische, lassen sich hier gar nicht
anwenden. Soll das Mittel resorbirt werden, so muss man bedenken,
dass die dargebotene Oberfläche klein ist, und dass das Mittel leicht
wieder abfliesst. Narkotische Mittel, die leicht resorbirt werden, wirken hier eben so, wie vom Magen aus.

§. 5. Die Nase.

Wir können dieses Organ nur wenig benutzen, etwa
um auf sympathischem Wege allgemeine Wirkungen hervorzubringen. Die Mittel sind Niesemittel, oder riechende
Gase, wie Ammoniak, und überhaupt starke Gerüche.

Bei örtlichen Krankheiten können natürlich auch örtliche Mittel
zur Erzeugung örtlicher Wirkungen angewendet werden.

§. 6. Die Luftwege.

Ihrer grossen Empfindlichkeit wegen können die Luftwege fast nur zur Erzeugung örtlicher Wirkungen benutzt
werden, und die Mittel müssen immer die Form der Gase
haben. Die Resorption geschieht sehr rasch, daher Dämpfe,
die schon in kleinen Quantitäten wirksam sind, sich unter
gehöriger Vorsicht auch zur Erzeugung allgemeiner Wirkungen anwenden lassen, z. B. Dämpfe von Aether, von
narkotischen Mitteln. Die Anwendung der gas- oder
dampfförmigen Mittel (z. B. des Chloroforms) zu Inhala-
tionen erheischt grosse Vorsicht, indem die Primärwir-
kung meist sehr lebhaft vor sich geht, und die Beeinträch-
tigung des Athmungsprocesses durch Reizung, oder die
Entmischung des Blutes durch unmittelbare Uebertra-
gung auf die Circulationswerkzeuge unverhältnissmässig
leicht, und bisweilen mit specifischer Kraft, tödtet (wie
z. B. Arsenwasserstoffgas).

§. 7. Die Augen. Die Ohren.

Die Augen kann man nur zur Erzeugung örtlicher Arzneiwirkungen benutzen, denn wenn auch manche Stoffe resorbirt werden, z. B. Belladonna, so ist doch die resorbirte Menge nur gering und die Augen sind nicht geeignet, zu diesem Zwecke verwendet zu werden.

Die gewöhnlichen Formen sind die elastisch-flüssige und die tropfbar-flüssige; sodann Pulver, Salben und Umschläge.

Auch die Ohren dienen nur zur Erzielung örtlicher Wirkungen; die Mittel sind Dämpfe, Einspritzungen oder dergleichen.

§. 8. Die Harnröhre. Die Harnblase. Die Mutterscheide. Die Gebärmutter.

Diese Theile sind, mit Ausnahme der Mutterscheide, sehr empfindlich, und können nur zu örtlichen Zwecken benutzt werden. Die Formen der Mittel sind Injectionen, Aetzmittel in Substanz, zuweilen auch Salben.

§. 9. Die unverletzte Haut.

Die Resorption der Haut durch die unverletzte Epidermis ist nur unvollkommen, und scheint nur bei einigen Stoffen in grösserer Menge Statt zu finden, z. B. bei grauer Quecksilbersalbe, Terpenthin. Selbst Wasser wird erst nach längerer Zeit, etwa nach einer halben Stunde, aufgenommen. Zwar verbinden sich viele Stoffe mit der Haut, aber die Verbindungen sind unlöslich, z. B. die Aetzmittel. Wir benutzen sie daher nur für wenige Mittel zur Darstellung allgemeiner Wirkungen, und können überdies die Gaben nicht genau angeben oder beurtheilen.

Oertliche Wirkungen werden jedoch leicht hervorgebracht, und in Folge derselben sympathische Erscheinungen.

Für Einwirkung der physikalischen Einflüsse, namentlich der Wärme und Kälte, bildet die Haut als das Organ der äusseren Oberfläche den wesentlichen Heerd der Anwendung.

Die Formen sind Bäder für tropfbar- und elastisch-flüssige Stoffe; für andere dagegen Umschläge, Pflaster, Salben, Linimente.

§. 10. Die verletzte Haut.

Die Application auf die absichtlich verletzte Haut heisst *methodus endermática.* Man legt zu diesem Behufe ein

blasenziehendes Mittel auf die Haut, und entfernt nach
geschehener Blasenbildung die Epidermis. Dann bringt
man das anzuwendende Heilmittel, gewöhnlich in Pulverform, auf die wunde Stelle, und bedeckt es mit Wachs-
leinwand oder Wachspapier.

Das Sekret dieser wunden Fläche, welche in der Regel
den Durchmesser von 18‴ nicht übersteigen soll, reicht
nur eben hin, kleine Mengen eines Mittels chemisch umzuändern, und dieselben, sobald sie löslich sind, zur Resorption geschickt zu machen. Es enthält keine freie Säure,
wie das Sekret des Magens, und daher werden solche Mittel, die sich mit dem organischen Stoffe verbinden und
nach der Verbindung nur in diesen Säuren löslich sind,
hier nicht resorbirt, wie z. B. die Metallsalze.

Man erzielt mit dieser Methode allgemeine Wirkungen, wenn das Mittel in geringer Menge wirksam und in
dem Wundsekrete löslich ist. Wie viel aber resorbirt
wird, ist nicht mit Sicherheit zu berechnen, und die Gabe
daher unsicher. Das Alter der Wunde, der Grad der Entzündung sind bestimmende Momente.

Man hat die Alkaloïde und deren Salze, narkotische Extracte, Calomel, Iod, und zwar in Form von Pulver, applicirt, theils wenn der
Magen zur Anwendung nicht geeignet schien, theils wenn man das Mittel geradezu in die Nähe des leidenden Theils bringen wollte, z. B. bei
Rheumatismus u. m. a. Die Impfungen gehören ebenfalls der Abtheilung des endermatischen Verfahrens an, aber nicht als therapeutische,
sondern als physiologische Verfahrungsweisen und Mittel.

§. 11. Wunden. Geschwüre.

In frischen Wunden ist, wenn die Blutung vorüber ist,
die Resorption beträchtlich, und erfolgt bei solchen Mitteln, die in dem Wundsekret löslich sind, mit Leichtigkeit. Viele Mittel dagegen lösen sich in dem Sekrete
nicht auf. Weil es aber sehr unsicher ist, wie viel aufgelöst wird, so eignen sich selbst jene leicht löslichen Mittel
nicht für allgemeine Wirkungen, sondern nur für örtliche, um die Heilung der Wunde selbst zu unterstützen. Die frischen Wunden sind überdies sehr empfindlich, und es muss daher auch in der Form der Mittel jeder
Reiz vermieden werden.

In eiternden Wunden und in Geschwüren ist die Resorption sehr unsicher, so dass sie für allgemeine Wirkungen nicht benutzt werden können. Für örtliche Wirkungen aber kann man hier Mittel in jeder Form gebrauchen, zumal da auch die Reizbarkeit im Allgemeinen sehr verschieden ist.

§. 12. Die geöffnete Vene.

Für die Injection in die Vene eignen sich nur solche Mittel in tropfbar-flüssiger Form, die mit dem Blute aufgelöste Verbindungen eingehen, z. B. *Tartarus stibiatus*, narkotische Extracte. Die Wirkung ist immer allgemein, und erfolgt schnell und mit grosser Heftigkeit. Die Gabe der Mittel muss kleiner sein, als die innerliche, doch fehlt es an genügenden Erfahrungen. Die ganze Methode ist schwierig und gefährlich, und bis jetzt nur in einigen verzweifelten Fällen, wo der Magen unzugänglich war, von geschickten Chirurgen versucht worden.

DRITTES KAPITEL.
Differenzen der Wirkung nach den Individualitäten.

§. 1. Allgemeine Bestimmungen.

Die Individualität eines Menschen ist sein absolutes Sein, welches gegen alles andere Seiende relativ wird, oder auch das Verhältniss eines einzelnen Menschen zu dem allgemeinen menschlichen Ideal. Sie wird aus der Summe der materiellen, vitalen und geistigen Qualität zusammengesetzt, und durch die gleichzeitigen Aussenverhältnisse modificirt. Die Momente, die hierher gehören, sind: die Constitution, das Alter, das Geschlecht, die Gewohnheit, die Idiosynkrasie, der relative Gesundheitszustand und die Aussenverhältnisse.

§. 2. Die Constitution.

Die Constitution ist die körperliche Qualität, wie das Temperament die geistige; und zum Theil angeboren, zum Theil erworben.

Je regelmässiger die Theile für sich und in ihren wechselseitigen Verhältnissen ausgebildet sind, desto bestimmter treten die Wirkungen der Arzneimittel ein. Je grösser dagegen die Abweichungen sind, desto verschiedener entfalten sich die Wirkungen.

Wenn die Receptivität im ganzen Körper vermehrt ist, so erregen die Mittel stärkere Reaktionen, und man muss sie in kleinern Gaben und in kürzern Intervallen geben; dagegen wählt man grössere Gaben in grössern Intervallen bei allgemein verminderter Receptivität. Bei örtlich vermehrter oder verminderter Receptivität befolgt man dieselbe Vorsicht mit den Mitteln, die die fraglichen Organe oder Systeme afficiren.

Nach den Abweichungen in einzelnen Systemen unterscheidet man hergebrachter Weise die arterielle, venöse, lymphatische und nervöse Constitution.

Bei der arteriellen Constitution erfordern die reizenden, aufregenden Mittel grosse Vorsicht. Dagegen kann man sie kühner bei der venösen anwenden, und bei der lymphatischen werden oft reizende (aromatische, spirituöse) Zusätze nöthig, um die beabsichtigte Wirkung des angezeigten Mittels hervorzubringen. Bei der nervösen Constitution endlich treten oft mannichfaltige sympathische Erscheinungen auf, welche die Wirkung beeinträchtigen, und es werden häufig Zusätze von reizenden Nervenmitteln nöthig, um die excessiven Nerventhätigkeiten zu beschränken.

§. 3. Das Alter.

Je jünger der Mensch, desto grösser ist seine Receptivität, desto stärker die Reaktion. Im höhern Alter ist es dagegen umgekehrt. Die Gaben, die man für ein mittleres Alter von 25—50 Jahren als die normalen betrachtet, müssen daher bei Kindern kleiner gegriffen werden. Die scharfen, die aromatischen und die spirituösen Mittel wirken bei Kindern heftig und leicht nachtheilig; bei Greisen dagegen werden sie nöthige Zusätze und individuell meist in grössern Gaben vertragen, als im mittleren Alter. Narkotische Mittel, namentlich Opiate, sind für Kinder wahre Gifte, die nur bei bestimmten Krampfformen und Neurosen Indikationen finden, während manche für Erwachsene nicht unbedenkliche Mittel, wie z. B. Calomel, in ziemlich grossen Gaben von der Kinderwelt vertragen werden.

Hufeland hat folgende Tabelle angegeben, wie man die Gabe je nach dem Alter modificiren soll. Dergleichen Bestimmungen aber haben nur einen sehr untergeordneten praktischen Werth.

- Alter.	*Theile* *der Gabe.*	Alter.	*Theile* *der Gabe.*
Monat ½ bis 1 . . .	½ bis 2.	Jahre 3 bis 4 . . .	16 bis 18.
„ 1 „ 2 . . .	2 „ 4.	„ 4 „ 5 . . .	18 „ 20.
„ 2 „ 3 . . .	4 „ 5.	„ 5 „ 10 . . .	20 „ 25.
„ 3 „ 5 . . .	5 „ 6.	„ 10 „ 20 . . .	25 „ 35.
„ 5 „ 7 . . .	6 „ 7.	„ 20 „ 25 . . .	35 „ 40.
„ 7 „ 9 . . .	7 „ 8.	„ 25 „ 50 . . .	40.
„ 9 „ 12 . . .	8 „ 10.	„ 60 „ 70 . . .	40 „ 30.
Jahre 1 „ 2 . . .	10 „ 13.	„ 70 „ 80 . . .	30 „ 25.
„ 2 „ 3 . . .	13 „ 16.		

§. 4. Das Geschlecht.

Bei Weibern ist die Receptivität grösser, jedoch nur in der Periode der Mannbarkeit. Kleinere Gaben in kürzern Intervallen werden also hier Regel sein.

Eine besondere Berücksichtigung verlangen die physiologischen Zustände des Weibes. Während die Katamenien fliessen, vermeidet man alle Mittel, welche sie stören können, da zumal die Receptivität des Gefäss- und Nervensystemes gesteigert ist. In der Schwangerschaft wirken die Emmenagoga heftiger, und im Wochenbett erheischen alle erhitzenden Mittel grosse Vorsicht. Bei der Lactation vermeidet man, sofern nicht die Indikation dahin geht, solche Mittel, welche die Milchabsonderung stören, wie z. B. die Drastica. In den klimakterischen Jahren endlich ist die Receptivität besonders gesteigert, und aufregende Mittel können leicht Metrorrhagie erregen.

Ausser den eigentlichen Emmenagogis hat man in diesen Zuständen besonders zu beachten die Drastica, die starken Gewürze und Spirituosa, das Eisen, und in der Schwangerschaft, mit Rücksicht auf die Entwickelung der Frucht, die Resolventia.

§. 5. Die Gewohnheit.

Durch den anhaltenden Gebrauch solcher Mittel, welche nicht durch materielle Mischungsveränderungen wirken, gewöhnt sich der Körper dergestalt daran, dass die Wirkung zuletzt immer mehr und mehr geschwächt wird. Die Einwirkung bleibt dabei dieselbe, aber die Gegenwirkung wird aufgehoben. Man muss daher allmälig mit der Gabe steigen, oder auch die Mittel wechseln, und

ein anderes derselben Klasse wählen, oder eine Unterbre-
chung eintreten lassen.

Ein Laxans macht anfänglich reichliche Stuhlausleerungen; wird
es aber tagtäglich wiederholt, so wirkt es immer schwächer, und zuletzt bemerkt man gar keine Wirkung mehr, ja, es tritt wohl gar Stuhl-
verhaltung ein. Wenn man mit Opium langsam steigt, so kann man es
zuletzt in sehr grossen Gaben nehmen, so dass ein Anderer, der nicht
daran gewöhnt ist, von dieser Gabe getödtet würde.

Am häufigsten ist die Gewöhnung, als Folge der gewöhnlichen
diätetischen Lebensverhältnisse, bei spirituösen und aromatischen Mitteln; sie bildet sich ferner leicht für die Amara und ist namentlich zu
beachten bei den narkotischen Mitteln.

Wie es scheint, wird die organische Mischung in diesen Fällen dergestalt umgeändert, dass diese Mittel für
diesen Zustand homologe Reize werden. Der organische
Körper aber kann bei dieser Mischung nicht auf die Dauer
bestehen, und daher wird auch mit der Zeit der übrige
Gesundheitszustand gänzlich zerrüttet. Organische Mittel
sind dem thierischen Körper mehr ähnlich; aber mineralische Mittel sind völlig heterogen, und die Gewöhnung
ist daher bei diesen auch sehr beschränkt.

§. 6. Die Idiosynkrasie.

Manche Menschen haben für gewisse Mittel eine specifische Empfänglichkeit (Receptivität), so dass sich hier
die Reaktion ganz eigenthümlich gestaltet. Diese Erscheinung nennt man Idiosynkrasie, und man findet sie namentlich bei Mitteln von auffallendem Geschmack und
Geruch, und in gewissen Lebensperioden, wie in der
Schwangerschaft. Von solchen Mitteln wird man dann in
der Regel abstehen müssen. Doch darf man sich bei
wohlindicirten Mitteln durch den ersten Eindruck nicht
abschrecken lassen, insofern sich ein Ersatzmittel oder
andere Heilmethoden nicht darbieten.

Dergleichen Idiosynkrasien zeigen sich auch in einzelnen Organen,
z. B. in der Haut, wie denn manche Menschen keine fetten Salben vertragen können.

§. 7. Der Gesundheitszustand.

Durch die Krankheit selbst wird die Receptivität des
ganzen Körpers so wie einzelner Organe verschiedentlich
abgeändert, und die Wirkung der Mittel häufig modificirt.

Der Zustand des Applicationsorgans (wie z. B. hier die Sekrete und die Resorption verändert sind), und die Energie der Nerventhätigkeit sind dabei besonders von Einfluss.

So wirken die Drastica in Gemüthskrankheiten, in Krankheiten des Gehirns mit Depression, nur in grossen Gaben. Die bittern Mittel, die sonst die Verdauung befördern, machen Erbrechen bei Gastritis und steigern die Entzündung. Opium, das sonst Stuhlverstopfung erzeugt, macht in der Bleikolik offenen Leib.

§. 8. Die Aussenverhältnisse.

Diät und Beschäftigung, Klima und Jahreszeiten können nen erhebliche Verschiedenheiten der Wirkung bedingen. Dasselbe bemerkt man auch von der *constitutio morborum annua, epidemica, endemica.* Doch fehlt es darüber noch an sicheren Regeln und man muss sich fast lediglich an die eigene Erfahrung halten.

Von der grössten Wichtigkeit ist das diätetische Regimen, welches bei dem Gebrauche eines Mittels beobachtet wird. So ist eine strenge Entziehung der Nahrungsmittel bei dem Gebrauche des Quecksilbers nöthig, und bei dem Gebrauche der Mineralwässer wird, mit Rücksicht auf den Gehalt des Wassers und die zu verbrauchenden Mengen desselben, eine in Quantität und Qualität veränderte (chemisch und physiologisch zu bestimmende) Kost vorgeschrieben.

VIERTES KAPITEL.

Theorie der Wirkung.

§. 1. Allgemeine Differenzen der Wirkung.

Die Symptome der Wirkung sind entweder n o t h w e n - d i g e , wenn sie nach der Kraft des Mittels und nach den Gesetzen der organischen Reaktion in denselben Fällen immer stattfinden müssen; oder es sind z u f ä l l i g e , wenn sie aus dem Zusammentreffen der nothwendigen Wirkung mit andern Momenten entstehen. Danach unterscheidet man die n o t h w e n d i g e oder p h y s i o l o g i s c h e Wirkung von der z u f ä l l i g e n . Eine bestimmte Art der zufälligen Wirkung ist es, wenn ein Mittel in Krankheiten angewendet wird, und in Folge seiner (nothwendigen und zufälligen) Wirkung die Symptome der Krankheit ver-

mindert oder gehoben werden. Dies ist die therapeutische Wirkung.

Z. B. es werden bei gastrischen Beschwerden von Cruditäten im
Darmkanal gegeben *folia Sennae*. — a) Physiologische Wirkung: Irritation des Darmkanals, vermehrte Sekretion, Abführung der Contenta
nach unten. — b) Zufällige Wirkung: Uebelkeit und Erbrechen bei
reizbarem Magen. — c) Therapeutische Wirkung: nach Entfernung der
Cruditäten werden die gastrischen Symptome gehoben.

Die physiologische Wirkung ist von vielen Mitteln noch nicht bekannt. In diesen Fällen muss die therapeutische Wirkung empirisch
gefunden werden, und man begnügt sich dann, die Thatsache als eine
specifische Kraft des Mittels zu bezeichnen. So ist die physiologische
Wirkung des Chinins unbekannt; seine therapeutische Wirkung ist die
Heilung des Wechselfiebers. Man sagt also, das Chinin hat eine specifische Kraft gegen das Wechselfieber.

Die primäre Wirkung sind die Symptome, die unmittelbar aus der Wechselwirkung des Mittels und des
thierischen Körpers hervorgehen; die secundäre Wirkung dagegen die Symptome, die auf die primäre folgen.

Z. B. der Laxantia a) primäre Wirkung ist: vermehrte Sekretion
des Darms und Abführung der Contenta nach unten; b) secundäre
Wirkung: Ableitung des Bluts vom Kopfe.

Wirkungen, die man nicht weiter erklären kann, nennt
man specifische. So afficiren einige Mittel vorzugsweise einzelne Organe oder Systeme, z. B. die Diuretica
die Nieren, die Emmenagoga den Uterus. Andere Mittel
heilen Krankheiten, ohne dass man den Zusammenhang
bestimmt erklären kann, z. B. Chinin das Wechselfieber.

§. 2. Physiologie der Wirkung.

Die Lebenserscheinungen der Wirkung sind theils
materielle Veränderungen im thierischen Körper, theils
Veränderungen in den Funktionen.

Ueber die materiellen Veränderungen liegen nur wenig
Thatsachen vor. Veränderungen des Chylus durch die
Nahrungsmittel, und der Lymphe durch Krankheiten sind
eben so wenig bekannt, als Veränderungen derselben
durch Arzneimittel.

Im Blute sind einige Veränderungen nachgewiesen. So
vermindern Alkalien und Mittelsalze die Gerinnbarkeit
des Faserstoffes, ebenso wie sie es ausserhalb des thierischen Körpers thun. In vielen Fällen ist die Veränderung
sinnlich wahrzunehmen, aber der Zusammenhang dieser

Erscheinung noch nicht erklärt. Nach Salpetersäure z. B.
zeigt das Blut eine Entzündungshaut. Nach narkotischen
Mitteln wird es dunkler, mehr dünnflüssig, und gerinnt
nicht so leicht:

Die Sekretionen werden quantitativ und qualitativ verändert. Wird eine Sekretion vermehrt, so findet sich zuweilen das Mittel in dem Sekrete wieder, z. B. Alkalien
im Urin; zuweilen aber auch nicht, z. B. Quecksilber
nicht im Speichel.

Dass die festen Theile verändert werden, ist eine bekannte Thatsache. Die Alkalien vermindern das Fett,
Quecksilber und Iod verschiedene krankhafte Ablagerungen; Färberröthe lagert sich in den Knochen ab. Etwas
Näheres ist aber von diesen Veränderungen nicht bekannt.

Die funktionellen Veränderungen sind besser untersucht, und es giebt hier viele gute Beobachtungen. Daher
ist man auch, um eine Wirkung zu erklären und zu bestimmen, hauptsächlich auf die funktionellen Veränderungen angewiesen.

Kann man die Art der Veränderung nicht angeben, so sagt man:
die Funktion sei alterirt. Die Alteration ist ein blosses Wort für
einen nicht erklärten Begriff, ähnlich wie die Ausdrücke: dynamische
Kraft, specifische Wirkung.

§. 3. Studium der Wirkung.

Die Thatsachen über die Wirkung müssen empirisch
ermittelt und festgestellt werden. Die Mittel und Wege,
dieselben zu studiren, folgen unten. Vorher aber ist noch
zu bemerken, dass man das Mittel, welches man prüfen
will, nach seinen materiellen Eigenschaften genau erforscht
haben muss.

1) An Thieren lassen sich leicht Experimente machen
und wiederholen. Was man über die materiellen Veränderungen findet, ist von grosser Wichtigkeit; die Beobachtungen aber über die funktionellen Veränderungen kann
man nur mit grosser Vorsicht auf den Menschen übertragen.

2) An gesunden Menschen Experimente zu machen, ist
selten möglich, weil die Gesundheit dabei gefährdet wird.
Die Beobachtungen betreffen hier nur schwächere, dem

menschlichen Organismus mehr homogene Mittel, und
stärkere Mittel in kleinen Gaben, oder Vergiftungen.

3) An kranken Menschen sind die meisten Beobachtungen ermittelt worden. Will man sich hier vor Irrthü-
mern wahren, so muss man die Natur der Krankheit und
die individuellen Verhältnisse des Kranken festzustellen,
und die physiologische Wirkung des Mittels von der zufälligen zu unterscheiden suchen. Wo aber diese Auf-
gaben zu schwierig oder gar unmöglich sind, da muss man
eine grosse Zahl von Beobachtungen mit kritischer Schärfe
zu vergleichen suchen.

§. 4. Erklärung der Wirkung.

Die iatromathematische Schule erklärte die Wirkung
auf mechanische Weise, indem sie den Atomen der Stoffe
eine bestimmte Gestalt zuschrieb. Bei den erweichenden
Mitteln sollten sie z. B. kugelförmig sein. Diese Hypothese ist längst wieder gefallen.

Später nahm man in dem Mittel ein besonderes Princip an, welches der Wirkung zu Grunde liegen sollte. So
nannte man ein fixes, flüchtiges, saures, scharfes, narkotisches Princip. Auch jetzt bedient man sich noch zuweilen dieser Bezeichnungen, wenn man die Wirkungsweise
eines Mittels nicht kennt.

Andere haben die Wirkung nach chemischen Gesetzen
zu erklären gesucht, und bei vielen Mitteln ist die chemische Einwirkung in der That vorhanden. Bei vielen
aber ist sie nicht nachzuweisen, und da hat man eine dynamische Einwirkung untergelegt. Eine positive Erklärung der Wirkung soll noch gefunden werden.

DRITTER ABSCHNITT.

Allgemeine praktische Pharmakologie.

ERSTES KAPITEL.

Die pharmaceutischen Formen.

§. 1. Allgemeine Bestimmungen.

Die pharmaceutische Form ist die äusserliche
Gestalt, unter welcher die Mittel zu therapeutischen
Zwecken angewendet werden. Diese Form ist fest, tropf-
bar-flüssig oder elastisch-flüssig.

Die Formen sind jedoch nicht blos äusserliche, physikalische Verschiedenheiten; sie verändern vielmehr häufig die chemische Zusammensetzung der Mittel, oder den Umfang ihrer Wirksamkeit.

Die pharmaceutische Formel ist die Vorschrift,
nach welcher die Mittel in die verlangte Form gebracht
werden sollen.

Die meisten Mittel werden aus der Apotheke genommen, und die
Vorschriften dazu mündlich oder schriftlich gegeben. Die schriftliche
Vorschrift heisst ein Recept, und es ist bei uns Sitte, dies in latei-
nischer Sprache zu schreiben.

Die Formeln, die in der Apotheke nach Vorschrift der
Pharmakopöe vorräthig gehalten werden, heissen *formu-*
lae officinales; diejenigen aber, die der Arzt für einen bestimmten Fall selber angiebt, *formulae magistrales.* Die
Formeln sind einfach oder zusammengesetzt, je nachdem
sie nur ein Mittel oder deren mehrere enthalten.

Die einzelnen Mittel der zusammengesetzten Formel
heissen Ingredientien. Diese sind nach ihrer Bestimmung:
1) Die *Basis*, das Hauptmittel, von dem man vorzugsweise die Wirkung erwartet; 2) das *Adjuvans*, das die
Basis in der Wirkung unterstützen soll; 3) das *Constituens*,
welches dem Mittel die gewünschte Form giebt; und 4) das

Lessing, Materia medica. 2. Aufl.   3

Corrigens, welches die sinnlichen Eigenschaften, namentlich den Geschmack, verbessern soll.

Es ist nicht nöthig, dass alle vier Theile in der Formel vorkommen. Es kann z. B. das Adjuvans, das Corrigens fehlen, man kann m e h r e r e Corrigentia zusetzen, ein Mittel kann zugleich Corrigens und Constituens sein. Eine Basis oder mehrere dergleichen muss aber jede Formel enthalten.

Die Quantität der Mittel wird nach dem Medicinal-Gewicht, *pondus medicinale*, bestimmt. Das Pfund, *libra*, enthält 12 Unzen; die Unze, *uncia*, hat 8 Drachmen; die Drachme, *drachma*, 3 Skrupel; der Skrupel, *scrupulus*, 20 Gran, *grana*.

Die Grösse des Pfundes differirt in den verschiedenen Staaten. In Preussen hat das Pfund des bürgerlichen Gewichtes (*pondus civile*) ,,0 Loth, das Loth 10 Quentchen. 1 Pfund p. m. = 24 Loth; 1 Pfund p. c. = 16 Unzen, 1 Unze = 2 Loth, 1 Drachme = 1 Quentchen.

In Frankreich besteht das metrische Gewicht, dessen Einheit der Gramme ist, d. h. das Gewicht eines Kubik-Centimètre Wassers bei + 40⁰ C. Die grösseren Gewichte heissen Decagramme (= 10 Grammes), Hectogramme (= 10 Decagrammes = 100 Grammes), Kilogramme (= 10 Hectogrammes = 1000 Grammes), Myriagramme (= 10 Kilogrammes = 10000 Grammes); die kleineren heissen Decigramme (= $1/_{10}$ Gramme), Centigramme (= $1/_{100}$ Gramme), Milligramme (= $1/_{1000}$ Gramme.)

1 Pfund p. m. in Preussen = 350,7835 Grammes; 1 Gran = 0,609 Grammes. Ein Gramme = 16,42 Gran. — Das nürnberger Medicinalgewicht differirt ein Wenig in der Grösse von dem preussischen. 1 Pfund desselben = 357,954 Grammes; 1 Gran = 0,621 Grammes.*)

Die alten Zeichen für die Gewichte sind noch jetzt gebräuchlich: Pfund ℔, Unze ℥, Drachme ʒ, Skrupel ℈, Gran, gr. Das Zeichen für ein Halbes, *semis*, *dimidium*, ist β. Z. B. ℥β = ʒjv, d. h. ¹/₂ Unze = 4 Drachmen.

Andere Maasse gebraucht man nur in den häuslichen Verordnungen. 1 Quart, *mensura*, = ℔jjj = ℥xxxvj**); 1 Weinglas, *vitrum*, = ℥jjj; 1 Tasse, *vasculum*, = ℥jjj; 1 Esslöffel, *cochlear majus*, = ʒβ; 1 Theelöffel, *cochlear minus*, = ʒj; 1 Messerspitze voll = ℈j bis ʒβ.

Die Syntax eines jeden Recepts besteht aus folgenden Theilen:

---

*) Nähere Aufschlüsse und Berechnungsmethoden ergeben die ,,Vergleichenden Medicinalgewichtstabellen'' in meiner ,,Praktischen Arzneimittellehre. Aufl. 8. 1863. S. 474.

**) Dies ist nur eine zur Bequemlichkeit abgerundete Zahl, dergestalt, dass, wenn der Arzt ein Quart (*mensura*) verschreibt, der Apotheker n i c h t m i s s t, sondern 36 Unzen abwiegt. Ein preussisches Quart = $1/_{27}$ Kubikfuss, enthält 39¹/₃ Unzen destillirtes Wasser von 15⁰ R., im luftleeren Raume gewogen.

1. Ort und Datum.
2. Die einzelnen Ingredientien mit ihren Gewichten, reihenweise unter einander. Man beginnt dieselben mit dem Worte *Recipe* (Nimm!) als Anrede (*praescriptio*) an den Apotheker.
3. Die Angabe der Form, die das Mittel erhalten soll, zum Theil auch die Angabe der pharmaceutischen Operation, und des etwanigen Gefässes, in dem es gegeben werden soll (*subscriptio*).
4. Die Signatur, oder die Anweisung zum Gebrauch, und die Bezeichnung des Kranken.
5. Die Unterschrift des Arztes.

Die Kunst, Recepte zu verschreiben, setzt voraus, dass man mit allen Theilen der Pharmakologie vertraut sei, und von jedem Mittel genau seine (namentlich chemischen) Eigenschaften, seine Wirkung und die verschiedenen Dosen kenne.

§. 2. Feste trockene Form.

a. Species.

Die S p e c i e s sind gröblich zerkleinerte Pflanzentheile und deren mechanische Mengungen von Wurzeln, Kräutern, Rinden u. dgl. Sie dienen a) zur häuslichen Bereitung flüssiger Auszüge; b) zur Entwickelung von Dämpfen; c) zu trockenen Umschlägen; d) zu Breiumschlägen.

b. Pulvis.

Wenn ein Präparat mechanisch so fein getheilt ist, dass man mit blossem Auge die Theile nicht mehr leicht unterscheiden oder doch mit der Hand sie nicht mehr einzeln fassen kann, so heisst dies ein P u l v e r. Die Mittel von fester trockener Form lassen sich für sich pulvern; man kann aber auch feuchte und selbst flüssige Mittel unter gewissen Bedingungen in Pulverform bringen.

Die gleichmässige Beschaffenheit der Pulvertheile muss durch Sieben oder Beuteln (*cribrare*) bewirkt werden.

In dem Pulver sind die Urstoffe (Mittel) nur mechanisch verändert und gewähren eine grössere Oberfläche, so dass sie mit einer grössern Oberfläche des thierischen Körpers in Berührung kommen können. Die Dosis kann mit grösster Genauigkeit bestimmt werden.

Bei weniger kräftigen Mitteln lässt man den Kranken die einzelne Gabe nach Theelöffeln, Messerspitzen, abmessen; bei mehr kräftigen aber lässt man sie in der Apotheke abwiegen, entweder durch Dividiren oder durch Dispensiren.

1.

℞ Sulphuris depur. ℨβ
 Tartari depur. ℨj
 Elaeosacch. Citri ℨvj
M. f. pulvis. D. in vitro.
S. 2mal tägl. einen Thee-
 löffel voll.

2.

℞ Carbon. Tiliae ℥β
 Rad. Calami ℨjj
 Myrrhae ℨβ
 Ol. Caryophyllor.gutt.jjj
M. f. pulvis. D. in scatula.
S. Zahnpulver.

3.

℞ Calomelanos gr. β
 Extr. Hyoscyami gr.
 quadrant.
 Sacchari albi Əj
M. f. pulvis. Dispensa tales
doses octo. D. in scatula.
S. Tägl. 3mal ein Pulver.

Oder

℞ Calomelan. gr. jv
 Extr. Hyoscyami gr. jj
 Sacch. alb. ℨjjβ
M. f. pulvis. Divide in partes
aequales octo. D. in scatula.
S. Tägl. 3mal ein Pulver.

c. Cupedia.

Die Cupedien, Zuckerwerkformen, sind für einzelne Mittel bestimmt, um sie in einer angenehmen Gestalt beizubringen, z. B. für Kinder. Gebräuchlich sind die Morsuli, Rotulae und Trochisci; doch werden noch mancherlei Confectiones in Apotheken und Conditoreien vorräthig gehalten.

Die Morsellen (wörtlich: Bisschen), *Morsuli*, sind längliche, flache Täfelchen, welche Zucker als Grundlage (*constituens*) und wirksame Stoffe beigemengt enthalten. Zähe, in der Hitze zusammenbackende, oder flüchtige Massen, schwere und sehr differente Stoffe können in diese Form nicht gebracht werden.

Die Zeltchen, *Rotulae*, sind kleine, rundliche Kügelchen. Das Constituens ist Zucker, und, wenn sie fertig sind, werden sie mit ätherischen Oelen, Aether, in einem Glase geschüttelt. Die Gabe ist sehr ungenau.

Die Trochisken, Pastillen, *Trochisci*, sind kleine, platte Scheibchen. Das Constituens ist Zucker und Gummi Tragacanthae, welchen die wirksamen Mittel beigemischt werden. Wenn es die Natur der Ingredientien erlaubt, kann man sie dörren lassen.

Die *Confectiones* sind überzuckerte Pflanzentheile (Pomeranzenschalen, Ingwer, Mandeln, Wurmsamen).

1.

℞ Sacch. albi ℥jvβ
  coque cum
Aquae commun. q. s.
  ad consistentiam tabu-
  landi, adde
Pulv. cort. Chinae reg. ℥j
  ,, Cassiae cinnam. ʒj
F. l. a. Morsuli xxxjj. D.
S. Stündl. 2 Morsellen in
  der fieberfreien Zeit.

2.

℞ Pulv. Croci
  ,, sem. Foeniculi
  ,, rad. Alth. āā ʒj
Sacch. alb. ʒvj.
Mucil. gumm. Tragacanth.
q. s. ut f. Trochisci xxx
leni calore torrendi. Con-
sperge pulv. sem. Foeni-
culi. S. Oefters 1 bis 2
Stück.

§. 3. Feste feuchte Form.

a. Pilulae.

Die Pillen sind Kügelchen von gr j—jv, die aus einer besondern Pillenmasse mit einer besondern Pillenmaschine bereitet werden. Die Pillenmasse hat die Consistenz eines knetbaren Teiges und enthält die Ingredientien mit einem zähen Bindemittel vermischt. Die Gabe lässt sich bis in die kleinsten Gewichtstheile sehr genau bestimmen.

Bei dem Verschreiben der Pillen kommt es besonders darauf an, das Bindemittel in dem gehörigen Verhältniss zu bestimmen. Gewöhnlich nimmt man dazu Extracte, für Metallpräparate zu $\frac{1}{6}$ bis $\frac{1}{3}$, für Harze zu $\frac{1}{3}$ bis $\frac{1}{2}$, für Pflanzenpulver zu gleichen Theilen.

Die Pillen müssen im Magen erst aufgelöst werden. Solche Stoffe daher, die schnell wirken sollen (Moschus), eignen sich nicht für diese Form. Auch flüchtige und leicht zerfliessende Mittel sind von ihr auszuschliessen. Dagegen ist sie für schlecht schmeckende Mittel vorzüglich zu empfehlen.

1.

℞ Extr. Rhei compos. ʒj
F. pilul. xxx. S. Tägl. 2mal
  3 Stück.

2.

℞ Hydrarg. oxyd. rubr. ϶j
  Extr. Liquirit. ʒjj
Pulv. rad. Liquirit. q. s.
ut f. pilul. 160. S. Nach
Verordnung. (Jede Pille ent-
hält gr. $\frac{1}{8}$ rothen Präcipitat).

3.

℞ Opii pulv. gr. v.
  Extr. Hyoscyam.
  ,, Belladonn. āā ϶β
  Ol. Caryophyllor. gtt. jjj
Rad. Pyrethr. pulv. q. s.
ut f. pilul. xxx. Consp.
pulv. rad. Pyrethri. D. in
vitro. S. Zahnpillen.

4.

℞ Asae foetid. ʒjjj
Opii
Rad. Ipecacuanh. pulv.
⎯aa gr jv
Ol. Menth. piper. gtt vjjj
M. f. c. Spir. Vini q. s. pi-
lulae 120. Consp. pulv.
Cass. cinnam. D. in vitro.
S. 3mal tägl. 10 Stück.

5.

℞ Ol. Croton. gtt. jj
Sapon. medic. Episs
Pulv. sem. Foenic. ʒß
Extr. Taraxac. q. s.
ut f. pilul. xxjv. Consp. pulv.
sem. Foenic. S. Alle 3 Stunden 3 Stück. (Jede Pille enthält ¹/₁₂ Tropfen Crotonöl).

Die Bissen, *Boli*, sind nichts anders, als grosse
Pillen, die man bis zu der Grösse einer mittlern Kirsche
(ʒß oder ʒj schwer) machen lassen kann.

1.

℞ Gumm. Ammoniac. dep.
Extr. Seneg. ⎯aa ʒj
Rad. Squill. pulv. gr jjj
Sem. Anis. vulg. pulv. q. s.
ut f. Boli xjj. Consp. pulv.
rad. Irid. flor. DS. 3mal
tägl. 1 St.

2.

℞ Opii pulv. gr j
Rad. Ipecac. pulv. gr jj
Extr. Dulcamar. Episs j
Stip. Dulcam. pulv. q. s.
ut f. Boli jv. S. Morgens
und Abends ein Stück.

b. Emplastra.

Das Pflaster, *emplastrum*, soll auf äussere Theile
aufgelegt werden, und an denselben kleben bleiben. Man
streicht es auf Leder, Leinwand, Papier, und applicirt es
auf die Haut. Die Pflaster dienen a) zu mechanischen
Zwecken (zur Vereinigung getrennter Theile, zur Befesti-
gung von Verbänden); oder b) sie sollen eine imperspi-
rable Decke bilden und den Theil in einer gleichmässigen
Wärme erhalten, oder c) eine gelinde Hautreizung unterhalten, oder d) einen auf diesem Wege wirksamen Arznei-
stoff in dauernde Berührung mit der Haut bringen.
Die Pharmakopöen schreiben eine hinreichende Menge von Pflastern
vor, die für die gewöhnlichen Zwecke ausreichen.
Die Grundlage der Pflaster sind Stoffe, die bei der
mittleren Temperatur fest sind, und bei der höhern schmelzen: Bleiseife, Harz, Gummiharz und Wachs. Diese werden mit einer flüssigen Grundlage chemisch verbunden
(mit fettem oder ätherischem Oel, Balsam, Essig).

1.

℞ Olibani ʒj
   Terebinth. comm. ʒj
Leni calore liquefactis et
fere refrigeratis adde
   Camphor. ℈j
antea solutae in
   Ol. Rosmarin. ʒβ
M. f. l. a. Emplastrum.

2.

℞ Cerae flav. ʒβ
   Ol. Olivar. ʒj
Leni igne liquatis et paulu-
lum refriger. adde
   Ammoniaci depur. ʒβ
antea c.
   Terebinth. comm. ʒj
leni calore liquatam, et
   Aeruginis pulv. ʒjβ
M. f. Empl.

§. 4. Feste weiche Form.

a. Salbe.

Die Salbe, *unguentum*, ist bei der gewöhnlichen
Temperatur so weich, dass sie sich leicht streichen lässt,
ohne zu zerfliessen. Sie wird nur äusserlich angewendet.
Die Grundlage ist Schweinefett, *adeps suillus*, oder But-
ter, oder eine Auflösung von Wachs, Wallrath, Talg,
Seife, in fettem Oel.

Die Ingredientien kann man hinzusetzen in dem Verhältniss von
$2/3$ für schwere (metallinische) Pulver, von $1/4$ für Extracte und dünne
Flüssigkeiten, und von $1/3$ für natürliche Balsame.

1.

℞ Hydrarg. oxyd. rubr. ℈β
   Butyri ʒjj
M. f. Unguentum. D. in
pyxide. S. Morg. u. Abends
eine Erbse gross in die Augenlider einzureiben.

2.

℞ Cerae flav. ℈jv
   Ol. Olivar. ʒβ
leni calore liquatis admisce
   Zinci oxydat. ℈j
M. f. Unguent. D. in olla.

b. Gallerte.

Die Gallerte, *gelatina*, ist eine weiche, durchscheinende, zähe, leicht zitternde Masse, die nicht auseinander
fliesst, und die man mit einem Löffel glatt abstechen kann.

Die Gallerte wird nur innerlich angewendet, und gewonnen: a) durch
Kochen mit leimgebenden thierischen Theilen (Hirschhorn, Hausenblase); b) durch Kochen von vegetabilischen Theilen, welche Stärke
enthalten (*Lichen island.*, Caragheen, Salep, Sago); c) durch Kochen
von vegetabilischen Theilen, welche pektische Säure enthalten (Himbeeren).

1.

℞ Lichen. island. ℥j
  Aq. commun. ℥jx
coque ad colat. ℥jjj, in qua
  solve Sacch. alb. pulv. ℥j
Repone in loco frigido, ut
in gelatinam abeat. D. in
olla. S. In einem Tage zu
verbrauchen.

2.

℞ Ichthyocollae ʒjjj
  Aq. commun. ℥jx
coque ad colat. ℥jjj et adde
  Succ. Citri rec. expr. ʒjj
  Elaeosacch. Citri ℥j
Repone in loco frigido, ut
in gelatinam abeat. D. in
olla alba.

c. Latwerge.

Die Latwerge, *electuarium*, hat die Consistenz des
Pflaumenmusses und wird meistens innerlich angewendet
(äusserlich selten auf die Zähne, das Zahnfleisch, die
äussere Haut).

Fast alle Mittel lassen sich in Latwergen geben. Doch
sind auszuschliessen: a) alle sehr differenten Mittel; b)
alle specifisch schweren Mittel; c) Mittel, welche leicht
gähren. Die Grundlagen der Form sind Syrup, Honig,
Pflanzenmark oder Muss.

1.

℞ Moschi Ɔj
  Pulv. rad.   Valerian.
    min. ℥β
  Ol. Cajeputi Ɔβ
  Syrup. simpl. ℥jβ
M. f. Electuar. D. in pyxide
epistomate subereo clausa. S.

2.

℞ Rad. Valerian. min. pulv.
  ,, Filic. excort.   ,,
  Semin. Cinae pulv. a̅a̅. ʒjjj
  Mell. commun. q. s.
ut f. Electuar. D. in olla. S.
Theelöffelweise.

d. Cataplasma.

Die Breiumschläge, *cataplasmata*, sind Gemenge
von festen und flüssigen Stoffen in dicker Consistenz, und
werden nur äusserlich, vorzugsweise warm angewendet.

Kräuter, Wurzeln, Blätter, Früchte, Samen werden mit Wasser,
Essig, Wein, Oel, Honig zu einem Brei gemacht. Aus der Apotheke
lässt man die festen Ingredientien kommen (*Species ad cataplasma*), die
weitere Bereitung dagegen im Hause vornehmen.

§. 5. Tropfbar-flüssige Form.

Die tropfbar-flüssige Form macht die Mittel, die sich
in sie bringen lassen, am meisten geeignet, von den Ap-
plikationsorganen aufgenommen zu werden. Es lassen sich

aber viele Mittel, namentlich die organischen, nicht in diese Form bringen, ohne die chemischen Bestandtheile derselben zu verändern.

Die Verbindung mehrerer Mittel in der tropfbar-flüssigen Form heisst **M i x t u r**, *mixtura;* und zwar *m. simplex,* wenn alle Bestandtheile der Mischung aufgelöst sind; *m. media,* S c h ü t t e l m i x t u r, wenn einige Bestandtheile nicht aufgelöst sind. Der nicht aufgelöste Theil ist gewöhnlich ein vegetabilisches Pulver, oft aber auch ein in Wasser unlösliches metallisches Präparat, z. B. Goldschwefel.

<table>
<tr><td>1.</td><td>2.</td></tr>
<tr><td>℞ Ammon. muriat. ℨj
Tartar. stibiat. gr j
solve in
Aq. destill. ℥v
adde
Syrup. simpl. ℥j
D. in vitro. S. 2stündlich
1 Esslöffel voll.</td><td>℞ Tartar. stibiat. gr. jj
solve in
Aq. destill. ℥jβ
adde
Pulv. rad. Ipecac. Əjj
Oxymell. squillit. ℥β
M. D. S. Umgeschüttelt alle
10 Minuten einen halben
Essl. voll bis 3mal Erbrechen erfolgt.</td></tr>
</table>

a. Solutio.

Die A u f l ö s u n g, *solutio,* ist eine Mixtur, in welcher ein festes Mittel mit einem flüssigen verbunden ist, wie z. B. die Auflösung des Zuckers in Wasser. Das flüssige Mittel heisst *menstruum,* und ist gewöhnlich Wasser, oder auch Essig, Wein, Alkohol, Aether, fettes Oel.

<table>
<tr><td>1.</td><td>2.</td></tr>
<tr><td>℞ Tart. stibiat. gr vj
Aq. destill. ℥vj
M.D.S. 2stündl. 1 Esslöffel.</td><td>℞ Camphor. Əj
Ol. Olivar. ℥β
M. D. S. Zum Einreiben.</td></tr>
</table>

b. Infusum.

Der A u f g u s s, *infusum,* wird bereitet, wenn man ein Mittel mit einem *menstruum* verbindet, worin es nur zum Theil auflöslich ist, und wenn man dann, ohne die Mischung gekocht zu haben, nach einiger Zeit die Flüssigkeit abgiesst.

Macerare heisst die Operation, wenn das *menstruum* kalt ist, *digerere*, wenn es warm ist. Um die Flüssigkeit von den rückständigen festen Theilen zu trennen, kann man sie abgiessen, *decanthare*, oder durch Leinwand seihen, *colare*, oder durch Filz filtriren, *filtrare*. Die Filtra sind entweder vegetabilische (Filtrir-Papier), oder animalische (Filz, Löschpapier aus Wolle, Haaren u. s. w.).

1.	2.
℞ Ligni Quass. rasp. ℥β	℞ Flor. Chamomill. vulg. ℥β
Aq. commun. ℔j	Aq. fervid. q. s.
Macera per horas xjj. Cola	Digere per horae quadrant.
et adde	Colatur. ℥vj adde
Tinct. cort. Aurant. ℨjj	Liq. Kali acet. ʒvj
D. S. Tägl. 3mal 1 Weingl.	D. S. Stündlich 1 Essl. voll.
voll.	

c. Decoctum.

Wenn man ein Mittel mit einer Flüssigkeit kocht, worin es theilweise löslich ist, so heisst die Mixtur, nachdem sie colirt worden, *decoctum*, Abkochung. Wie für das Infusum, so sind auch hier vegetabilische Substanzen die gewöhnlichen Mittel.

Wenn man mehrere Mittel hat, von denen sich die einen am besten für das Infusum, die andern für das Decoctum eignen, so lässt man letztere zuerst kochen, und setzt jene gegen das Ende des Kochens hinzu. Diese Mixtur heist *decocto-infusum*.

1.	2.
℞ Cort. Chin. reg. contus. ℥β	℞ Cort. Chin. reg. cont. ℥β
Aq. comm. ℔j	Aq. comm. ℔j
Coque ad colat. ℥vj. Adde	Coque et sub finem coctionis adde
Spirit. sulph aether. ʒj	Rad. Calam. concis. ℨjj
Syrup. simpl. ℥j	Digere et colat. ℥vj adde
M. D. S. Alle 2 Stunden	Spirit. sulph. aether. ʒj
1 Essl.	Syrup. simpl. ℥j
	M. D. S. 2stündl. 1 Essl.

d. Emulsio.

Einige Substanzen (wie Gummi, Pflanzenschleim, Eiweiss, Zucker) haben die Eigenschaft, dass sie andere, im Wasser unlösliche Substanzen (wie fette und ätherische Oele, Harze, Balsame, Gummiharze) gleichmässig zu vertheilen und längere Zeit suspendirt (schwebend) zu erhalten vermögen. Die erstern Substanzen heissen *emulgentia*, die letztern *emulgenda*, und die Mixtur selbst *emulsio*.

Die Milch ist eine natürliche Emulsion. Die Emulsionen verderben leicht, namentlich im Sommer, indem sie durch Oxydation sauer werden, gerinnen und gähren.

<table>
<tr><td>1.</td><td>2.</td></tr>
<tr><td>℞ Amygdal.dulc. excort.ℨj</td><td>℞ Ol. Amygdal. ℨβ</td></tr>
<tr><td>Amygd. amar. excort. ℨβ</td><td>Gummi arabic. q. s.</td></tr>
<tr><td>Aq. destill. q. s</td><td>ut f. c.</td></tr>
<tr><td>ut fiat l. a. Emulsio ℨvj</td><td>Aq. destill. ℨvj</td></tr>
<tr><td>in qua solve</td><td>Emulsio, in qua solve</td></tr>
<tr><td>Sacch. alb. ℨj</td><td>Sacch. alb. ℨj</td></tr>
<tr><td>D. S. Stündlich 1 Essl. voll.</td><td>D. S. Alle 2 St. 1 Essl.</td></tr>
</table>

§. 6. Elastisch-flüssige Form.

Wir zählen zu der elastisch-flüssigen Form nicht blos die Gase, wie in der Physik geschieht, sondern auch die fein vertheilten tropfbaren oder festen Stoffe, die als Dämpfe oder Rauch in der Luft vertheilt werden; und dies um so mehr, da alle drei Arten so häufig verbunden vorkommen. Die Mittel gewinnen in dieser Form bedeutend an Expansion und können auf eine grössere Oberfläche zugleich wirken; aber sie verlieren oft ebenso an Intensität, und es ist deshalb eine längere Zeit der Einwirkung nöthig.

Hierbei ist jedoch zu beachten, dass die elastisch-flüssige Form ihre Anwendung wesentlich auf die Körperoberfläche, die Athmungs- und Geruchswege findet, und dass deshalb gasförmige Stoffe, in fast unmittelbarer Wechselwirkung mit dem Blute in den Lungen oder mit den Geruchsnerven, eine ausserordentlich gesteigerte Arzneikraft entwickeln können.

Man findet die Mittel in dieser Form theils in der Natur, als Dämpfe und Gasexhalationen der Mineralquellen, der Solfatáren und Moffiten; theils bereitet man sie aus den pharmaceutischen Materialien, und benutzt dabei zum Behuf der längern Einwirkung besondere Apparate,

z. B. Räucherkasten von Galès, die Vorrichtungen zu russischen Dampfbädern u. s. w.

In den russischen Dampfbädern hat man Wasserdämpfe, in den Solfataren Kohlensäure, bei den Mineralquellen vorwiegend Wasserdampf, Kohlensäure, Schwefelwasserstoff. Die Materialien sind entweder feste Mittel, und werden als Species verschrieben; oder es sind tropfbar-flüssige, welche flüchtige und riechende Stoffe enthalten.

Applicirt werden sie hauptsächlich auf die Haut, zuweilen aber auch auf den Mastdarm, die Nase, die Augen, und nur mit grosser Vorsicht auf die Lungen. Ausserdem dienen die Mittel in dieser Form zur Reinigung der Luft in Krankenzimmern und zur Desinficirung von Kranken-Effecten oder Waaren. Für diesen letzteren Zweck gebraucht man namentlich das Chlorgas, und entwickelt es unter dem Namen der *fumigationes oxymuriaticae* oder Guyton-Morveau'schen Räucherungen.

Die Materialien und die Apparate sind meistens kostspielig, und die Anwendung umständlich. Es ist daher diese Form in der ärztlichen Praxis verhältnissmässig wenig in Gebrauch.

ZWEITES KAPITEL.

Die Anwendung der Mittel.

§. 1. Rationelle Wahl der Mittel.

Wir gebrauchen die Mittel auf den Grund ihrer therapeutischen Wirkung gegen bestimmte Krankheiten. Wir bestimmen zuerst den Charakter der Krankheit, indem wir alle materiellen und funktionellen Störungen, die sie hervorgebracht, zu erforschen, und die primären Symptome von den secundären zu unterscheiden suchen. Dann stellen wir die Indicationen und bestimmen, welche Mittel und Wege einzuschlagen sind, um der Krankheit entgegenzutreten. Die Resultate vergleichen wir endlich mit den physiologischen Wirkungen der Arzneimittel, und wir werden dann eine richtige Auswahl unter den rechten Mitteln mit grosser Wahrscheinlichkeit zu treffen wissen.

In der Pathologie führen die Krankheiten häufig Namen nach hervortretenden secundären Symptomen. Man lasse sich von diesen Namen nicht verleiten, Indicationen stellen und darnach Mittel wählen zu wollen; vielmehr bedenke man den Zustand der Theile, der festen, weichen und flüssigen oder gasförmigen, und die chemische oder dynamische Beziehung der Mittel zu denselben.

§. 2. Empirische Wahl der Mittel.

Es giebt Krankheiten, wo nur einzelne Symptome bekannt sind (z. B. Wasserscheu), und es ist dann nicht möglich, Indicationen zu stellen. Auch giebt es Mittel, deren physiologische Wirkungen wir nicht kennen (z. B. Chinin). In diesen Fällen müssen wir uns mit den vorhandenen Erfahrungen über die sogenannte specifische Wirksamkeit eines Mittels begnügen.

Gegen manche Krankheiten findet man eine ganze Menge von Mitteln angegeben, die sich oft in ihrer physiologischen Wirkung widersprechen, z. B. gegen Wassersucht, gegen Epilepsie. Der Widerspruch ist jedoch nur scheinbar. Entweder nämlich hat die Krankheit ihren Namen nach einem einzelnen hervortretenden Symptom erhalten, und die verschiedenen Mittel entsprechen den verschiedenen ätiologischen Momenten (wie in der Epilepsie und Wassersucht); oder die Diagnose einer Krankheit ist unter Umständen schwierig, so dass sich leicht ein Irrthum einschleichen kann, z. B. Krebs.

§. 3. Wahl der Verbindungen.

Wo es nur immer thunlich ist, soll man sich mit einem einzigen Mittel begnügen, welches den materiellen Störungen und den primären Symptomen möglichst direkt entgegentritt, und sich namentlich auf die Behandlung secundärer Symptome ohne Noth nicht einlassen.

Cito, tuto et jucunde zu heilen, ist bei der Wahl der Mittel nicht genug zu empfehlen. Viele Klagen über die geringe Wirksamkeit der Mittel beruhen gewiss darauf, dass man in der Wahl derselben nicht sicher war und obenein wegen ihrer Widerlichkeit von den Kranken getäuscht wurde.

Das Princip, einfache Mittel zu verordnen, kann man verlassen :

a) wenn ein einziges Mittel allen Indicationen nicht genügt; (besonders sind es oft unumgängliche symptomatische Indicationen, die zu solchen Compositionen drängen) ;

b) wenn wir aus zwei verschiedenen Mitteln ein neues drittes von besonderer Wirksamkeit bilden wollen (z. B. das Dover'sche Pulver, aus *Radix Ipecacuanhae* und Opium) ;

c) wenn die Wirksamkeit des einen Mittels durch ein zweites auf gewisse Organe dirigirt werden soll (z. B.

zu *Tartarus stibiatus*, damit er Erbrechen errege, setzt
man Amylum) ;

d) wenn es nicht möglich ist, sichere Indicationen zu
stellen, und mit den Mitteln zu experimentiren nicht
gerathen scheint; (dann aber verbinde man nicht
Mittel von heroischer, oder gar von entgegengesetz-
ter Wirkung) ;

e) beliebt sind Verbindungen bei den bittern und aromatischen Mitteln, wo man deren mehrere von ähnlicher Wirkung besitzt, und es scheint fast, als ge-
schehe dies nach Analogie der Nahrungsmittel, von
denen man auch mehrere gleichzeitig zu verbinden
pflegt. Die bekannte gegenseitige Einwirkung ätherischer Oele, wie z. B. des Hopfenöls auf das Fuselöl
des Malzes, in Verbesserung des Geschmacks ohne
merkbare Veränderung der chemischen Constitution,
scheint hierbei der Berücksichtigung werth.

Dass sich überhaupt die Wahl der Verbindungen nach
den physikalischen und chemischen Eigenschaften der
Mittel richten muss, versteht sich von selbst. Vor Allem
aber wichtig ist es, die Diät des Kranken nach Maassgabe
der gereichten Mittel zu reguliren. So z. B. schmale Diät
bei Quecksilber, kräftige (intensive) Diät bei bittern Mitteln; man verbietet die Milch bei Mineralsäuren, Zuckerwasser bei Sublimat.

DRITTES KAPITEL.

Das pharmakologische System.

§. 1. Principien der Eintheilung.

Die Pharmakologie hat den obersten Zweck, die Wirkung der Arzneimittel kennen zu lehren. In einer systematischen Darstellung derselben sind also die Mittel nach
ihrer Wirkung zu ordnen, und die von ähnlicher Wirkung
gruppenweise zusammenzustellen.

Einige Pharmakologen haben die alphabetische Ordnung zu Grunde
gelegt. Es ist also hier von einem Systeme nicht die Rede, und diese

Darstellungsweise kann nur für grössere Werke, als sehr bequem zum Nachschlagen, geeignet sein. Dergleichen Werke existiren u. A. von Sachs und Dulk, von Merat u. A.

Andere haben die naturhistorischen Merkmale zu Grunde gelegt. Man erhält aber dadurch mehr eine pharmaceutische Zoologie, Botanik und Mineralogie, als eine Pharmakologie, weshalb ein solches System nur für die Pharmakographie von Nutzen sein kann. Neuere Werke der Art sind die von Decandolle, Nees v. Esenbeck u. A.

Andere endlich haben ein chemisches System aufgestellt. Aber, abgesehen von der Wirkung, die bei chemisch ähnlichen Stoffen oft sehr verschieden ist (wie z. B. die der Alkaloïde), werden dadurch die Präparate eines und desselben Mittels häufig getrennt; auch sind von manchen Mitteln die wirksamen chemischen Bestandtheile gar nicht bekannt, und viele sind so verschiedenartig zusammengesetzt, dass sie sich nur ziemlich willkürlich unterbringen lassen. Die Autoren, wie Hecker, Richter, Schwartze u. A. haben dieses System auch nicht streng durchgeführt.

Folgt man dem dynamischen Princip, so kann man die Mittel nach ihrer therapeutischen Wirkung classificiren. Es würde dies aber ein nosologisches System voraussetzen, welches auf dem Wesen der Krankheit beruht. So lange wir dies entbehren, wird ein solches System der Pharmakologie nur sehr mangelhaft sein. — Auch nach der specifischen Wirkung der Mittel auf einzelne Systeme und Organe hat man die Mittel einzutheilen versucht. Oft aber werden verschiedene Organe von demselben Mittel zugleich, oder dieselben Organe von verschiedenen Mitteln (die Nieren z. B. durch Alkalien und Canthariden) auf ganz verschiedene Weise ergriffen.

Legt man die physiologische Wirkung zu Grunde, so wird man am besten allen Ansprüchen einer wissenschaftlichen Bearbeitung genügen. Da aber bei vielen Mitteln die physiologische Wirkung nicht bekannt ist, so wird es gerathen sein, bei der Eintheilung die physiologische und die therapeutische Wirkung gleichzeitig zu Grunde zu legen, d. h. jene Fälle zu berücksichtigen, wo die Erklärung der Wirkungen auf physiologischem Grunde nicht ausreicht.

§. 2. Eintheilung der Mittel.

Die Eintheilung der Mittel lässt sich nicht mit Strenge durchführen, wenn man nicht an Klarheit und praktischer Brauchbarkeit einbüssen will. Es genügt aber auch, die vorhandenen Thatsachen übersichtlich und

deutlich zusammenzustellen. Dergleichen systematische
Eintheilung ist wohl nöthig, ob man gleich den Werth
derselben, wie in anderen naturwissenschaftlichen Dingen, niemals unbedingt auffassen soll und darf. Man
sucht deshalb nach einem durchgreifenden Grundsatze,
welcher als Anhalt- und Vermittelungspunkt für Lehrer
und Lernende diene, wie man nach einer grammatischen
Regel sucht, um die Ausnahmen daran zu fügen.

Das System von Hufeland beruht theils auch auf chemischen,
theils auf dynamischen Principien, und hat sich in der Praxis grossen
Ruf erworben. Spätere haben es mannichfaltig modificirt und es mehr
auf dynamische Principien zurückzuführen gesucht.

Vogt theilt die Mittel in drei Klassen, je nachdem sie vorzugsweise das nervöse, das irritable oder das vegetative System afficiren.

C. G. Mitscherlich stellt 8 Klassen auf, nach der physiologischen Wirkung der Mittel: Tonica, Emollientia, Excitantia, Acria,
Temperantia, Solventia, Narcotica und Alterantia. Einige Mittel, die
sich nicht in diese Klassen bringen liessen, hat er in einer 9. Klasse,
unter dem Titel *Remedia incertae sedis*, zusammengestellt.

Wir wollen hier unter einigen Modifikationen folgen-
des Schema zu Grunde legen.

1) Nutrientia et Emollientia; Mittel, welche nähren
ohne zu reizen, und fremde Reize einhüllen und abhalten.
Sie erschlaffen das Gewebe und vermindern den Tonus.

a) Mucilaginosa;   d) Gelatinosa;
b) Farinosa;   e) Oleosa pinguia;
c) Albuminosa;   f) Saccharina.

2) Tonica, welche die Energie der organischen Faser
erhöhen.

a) Amara: b) Adstringentia:
  α) Amara pura;   α) mit Gerbstoff;
  β) Amara resolventia;   β) Thonerde;
  γ) Amara mucilaginosa;   γ) Eisenhaltige.

3) Excitantia, welche die Funktionen aufregen und bethätigen.

a) Oleosa aetherea: c) Ammoniacalia;
  α) Tonica simplicia;   d) Gummi-resinosa;
  β) Anthelminthica;   e) Nervina:
  γ) Carminativa;   α) Nervina animalia;
  δ) Aromatica;   β) Spirituosa;
b) Oleosa empyreumatica;   γ) Electricitas.

4) Acria, welche örtlich wie allgemein in den afficirten Theilen Irritation hervorrufen.

a) Acria emetica;
b) Acria drastica;
c) Acria diuretica;
d) Acria aromatica;
e) Acria narcotica.

5) Temperantia, welche die Temperatur des Körpers vermindern.

a) Acida mineralia;
b) Acida vegetabilia;
c) Salia media;
d) Kälte.

6) Narcotica, welche die Thätigkeit der Nerven deprimiren.

a) Narcotica mera;
b) Narcotica acria.

7) Resolventia, welche feste Theile auflösen und die Säfte selbst verdünnen.

a) Aquosa;
b) Alcalia;
c) Hydrargyrum;
d) Antimonium;
e) Wärme.

8) Alterantia, welche die Mischung und Thätigkeit der Organe eigenthümlich umändern. Es sind dies Mittel von wenig dynamischer Aehnlichkeit, die man nicht gut in andere Klassen bringen kann.

a) Erden;
b) Metalle;
c) Salzbilder.

Obgleich diese Eintheilung nicht den Anforderungen entspricht, welche der Dogmatiker an ein absolutes System machen möchte, besitzt sie doch vielfache Vorzüge der natürlichen Verbindung der Wirkungsverwandten unter den Mitteln. Zu beachten ist fast nur für den Tiro der Wissenschaft, dass die allgemeinen Heilanzeigen: zu nähren und zu erweichen, zu straffen, zu erregen, zu reizen, zu kühlen, zu lähmen (betäuben), aufzulösen und umzustimmen, durch den Gebrauch der Mittel aus gleichnamigen Klassen weder ausschliesslich, noch congruent erfüllt werden können, dass vielmehr die allgemeine Bezeichnung der Wirkungsart selbst, insofern sie die Qualität eines Mittels vollständig oder doch hauptsächlich darstellt, in ihrer Anwendung auf das Krankheitsobject

erst nach derjenigen Vermittelung zu suchen hat, welche
sich in der klinischen Empirik vorfinden lässt und dort
aufgesucht werden muss. Dies schliesst jedoch die Nö-
thigung nicht aus, allgemeinen Heilanzeigen der Therapeutik allgemeine Heilmittelabtheilungen der Pharma-
kodynamik gegenüber zu stellen, wie in allen eigentlichen Systemen, und auch in dem oben adoptirten
geschehen ist.

Specielle Pharmakologie.

ERSTE KLASSE.

Nutrientia et Emollientia.

§. 1. Tabellarische Uebersicht.

Nutrientia sind Mittel, welche nähren, ohne zu reizen, und fremde Reize einhüllen und abhalten. Bei längerem und einseitigem Gebrauche verändern sie die Mischung der Säfte, indem ihre Bsetandtheile in wenig verändertem Zustande in die Mischung des Bluts übergehen; vegetabilisches Eiweiss, Schleim, Pflanzenleim, Oele, so wie thierisches Eiweiss und Fett bewirken das Vorherrschen der entsprechenden Blut- und Säftebestandtheile. Die mehligen Stoffe gehen gewisse Veränderungen ein, entsprechend denjenigen, welche beim Keimen der Samen an ihnen beobachtet werden; namentlich gehen sie in Gummi- und Zuckerbildungen (thierischen Leim, Milchzucker, pathologischen Traubenzucker) über. In Folge solcher Mischungsumstimmungen verändern sie die Beschaffenheit der Sekrete und bringen dasjenige hervor, was man Erschlaffung der Gewebe und Verminderung des Tonus nennt. Ihrer Natur nach sind sie Nahrungsmittel, und werden auch diätetisch als solche gebraucht. Es sind sämmtlich rohe oder wenig veränderte Produkte der organischen Natur, und ihr pharmaceutischer Nutzen besteht hauptsächlich darin, dass sie Reize abhalten und einhüllen.

A) Mucilaginosa.

1) Gummi arabicum.
2) Gummi Tragacanthae.
3) Althaea, radix, herba.
4) Obsolete Mittel.
5) Diätetische Mittel.

4*

B) Farinosa.
1) Amylum.
2) Semina Cerealium.
3) Maltum.
4) Salep, radix.
5) Diätetische Mittel.

C) Albuminosa animalia.
1) Lac.
2) Ova.

D) Gelatinosa.
1) Ichthyocolla.
2) Cornu Cervi.
3) Diätetische Mittel.

E) Oleosa pinguia.
a) Thierische Fette.
1) Axungia.
2) Cetaceum.
3) Oleum jecoris aselli.
4) Cera.

b) Vegetabilische Fette.
5) Amygdalae dulces.
6) Papaver, semina.
7) Cannabis, semina.
8) Linum, semina.
9) Cacao.
10) Oleum Ricini.
11) Lycopodium, semina.

F) Saccharina.
1) Saccharum.
2) Mel.
3) Manna.
4) Cassia, pulpa.
5) Gramen, radix.
6) Liquiritia, radix.
7) Zuckerhaltige Nahrungsmittel.

§. 2. Wichtige Bestandtheile.

a. Gummi.

Das Gummi ist eine Pflanzensubstanz, aus 12 Atomen Kohlenstoff, 22 Atomen Wasserstoff und 11 Atomen Sauerstoff bestehend ($C_{12} H_{22} O_{11}$). Es ist spröde, durchsichtig und farblos, lässt sich nicht verflüchtigen, nicht schmelzen, nicht krystallisiren, und löst sich leicht in Wasser, aber nicht in Alkohol, Aether und fetten Oelen. Mit Alkalien, Erden, Bleioxyd und den meisten Metallsalzen verbindet es sich, und die Verbindungen sind zum Theil unlöslich.

Es findet sich in allen Pflanzen in grösserer oder geringerer Menge, besonders im Stadium ihres Keimens, beziehungsweise des Knospens, oft als ein freiwillig ausfliessender Saft (wie bei Acacia, Prunus).

Künstlich bereitet man es durch Umbildung des Amylums, der Stärke, mittelst Rösten, durch freiwillige Zersetzung des Stärke-

kleisters, und durch Behandlung von Leinen, Holz u. a. mit Säuren.
Auch bildet es sich bei der Einwirkung der Diastase auf die Stärke
mit (vor) dem Zucker.

Die Auflösung in Wasser heisst *mucilago*. Bei drei Theilen Wasser hat dieselbe Syrupsconsistenz. Ob und wie das Gummi im Magen
verändert werde, ist nicht bekannt; die Sekretionen der Schleimhäute
werden aber bei seinem Gebrauche milder, consistenter, leimartiger.

b. Pflanzenschleim (Bassorin, von Gummi Bassora).

Das Bassorin ist farblos, durchscheinend, nicht krystallisirbar, nicht schmelzbar, nicht flüchtig. Im Wasser,
Alkohol und Aether ist es unlöslich; aber in kaltem
Wasser quillt es auf, ohne sich zu lösen, und bildet mit
50 Theilen Wasser eine steife Gallerte. Von Säuren und
kaustischen Alkalien wird es aufgelöst.

Es findet sich in Traganth-Gummi, Leinsamen, Quittenkernen, Salep in grösserer Menge. Mit vielem Wasser behandelt, wird es so
dünnflüssig, dass es durch das Filtrum geht.

c. Stärke.

Die Stärke, *Amylum*, findet sich als kleine weisse
Körner in den Zellen der Pflanzen. Die Körner bestehen
aus concentrischen Schalen (Zellen) mit einem Kerne und
sind in den verschiedenen Pflanzen verschieden gestaltet.
Im kalten Wasser ist sie unlöslich, so lange die Schale
unverletzt bleibt; wenn aber diese zerrieben wird (wie in
der Mühle), so wird sie etwas löslich und quillt auf.
Diese aufgequollene Masse heisst Kleister. Im kochen-
den Wasser werden die Schalen zerstört und die Stärke
löst sich in Gestalt eines Schleimes auf, der erkaltet zu
Kleister gerinnt. In Alkohol und Aether ist sie unlöslich.

Sie findet sich häufig in den Samen der Getreidearten (im Mehl),
in den Kartoffeln, im Stamm der Palmen (Sago). Die Moosstärke (in
Lichen islandicus) und das Inulin (in Helenium) verhalten sich ähnlich,
aber doch etwas verschieden, als Amylum.

Der Kleister verwandelt sich nach längerer Zeit in Gummi, Zucker
und in eine kleisterartige Stärke. Iod verbindet sich mit der Stärke
und die Verbindung ist in Wasser löslich. Verdünnte Säuren lösen die
Stärke auf und verwandeln sie durch Kochen in Gummi und Zucker.
Auch im Magen scheint sie sich so zu verwandeln.

d. Pektin.

Das Pektin ist in Alkohol unlöslich; in Wasser quillt
es auf, und bildet mit 100 Theilen einen Kleister.

Es findet sich in den Säften vieler Pflanzen, besonders in Früchten und Wurzeln (Johannisbeeren), und erstarrt, wenn diese Säfte mit Zucker eingekocht werden, bei dem Erkalten zu einer Gallerte.

Die Pektinsäure, *acidum pecticum,* findet sich gewöhnlich an Kali oder Kalk gebunden in denselben Pflanzentheilen. Die pektinsauren Kalisalze sind im Wasser löslich.

e. Zucker.

Der Zucker, *Saccharum,* ist ohne Geruch, von süssem Geschmack, nicht flüchtig, und löst sich leicht im Wasser auf. Im Alkohol ist er schwer, im Aether gar nicht löslich.

Der Rohrzucker, im Safte von Saccharum officinarum, Acer saccharinum, Beta vulgaris u. a. m., krystallisirt, ist in kaltem und heissem Wasser sehr leicht löslich, schwerer in wässrigem, sehr schwer in wasserfreiem Alkohol, und gar nicht in Aether. Durch die starken Säuren wird er in Traubenzucker verwandelt. Beim Kochen reducirt er mehrere Metallsalze, und verändert die Reactionen eigenthümlich. Durch den Einfluss des Ferments oder der analog wirkenden katalytischen Stoffe, wie des Platinschwamms u. s. w., erleidet er eine weinige Gährung (Zerlegung in Alkohol und Kohlensäure).

Der Schleimzucker (Syrup) ist eine Varietät des Rohrzuckers, welche sich theils im Zuckerrohr natürlich vorfindet, theils entsteht, wenn der Zucker lange gekocht, oder über 110° C. erhitzt wird. Er ist nach dem Abdampfen trocken, nach dem Schmelzen hart, zieht Feuchtigkeit an, krystallisirt nicht, ist aber gleichfalls der weinigen Gährung fähig. In Wasser und Alkohol ist er leicht löslich.

Der Traubenzucker, in den Weintrauben, im Honig (auch im diabetischen Harn) kann künstlich bereitet werden durch Behandeln von Rohrzucker, Stärke, Gummi, Leinen, Sägespähnen mit Schwefelsäure. Er krystallisirt schwer, ist weniger süss als Rohrzucker, der Weingährung fähig, und löst sich in $1\frac{1}{3}$ kaltem Wasser, leichter aber in heissem.

Mannazucker, in der Manna, ist der Weingährung nicht fähig, krystallisirbar, im Wasser leicht, in Alkohol schwer auflöslich.

Milchzucker, in der Milch, krystallisirt, löst sich in 3 Th. heissem und 6 Th. kaltem Wasser, sehr wenig in Alkohol auf, und ist der Weingährung fähig.

Süssholzzucker, in der Wurzel von Glycyrrhiza, Polypodium, krystallisirt nicht, ist im Wasser und Alkohol löslich, der Weingährung nicht fähig, und giebt, mit Salpetersäure behandelt, keine Oxalsäure.

Rohr-, Manna- und Milchzucker werden im Magen in Milchsäure umgewandelt.

f. Fett und fette Oele.

Die Fettigkeiten finden sich häufig im Thier- und Pflanzenreiche. Sie haben weder Geschmack, noch Geruch, lösen sich nicht im Wasser, wenig in Alkohol und mehr in Aether, sind leichter als Wasser, und geben auf dem Papier einen durchscheinenden Fleck. Sie absorbiren Sauerstoff, wodurch einige eintrocknen, andere ranzig werden.

Die Fette, wie sie vorkommen, sind Gemenge verschiedener Fettarten. Die Fettart, die bei gewöhnlicher Temperatur flüssig ist, heisst E l a ï n, die, welche fest ist, S t e a r i n. Mit Salzbasen (Kali, Natron, Bleioxyd) verbinden sie sich zu S e i f e n.

Folgende fette Oele trocknen ein an der Luft: Oleum Lini, Papaveris, nucum Juglandis, Ricini, Cannabis, Crotonis, jecoris Aselli.

Das Fett scheint zum Theil unverändert resorbirt zu werden; dass auch ein Theil zersetzt werde, ist wahrscheinlich. Bei grossen Gaben reiner Fette geht der grösste Theil unverändert mit den Faeces wieder ab.

g. Eiweiss.

Das E i w e i s s, *Albumen*, ist häufig in der thierischen und vegetabilischen Natur. Der thierische Eiweissstoff ist (nach M u l d e r) eine Verbindung von Proteïn, Schwefel, Phosphor und phosphorsaurem Kalk, und findet sich in der Natur aufgelöst. Durch Hitze, durch Alkohol und Aether coagulirt er, und löst sich dann nicht wieder auf.

Worauf die Verschiedenheit des aufgelösten und des geronnenen Albumins beruht, weiss man noch nicht. Das Proteïn ist eine Verbindung von Kohlenstoff, Sauerstoff, Wasserstoff und Stickstoff, die bei der Behandlung des Faserstoffes, des thierischen und vegetabilischen Eiweisses erhalten, und für die Grundlage dieser Stoffe angesehen wird.

Das flüssige thierische Eiweiss kann unverändert resorbirt werden; das geronnene dagegen wird in Osmazom und Speichelstoff zerlegt. Die Salze geben mit Eiweiss neue Verbindungen, die zum Theil löslich sind, zum Theil nicht.

Das vegetabilische Eiweiss verhält sich analog wie das thierische. In den verschiedenen Pflanzen hat es etwas abweichende Eigenschaften, wie das Emulsin in einigen Samen.

h. Käsestoff.

Der Käsestoff (C a s e ï n) findet sich in der Milch mit Salzen verbunden und im Wasser aufgelöst; er gerinnt hier nicht durch Hitze, wohl aber durch Verdauungsflüssigkeit (P e p s i n), durch Alkohol und Säuren. Der ge-

ronnene Käsestoff quillt im Wasser auf, und giebt mit
Butter gemengt den Käse.

Der aufgelöste Käsestoff ist schwierig rein und von Salzen frei darzustellen. Mit den Salzen geht er mannigfache Verbindungen ein, die
noch nicht untersucht sind.

i. Thierische Gallerte.

Die thierische Gallerte, der L e i m, wird durch Kochen
des leimgebenden Gewebes (also der Knochen, des Zell-
gewebes, der Haut u. s. w.) in Wasser erhalten. In heissem
Wasser ist sie löslich und gesteht beim Erkalten zu einer
klaren Gallerte. In Alkohol löst sie sich nicht, und mit der
Gerbsäure geht sie eine unlösliche Verbindung ein.

Der Leim der Hausenblase verhält sich ähnlich; doch
ist er in wässrigem Alkohol löslich.

Gummi, Bassorin, Stärke, Pektin, Zucker und Fett sind stickstofflose Verbindungen, und bestehen aus Kohlen-, Wasser- und Sauerstoff.
Durch Kochen mit Salpetersäure werden sie (erst in Schleimsäure, und
dann) in Oxalsäure zersetzt. — Eiweiss, Käsestoff und Leim dagegen
sind stickstoffhaltige quaternäre Verbindungen.

§. 3. Wirkung.

Unter allen Mitteln, welche die thierischen Funktionen
zu reizen vermögen, sind die Emollientia die schwächsten,
so dass sie fast für indifferent gehalten werden können.
Sie wirken weniger positiv, als vielmehr negativ, indem sie
andere, und zum Theil selbst nothwendige Reize abhalten.

Zunächst wirken sie materiell, indem sie die berührten Theile mechanisch decken, oder indem sie sich mit
etwanigen reizenden Stoffen mechanisch oder chemisch
verbinden und dieselben einhüllen. Werden sie resorbirt,
so verfolgen sie dieselbe Wirkung, und ein Emolliens innerlich genommen kann z. B. in der Cystitis gute Dienste
leisten, indem es den reizenden Urin einhüllt.

Wenn aber die entsprechenden Reize wegfallen, so
verliert das thierische Gewebe seinen Tonus, und die
Emollientia heissen in dieser Beziehung Relaxantia. Eine
Relaxation aber können sie auch direkt hervorbringen,
da sie im aufgelösten und erwärmten Zustande das thierische Gewebe ohne Schwierigkeit durchdringen (wobei
freilich auch ein Theil der Wirkung auf Rechnung der
feuchten Wärme zu setzen ist).

a. Digestionsorgane. Kleine Gaben afficiren den Magen gar nicht, und können selbst bei der grössten Empfindlichkeit vertragen werden. Wenn sie aber anhaltend und einförmig genommen werden, so tritt wegen der Atonie des Magens Dyspepsie ein. Auf kurze Zeit kann man diese durch Zusatz von bittern und aromatischen Mitteln hinausschieben. Die Stühle werden anfänglich seltener (denn der *motus peristalticus* findet keinen Reiz), mit der Zeit aber bemerkt man atonische Diarrhöe.

In grossen Gaben erzeugen einige Mittel, und namentlich die fetten Oele, eine Beschleunigung des *motus peristalticus*, und in Folge dessen vermehren sie die Sedes; aber sie reizen dabei den Darm nicht, so dass ein solches Abführmittel bei der grössten Empfindlichkeit desselben vertragen werden kann. Es ist dies eine specifische Wirkung, die man noch nicht erklärt hat. Die Emollientia heissen in dieser Beziehung *cathartica laxantia*.

b. Ernährung. Die meisten Mittel dieser Klasse gehören zu den diätetischen Nahrungsmitteln, aber für sich allein kann keines derselben den Körper längere Zeit ernähren; selbst mehrere stickstofflose zusammen vermögen es nicht. Je mehr man bei ihrem Gebrauche die excitirenden, stickstoffhaltigen Mittel ausschliesst, desto grösser wird die Relaxation.

c. In allen übrigen Organen zeigen sich dieselben Wirkungen der Einhüllung und Erschlaffung, namentlich bei entzündlichen Zuständen. Bei Reizungszuständen der Lungen wird der trockene und schmerzhafte Husten gemildert und der Auswurf freier gemacht; bei Entzündungen oder Irritationen der Nieren, der Harnblase, der Harnröhre wird der scharfe Urin eingehüllt und weniger schmerzhaft. In entzündlichen Zuständen der Haut erschlaffen sie direkt das Gewebe, wenn sie lokal angewendet, z. B. eingerieben werden.

§. 4. Anwendung.

Allgemeine Indicationen.

a) Entzündungen; man giebt diese Mittel hier um anderweitige Reize abzuhalten, und indirekt zu erschlaffen;

b) Reizungen der Schleimhaut der Verdauungswerk-
   zeuge durch scharfe und ätzende Substanzen, um
   letztere einzuhüllen oder auch zu neutralisiren (Alkalien, Metalle).
c) Schärfen im Blute und in den Sekreten, um dieselben einzuhüllen und neue Reize abzuhalten.
d) Grosse Reizbarkeit des Darmkanals oder der Nieren,
   wo Abführmittel angezeigt sind.
e) Indirekte Schwäche der Ernährung, venöse Ueber-
   füllungen des Darmkanals.

Contraindicirt sind diese Mittel bei atonischer
Verdauungsschwäche.

Specielle Indicationen.

a. Krankheiten des Darmkanals. Bei Entzündungen (*gastritis*,
enteritis, *peritonitis*, *dysenteria*), bei Typhus abdominalis, theils als
reizlose Diätetica, theils als Involventia, theils als Laxantia. Desgleichen bei erhöhter Empfindlichkeit des Darmkanals. — Bei scharfen
Sekreten (der Galle, des Schleimes in der Ruhr). — Bei giftigen Substanzen, als Involventia und Antidota.

b. Krankheiten der Respirationsorgane. Bei Entzündungen (*catarrhus*, *bronchitis*, *pneumonia*); Irritationen (Heiserkeit, trockener
Husten); Tuberculosis, um Erweichung und lokale Entzündung zu beschränken. — Als Involventia und Diätetica.

c. Krankheiten des Urinsystems. Bei Entzündungen (*nephritis*,
cystitis, *urethritis*) und Irritationen als Diätetica, Involventia und
Laxantia. — Bei organischen Krankheiten als Laxantia.

Aeusserlich verbindet man sie gewöhnlich mit
feuchter Wärme, als Cataplasmata emollientia, um zu
decken und um aufzulösen. Für sich allein dienen sie
a) bei fehlender Epidermis, als Deckmittel; b) bei lokalen Entzündungen der äussern Haut.

Sehr wichtig sind sie endlich in der Receptirkunst als
Constituentia und Corrigentia (namentlich Zucker, Althaea, Liquiritia, Gummi arabicum, Axungia porci, Oleum
olivarum).

Erste Ordnung.

Mucilaginosa.

Diese Mittel enthalten Gummi, Bassorin, Pektin, und werden
zu therapeutischen Zwecken wenig gebraucht. Dagegen sind sie
wichtig in der Koch- wie in der Receptirkunst als Constituentia und
Corrigentia (um scharfe und ätzende Mittel einzuhüllen).

1. Gummi arabicum.

Pharmakographie. Gummi Mimosae; G. Acaciae. Arabisches Gummi.

Aus den Stämmen und Zweigen einiger Acacienarten in Libyen, Aegypten und Nubien schwitzt der Saft von selbst aus, welcher an der Luft erhärtet und als Gummi arabicum nach Europa gebracht wird.

Acacia Ehrenbergii, A. Seyal, A. tortilis, vera, und andere Arten der Acacia (*Leguminosae - Mimoseae*) liefern das Gummi arabicum. Eine ähnliche Sorte kommt von Mimosa Senegalensis unter dem Namen Gummi Senegalense. Es sind kleine Stücke von der Grösse einer Nuss, unregelmässig, rundlich, weisslich oder gelblich, glänzend, durchsichtig und spröde; — ohne Geruch und von fadem, klebrigem Geschmack.

Es löst sich langsam, aber vollständig und in allen Verhältnissen im Wasser, aber nicht in Alkohol und Aether. Die Auflösung ist schleimig, klebrig (*mucilago*) : sie wird von Borax gallertartig verdichtet, und gerinnt von Eisenvitriol. In verdünnten Säuren löst das Gummi sich auf, in den starken concentrirten wird es verändert (von Salpetersäure in Oxalsäure). Mit Alkalien und Erden, mit Basen und Salzen giebt es Verbindungen, die meistens unlöslich sind.

Wirkung und Anwendung, wie überhaupt Emollientia. Die Araber und Neger auf ihren Wüstenzügen gebrauchen es als Nahrungsmittel. In der Therapie kann man es meist entbehren, da man ähnliche und bessere Mittel in jeder Haushaltung findet.

In der Receptirkunst wird davon gebraucht: a) die Auflösung als schleimiges Constituens zu scharfen und irritirenden Mitteln. — b) Das Pulver als Emulgens zur Bildung einer Emulsio spuria, namentlich auch, wenn man Fettöle, Harze, Balsame, Campher, mit Wasser verbinden will. (Man rechnet dabei durchschnittlich entweder halb so viel Gummi, als man Emulgendum hat; oder man nimmt Ðj bis Ðjj für jede Unze des Menstruum).

Formen. a) Pulver. b) *Mucilago gummi arabici*, die Auflösung von 1 Th. in 3 Th. Wasser. — Die Dosis ist Ðβ—Ðj—Ðjj, täglich mehrmals.

Zusatz. Gummi Laricis, von Pinus Larix in Sibirien, dient in Russland als Surrogat des Gummi arabicum.

2. Gummi Tragacanthae.

Pharmakographie. Traganth-Gummi.

Der Saft von Astragalus in Kleinasien, der an den Aesten ausschwitzt und an der Luft verhärtet, ist das

Traganth. Es sind schmale, gedrehte und gewundene
Stückchen, weisslich, durchscheinend, ohne Geruch, von
fadem, schleimigem Geschmack.

Astragalus verus (Ordnung der Leguminosae), auf dem Berge Ida in
Kleinasien, ist ein niedriger Strauch mit vielen Aesten.

Das Traganth enthält Bassorin, Gummi, Wasser, und
wenig Amylum. Im Wasser ist es unlöslich, quillt aber
stark auf, und giebt mit vielem Wasser eine Mucilago.

Wirkung und Anwendung, wie Emollientia. Zu
therapeutischen Zwecken kann man es entbehren.

In der Receptirkunst braucht man es: a) zur Bereitung der
Trochisken, wo Mucilago gummi Tragacanthae das beste Constituens
für den dazu nöthigen steifen Teig ist. — b) Als Constituens zur Bereitung von Räucherkerzen.

Formen. *Mucilago gummi Tragacanthae*, 1 auf 48
Wasser. — Die Dosis würde sein $\ni\beta$ — $\ni$j — $\mathfrak{z}\beta$ von der
Substanz, täglich mehreremal. (Das Pulver mischt sich
schwer mit Wasser und quillt dann sehr bedeutend auf,
weshalb sich diese Form nicht empfehlen lässt).

3. Althaea.

Pharmakographie. Althaeae radix, herba. Althee,
Eibisch.

Die Wurzel von Althaea officinalis ist ästig; die
getrockneten Aeste fingerdick, aussen bräunlich-grau,
innen weiss, von schwachem Geruch und süsslich schleimigem Geschmack. Sie wird im Herbst gesammelt
und kommt geschält in den Handel. — Das Kraut
wird im Juni und Juli vor der Blüthenzeit gesammelt und getrocknet. Die Blätter sind fast herzförmig,
mit 3—5 undeutlichen Lappen, und mit einem feinen Filze
bedeckt.

Althaea officinalis (Ord. nat. *Malvaceae*. — Ord. sex. *Monadelphia
polyandria*), wächst bei uns an feuchten Orten. Der Stengel ist aufrecht, 2—4 Fuss hoch und mit weissem Filze bedeckt.

Die Wurzel enthält Bassorin, Gummi und Stärke, etwas Schleimzucker, Pektin und Kalksalze. Das Kraut
enthält diese Bestandtheile weit weniger, und ist daher
leicht zu entbehren. Der Schleim (wie ihn die Abkochung
am besten giebt) geht leicht in Gährung über und verändert viele Salze (namentlich von Kupfer, Blei, Quecksilber, Silber, jedoch nicht von Eisen).

Wirkung und Anwendung, wie Emollientia. Zur Ernährung gebraucht man sie nicht, sie stört auch leicht die Verdauung. Dagegen ist sie bei Irritation und Entzündung im Magen und Darmkanal, in den Respirationsorganen und den Urinwerkzeugen ein beliebtes Adjuvans.

Aeusserlich: als Adjuvans in Species zu Klystieren, zu Gurgelwässern, zu erweichenden Kataplasmen.

In der Receptirkunst: a) Das Pulver, um Feuchtigkeit zu binden, bei zu weichen Pillenmassen. — b) Die Abkochung und der Syrup als Corrigens für scharfe, irritirende Mittel, besonders für Mineralsäuren.

Form. 1) *Radix A. concisa*, zu Species, z. B. Rad. Alth., rad. Levistic. āā. ℥j, rad. Liquirit. ℨjj C. M. f. spec. D. S. 2 gehäufte Essl. voll mit 1½ Qu. Wasser zum Thee. — 2) *Pulvis radicis Althaeae*, als Constituens zu Pillenmassen. — 3) *Decoctum radicis Althaeae*, ℨj—jj mit Wasser ℥vjjj auf ℥vj Colatur (starkes Kochen verändert den Schleim partiell und macht ihn kratzend und widrig). Als Corrigens für Mineralsäuren: ℨβ auf ℥vj Colatur. — 4) *Syrupus Althaeae*, gutes Corrigens für Mineralsäuren; Kindermittel, als Nutriens und Resolvens.

4. Obsolete Mittel.

1. Semen Cydoniae, von Cydonia vulgaris (Ord. nat.: *Rosaceae-Pomaceae*), Quittensamen. Die Samen sind den Aepfelkernen ähnlich und geben mit kaltem Wasser macerirt einen Schleim, *Mucilago seminum Cydoniae*, der früher ein beliebter Zusatz zu Augenmitteln war. Da er aber die meisten Mittel chemisch verändert, so wird ihm Mucilago Gummi arabici immer vorgezogen.

2. Malva. Gebraucht werden: die Folia Malvae, von Malva rotundifolia; die Flores Malvae arboreae, von Althaea rosea (Stockrose), und die Flores Malvae vulgaris, von Malva sylvestris (Malve). Sie enthalten hauptsächlich Bassorin und sind als schleimige Adjuvantia in verschiedenen *Species* (*ad cataplasma, ad gargarisma*) in Gebrauch. Die Flores Malvae arboreae haben meistens eine schöne rothe Farbe.

3. Rhoeas, die Blumen (Klatschrosen, Feldmohn); die schön rothen Blumenblätter von Papaver

Rhoeas enthalten hauptsächlich Gummi, rothen Farbstoff, und werden zuweilen den Species wegen ihrer schönen Farbe zugesetzt. Auch der *Syrupus Rhoeados* unterscheidet sich nur durch diesen rothen Farbstoff von gewöhnlichem Syrup.

5. Diätetische Mittel.

Hafergrütze, Graupen, Reis, Leinsamen und andere Pflanzensamen, welche reich an Pflanzenschleim sind, werden mit Wasser gekocht und diätetisch einzeln benutzt. Der Haferschleim und der Reisschleim sind angenehmer zu nehmen, als alle übrigen Schleime. Wo man mit schleimigen Mitteln nähren will, zieht man Hafer und Reis vor; zu schleimigen Kataplasmen sind Hafergrütze und Leinsamen ganz vorzüglich zu empfehlen. Gestützt auf diese Mittel kann man alle übrigen Mucilaginosa lediglich auf die Benutzung in der Receptirkunst beschränken; denn sie begreifen in sich alle Wirkungen derselben, und sind leichter zu beschaffen und bequemer anzuwenden.

Zweite Ordnung.

Farinosa.

Diese Mittel enthalten vor allen Stärke; sodann Gummi, Bassorin, Zucker und Eiweiss, und ausserdem Kleber und Faserstoff. Sie stammen alle aus dem Pflanzenreiche, und enthalten die wichtigsten vegetabilischen Nahrungsmittel.

1. Amylum.

Pharmakographie. Stärke, Kraftmehl, Satzmehl.

Das Amylum wird gewöhnlich aus Weizenmehl abgeschieden (*Amylum Tritici*). Doch kann man es auch aus den übrigen Getreidearten und anderen Samen, aus den Kartoffeln, den Knollen der Orchideen, der Georginen, und anderen Wurzeln, dem Marke und Holze vieler Bäume darstellen, worin es überall in körnigen, plattenartig zusammengeschichteten Massen abgelagert sich vorfindet. Es ist eine sehr weisse, krystallartig spiegelnde, spröde Substanz, die zwischen den Fingern knirscht, in grössern Massen zusammenbackt, sich aber wiederum leicht in ein sehr feines Pulver zerreiben lässt.

Wirkung und Anwendung, wie Emollientia. Gewöhnlich gebraucht man die Stärke diätetisch als Nahrungsmittel, mit Wasser oder Milch zu Brei gekocht; doch ist Weizenmehl vorzuziehen. Die Darmausleerungen vermindert sie am meisten unter den Emollientien, und empfiehlt sich daher als Diäteticum bei Ruhren und Durchfällen.

Aeusserlich. a) Zu Klystieren, um die Stuhlentleerungen anzuhalten: bei katarrhalischen Durchfällen. Man nimmt ʒj auf heisses Wasser ʒjjj. (Zur Verstärkung der Wirkung setzt man häufig Opium hinzu). — b) Als Streupulver, bei oberflächlichen Blutungen. Die Stärke löst sich im Blute nicht auf, und ist daher hier dem Gummi arabicum vorzuziehen. Dagegen hängt sie sich fest an die Theile, und ist einer guten Narbenbildung leicht hinderlich.

Als Corrigens der Wirkung setzt man Amylum zu Tartarus stibiatus, damit er sicherer Erbrechen mache.

Formen. a) Pulver. — b) Abkochung, die nach dem Erkalten gelatinisirt. ʒjj bis ʒjjj mit Wasser ʒjjjβ auf ʒjjj eingekocht. — c) Auflösung (Schleim). Man rührt die Stärke mit wenig kaltem Wasser zu einem dünnen, klumpenfreien Brei, und schüttet, *semper agitando*, heisses Wasser zu. Auch die Auflösung gelatinisirt nach dem Erkalten. ʒj giebt mit ℔j Wasser einen guten Schleim.

Nachträge. 1. *Amylum Marantae* (Arrow-Root, Pfeilwurzelmehl), eine Stärke, die aus den Knollen der Maranta arundinacea gewonnen wird, und sich chemisch von Amylum Tritici nicht unterscheidet. Es soll dieselbe leichter verdaulich sein und besser nähren, als die Weizenstärke, daher angeblich auch zur Auffütterung kleiner Kinder besser gebraucht werden können. Man giebt sie, mit Wasser oder Milch gekocht und mit Zucker versetzt in Form eines Breies, ähnlich wie die Weizenstärke.

Maranta arundinacea (Ord. nat.: *Canneae*; Ord. sex.: *Monandria monogynia*), im mittlern Amerika, ist ein Rhizom mit einem 2—3 Fuss hohen Stengel. — Aehnliche Arten von Satzmehl findet man in den

Knollen der Sagittaria sagittifolia bei uns, der Curcuma angustifolia
in Ostindien.

2. S a g o (*Grana Sago*) kommt von den Sago-Palmen,
wird durch Auswaschen gewonnen und gelind geröstet,
und ist Stärke, zum Theil in Amidin verändert. Gebraucht wird sie nur diätetisch, wie Stärke, mit Wasser,
Milch oder Fleischbrühe zu einem Brei gekocht.

Sagus Rumphii (Ord. nat.: *Palmae;* Ord. sex.: *Monoecia hexandria*) auf den Molukken; 20—30 Fuss hohe, baumähnliche Gewächse,
deren stammähnliches Rhizom von mehligem Marke erfüllt ist.

Künstlicher Sago wird aus Amylum auf gleiche Weise, wie aus dem
Palmenmarke bereitet und durch Sieben gekörnt.

2. Semina Cerealia.

P h a r m a k o g r a p h i e. Getreide.
Die bei uns gewöhnlichen Arten der G e t r e i d e
sind *Secale cereale,* der Roggen; *Triticum vulgare,* der
Weizen; *Hordeum vulgare,* die Gerste, und *Avena sativa,*
der Hafer. Gebraucht werden die Samenkörner (Ord.
nat.: *Gramineae;* Ord. sex.: *Triandria digynia*).

Die Samen werden auf der Mühle verarbeitet. Die
K l e i e (*furfur*) ist die äussere Hülle; die G r a u p e ist die
innere, von der Hülle befreite Substanz (*semen munda-
tum, excorticatum*), welche G r ü t z e heisst, wenn sie gröblich gemahlen (geschroten), und M e h l (*farina*), wenn sie
fein gepulvert ist.

Die Kleie besteht grösstentheils aus Faserstoff. Sie ist aber nicht
die reine Samenhülse, sondern enthält noch etwas Mehl beigemengt.

Das M e h l besteht aus Stärke, Gummi, Zucker, Eiweiss, Kleber
und einigen Salzen, nebst etwas Wasser. Das Verhältniss der Kleie
zum Mehl, und das Verhältniss der mehligen Bestandtheile ist bei
den verschiedenen Arten verschieden. Weizen hat die wenigste Kleie
und die meiste Stärke. Die Verdaulichkeit und die Nahrhaftigkeit
hängen von diesen Verhältnissen ab.

W i r k u n g und A n w e n d u n g, wie Emóllientia und
Nutrientia. Weizenmehl ist unter allen Vegetabilien das
beste Nahrungsmittel, welches nicht reizt, und namentlich
gebacken (gelind geröstet) leicht vertragen wird.

F o r m e n. 1) *Farina Tritici,* W e i z e n m e h l; innerlich diätetisch (es ist nahrhafter und leichter verdaulich,
als Farina Secalis). — A e u s s e r l i c h (wo man immer Farina Secalis substituiren kann): als Zusatz zu Species für

trockene Wärme (wo aber Kleie, die nicht so stäubt, besser ist); als Zusatz zu einem Cataplasma acre (es geht in saure Gährung über. Gebräuchlich ist ein Teig von Mehl, Honig und Zwiebeln zur Zeitigung von Abscessen). — 2) *Furfur Tritici*, Weizenkleie; nur äusserlich, für trockene oder feuchte Wärme, auch als Zusatz zu Species. — 3) *Avena excorticata*, Hafergrütze. Innerlich. Die Abkochung (Haferschleim) unter allen Mucilaginosen das brauchbarste Mittel. Aeusserlich, mit Wasser zu einem Brei gekocht; neben dem Leinsamen das einfachste und zweckmässigste Cataplasma emolliens.

3. Maltum.

Pharmakographie. Malz, *Maltum (Malthum) Hordei.*

Malz nennt man die gekeimten und in der Keimung unterbrochenen Samen der Gerste (*Hordeum vulgare*). In der Keimung wird durch den Kleber ein Theil der Stärke in Gummi und Zucker umgeändert; es ist also das Malz reicher an Zucker und ärmer an Stärke, als die Gerste.

In der gekeimten Gerste findet sich eine eigenthümliche Substanz, welche durch Contact etwa 1000 Theile Stärke in Gummi und Traubenzucker umzuändern vermag. Dieselbe heisst Diastase.

Wirkung und Anwendung, wie die der Emollientia überhaupt. Namentlich innerlich als Adjuvans: a) bei entzündlichen Blennorrhöen; b) bei Skrofeln; c) als Prophylacticum gegen Skorbut. — Aeusserlich bei erethischen Skrofeln, bei Atrophie, bei Rheumatismus in Gestalt der Malzbäder.

Formen. a) Abkochung, zum Getränk, Zjj—jv mit Wasser l.jj auf l.j, pro die. — b) Bäder, indem man eine Abkochung von 2 bis 6 Pfund zu jedem Bade setzt.

4. Salep.

Pharmakographie. Salep, *Radix Salep.*

Der Salep sind die Wurzelknollen von verschiedenen Arten der *Orchis* in Persien, wo man diese Pflanzen zum Theil cultivirt. Sie werden gesammelt, wenn die Pflanze verblühen will, und nachdem sie gereinigt und einige Minuten in heisses Wasser gelegt worden, schnell getrocknet. Dadurch verlieren sie den unangenehmen Geruch, den sie im frischen Zustande haben, und erhalten das hornige Ansehen.

Orchis morio, mascula, militaris (Ord. nat.: *Orchideae*; Ord. sex.: *Gynandria diandria*), die bei uns wachsen, geben ebenfalls Salep. Die persischen Arten, von welchen wir den Salep beziehen, sind nicht bekannt.

Das Pulver schwillt in kaltem Wasser auf, ohne sich aufzulösen; im heissen Wasser aber löst es sich zu einem dicken Schleim auf. Die Auflösung wird von metallischen Salzen (ausser Bleizucker) nicht verändert. Die Bestandtheile sind Bassorin mit wenig Gummi (Arabin) und Stärke.

Wirkung und Anwendung. a) Als nährendes Mittel diätetisch, mit Milch oder Fleischbrühe. (Doch hat Salep hier keinen Vorzug vor Weizenmehl.) b) Der Stuhlgang wird von ihm in hohem Grade angehalten; daher gegen Diarrhöen sehr geschätzt (besonders bei Kindern). Uebrigens verhält er sich wie ein Emolliens. Aeusserlich wird er nicht gebraucht (selten zu Klystieren).

Formen. a) Pulver, skrupelweise, nicht zu empfehlen. — b) *Mucilago Salep*, eine Auflösung von ʒj auf ℔j; als schleimiges Vehikel für andere Mittel. Man kann den Schleim aber auch stärker machen und mit Milch oder Fleischbrühe bereiten. (Man verreibt das Pulver erst mit einem Wenig kalten Wassers, und giesst dann „*semper terendo*" heisses Wasser zu). — c) *Gelatina Salep*, etwa Ɉjj mit Wasser ℥jvβ zu ℥jjj eingekocht.

1.

℞ Rad. Salep pulv. Ɉj
tere c. paux. Aq. comm.
frig. et adde semper terendo
  Aq. comm. ferv. ℥vj.
Coque leniter et admisce
  Syrup. Cinnam. ℥j.
D. S. 2stündl. zu 1 Esslöffel
  (gegen Diarrhöe).

2.

℞ Rad. Salep pulv. ʒj
affunde sensim et semper
terendo
  Aq. commun. frigid. ℔j
quam coque sub continua
agitatione ad reman. ℥vjj,
et adde
  Elaeosacch. Cinnamom. ℥j.
Repone in loco frigido, ut
abeat in gelatinam. S. Esslöffelweise.

5. Diätetische Mittel.

Das Mehl ist in der Gestalt von Brei oder von Brod eines der gewöhnlichsten und besten Nahrungsmittel, und in Krankheiten ist Weizenmehl und Weizenbrod (Semmel), als ungesäuert und leichter verdaulich, meist (nicht immer) vorzuziehen. Die Semmel (*mica panis albi*), alt gerieben (*mica panis frita*), oder geröstet, Zwieback (*mica panis bicocta*), mit Wasser, Milch oder Kalbfleischbrühe zu einem dünnen Brei gekocht, ist ein gutes Nebenmittel bei künstlicher Ernährung (Auffütterung) der Säuglinge.

Verschiedene Präparate und Methoden der Anwendung waren früher gebräuchlich, und besonders bei schleichenden und abzehrenden Krankheiten empfohlen. Dahin gehören: *Decoctum album Sydenhami* (s. S. 73, Rec. 1.) und *Farina Hordei praeparata* (Gerstenmehl in einem leinenen Beutel 1 Tag lang mit Wasser ausgekocht). Sie beruhen alle darauf, dass sie den Körper reichlich nähren, ohne zu reizen, und dass sie leicht vertragen werden. Diese Präparate sind mit Recht als obsolet zu betrachten; aber es ist nicht zu billigen, dass die methodische Anwendung des Mehls vernachlässigt wird.

Der gebrannte Roggen, *semina Secalis tosta*, giebt ein anwendbares Surrogat des Kaffee, wo die reizende Wirkung des letztern schaden würde. Es bildet sich durch das Brennen ein empyreumatisches Oel.

Von den gebräuchlichen diätetischen Mitteln gehören noch hierher: 1) *Oryza sativa*, der Reis, eine Graminee in Ostindien, Afrika und dem mittlern Amerika. Der Reisschleim kann wie der Haferschleim benutzt werden; er hält aber den Stuhlgang stärker an, und ist daher bei Diarrhöen vorzuziehen.

Panicum miliaceum, die Hirse; — *Polygonum fagopyrum*, der Buchweizen; — *Festuca fluitans*, Schwadengrütze; — *Zea Mays*, türkischer Weizen. Von allen die reifen Samen.

2) *Faba*, die Bohne, von Phaseolus vulgaris und Vicia Faba, — die reifen Samen, oder die unreifen mit den Hülsen.

Das Bohnenmehl, *Farina fabarum*, ist beliebt zu trocknen Umschlägen bei der Rose, und als Streupulver bei Decubitus. Innerlich wirkt es stark anhaltend auf die Darmausleerung. — Aehnlich sind: *Pisum sativum*, die Erbse, und *Ervum Lens*, die Linse. Diese drei Mittel heissen gewöhnlich Hülsenfrüchte. Die trockenen Samen sind etwas schwer verdaulich und machen leicht Blähungen.

3) *Solanum tuberosum*, die Kartoffel, eines der gebräuchlichsten Nahrungsmittel. (Nur Kinder, wenn sie auf Kartoffeln beschränkt werden, verfallen in Scrofulose).

Die rohen zerquetschten Kartoffeln geben einen deckenden und zugleich kühlenden Breiumschlag, der besonders zweckmässig ist bei Verbrennungen.

Dritte Ordnung.

Albuminosa animalia, Caseosa.

Die Mittel dieser Ordnung gehören zu den stickstoffhaltigen Nahrungsmitteln. Sie sind thierische Produkte und bestehen hauptsächlich aus Eiweiss, Fett, Käsestoff und Zucker. Sie werden leicht assimilirt, leicht vertragen, und nähren reichlich, ohne zu reizen. — Das Eiweiss und der Käsestoff verbinden sich mit Säuren, mit vielen Basen und Salzen, und die Verbindungen zeigen meistens ein eigenthümliches, noch wenig bekanntes chemisches Verhalten. Wegen der Unlöslichkeit vieler solcher Verbindungen werden sie, besonders bei acuten Metallvergiftungen, die besten Gegengifte.

1. Lac.

Pharmakographie. Milch.

Ausser der Frauenmilch benutzen wir die Milch von Kühen, Ziegen, Schafen, Stuten und Eselinnen zu diätetischen und pharmaceutischen Zwecken.

Die Milch besteht aus Wasser, in welchem Käsestoff, Zucker und milchsaure Salze aufgelöst, und viele kleine Fettkügelchen untergemengt sind und suspendirt erhalten werden. Sie verhält sich also formell wie eine Emulsion. In der Ruhe schwimmen die emulgirten Fettkügelchen als specifisch leichter oben auf, und bilden die dicke Milch (Rahm), während die dünne Milch (Milchserum mit Käsestoff) am Boden bleibt. Wird der Rahm geschlagen, so vereinigen sich die bis dahin getrennten Fettkügelchen, bilden die Butter (*butyrum*) und lassen eine saure, fettlose Milch zurück, Buttermilch (*lac ebutyratum*).

Lässt man die Milch ruhig stehen, so geht sie in die saure Gährung über (es erzeugt sich Essigsäure), indem

die obere dicke Milch (saurer Rahm) und die untere dünne
sauer werden. Der saure Rahm giebt Butter und Buttermilch. Die saure dünne Milch trennt sich in Molken
und Käse, (serum lactis und caseus) und der letztere fällt
zu Boden. Der Käse ist der geronnene Käsestoff, der sich
mit der Essigsäure verbunden hat (essigsaures Caseïn).

Die Bildung der sauren Milch und des Käse sind also chemische
Processe, die Bildung der dicken (süssen) Milch, der Butter, Buttermilch und Molken dagegen mechanische.

Der Käsestoff gerinnt durch alle Säuren, auch durch
die Essigsäure (was beim Albumin nicht der Fall ist), ferner durch die meisten Salze der Erden und Metalle, durch
den Magensaft (Laab, Pepsin) und durch Alkohol. Die
durch das Pepsin vermittelte Gerinnung verhält sich nach
der Species und dem Alter des Thiers, von dem die Ma-
genflüssigkeit stammt, so wie nach der Art der Milch verschieden. Kälbermagen wirkt am Kräftigsten auf Kuhmilch. Gummi, Zucker und besonders Wärme beschleunigen den Process. Alkalien verhindern das Gerinnen,
theils indem sie die vorhandene Säure neutralisiren, theils
indem sie den Käsestoff auflösen.

Die Milch ist bei den verschiedenen Thieren verschieden zusammengesetzt. Auch die Nahrungsmittel und das Alter seit der Geburt
des jungen Thiers haben darauf bedeutenden Einfluss. 100 Theile
Milch enthalten

Milch	Käsest.	Butter	Zucker	Milch	Käsest.	Butter	Zucker
Frau	4	3,5	4,5	Schaf	15	5,5	4
Kuh	6	4,5	3,5 .	Stute	1,5	0,5	8,5
Ziege	9	4,5	4	Eselin	2	1	6

Die Milch der Stute und der Eselin können also am leichtesten die
Frauenmilch vertreten, da sie weniger feste Bestandtheile und mehr
Zucker enthalten. Kuhmilch muss Säuglingen stets sehr verdünnt,
auch mit einem Zusatz an Milchzucker gereicht werden. Am besten
empfiehlt sich auf ½ Quart guter Kuhmilch ein Zusatz von 9 Unzen
Wasser, worin 6—8 Quentchen Milchzucker gelöst sind.

Wirkung. Wenn man den Körper reichlich nähren
will, ohne zu reizen, so ist die Milch dazu vorzüglich
brauchbar. Ebenso geschickt ist sie im Allgemeinen,
scharfe Stoffe im Darmkanal und scharfe Qualitäten der
Säfte einzuhüllen. Gebraucht man sie längere Zeit, so

wirkt sie theils indirekt durch Abhaltung anderer Reize, theils direkt, als adäquates und reizloses Nahrungsmittel, und kann eine abnorme Mischung der Säfte (Dyskrasie) wieder in den normalen Zustand zurückführen. Endlich neutralisirt sie chemisch viele metallische Gifte.

A n w e n d u n g. a) Diätetisch, besonders für kleine Kinder, zur Ernährung. — b) Bei Schwindsuchten, namentlich der Lungen und der Nieren, um reichlich zu nähren und die entzündlichen Aufregungen fern zu halten. — c) Bei grosser Irritation des Magens und Darmkanals und der Harnorgane. — d) Bei constitutionellen Krankheiten, um die ganze Mischung der Säfte umzuändern, wie bei beginnender Tuberkulose, bei Hämorrhoïden, Blutflüssen, chronischen Exanthemen, Hysterie, Hypochondrie u. dgl. — e) Bei acuten Vergiftungen mit Mineralsäuren und Metallen, theils um die afficirten Theile einzuhüllen, theils um das Gift zu neutralisiren. — f) Aeusserlich als Emolliens.

F o r m e n. a) Die reine Milch der Kühe, frisch oder abgekocht. Bei Kindern mit Wasser und Zucker oder Milchzucker.

M i l c h k u r e n gebraucht man im Sommer bei vieler Bewegung im Freien, ruhiger Gemüthsstimmung und reizloser Diät (*Diaeta alba*). Weizenbrod, schleimige und zuckerhaltige Gemüse, leichtes Fleisch; nichts Saures (also auch kein Obst), keine Spirituosa, keine Gewürze. Anfänglich nimmt man Morgens $1/3$ bis $1/2$ Quart, später täglich mehrmals dieselbe Menge, und setzt dies 1 bis 2 bis 3 Monate fort. Atonische Symptome der Verdauungsorgane sind jedesmal zu beseitigen; man versetzt daher die Milch während der Kur bisweilen wohl mit Kalkwasser, Selterswasser.

b) Die M o l k e n werden gewöhnlich künstlich bereitet, indem man zu der abgerahmten Milch Säuren setzt, oder einen Stoff, der den Käsestoff gerinnen macht, wie Kälberlaab (*stomachus vitulinus*), Senf, Eiweiss. Wenn man dann filtrirt, so bleibt der Käse zurück, und die Molken gehen klar durch das Filtrum. Die Säure verbindet sich mit dem Käsestoff, und wenn man mehr zugesetzt hat, als nöthig war, so bleibt die überschüssige Säure in den Molken, als saure Molken (*Serum lactis acidum*), wo man sie nachträglich neutralisiren kann (*Serum lactis dulcificatum*). Man bedient sich hierzu der Kalkerde, meist

der gebrannten Muschelschaalen (*Conchae praeparatae*).
An sich sind die Molken süss (*Serum lactis dulce*).

Die Molken sind grünlich-gelb, süss, und bestehen aus Wasser,
Milchzucker und milchsauren, phosphorsauren und kohlensauren Salzen. Sie verderben leicht, und sind deshalb täglich frisch zu bereiten.
Die verschiedenen Methoden der Darstellung bedingen keinen Unterschied, sofern nicht etwa die Säure überschüssig zugesetzt war.

Will man Molken mit Kälbermagen bereiten, so macerirt man 1 Th.
stomachus vitulinus exsiccatus in 12 Th. Wasser einen halben Tag lang,
setzt von dieser Flüssigkeit ʒjj—jjj auf ein Quart Milch zu, und digerirt die Mischung in gelinder Wärme, bis die Gerinnung beendigt ist.

Von andern Mitteln rechnet man auf 1 Quart Milch: Essig, Citro-
nensaft, Tamarindenmus ʒvjj—℥jj; Acidum tartaricum, verdünnte
Schwefelsäure 3β—3jβ; Weinstein, Alaun ʒj—jjj; Rheinwein ¼ Quart;
Senf ℥β—℥jjj.

Man gebraucht die Molken theils diätetisch, theils in methodischen
Kuren, wie die reine Milch. Sie erregen eine gelinde, meist erwünschte Diarrhöe, aber auch leicht atonische Störung der Verdauungsorgane, die man immer sorgfältig beachten muss.

c) Die Buttermilch gebraucht man ähnlich wie die
Molken. Einige Gläser, Morgens nüchtern getrunken,
nützen bei habitueller Leibesverstopfung aus venöser
Ueberfüllung und Missbrauch von reizenden Stoffen.

2. Ova.

Pharmakographie. Eier. *Ova gallinacea.*

Diätetisch werden die Eier verschiedener Vögel benutzt;
zu therapeutischen Zwecken gebraucht man aber nur die
Hühner-Eier (von *Phasianus Gallus*, Ord. nat.: *Galli-
naceae*).

Die äussere harte Hülle des Eies, die Eierschale (*testa ovi*), besteht
aus kohlensaurem Kalk, und das darunter liegende zarte Häutchen
(*pellicula ovi*) ist verdichtetes Eiweiss. Dieses Häutchen umschliesst
das Eiweiss (*albumen*), den Dotter (*vitellus*) und den Keim des Embryo,
so dass der Dotter in dem Eiweiss schwimmt. Der Dotter aber ist von
einer besondern Dotterhaut umgeben, in welcher die Keimnarbe liegt.

Das Eiweiss ist in 10 Th. Wasser löslich und gerinnt bei 70° C. Es
gerinnt auch durch Säuren und durch die meisten Salze der Erden und
Metalle (die sich mit ihm chemisch verbinden), durch Alkohol, Kreosot u. a. Es besteht aus Eiweissstoff und Wasser, und wiegt in einem
Ei ʒx—xjj. Weil es in der Hitze gerinnt, eignet es sich zum Klären
der Säfte (*clarificare, elliquare*); denn indem die Theilchen des kalt mit
der Flüssigkeit gemischten Eiweisses während des Erhitzens gerinnen,
heben sie die fremden Bestandtheile eingehüllt mit an die Oberfläche.

Der Dotter enthält fettes Oel, Farbstoff und Eiweiss. Er gerinnt
theilweise in der Hitze, und lässt sich leicht mit Wasser mengen. Ein
Dotter wiegt ʒv—vj.

Wirkung und Anwendung. a) Diätetisch, wie
die Emollientia, als reichliches und reizloses Nahrungs-

mittel, das aber für sich allein nicht ausreicht, auch (in grösserer Menge genommen) leicht Indigestion macht.

b) Das Eiweiss als Gegengift bei acuten Metallvergiftungen, besonders bei Quecksilber-Sublimat.

In der Receptirkunst dient a) das Eiweiss zum Klären der Säfte; selten als Emulgens zur Bildung einer Emulsion. — b) Der Dotter als Emulgens. Man rechnet auf einen Dotter so viel, wie auf 2 Drachmen Gummi arabicum.

Formen. a) Die ganzen Eier roh ausgeschlürft, auch weich gekocht. Hart gekochte Eier (worin das Eiweiss geronnen) sind schwerer verdaulich. — b) Gegen Vergiftungen das rohe Eiweiss in Wasser aufgelöst. — c) Das Gelbei als Nähr- oder Einhüllungsmittel, mit Zucker u. dgl.

Vierte Ordnung.
Gelatinosa.

Diese Mittel sind animalischer Natur und enthalten thierische Gallerte. Man gebraucht sie nur diätetisch, um reichlich zu nähren, ohne zu reizen; sehr selten zu andern Zwecken.

1. Colla piscium.

Pharmakographie. *Ichthyocolla*; Fischleim; Hausenblase.

Unter Hausenblase begreift man die innere, gereinigte und getrocknete Haut der Schwimmblase; unter Fischleim den in Tafeln gegossenen und getrockneten Leim, den man durch Kochen der Eingeweide, der Haut und der Knorpel erhält. Diese Präparate kommen von der Familie der Störe, *Accipenser*.

Accipenser Huso, der Hausen; *Accipenser Ruthenus*, der Sterlet; *Accipenser stellatus*, der Scherg; sämmtlich im kaspischen Meer und in der Wolga; *Accipenser Sturio*, der Stör, in der Ostsee. Gewöhnlich von Accipenser Huso, der auch den Caviar liefert.

Die Hausenblase ist gelblich-weiss, durchscheinend, zähe, ohne Geruch und Geschmack und lässt sich nur in der Richtung der Fasern leicht zerreissen. Sie löst sich in warmem Wasser und wässrigem Alkohol auf, und gelatinirt bei dem Erkalten. Sie ist fast reine thierische Gallerte.

Wirkung und Anwendung. a) Diätetisch, wie die Emollientia, besonders als Gallerte mit säuerlichen Zusätzen, Wein, Fruchtsäften. — b) Aeusserlich, zur Be-

reitung des englischen Pflasters, eines indifferenten Kleb-
und Deckmittels für kleine Wunden.

Formen. a) Gallerte, ʒjjj mit Wasser ℥jx auf ℥jjj
eingekocht, esslöffelweise für den Tag. Dazu Zucker,
Wein, Citronensaft, Citronenöl. — b) *Emplastrum gluti-
nosum (Emplastrum adhaesivum anglicum)*, englisches
Heft - Pflaster: Seidentaffet, der auf der glatten Seite
mit einer concentrirten Auflösung von Hausenblase über-
zogen ist. (Die andere Seite pflegt man mit Tinctura Benzoës zu bestreichen). Es klebt mit der glatten Seite, wenn
diese etwas angefeuchtet wird.

2. Cornu Cervi.

Pharmakographie. Hirschhorn.

Der männliche Hirsch (*Cervus Elaphus;* Ord. nát.:
Mammalia bisulca), der in unsern Wäldern lebt, verliert
im Herbst sein Geweih, das im Frühling wieder wächst.
Diese Geweihe enthalten neben einigen feuerbeständigen
Salzen, meist phosphorsaurer und etwas kohlensaurer
Kalkerde, viel thierische Gallerte.

Wirkung und Anwendung, wie Emollientia gelatinosa.

Formen. a) Gallerte: ℥jβ mit Wasser ℔j auf ℥jjj
eingekocht, mit Zucker, ätherischem Oel. Man verschreibt
das Hirschhorn geraspelt (raspatum). — b) Abkochung.

1.	2.
℞ Cornu Cervi rasp.	℞ Cornu Cervi rasp. ℥jjj
Mic. Pan. alb. āā ℥β	Aq. comm. ℔jj
Aq. comm. ℔jjj	coque ad Colat. ℥vj, cui adde
coque ad Colat. ℔jj,	Elaeosacch.Cinnamom.℥j.
in qua solve	Repone in loco frigido, ut
Gumm. arabic. ʒjj	abeat in gelatinam.
Elaeosacch. Cinnam. ℥j.	D. S. Für zwei Tage.
M. S. *Decoctum album Sy-*	
denhami.	

3. Diätetische Mittel.

1) Rind. Die Abkochung des Fleisches enthält Gallerte und Osmazom, die der Knochen nur Gallerte. Das

Osmazom ist kräftig nährend und stark excitirend; es erregt den Appetit und befördert die Assimilation, regt das Gefässsystem auf, vermehrt die Wärme, und steigert alle Ernährungsverrichtungen. Die Gallerte dagegen ernährt wohl reichlich, aber nicht kräftig und nicht auf die Dauer. Sie reizt nicht, und ist allein genossen nicht im Stande, den Körper zu erhalten. Das Osmazom verhält sich also ganz entgegengesetzt wie die Nutrientia emollientia.

Die Rindergallerte (*gelatina bubula*), aus den Knochen durch Kochen bereitet, wird getrocknet unter dem Namen Suppentafel oder Tafelbouillon (*gelatina tabulata*) in den Handel gebracht.

Der Leim (*Colla animalis*) ist eine unreine Gallerte und wird aus thierischen Abfällen bereitet. Man hat ihn, Bädern zugesetzt, bei chronischen Exanthemen empfohlen.

2) Kalb. Die Abkochung des Fleisches enthält vorzüglich Gelatine und sehr wenig Osmazom. Wo es auf gelatinöse Nahrung ankommt, wird diese Brühe wohl immer genügen.

3) Folgende Brühen enthalten grösstentheils Gelatine, und nähren, ohne zu erhitzen: von dem Fleische der Hühner und Tauben, der Schildkröten (*Testudo graeca* und *Emys europaea*); von den Schenkeln der Frösche (*Rana esculenta*); von der Viper (*Vipera Berus*); und von mehreren Schnecken (*Limax rufus, Limax agrestis, Helix pomatia*).

Fünfte Ordnung.

Oleosa pinguia.

Die Fette sind theils thierische (vorzugsweise Fette), theils vegetabilische (fette Oele). Sie bestehen aus einem Gemisch verschiedener Fettarten, von welchen die festen Stearin, und die flüssigen Elaïn heissen, und gehören diätetisch zu den nothwendigen Nahrungsmitteln, wobei sie zum Theil resorbirt werden, grösstentheils aber unverändert mit den Exkrementen wieder abgehen.

Erste Abtheilung.
Thierische Fette.

Enthält ein thierisches Fett so viel Stearin, dass es bröcklich und hart ist, so heisst es Talg, *sevum;* enthält es aber so viel Elaïn, dass es flüssig ist, so heisst es Thran. Letzterer wird, Leberthran ausgenommen, innerlich (in der Regel) nicht angewendet, und äusserlich nur selten; er dient hauptsächlich als Constituens für Pflaster und Salben.

1. Axungia.

Pharmakographie. *Adeps*, Fett, Schmalz; *Butyrum,* Butter; *Sevum*, Talg.

Früher hatte man Fette der verschiedensten Thiere, die sich aber für das Interesse der Pharmakologie nur durch ihre verschiedene Consistenz unterscheiden. Viele sind noch im Volke gebräuchlich, und der gemeine Glaube legt bald diesem, bald jenem mancherlei specifische Kräfte bei.

Präparate. a) Vom Rinde (*Bos Taurus*):
1) *Sevum bovinum*, der Rindertalg; fest, in der Kälte bröcklich;
2) *Axungia medullae bovinae, Medulla Bovis,* Markfett, durch Ausschmelzen des Knochenmarks gewonnen; weich, nicht leicht ranzig;

b) vom Schafe (*Caper Ovis*):
3) *Sevum ovillum*, Talg; fest, bröcklich-hart;

c) vom Schweine (*Porcus Sus*);
4) *Axungia suilla s. Porci, Adeps suillus, porcinus,* Schweineschmalz; weich, leicht ranzig.

Die Butter wird leicht ranzig (namentlich in der Sonne) und ist im Arzneischatze sehr entbehrlich. Will man sie aber gebrauchen (als Constituens zu Augensalben), so muss sie ungesalzen sein, *Butyrum insulsum*. — Das Klauenfett des Rindes, *Axungia pedum bovinorum*, das aus den Füssen durch Auskochen bereitet wird, ist leicht-flüssig, und kann wie das Markfett gebraucht werden.

Anwendung. a) Als deckende und relaxirende Salbenverbände, selten rein, z. B. Talg auf Leinwand gestrichen, als Deckmittel nach der Blasenbildung mittelst Emplastrum Cantharidum. — b) Als Constituens *a*) für Pflaster: der Talg; *β*) für magistrale Salben:

Axungia suilla (*Butyrum*); γ) für Pomaden: Markfett (Klauenfett).

Fast jedes Volk, ja fast jeder Distrikt, verehrt ein besonderes Fett als Specificum in der Lungensucht. — Zu fettigen Einreibungen ist *Oleum Olivarum* vorzuziehen. — Viele Menschen haben eine Idiosynkrasie der Haut gegen Fett.

Formen. *Unguentum simplex:* aus 4 Theilen Axungia suilla und 1 Th. Cera alba zusammengeschmolzen, dazu 1 Th. Aqua communis. (Nimmt man Aqua Rosarum, so erhält man das *Unguentum rosatum*). — Anzuwenden wie Axungia suilla.

2. Cetaceum.

Pharmakographie. *Sperma Ceti*, Wallrath.

Physeter macrocephalus (*Mammalia Cetacea*) ist ein Thier des stillen Meeres und wird namentlich bei den Molukken gefangen (Pottfisch, Cachelot). Hat in den Knochen seines Kopfes unter der Haut zwei grosse Höhlen, welche den Wallrath als eine flüssige Masse enthalten, die nach dem Tode erstarrt. Ein Thier hat bis zu 40 Centner Wallrath.

Es bildet grosse, glänzend weisse Stücke von krystallinischem Gefüge, härter als Talg, spröde, weich und fettig anzufühlen, schmilzt bei 50° C., entzündet sich mit heller und lebhafter Flamme. Ist löslich in heissem Alkohol, in Aether, fetten und ätherischen Oelen; lässt sich mit Alkalien unvollständig verseifen. Bestandtheile sind ein eigenthümliches Fett, *Cetinum*, und Wallrathöl.

Anwendung. Aeusserlich als Emolliens und als Constituens kosmetischer Mittel.

Innerlich ehemals empfohlen als Emolliens in Durchfällen, Husten, Lungensucht.

Präparate. a) *Ceratum Cetacei album*, gleiche Theile Cetaceum, Cera alba und Ol. Amygdalar. zusammengeschmolzen. — b) *Ceratum Cet. rubrum:* Cetaceum 1, Cera alba 8 und Ol. Amygd. 12 zusammengeschmolzen und mit Alcanna rothgefärbt (beides Lippenpomaden).

Bei spröden Lippen (auch spröder Haut) empfohlen. Auf die Brüste nach dem Entwöhnen des Kindes zu legen.

Formen. Aeusserlich in Salben, Ceraten; zu Wasch-Pulvern, Wasch-Pasten, Wasch-Wässern (in Emulsion).

Innerlich: zu Scr. 1, öfters täglich in Pulver (mit Milchzucker); in Emulsion (durch Schmelzen mit Oel und Subigiren mit Gummi arabicum).

3. Oleum jecoris Aselli.

Pharmakographie. *Oleum Morrhuae*, Leberthran.
Die Fische, die zu dem Geschlechte Gadus gehören, zeichnen sich durch eine grosse fettreiche Leber aus. *Gadus Morrhua* (früher Asellus major genannt), der Kabliau, und *Gadus Molva*, die im nördlichen Theile des atlantischen Meeres leben, werden an den Küsten von Frankreich, Britannien, Norwegen und Nordamerika (Neufundland) häufig gefangen, und von ihnen der Leberthran gewonnen.

Setzt man die Leber frisch der Sonnenwärme aus, so fliesst von ihr ein klares fettes Oel, der weisse (hellblanke) Leberthran. Entfernt man dieses, und kocht den Rückstand aus, so erhält man den empyreumatischen Leberthran. — Dieser Thran ist in Alkohol und Aether, aber nicht in Wasser löslich, und enthält sehr geringe Mengen von Iod. — Welche von den drei Sorten vorzuziehen sei, ist noch nicht entschieden; die Norweger aber, wo der Leberthran ein Volksmittel ist, wählen den hellblanken.

Wirkung. Riecht und schmeckt sehr schlecht (der braune weit schlechter, als der weisse), aber die Kranken, besonders die Kinder, gewöhnen sich leicht daran und nehmen ihn bald ohne Widerwillen. Ist die Digestion nicht vorher schon gestört, so belästigt er den Magen wenig, und lässt überhaupt keine erheblichen Veränderungen bemerken. Sein Nutzen als gleichzeitig ernährendes und resolvirendes Mittel ist nicht abzuleugnen; dagegen kann er keinesweges als ein Specificum gelten.

Anwendung. a) Gegen chronische Rheumatismen, besonders in alten eingewurzelten Fällen (Ischias, Prosopalgie, Lähmungen, Ablagerungen); b) Scrofulosis und Rhachitis, in den meisten Formen, besonders wenn schon die Knochen ergriffen sind; c) gegen Tuberkeln der Lunge, in torpiden Formen; d) gegen chronische Exantheme, besonders gegen einige scabiöse und herpetische Formen.

Formen. Für sich täglich 2 bis 3 mal esslöffelweise (für Kinder theelöffelweise); in einigen Fällen noch mehr (3 bis 6 Unzen auf den Tag). Des schlechten Nachgeschmacks wegen kann man den Mund mit verdünntem Essig ausspülen und eine Tasse schwarzen Kaffee nachtrinken.

Aehnlich ist *Oleum jecoris Mustelae fluviatilis*, Quappenöl, von *Gadus Lota*, die Quappe, die in unsern Flüssen lebt.

4. Cera.

Pharmakographie. Wachs, Sekret von *Apis mellifica*.
Die Zellen des Bienenstockes bestehen aus Wachs.
Entfernt man aus denselben den Honig, so erhält man das
gelbe Wachs, welches nach Honig riecht und schmeckt.
Wird dieses gebleicht, so giebt es das weisse Wachs,
welches hart und spröde, ohne Geschmack und ohne Geruch ist. — Durch Schmelzen lässt es sich mit ätherischen
und fetten Oelen, mit Wallrath und Harzen in allen Verhältnissen mischen. In Wasser löst es sich nicht auf, sehr
wenig in Alkohol und Aether.

Wirkung und Anwendung. a) Innerlich, als
Emolliens bei Diarrhöen, obsolet. b) Aeusserlich, als
Deckmittel, bei Abstossung eines Nagels, und um hohle
Zähne auszufüllen. c) In der Pharmacie als Grundlage
für Salben und Pflaster, zur Bereitung des Wachstaffet,
des Wachspapiers und der Wachsbougies.

Formen. a) Innerlich, skrupelweise mehrmals des
Tages, in Emulsion. Man schmilzt es zu diesem Behufe,
wie Wallrath, mit ½ bis 1 Theil fettem Oel und setzt
dann das Emulgens hinzu. b) Als Constituens für Pflaster
nimmt man Unc. 1 mit fettem Oel Dr. 1 bis 2, und schmilzt
es zusammen (*Emplastrum ceratum simplex*). Auch wird
es andern Pflastermassen häufig zugesetzt. c) Als Constituens zu Salben rechnet man 3 Theile fettes Oel auf
1 Wachs (*Unguentum ceratum simplex*). Andern Salben
wird es oft zugesetzt, damit sie sich besser halten. Zum
Einreiben aber taugen diese Wachssalben nicht. d) Wenn
man Wachs in Baumöl löst, und damit Taffet von beiden
Seiten überzieht, so erhält man den Wachstaffet.
Man legt diesen bei Gicht und chronischem Rheumatismus auf die leidende Stelle, um daselbst eine imperspi-
rable Decke zu bilden. e) Die Kerzchen, Wachsbougies, *Cereoli simplices*, *Cereoli exploratorii*, dienen
in der Chirurgie zu Untersuchungen, besonders der männlichen Harnröhre. Man bereitet sie, indem man Darm-

saiten von verschiedener Dicke straff anspannt, und mit einer einfachen Wachspflastermasse mittelst eines wollenen Lappens anhaltend reibt.

Zweite Abtheilung.
Vegetabilische Fette.

Wir unterscheiden die vegetabilischen Fette und die Samen, aus welchen sie bei gelinder Wärme ausgepresst werden, unter dem Namen fette Oele und ölige Samen.

5. Amygdalae dulces.

Pharmakographie. Süsse Mandeln. — Semina; Oleum pingue.

Amygdalus communis, der gemeine Mandelbaum (Ord. nat.: *Rosaceae*; Trib. *Drupaceae*; — Ord. sex.: *Icosandria Monogynia*). Ein Baum des nördlichen Afrika und südlichen Europa; findet sich in zwei Varietäten: Amygdalus communis dulcis und Amygdalus communis amara. Die Drupa ist filzig; in jeder hängt ein (oder zwei) Samenkern, welcher aus der Schale, und in dieser aus dem umkleideten, zweicotyledonischen Embryo besteht.

Die süssen Mandeln (von Amygdalus communis) enthalten fettes Oel (54 %), Eiweiss (24 %), Schleimzucker, Gummi; aber kein Amygdalin, wie die bittern Mandeln, welche eine Varietät der erstern sind. Die besten kommen aus Italien und Spanien, wo sie auch diätetisch genossen werden. Geschmack angenehm, süsslich-ölig.

Präparate. a) Die Samen, von welchen die Schale durch Einweichen in Wasser leicht entfernt werden kann, *Amygdalae dulces excorticatae.* — b) Das fette Oel, *Oleum Amygdalarum*, trocknet nicht aus. — c) Die Mandelkleie, *Furfur Amygdalarum*, der getrocknete Rückstand nach der Bereitung des Mandelöls, besteht grösstentheils aus Eiweiss und Schale. — d) *Syrupus Amygdalarum* (*Syr. emulsivus*), eine sehr concentrirte und mit vielem Zucker versetzte Emulsion, welche leicht verdirbt.

Wirkung und Anwendung. a) Die Amygdalae dulces excorticatae, innerlich bei Irritation und Entzündung der Verdauungs-, der Respirations- und Harn-Organe; sehr beliebt und andern Emollientien hier vor-

gezogen. b) Das Oleum Amygd., innerlich und äusserlich
wie Ol. Olivarum; empfiehlt sich durch seinen angenehmen
Geruch und milden Geschmack, ist aber theuer und wird
leicht ranzig. c) Furfur Amygdalarum zu Waschmitteln,
als Cosmeticum. (Soll die Haut glatt und weich machen.
Surrogat: Weizenkleie).

Formen. a) Die ausgeschälten Mandeln in Emulsion, Unc. 1 auf Wasser Unc. 6, für 1 bis 2 Tage, esslöffelweise. (Die Orgeate ist eine schwache Emulsion, und
dient als Getränk). Einige bittere Mandeln, Dr. dimid.,
auf Unc. 1 der süssen, machen den ohnehin angenehmen
Geschmack noch angenehmer. (Surrogat: Semina Papav.)
b) Das Oel. α) Innerlich in Emulsion, Unc. ½ bis 1 auf
Unc. 6, esslöffelweise. (Surrogat: Ol. Papav.) — β)
Aeusserlich zu Pinselungen, Linimenten und Salben (im
Gesicht).

1.	2.
℞ Amygd. dulc. excort. ʒj	℞ Balsam. Peruvian. ʒj
Amygd. amar. excort. ʒβ	Ol. Amygdal. ʒjβ
Aq. comm. ʒvj	Vitellum Ovi unius,
tere ut f. Emulsio, cui adde	terendo sensim misce c.
Syrup. simpl. ʒj	Aq. Rosar. ʒj
D. S. 2stündl. 1 Essl.	ut f. Emulsio D. S. Aeusser-
	lich. (Bei wunden Brust-
	warzen).

6. Papaver.

Pharmakographie. Mohn; — Semina, Oleum.

Die Mohnsamen sind schmutzig-weiss, nierenförmig
und klein wie Hirsekörner. Sie enthalten fettes Oel (gegen 50 %) und Eiweiss.

Papaver somniferum, der Gartenmohn (*Papaveraceae*; — *Polyandria
Monogynia*), ein Kraut aus Kleinasien, Syrien, Persien, Indien, Arabien
und Aegypten, das auch im südlichen und mittleren Europa cultivirt
wird. Die Frucht ist eine Kapsel, die im unreifen Zustande das Opium
liefert, und reif unter dem Namen *capita Papaveris* officinell ist. Beide
gehören zu der Klasse der Narcotica, aber die Samen enthalten keine
narkotischen Bestandtheile. Man unterscheidet zwei Varietäten, den
weissen und schwarzen Mohn, und gebraucht die Samen des weissen
Mohns.

Präparate. a) *Semina Papaveris albi.* b) *Oleum
Papaveris,* dünn, mild, trocknet aus.

Wirkung und Anwendung. Die Samen und das
Oel wie die Präparate der süssen Mandeln; doch das Oel
nicht äusserlich, da es austrocknet. — Das Oel in einigen
Gegenden diätetisch.

Formen: wie bei Amygdalae dulces. (Die Präparate
der süssen Mandeln schmecken und riechen angenehmer,
sind aber beträchtlich theurer).

7. Linum.

Pharmakographie. Lein; — Semina, Oleum.
Die Samen des Leines sind eiförmig, platt, bräunlich,
sehr glatt und glänzend, ohne Geruch, und von einem unangenehmen süsslichen, öligen und schleimigen Geschmack.

Der Lein, *Linum usitatissimum* (*Lineae*; — *Pentandria pentagynia*),
wächst im südlichen Europa wild und wird bei uns cultivirt.

Die Schale des Samens enthält sehr viel Schleim, der
nicht durch kaltes, aber durch heisses Wasser ausgezogen
werden kann. Der weisse Kern enthält fettes Oel (gegen
20 %), Eiweiss, etwas Gummi und wenig Schleim.

Präparate. a) Semina integra und contusa. — b) *Oleum
Lini*, bräunlich, dick, von unangenehmem Geruch und Geschmack, trocknet leicht ein. — c) Leinkuchen, *Placenta
seminum Lini*, der Rückstand bei der Bereitung des Lein-
öls besteht aus der schleimigen Schale und dem eiweiss-
haltigen Kern.

Wirkung und Anwendung. a) Die ganzen Sa-
men, innerlich als schleimiger Zusatz zu Species, schmecken
widerlich und haben vor andern schleimigen Mitteln keinen Vorzug. — Aeusserlich einige Samenkörner unter die
Augenlider gebracht, um fremde Körper, die in das Auge
gefallen sind, zu entfernen. b) Die gestossenen Samen,
mit Wasser gekocht als Cataplasma emolliens. Der Brei
(eine concentrirte Emulsion) ist schleimig und ölig, hält
sich lange warm, und wird, wie die Hafergrütze, allen ähnlichen Mitteln vorgezogen. c) *Placenta seminum Lini*,
äusserlich wie Semen L. contusum (ist noch wohlfeiler).
d) *Oleum Lini*, wie Oleum Olivarum, wegen seines schlechten Geschmacks und Geruchs aber nur äusserlich da angewandt, wo es auf grosse Billigkeit ankommt, und das

leichte Eintrocknen nicht zu befürchten steht (zu Klystieren). Mit Kalkwasser (āā) bei Verbrennungen.
F o r m e n. a) Semen L. integrum, in Tisanenform,
Unc. 2 mit 1½ Pfund Wasser auf 1 Pfund eingekocht;
tassenweise (schmeckt schlecht; als Corrigens : Fenchel).
b) Oleum Lini, Unc. 1 bis 2 auf ein Klystier.

> ℞ Semin. Lini cont.
> Furfuris Tritici āā Ʒjjj.
> M. D. S. Gekocht zu warmen
> Umschlägen. (*Species ad cata-*
> *plasma*).

8. C a c a o.

P h a r m a k o g r a p h i e. Cacao; — Semina, Oleum.

Theobroma Cacao, der Cacao-Baum (*Malvaceae*; — *Polyadelphia pen-*
tandria), wächst in Mexico wild, und wird im ganzen mittleren Amerika
cultivirt. Der Fruchtknoten entwickelt sich zu einer gurkenartigen,
etwa 6 Zoll langen, 5fächerigen Beere, mit einer lederartigen Rinde,
und einem weissen, säuerlich-süssen Muse, in welchem die vielen Samen liegen (25—100 Stück von der Grösse der Mandeln).

Die Samen werden von dem fest anhängenden Muse befreit, indem
man sie gähren lässt (entweder an der Sonne — Sonnen-Cacao, in Brasilien und auf den Antillen, — oder in Gruben in der Erde, — Erd-
Cacao, in Mexico, Guatemala, Surinam). Der Erd-Cacao, besonders von
Mexico, ist die beste Sorte.

Die C a c a o - B o h n e n, *Semina Cacao*, bestehen aus
Schale 10 %, fettem Oel 50 %, Eiweiss 15 %, Stärke,
Gummi und rothem Farbstoff. Die Schalen enthalten
kein fettes Oel und man kann sie durch Kochen der Bohnen in Wasser, oder durch gelindes Rösten leicht entfernen.

P r ä p a r a t e. a) *Testa Cacao tosta*, die geröstete
Schale, amylum- und gummihaltig, nährend. — b) *Succo-*
lata simplex oder *medica*, einfache oder medicinische
C h o c o l a d e. Die gerösteten und von ihrer Schale befreiten Bohnen werden in einem erwärmten Mörser zu
einem Brei gerieben, mit Zucker versetzt und in Kapseln
gegossen. — c) *Succolata praeparata*, G e s u n d h e i t s -
C h o c o l a d e; wird mit Gerstenmehl, Salep, isländischem
Moos u. dgl. versetzt. — d) *Succolata aromatica*, G e -
w ü r z - C h o c o l a d e; wird mit Gewürzen versetzt, gewöhnlich mit Zimmt und Vanille. — e) *Oleum Cacao,*

Cacaobutter; butterartig fest, gelblich weiss, wird nicht leicht ranzig, und schmilzt bei 50° C.

Wirkung und Anwendung. Das Mark der Beeren und die Abkochung der frischen geschälten Samen in Amerika diätetisch; ebenso das Mehl der entölten Bohnen. — Die Chocolade meistens diätetisch. Sie reizt und erhitzt nicht, nährt sehr reichlich, ist ein gutes Demulcens, aber nicht leicht verdaulich. — Die einfache Chocolade ist als schwer verdauliches Mittel Kranken selten zu empfehlen, eher die präparirte; dagegen ist die aromatische leichter verdaulich, aber etwas erhitzend. Die gerösteten Schalen diätetisch, wie Kaffee, wo man gelind nähren und nicht erhitzen will. — Das Oel äusserlich als Demulcens zu Salben.

Formen. a) Die Chocolade, Unc. ½ bis 1 auf Wasser oder Milch Unc. 3 bis 5 leicht gekocht (dazu ein Ei). Zuweilen auch als Zusatz zu arzneilichen Präparaten. — b) Die Schalen, als Surrogat des Kaffee, gemahlen zu Unc. 1 mit Wasser Unc. 9 auf Unc. 6 eingekocht; dazu Milch, Zucker. — c) Das Oel, *Oleum Cacao* (*Butyrum Cacao*), innerlich in Emulsionen, namentlich in kleinen als Lecksaft, z. B. Dr. 1 mit Gummi arab. Scrup. 1 und Syrup. simpl. Unc. 1. — Häufiger äusserlich zu Salben, namentlich Augensalben. (Es wird nicht leicht ranzig und besser vertragen als andere Oele).

9. Lycopodium.

Pharmakographie. Semen et Herba. Bärlappsamen. Bärlappkraut.

Lycopodium clavatum, Bärlapp-Moos, Kolben-Moos (Ord. nat.: *Musci*; Ord. sex.: *Cryptogamia, Filices*), eine kleine, perennirende Pflanze in unsern Wäldern und Haiden, deren Aehren gelbliche Kapseln mit gelben, staubartigen Samenkörnern (*sporidia*) tragen.

Die Keimkörner des Lycopodium werden im August und September gesammelt, ehe sich die Kapseln öffnen. Sie sind sehr zart und leicht, weich und fettig anzufühlen, ohne Geruch und Geschmack, und lassen sich mit dem Wasser nicht vermischen. In eine Lichtflamme geblasen verbrennen sie plötzlich mit einigem Geräusche (daher Blitzpulver, Hexenmehl genannt). Sie enthalten

6*

hauptsächlich Pollenin (80—90%), etwas fettes Oel (6%), Zucker und Schleim. Das Kraut kommt (bei Harnbeschwerden) viel seltener in Anwendung.

Wirkung und Anwendung. Als Demulcens bei Irritation und Entzündung der Harnorgane; hier eine Zeit lang obsolet, jedoch neuerdings wieder empfohlen. Aeusserlich als Streupulver beim Wundsein der Kinder, bei nässenden Exanthemen, wo man nur den Reiz vermindern und nicht austrocknen will. — Pharmaceutisch sehr gewöhnlich zum Bestreuen der Pillen und Trochisken, damit sie nicht zusammenkleben.

Formen. Innerlich die Samen zu Scr. 1 bis Dr. 1, täglich einigemal, am besten in Emulsion (für jede Drachme reichlich eine Unze Wasser); doch häufiger in Latwerge (z. B. Unc. ½ mit Pulpa Prunor. Unc. 3) und in Schüttelmixturen. (In der Kinderpraxis, bei Strangurie). Das Kraut in Abkochung (Unze 1 auf 1 Quart Wasser, zur Hälfte eingekocht).

10. Ricinus.

Pharmakographie. Ricinus. — *Oleum Ricini.*

Ricinus communis, der gemeine Wunderbaum (*Euphorbiaceae*; — *Monoecia monadelphia*), ein Baum, 20—30 Fuss hoch, in Indien, Afrika, dem südlichen Europa. — Die Samenkapseln sind stachlig, dreifächerig, und in jedem Fache befindet sich ein glänzender, grauer und schön schwarz gefleckter Samen. Der Kern dieses Samens ist weiss, sehr ölig, und schmeckt etwas scharf.

Die Samen, *Semina Ricini, semina Cataputiae majoris*, waren früher officinell. Aus ihnen bereitet man das Oel, welches weisslich, trübe, dickflüssig ist, wenig riecht und eigenthümlich süsslich und etwas scharf schmeckt. Es wird leicht ranzig (daher auch der scharfe Nachgeschmack), trocknet aus, und lässt sich mit Alkohol und Aether in allen Verhältnissen mischen. Die chemischen Bestandtheile sind analog wie bei den übrigen Oelen.

Wirkung und Anwendung. Dies Oel verhält sich ganz so wie die übrigen Oele, wirkt aber viel stärker abführend. Grosse Gaben, mit einem Male genommen, machen leicht Erbrechen; kleinere dagegen (esslöffelweise) nur selten. Wenn es ranzig ist, laxirt es noch leichter, aber gewöhnlich unter Leibschmerzen. Man gebraucht

es daher als Laxans bei Irritation und Entzündung der
Verdauungs- und Harnwerkzeuge, und zieht es hier allen
übrigen Fetten vor. Was den scharfen Nachgeschmack
und die laxirende Wirkung hervorbringt, ist nicht genau
bekannt.

Formen. Innerlich zu Unc. ½ - 1, bald nach einander oder alle 2 Stunden, als Laxativum. Am besten pur,
oder mit Kaffee, mit stark gesalzener Fleischbrühe, Citronensaft, Aether. — Selten in Emulsion.

Bildet ein beliebtes Laxativum bei Bandwurm-Kuren.

11. Olivae.

Pharmakographie. *Oleum Olivarum*; Olivenöl, Baumöl.

Olea europaea, der gemeine Oelbaum (*Jasmineae; — Diandria monogynia*), wächst im südlichen Europa und nördlichen Afrika. Die
Frucht ist eine Steinfrucht, dunkelgrün, glatt, einfächerig, und enthält in ihrem öligen Fleische eine harte Nuss mit einem weissen,
gleichfalls öligen Kern.

Das fette Oel wird aus den Oliven ausgepresst. Das
beste bereitet man aus den frischen Oliven (Jungfernöl);
gewöhnlich aber lässt man die Oliven erst etwas gähren,
wo sie dann mehr Oel liefern (gemeines Baumöl); oder
man kocht sie mit heissem Wasser aus. Diese letzte Sorte
aber dient nur zur Seifensiederei.

Die beste Sorte kommt aus der Provence, und heisst
Provencer Oel, *oleum Olivarum provinciale*. Es ist
farblos, sehr leicht, dünnflüssig, und trocknet nicht aus.
Der Geruch ist sehr schwach, der Geschmack angenehm,
milde, süsslich.

Wirkung und Anwendung. Die Oliven, die etwas
vor ihrer Reife gebrochen werden, sind wegen ihres angenehmen Geschmackes beliebt. Das Oel wird im südlichen Europa diätetisch als das gewöhnliche Fett (wie bei
uns die Butter) angewandt. — Pharmaceutisch vereinigt
es alle Wirkungen der Fette, äusserlich und innerlich, und
kann sie alle vertreten, zumal da es billiger ist, als die
meisten derselben. (Nur als Laxativum zieht man Oleum
Ricini vor).

Innerlich bei Irritation und Entzündung des Darmkanals, der
Harnorgane und der Respirationsorgane; bei Gicht. (Auch gegen Würmer). — Als Emolliens und Involvens.

Aeusserlich als Emolliens und als Deckmittel, zu Einreibungen bei spröder Haut, örtlichen Entzündungen (der Haut, Muskeln, Sehnen, Bänder); bei Verbrennungen, Excoriationen; auch bei Schwindsüchtigen, besonders gegen deren Schweisse. Als Einreibemittel wiederholentlich gegen Contagien, namentlich Pest, prophylaktisch empfohlen.
Als Constituens zu Salben, Pflastern.

Formen. Innerlich theelöffel- und esslöffelweise, gewöhnlich pur (oder mit Fleischbrühe); selten in Emulsion (wo Oleum Amygdalarum angenehmer). — Unc. 4, täglich 3—4 mal, bei Arthritis vaga (nach Malacarne, Marino).

Aeusserlich gegen hektische Schweisse alle 3—4 Tage einige Unzen (nach Nasse). — Bei den ersten Symptomen der Pest, tägl. 1—2 mal 1 Pfund, über den ganzen Körper lauwarm einzureiben und den Schweiss abzuwarten (Baldwin u. A.; nicht bewährt). — Sonst theelöffel- und esslöffelweise einzureiben.

Hierher gehören noch:

1) *Semina Cannabis*, Hanfsamen (*Cannabis sativa, Urticeae*, der Hanf); wie die obigen Samen, in Emulsion. Diese Samen schmecken sehr schlecht und besitzen keine narkotischen Kräfte, wie man früher glaubte. Obsolet. — Das Hachisch, ein narkotisches Mittel, ebenfalls von einer Hanfart, *Cannabis indica*, in Aegypten gebräuchlich, s. unter Narcotica.

2) *Oleum Rapae*, gewöhnliches Brennöl, Rüböl, nur im frischen Zustande geruch- und geschmacklos, aber sehr bald einen widerlichen Nebengeschmack annehmend. Bereitet wird es aus den Samen von *Brassica Rapa sativa* (weisse Rübe), oder gewöhnlicher von *Brassica Napus oleifera* (Rübsen), *Brassica campestris oleifera* (Raps). — Entbehrlich.

3) *Oleum nucum Juglandis*, Wallnussöl (von *Juglans regia*). Gerühmt gegen Bandwurm, 14 Tage lang des Morgens nüchtern einige Esslöffel voll. Bei Hornhautverdunkelungen das ranzige Oel einzutröpfeln. Zu Augensalben (das ranzige Oel). — Ist gleichfalls entbehrlich.

4) *Semina quatuor frigida majora*, zu Emulsionen. Es sind die Samen von *Cucumis sativus* (Gurke), *Cucumis*

Melo (Melone), *Cucumis Citrullus* (Wassermelone) und *Cucurbita Pepo* (Kürbis). — Obsolet.

5) *Semina quatuor frigida minora*, von *Cichorium Endivia*, *Lactuca sativa* und *Portulaca*. — Obsolet.

6) Die Samen von *Pinus cembra* (Zirbelnüsse), *Pistacia vera*, *Carduus benedictus*, *Silybum marianum* (Mariendistel). — Obsolet.

Sechste Ordnung.

Saccharina.

1. Saccharum.

Pharmakographie. Zucker.

Saccharum officinarum, Zuckerrohr (*Gramineae; — Triandria digynia*) wächst in Indien und wird in tropischen Gegenden häufig cultivirt. Die Halme, 1—2 Zoll dick und 8—12 Fuss hoch, enthalten ein lockeres, saftiges Mark, und werden in besonderen Mühlen zerquetscht, und der ausgepresste Saft aufgefangen. Diesen Saft klärt man mit Kalkmilch bei gelinder Wärme wiederholt in verschiedenen Kesseln, dampft ihn dann ab bis zum Krystallisationspunkte und verpackt ihn in Fässern. Nach geschehener Krystallisation wird der flüssige Zucker (Melasse) abgelassen, und der krystallisirte (Muscovade) in den Handel gebracht.

Aus der Muscovade stellen die Zucker-Raffinerien den weissen Zucker her. Dieselbe wird aufgelöst mit Kalkmilch, Rinderblut und Kohle, wiederholt abgeklärt, und nachdem sie gehörig abgedampft, in thönernen Gefässen (Zuckerhüten) zum Krystallisiren gebracht. Diese Gefässe haben unten eine kleine Oeffnung, aus welcher derjenige Theil des Zuckers, welcher nicht krystallisirt (Syrup), abfliesst.

Der weisse Zucker hat sein Gefüge dadurch erhalten, dass er in der Krystallisation gehemmt worden. Lässt man ihn aber frei krystallisiren, in grossen, mit Fäden durchzogenen Kasten, so erhält man den Zuckerkant, Kandiszucker (*Saccharum candum, Saccharum cantum*).

Der Hutzucker besteht aus kleinen dichtgehäuften Körnern, ist trocken, hart und klingend, und führt nach den verschiedenen Graden seiner Reinheit verschiedene Benennungen: Raffinade, Melis etc. Mit Wasser löst er sich leicht, mit Alkohol schwer; mit verdünnten Säuren verwandelt er sich in Traubenzucker; mit Basen verbindet er sich, aber nicht mit Salzen. Wird er lange kochend erhalten, so bildet sich theilweise Schleimzucker, und der Syrup ist ein Gemenge von Zucker und Schleimzucker.

Er schmilzt bei gelinder Hitze und gesteht nach dem Erkalten zu einer farblosen Masse. Die *Rotulae Sacchari* sind geschmolzener und

wieder erkalteter Zucker in Form von Tropfen; und ebenso ist präpa-
rirter Zucker die Grundlage der Morsellen. Wird er über den Koch-
punkt erhitzt, so wird er partiell zersetzt, und gesteht nach dem Erkalten zu einer gelben oder braunen Masse.

Derselbe krystallisirende Zucker wird auch aus dem Safte von *Acer
saccharinum* (in den nordamerikanischen Freistaaten) und von *Beta
vulgaris* (im mittlern Europa) dargestellt. — Die zweite Varietät des
Zuckers ist der Traubenzucker, welcher sich in den Trauben und
süssen Pflanzenfrüchten vorfindet und durch Umwandlung des Stärke-
mehls erhalten wird (s. S. 54). Man benutzt ihn wie den Rohrzucker,
nur nicht für sich allein zu geformten Präparaten, wozu er sich nicht
eignet. Er findet sich als pathologisches Produkt beim Diabetes im Urin.

Eine Varietät des Zuckers ist der Milchzucker, *Saccharum lactis*, ein wesentlicher Bestandtheil der Milch.
In der Schweiz werden die süssen Molken eingedickt und
an der Sonne getrocknet. Dieser rohe Milchzucker wird
durch Klären gereinigt und kommt in starken, rindenar-
tigen, milchweissen Stücken in den Handel.

Der Milchzucker ist die härteste Zuckerart, in 6 Theilen kalten
und 3 Theilen heissen Wassers, aber fast gar nicht in Alkohol löslich,
und bildet, mit Wasser gekocht, keinen Syrup.

Präparate. a) *Saccharum album* (s. *Melitense*, Melis),
und *S. albissimum* (s. *Canariense*, Raffinade), nur nach
dem Grade der Reinheit verschieden (Saccharum album
enthält noch Schleim, weshalb die Auflösungen flockig
und etwas fadenziehend werden). — b) *Syrupus communis*,
dunkelbraun, trübe, wird leicht sauer (enthält Rohr- und
Schleimzucker). — c) *Syrupus Sacchari*, *Syrupus simplex*,
gelblich, klar; eine concentrirte Auflösung des Saccharum
album, mässig eingedickt. — d) *Syrupus amyli*, Stärke-
syrup. — e) *Saccharum lactis*, Milchzucker.

Wirkung und Anwendung. Der Zucker ist ein
vielgebrauchter Zusatz zu den Nahrungsmitteln, und wird
im Magen partiell in Milchsäure umgewandelt. Bei Irritation des Magens und Darmkanales, der Respirationsorgane u. dergl. ist er ein gutes Adjuvans, und darum
bei Aufregung des Gefäss- und Nervensystems Zuckerwasser ein bekanntes Beruhigungsmittel. Als Laxativum
ist er unzweckmässig, da die grossen Gaben viel zu sehr
den Magen verderben; ebenso als Antidotum, da er sich
mit den Metallsalzen nicht verbindet.

Aeusserlich ist er ein gelindes Reizmittel und dient
als solches bei unreinen Geschwüren, bei Caro luxurians,

bei Aphthen, bei Stockschnupfen (als Niesemittel), bei
Varices der Conjunctiva, Pannus, ist jedoch bei Augenkrankheiten mit Vorsicht zu benutzen, da sich der Grad
des Reizes oft nicht bestimmen lässt.

Der Milchzucker erregt etwas leichter Diarrhöe, und
wird daher neugeborenen Kindern gegeben, um den Abgang des Meconium zu befördern (zu Scrup. 1—2). Er
ist der wirksame Bestandtheil der Molken.

Am häufigsten gebraucht man den Zucker als Corrigens für den Geschmack, und als Constituens für Pulver
und andere Arzneiformen.

F o r m e n. Pulver, Auflösung (Zuckerwasser), Syrup,
ad libitum. — Aeusserlich als Pulver zum Aufstreuen;
auch zu reizenden Klystieren für kleine Kinder.

2. M e l.

P h a r m a k o g r a p h i e. Honig.
Der Honig ist der zuckerreiche Saft, welchen die Biene
(*Apis mellifica*) aus den Nectarien der Blumen sammelt,
und verarbeitet in den Wachszellen absetzt. Die Zellen
des Bienenstockes liefern also Wachs und Honig.

Nach dem Grade der Reinheit unterscheidet man zwei Sorten: a)
Mel album (virgineum), der bei gelinder Wärme aus den Zellen von sel-
ber ausfliesst; — b) Mel flavum (commune), der zwischen erwärmten
Platten ausgepresst wird.

Der Honig ist halbflüssig, zähe, klebend, durchsichtig.
Mit dem Alter wird er undurchsichtig und setzt Traubenzucker als eine weisse körnige Masse ab. Er schmeckt
sehr süss und riecht etwas verschieden nach den Blumen,
von welchen er gesammelt ist. Im Wasser ist er löslich,
und besteht aus Traübenzucker, etwas Wachs, Schleim
und aus färbenden und riechenden Stoffen.

P r ä p a r a t e. a) *Mel album* und *flavum*. — b) *Mel
depuratum* (*Mel despumatum*), aus Mel flavum, welches
mit Wasser aufgelöst, gekocht und abgeschäumt wird. Ist
dünner und weniger süss, als Mel album. — Löst man
Mel despumatum mit Rosenwasser, und dampft die Lösung bis zur Syrupsconsistenz ein, so erhält man das *Mel
rosatum*, R o s e n h o n i g. — c) *Oxymel simplex*, S a u e r h o -
n i g. 2 Th. Honig in 1 Th. Essig gelöst und zur Consistenz
eines Syrups wieder eingedickt; verhält sich mehr wie Essig.

Wirkung und Anwendung. Diätetisch wegen
seines süssen Geschmackes. — Therapeutisch wie die
zuckerhaltigen Emollientia, als kräftiges Digestivum;
doch überreizt er leicht die, Verdauung und wird dann
widerwärtig. — Aeusserlich als deckendes und zugleich
gelind reizendes Mittel, z. B. bei Aphthen (doch meist
nur als adjuvirendes Constituens); als Resolvens bei Abscessen zur Zeitigung. — Als Corrigens und als Constituens für Latwergen.

Formen. Innerlich *ad libitum* (Unc. 2—4 täglich).
Als Laxativum Unc. 2—4 auf einmal (selten). — Aeusser-
lich als Adjuvans für Mundwässer, Klystiere (Unc. $^1/_2$—2).
Als Constituens für Pinselsäfte. Als Cataplasma, mit
Roggenmehl, zur Zeitigung von Furunkeln.

3. Manna.

Pharmakographie. Manna.
Aus den Eschen des südlichen Europa gewinnt man
durch Einschnitte einen süssen Saft, der an der Luft trocknet. Es ist die Manna. Man unterscheidet im Handel:
a) *Manna in lacrymis s. cannulata*, die an dem Baume selbst
erhärtet; — b) *Manna calabrina*, die gewöhnliche Sorte,
die am Baume herunterfliesst, und von der Luft schmutzig
wird; — c) *Manna pinguis*, die am Fusse des Baumes in
Gruben aufgefangen wird.

> *Fraxinus Ornus*, die Edelesche (*Jasmineae*; — *Polygamia dioecia*),
> wird in Calabrien und Sicilien cultivirt. — *Fraxinus rotundifolia* ist
> ein Strauch und wird wahrscheinlich nicht zur Gewinnung der Manna
> benutzt. — Die Tamarisken in Arabien liefern gleichfalls Manna (*Ta-*
> *marix gallica*, am Sinai). Auf den Spitzen der Aeste giebt es viele
> Schildläuse (*Coccus*), welche diese verwunden, so dass der Saft ausfliesst
> und in kleinen Körnern erhärtet auf die Erde fällt.

Die *Manna cannulata* ist weiss, leicht, trocken, leicht
auflöslich und schmeckt süss, mit einem schwachen scharfen Beigeschmack. Die *Manna calabrina* ist gelb, schwer,
weich und schmeckt süss, mit einem ekelhaft scharfen Beigeschmack. — Die Manna besteht aus Mannazucker und
einem Extractivstoff, von dem der scharfe Geschmack her-
rührt. Dieser Extractivstoff ist in der frischen Manna sehr
gering und scheint sich mit dem Alter zu vermehren.

Präparate. a) *Manna cannulata (electa)*, und *Manna calabrina*. — b) *Syrupus Mannae*, aus Manna 1, Zucker 4 und Wasser, zur Consistenz eines Syrups eingedickt.

Wirkung und Anwendung. In den Gegenden, wo sie gesammelt wird, diätetisch, wie der Honig. Therapeutisch wie Zucker, verdirbt aber leicht die Verdauung und laxirt weit stärker. Fast nur als Laxativum, wo sie sich durch ihren süssen Geschmack (besonders bei Kindern) empfiehlt, aber auch leicht Flatulenz und Kolikschmerzen macht.

Form. Manna electa als Laxativum für Kinder (in Auflösung mit Aqua Foeniculi); für ein neugeborenes Kind Dr. 1, für ein zweijähriges Unc. 1. — Für Erwachsene als Adjuvans zu Laxirmitteln (Senna, Rhabarber), Unc. 1—2. — Sie geht leicht in saure Gährung über, laxirt dann stärker, und macht mehr Kolikschmerzen.

Syrupus Mannae, als Laxativum für Säuglinge, theelöffelweise. — Sonst als Adjuvans und Corrigens für Laxirmittel.

4. Gramen.

Pharmakographie. *Radix Graminis*, Graswurzel, Quecken.

Triticum repens, Quecken (*Gramineae*; — *Triandria digynia*), wächst in Europa als lästiges Unkraut auf Aeckern. Die Wurzeln sind gegliedert und kriechen unter der Erde weit fort. Der Halm aufrecht, 2—4 Fuss hoch. Blüthezeit Juni bis August.

Die weisse Graswurzel wird von den Schuppen und Fasern gereinigt und getrocknet. Sie hat keinen Geruch, und einen süsslichen, sehr wenig scharfen Geschmack. Bestandtheile: Queckenzucker, Schleimzucker, Schleim, Stärke.

Präparate. a) Radix concisa. — b) *Mellago Graminis*, *Extractum Gr. liquidum*, der ausgepresste Saft der frischen Wurzel, zu der Consistenz des Honigs eingedickt. Dies Präparat lässt sich nur im Frühling bereiten und wird leicht sauer (weshalb man es für den Winter aus der trockenen Wurzel darstellt). — c) *Extractum Graminis*. Die Wurzel wird mit heissem Wasser infundirt und digerirt, die Flüssigkeit ausgepresst, colirt und zur Extractconsistenz eingedickt.

In der Regel wird der Mellago (Extractum liquidum) durch Vermischung von Extr. Graminis (3) mit Aqua destillata (1) bereitet.

Wirkung und Anwendung. Wie die Emollientia
bei Irritation und Entzündung; gewöhnlich als Adjuvans
und Corrigens. Es sind ihm auch diuretische und resolvirende Wirkungen zugeschrieben worden, doch stehen
sie sehr zu bezweifeln. — Früher als spärliches Nahrungsmittel in Hungersnöthen öft benutzt.

Das Extract als indifferentes Constituens für Pillen.
Das Decoct als Menstruum für salzige Mittel.

Formen. a) Succus recens expressus, zu einigen Unzen, bei Frühlingskuren. — b) Radix concisa, tägl. zu
Unc. 2—4, in Abkochung (mit Libr. 4 auf Libr. 2). — Als
Menstruum schwächer, Unc. $\frac{1}{2}$—1 mit Libr. 1 auf Unc. 6
Colatur. — Als Adjuvans und Corrigens zu Species. —
c) Extractum, tägl. zu Dr. 2—4; meist nur als Constituens
für Pillen. — d) Extractum liquidum, tägl. zu 1—2 Unzen,
lösenden Mixturen zugesetzt und als Pillenconstituens.

5. Liquiritia.

Pharmakographie. *Glycyrrhiza*, Süssholz. Die Wurzel.
Glycyrrhiza echinata, das stachlige Süssholz (*Leguminosae*; —
Diadelphia decandria), wächst in Italien, Ungarn, im südlichen Russland und im mittleren Asien auf Triften. — *Glycyrrhiza glabra*, das gemeine Süssholz, wächst in Spanien, Frankreich und in dem südlichen
Deutschland. Beide Sorten kommen in den Handel; jene liefert die
Radix Liquiritiae russicae, diese die Radix Liquiritiae hispanicae. Das
russische Süssholz ist geschält (*radix decorticata, mundata*); sonst findet kein erheblicher Unterschied statt.

Das Süssholz ist ein Strauch von einigen Fuss (das
spanische höher, 5—6 Fuss hoch). Die Wurzel ist fingerdick, gelblich, und von süssem, hinterher bitterlichem
Geschmack.

Bestandtheile: Süssholzzucker (Glycyrrhizin,
Glycin), ein kratzendes Harz, Stärke, etwas Eiweiss,
Gummi.

Das kratzende Harz wird beim Kochen mit ausgezogen, die übrigen Bestandtheile schon von dem Infusum. Man vermeidet daher
die Abkochung.

Präparate. a) Radix concisa und pulverata. — b)
Extractum. Die Wurzel wird mit heissem Wasser infundirt und digerirt, die Flüssigkeit ausgepresst, colirt und
zur Extractconsistenz eingedickt. Das Extract ist braun,

im Wasser vollkommen löslich, sehr süss und ohne bittern und kratzenden Nebengeschmack. Es ist reiner, als der Succus Liquiritiae, und enthält das Glycyrrhizin besser ausgezogen. — c) *Succus crudus;* ein Extract, das fabrikmässig in Spanien und Italien durch gelindes Kochen der Wurzel bereitet wird. Es ist schwarz, spröde und von glänzendem Bruche. In der Apotheke wird dieser rohe Saft gereinigt, *Succus depuratus,* indem er macerirt und colirt, sodann wieder eingedickt und gepulvert wird. — d) *Pulvis Glycyrrhizae (Liquiritiae) compositus,* Kurella'sches Brustpulver (enthält noch Senna, Schwefel, Fenchel). — e) *Elixire succo Liquiritiae s. Elixir pectorale* (enthält noch Liquor Ammonii anisatus).

Wirkung und Anwendung. Diätetisch im südlichen Frankreich als kühlendes Getränk, im Aufguss. — Innerlich wie die zuckerhaltigen Emollientia, besonders bei Irritation und Entzündung der Respirationsorgane (als Adjuvans).

Als Constituens und besonders als Corrigens sehr beliebt.

Formen. a) Radix conc. zu Species, als Adjuvans oder Corrigens. — Im Infusum, Unc. ½ auf Unc. 6; als Adjuvans, Corrigens und Menstruum. — Als Kaumittel, um Durst zu stillen. — b) Radix pulv., innerlich skrupelweise, täglich mehrmals, als Adjuvans, Corrigens und Constituens für Pulver (z. B. mit Schwefel). Als Conspergens der Pillen. — c) Extractum, innerlich skrupelweise, täglich mehrmals, als Adjuvans und Corrigens, in Mixturen, Pillen (auch als Constituens). — d) Succus depur., wie Extr. Liquirit. — Sehr gebräuchlich als Corrigens für viele scharfe Arzneien (Salmiak, Chlorkalk, Senega, Calmus).

6. Diätetische Mittel.

1. *Caricae,* Feigen, von *Ficus Carica (Urticeae; — Polygamia dioecia),* ein Baum des warmen Europa und Asiens. Die scheinbare Frucht ist eigentlich der Fruchtboden, in welchem sich erst die Blüthen und später die Samen befinden. Die getrockneten Feigen enthalten Traubenzucker (gegen 60 %), etwas Gummi, fettes

Oel, und werden in südlichen Ländern häufig gegessen.

2. *Passulae*, R o s i n e n; die getrockneten Beeren des
Weinstocks, *Vitis vinifera*, kommen meistens aus Griechenland und Kleinasien. Man unterscheidet die grossen
und kleinen, *Passulae majores* und *minores*. Sie enthalten
Traubenzucker mit etwas Gummi nebst Pflanzenfaser.

3. *Dactyli*, D a t t e l n, die Früchte von *Phoenix dactylifera*, einer
Palme der Tropenländer. Bestandtheile sind Traubenzucker, etwas
Gummi, Eiweiss.

4. *Siliqua dulcis*, J o h a n n i s b r o d, die Frucht von *Ceratonia
siliqua* (Ord. nat.: *Leguminosae*), ein Baum des Archipelagus und Klein-
asiens. Bestandtheile sind Traubenzucker, etwas Gummi.

5. *Pulpa Cassiae*, Cassien-Mark. Die *Cassia Fistula*
(Ord. nat.: *Leguminosae*) ist ein 20—30 Fuss hoher Baum
in Ostindien und in Aegypten, der im mittlern Amerika
cultivirt wird. Die Frucht dieses Baumes ist eine Hülse,
über einen Fuss lang, in welcher die Samen von einem
röthlichen Muse umgeben liegen. Das Mus wird bald
schwarz (Extractivstoff) und zum Gebrauch ausgekocht
und eingedickt. Es besteht aus Zucker (60 %), Gummi,
Kleber, und wirkt, unzenweise genommen, wie Manna
als Laxativum. (Theuer, verdirbt leicht).

6. *Succus Betulae*, B i r k e n s a f t, von *Betula alba*, aus welcher der
Saft ausfliesst, wenn man den Stamm anbohrt. Er enthält Zucker, Eiweiss, Salze; laxirt, zu einigen Unzen genommen, und verdirbt leicht
die Verdauung.

7. *Radix Dauci sativi*, Möhre, M o h r r ü b e; die Wurzel von *Daucus Carota* (*Umbelliferae; — Pentandria digynia*), die bei uns cultivirt wird. Sie ist saftreich und besteht aus Schleimzucker, Stärke, Eiweiss, Kleber, Pektin
und äpfelsauren Salzen. — D i ä t e t i s c h: leicht verdaulich, nicht reizend, mässig nährend, gelind laxirend. —
T h e r a p e u t i s c h: der Brei (Möhren frisch und gerieben,
oder gekocht und gequetscht) ein gutes Hausmittel als
Cataplasma bei Verbrennungen, bei Verhärtungen und
bei bösartigen Geschwüren (gegen die Schmerzen, die harten Ränder und den üblen Geruch). — Der ausgepresste
und eingedickte Saft, *Roob Dauci s. Succus D. inspissatus*,
bei katarrhalischen Affectionen, auch gegen Würmer.

ZWEITE KLASSE.

Tonica.

Die mechanische Festigkeit und Elasticität der organischen Faser, welche nöthig ist, wenn die organischen Verrichtungen gehörig von Statten gehen sollen, nennen wir *Tonus,* und wir reden von *Atonia,* wenn diese Energie gesunken ist. Die Mittel, welche durch ihren Reiz die gesunkene Energie der organischen Faser wieder erhöhen, nennen wir Tonica.

§. 1. Uebersicht der Mittel.

A. Amara.
  a. Amara mera.
    1) Quassia; lignum, cortex.
    2) Gentiana; radix.
    3) Centaurium minus; herba.
    4) Trifolium fibrinum; herba.
    5) Die Extracte einiger bittern Excitantia.

  b. Amara resólventia.
    1) Taraxacum; herba, radix.
    2) Fumaria; herba.
    3) Cichorium; radix.
    4) Carduus benedictus; herba.
    5) Rubia tinctorum; radix.
    6) Bilis bovina.

  c. Amara mucilaginosa.
    1) Columbo; radix.
    2) Simaruba; cortex radicis.
    3) Lichen islandicus.
    4) Carrageen.

B. Adstringentia.
  a. Mittel mit Gerbstoff.
    1) China; cortex.
    2) Chininum u. Cinchoninum.
    3) Salix; cortex.
    4) Ratanhia; radix.
    5) Catechu.
    6) Kino.
    7) Juglans; folia, putamen nucum, nuces immaturae.
    8) Quercus; cort., glandes.
    9) Gallae.

  b. Mittel mit Thonerde.
    1) Argilla. (Aluminia.)
    2) Aluminia acetica.
    3) Alumen crudum.
    4) Alumen ustum.

C. Tonica metallica.

a. Mittel mit Eisen.

α. Einfache Präparate.
1) Ferrum purum.
2) Ferrum oxydatum.
3) Ferrum carbonicum.
4) Extractum Ferri po-
   matum.
5) Ferrum iodatum.
6) Ferrum oxydulatum
   sulphuricum.
7) Ferrum chloratum.

β. Spirituöse Präparate.
8) Vinum ferruginosum.
9) Tinctura Ferri acetici
   aetherea.
10) Spiritus aethereus fer-
    ruginosus.
γ. Zusammengesetzte Prä-
   parate.
11) Ammonium muriati-
    cum ferruginosum.
12) Tartarus ferruginosus.

b. Mittel mit Manganesium.
1) Manganesium oxydatum nigrum.
2) Manganesium oxydulatum sulphuricum.
3) Kali hypermanganicum.

§. 2. Wirksame Bestandtheile.

1. Die bitteren Extractivstoffe.

Die bittern Extractivstoffe sind die reinen Bitterstoffe
mit andern Pflanzentheilen vermischt.   Einen Bitterstoff
rein darzustellen, ist zur Zeit nur von wenigen gelungen,
z. B. Salicinum, Columbinum; aus der Untersuchung dieser Stoffe ergiebt sich, dass sie chemisch indifferent sind,
aus Kohlen-, Wasser- und Sauerstoff bestehen, und in
Wasser und Alkohol sich lösen lassen. In den verschiedenen Pflanzen sind sie verschieden, und nur die chemisch
rein dargestellten können krystallisiren.

Wie sie sich weiter chemisch und physiologisch verhalten, ist unbekannt. Sie scheinen aber resorbirt zu werden; denn man findet den bittern Geschmack in der Milch
der Kühe wieder, wenn diese bittere Kräuter gefressen
haben.

Kochen zerstört diesen Stoff; man verordnet daher die betreffenden Pflanzen nicht in der Abkochung; um so weniger, da er sich durch
den wässerigen oder spirituösen Aufguss sehr gut ausziehen lässt.
Deshalb sind auch die Tincturen dieser Mittel überflüssig, und die Extracte werden durch Auspressen eines Digestions-Aufgusses bereitet.
Dem Geschmack sagt er meistens zu, doch haben einige Bitterkeiten

etwas Nauseoses; als Corrigens wählt man am Besten Spirituosa und Aromatica. Sehr schlecht schmeckt der Bitterstoff in Verbindung mit Salzen. Mit Zucker kann man ihn verbinden, mehr jedoch, damit der Bitterstoff als Corrigens des Süssen wirke, als umgekehrt.

2. Die Gerbstoffe.

Die Gerbstoffe verhalten sich als Säuren; sie bestehen aus Kohlen-, Wasser- und Sauerstoff, krystallisiren nicht, und sind in Wasser, Alkohol und Aether löslich. Die Gerbsäuren geben mit Leim und Eiweiss unlösliche Verbindungen, fällen viele Metallsalze, und oxydiren sich an der Luft zu andern neuen Säuren. Sie sind in den verschiedenen Pflanzen verschieden.

A. Reine Gerbsäuren.

a) Gerbsäure der Eichen: leicht löslich in Wasser, schwer in Alkohol und Aether; verbindet sich mit einigen Säuren (Schwefelsäure); treibt die Kohlensäure aus ihren Verbindungen; fällt die Eisenoxydsalze dunkelblau; oxydirt sich zu Gallussäure.

b) Gerbsäure der China: der Eichen-Gerbsäure ähnlich; fällt die Eisenoxydsalze grün; oxydirt sich zu Chinaroth.

c) Gerbsäure des Catechu: leicht löslich in Wasser, Alkohol und Aether.

B. Oxydirte Gerbsäuren.

a) Gallussäure: krystallisirt; löslich in Wasser, Alkohol und Aether; fällt die Auflösung des Leims und Eiweisses nicht.

b) Chinaroth: wenig löslich in Wasser, leicht in Alkohol, in Säuren und reinen Alkalien.

Die Gerbstoffe werden resorbirt, denn sie lassen sich im Urin leicht nachweisen. Grosse Gaben afficiren chemisch den Magen.

3. Die Alkaloïde.

Die tonischen Alkaloïde finden sich nur in der China, nämlich das Chinin und Cinchonin. Sie bestehen aus Kohlen-, Wasser-, Sauer- und Stickstoff, schmecken bitter und sind nicht giftig. Sie verhalten sich als Basen, krystallisiren, und sind im Wasser schwer löslich. Ihr physiologisches Verhalten ist nicht bekannt; es verschwinden aber ihre Salze bei der endermatischen Methode und

bringen allgemeine Wirkungen hervor, so dass sie wahrscheinlich resorbirt werden.

4. Die Metalle.

Von Metallen gehören in diese Reihe das Aluminium,
Ferrum und Manganesium, von welchen die Oxyde und
Salze gebraucht werden. Die Resorption des Eisens ist
nachgewiesen, die der beiden andern Mittel wahrscheinlich.

§. 3. Wirkung.

Die tonischen Mittel äussern ihre Wirkung, indem sie
entweder die Verdauung reizen und die Ernährung heben;
oder indem sie die Contraction der Faser vermehren
und die Absonderung vermindern; oder endlich indem sie
nach beiden Richtungen zugleich thätig sind. Sie heissen
nach diesen beiden Beziehungen *Roborantia* und *Adstringentia*.

Die tonischen *Roborantia* reizen den Appetit, die Digestion und die Assimilation, so dass grössere Quantitäten
der Nahrungsmittel genommen, vertragen und verarbeitet
werden können. Sie selbst aber nähren nicht; denn wenn
die organische Materie, sei es periodisch durch den täglichen Wechsel, oder temporär durch Krankheiten, Verlust erlitten hat, so gewähren sie keinen Ersatz; sie sind
also keine Restaurantia, wie die Nahrungsmittel. Dagegen befördern sie die Ernährung und die Restauration
indirekt, indem sie die Assimilation befördern, so dass
mehr Speisen genossen und besser in den Stoffwechsel
aufgenommen werden können.
Diese Wirkung haben die Mittel, welche bitteren Extractivstoff,
China- und Catechu-Gerbsäure enthalten, so wie die Eisenpräparate.
Eine Resorption derselben ist zur Erklärung dieser Wirkung nicht nöthig, und von den bittern Mitteln auch nicht nachgewiesen.

Die tonischen *Adstringentia* vermindern die Secretionen
der Schleimhaut im ganzen Darmkanal, und in Folge davon wird der Mund trocken und der Stuhlgang angehalten. Durch diese Retention des Schleimes werden die
Fäces härter, langsamer beweglich, trocknen mehr aus,
und veranlassen so Störungen der Verdauung in Folge
von Verstopfung.
Sowohl Gerbsäuren, besonders Eichen-Gerbsäure und Gallussäure, wie Thonerde und Eisen erzeugen diese Erscheinungen. Als

Ursache derselben betrachtet man die Zusammenziehung der Gewebe, die aber mikroskopisch noch nicht nachgewiesen ist. Man schliesst auf sie, weil in den Schleimflüssen, wo sich diese Mittel hülfreich erweisen, augenscheinlich eine Auflockerung des Gewebes stattfindet. — Die Wirkungen des Eisens beschränken sich jedoch nicht auf diesen Kreis allein; es entstehen vielmehr bei seinem Gebrauch dieselben Erfolge aus andern Ursachen, welche auf dem Uebergang des Eisens in das Blut beruhen.

In grossen Gaben stören die tonischen Mittel die Verdauung, erzeugen Druck im Magen, Schmerzen, Uebelkeit und Erbrechen, und diese gastrischen Symptome pflegen lange anzuhalten. In einigen Fällen gesellen sich Kolikschmerzen und Diarrhöe hinzu, in den meisten aber Obstruction und Flatulenz. Auch wenn ihr Gebrauch in mässigen Gaben zu lange fortgesetzt wird, sind die Erscheinungen ähnlich, nur dass sie allmäliger eintreten und hartnäckiger fortbestehen.

In Folge der bessern Ernährung, welche die Tonica, wie erwähnt, mittelbar herbeiführen, wird die Menge des Blutes selbst vermehrt, denn der Puls wird voll (aber nicht frequent), die rothe Farbe der äussern Theile wird erhöht, und das Gewebe der Organe gedrungen und fest. Eine Vermehrung der Blutmenge findet jedoch bei dem Gebrauch der Adstringentia, da sie die Verdauung nicht befördern, nicht Statt; es scheint indess, als ob sie die Contraction der Gefässe vermehren; denn der Puls wird hart und gespannt, nicht aber voll oder frequent, ja eher noch langsam.

Diese Blutfülle kann in Plethora ausarten, und Congestionen, Blutungen und Entzündungen zur Folge haben. Bei Personen mit Erethismus des Gefässsystems steht diese Plethora besonders zu befürchten. Hieraus entstehn auch allerhand fieberhafte Bewegungen und nicht selten selbst entzündliche Fieber, und es ist wohl möglich, dass dann die Qualität des Bluts verändert ist; nachgewiesen aber ist sie nicht.

Eisen wird resorbirt und der Eisengehalt des Blutes, namentlich da, wo er abnorm vermindert war, vermehrt. Ueberdies wirkt auch Eisen nach beiden Richtungen, denn es befördert die Verdauung und vermehrt die Contraction.

Die weiteren Erscheinungen geschehen nach physiologischen Gesetzen, wie man sie von einer bessern Ernährung und einer verstärkten Contractilität der Gewebe erwarten kann, oder auch wie sie nach pathologischen Gesetzen die Plethora zu bekunden pflegen.

Die tonischen Mittel und insbesondere die Alkaloïde der China bilden Specifica gegen alle acuten, unter reinen Intermissionen periodisch wiederkehrenden Krankheiten (Familie der Intermittenten). Sie neutralisiren hier antidotisch eine (miasmatische) Vergiftung des organischen Nervensystems, woraus ihre Einwirkung auf die Ernährung überhaupt als etwas Secundäres, als die Folge der eigenthümlichen Erregung erscheint, welche sie im Gangliennervensysteme hervorzubringen vermögen.

Aeusserlich angewendet, haben die Mittel dieser Ordnung auf die Ernährung, mit den nachzuerwähnenden Ausnahmen, gar keine Wirkung. Die Contraction dagegen wird bei jeder örtlichen Anwendung auch örtlich vermehrt; eine allgemeine Vermehrung derselben findet jedoch nicht statt. Nur das Eisen, wenn es in aufgelöster Form lange äusserlich gebraucht wird, erhöht den allgemeinen *Tonus*. Die Alkaloïde bekunden ebenfalls ihre specifische Kraft gegen das Wechselfieber, wenn man sie in Klystieren oder endermatisch applicirt.

Die Gerbsäure, die Thonsalze und die Eisensalze erweisen sich auch äusserlich als Adstringentia. Sie bilden mit den organischen Stoffen Verbindungen, die grosstentheils im Wasser nicht löslich sind, also auch nicht resorbirt werden und keine allgemeinen Wirkungen äussern können. Sie stillen örtliche Blutungen (*Styptica*), indem sie das Blut gerinnen machen, vielleicht auch (was jedoch nicht bewiesen ist), indem sie das Lumen der Gefässe contrahiren.

§. 4. Anwendung.

Indicationen. a) Atonie der Digestion, der Assimilation, überhaupt der ganzen Ernährung, des ganzen vegetativen Processes. — b) Atonie der Faser, *relaxatio;* profuse Sekretion der Schleimhäute. — c) Wechselfieber.

Contraindicationen. a) Sordes in den ersten Wègen. — b) Plethora; arterielle Constitution; active Congestion. — c) Entzündungen; sthenische Fieber.

Cautelen. a) Die Energie der Verdauung muss in einiger Intensität noch fortbestehen. Die Gerbsäuren und das Eisen erfordern schon einen ziemlichen Grad von Energie der Verdauung. — b) Die Nahrungsmittel müssen reichlich und, nach Maassgabe des Appetits, kräftig, und die Bewegung in freier Luft muss mässig sein (so viel, ohne zu ermüden, vertragen wird). — c) Die Mittel müssen längere Zeit fortgebraucht werden.

Intercurrente Störungen der Digestion und Aufregungen des Gefässsystems muss man beseitigen, ehe man die Mittel weiter geben kann. Um die Digestion aufrecht zu erhalten, verbindet man sie zuweilen mit ätherisch-öligen, spirituösen oder aromatischen Mitteln, und liebt es auch, mit den einzelnen tonischen Mitteln zu wechseln.

Krankheiten. 1) Atonie der Verdauung, mag sie für sich bestehen, oder schon allgemeine Atonie und Kachexie hervorgebracht haben. Es empfehlen sich hier die Amara, die China, vorsichtiger das Eisen und die Gerbsäure. Dahin gehören auch Dyskrasien, die mit Atonie der Verdauung zusammenhängen, als:

a. Helminthiasis. Die Amara und das Eisen, die anthelminthisch wirken, sind für die Entozoën keine Gifte; sie scheinen ihre Wirkung vielmehr lediglich als Roborantia zu vollbringen, und als solche vorzüglich nach Abtreibung der Würmer deren Wiedererzeugung zu hindern. Man wählt sie nur bei reiner Atonie der Digestionsorgane, und zieht in andern Fällen immer die *Excitantia anthelminthica*, als sicherer, vor. Gegen Bandwurm sind sie durchaus unzuverlässig.

b. Scrofulosis mit Atonie. Bei erethischen Skrofeln dagegen, so wie bei erheblichen Degenerationen sind die Tonica zu widerrathen.

c. Gicht, insofern sie erweislich auf einer Störung der Assimilation beruht, und mit Atonie der Gewebe verbunden ist. In den Paroxysmen passen dagegen die Tonica nicht.

d. Chlorosis. Das Eisen ist hier vor allen erprobt, unbedingt, weil in dieser Krankheit das Blut arm an Eisen ist. Doch sind auch die übrigen Roborantia von Nutzen.

2) Atonische Krankheiten der zweiten Wege, insofern sie auf Atonie der Assimilation oder auf Erschlaffung der Gefässe beruhen.

a. Scorbut, wo man mit bittern Mitteln beginnt, und zu China und Eisen übergeht.

　　b. Atonische Dilatation der Gefässe. Bei Dilatatio cor-
　　dis sind die kräftigeren Tonica fast alle empfohlen
　　(namentlich Eisen, Gerbsäure, China); es steht aber
　　ihr Nutzen noch zu beweisen. Gegen Aneurysmen
　　helfen sie nicht. — Gegen Varices, insofern sie von
　　einer fehlerhaften Assimilation bedingt und unter-
　　halten werden, hat man die *Amara resolventia* em-
　　pfohlen. Bei Hämorrhoïden erfüllen sie allgemeine
　　Indicationen.
　　c. Passive Blutungen, namentlich des Uterus. Ge-
　　bräuchlich sind Eisen, Gerbsäure, Alaun, die man
　　auch äusserlich und örtlich mit Vortheil anwenden
　　kann. Entstehèn aber dergleichen Blutungen von
　　Hyperämie wichtiger Organe oder gar von Degene-
　　rationen, so werden die Tonica, besonders das Eisen,
　　eher schaden.

　　3) Allgemeine Atonie von reiner Schwäche, von Mangel an Säften, Anämie, sogenannte Nervenschwäche,
z. B. nach langen und profusen Ausleerungen (Blutungen, Eiterungen, Geschwüren); nach langwierigen, schweren und schmerzhaften Krankheiten (typhösen Fiebern);
nach häufigen und schweren Wochenbetten; nach Aus-
schweifungen; nach unverhältnissmässigen Anstrengungen; nach schweren und schwächenden Curmethoden.
Gepriesen werden hier vorzüglich die Eisenmittel.

　　4) Atonie der Schleimhäute, Relaxation der Gewebe,
passive Schleimflüsse. Die Adstringentia und das Eisen
sind hier angezeigt.

　　a. Ruhren und Diarrhöen, wenn die Entzündung be-
　　seitigt ist.
　　b. Catarrhus chronicùs der Lungen, wie er nach acuten
　　Katarrhen oder nach Lungenentzündungen zurück-
　　bleibt.
　　c. Blennorrhoea urethrae der Männer, und Fluor albus
　　der Weiber, sofern nicht Irritation, Geschwüre, Des- .
　　organisationen zu Grunde liegen.

　　5) Atonische Krankheiten der Nerven, nach allgemeinen Indicationen; denn wenn sie sich auch in manchen
Formen und Fällen nützlich bewiesen haben (Epilepsie,

Veitstanz, Hysterie, Hypochondrie), so fehlen doch alle weiteren Normen.

6) Wechselfieber, wo die Alkaloïde der China mit grösster Sicherheit angewendet werden.

Erste Ordnung.

Amara.

Die *Amara* haben ihren Namen von dem bittern Extractivstoff, den sie als wesentlichen Bestandtheil enthalten, und der in den verschiedenen Mitteln verschieden ist. In einigen findet sich dieser Bitterstoff rein, ohne anderweitige Beimischungen, *Amara mera;* andere dagegen enthalten noch andere wirksame Bestandtheile, wie Salze (*Amara resolventia*), Schleim (*Amara mucilaginosa*), Gerbsäuren (*Amara adstringentia*), ätherische Oele (*Amara aetherea*).

Die *Amara adstringentia* gehören in die zweite Ordnung: Adstringentia, und die Amara aetherea in die dritte Klasse, erste Ordnung: Excitantia tonica.

Sie reizen und stärken im Allgemeinen die Energie der Ernährung.

Erste Abtheilung.
Amara mera.

1. Quassia.

Pharmakographie. Cortex et Lignum.

Quassia amara (*Magnolieae; — Decandria monogynia*), ist ein Baum von 12—15 Fuss Höhe, oder ein baumartiger Strauch in Surinam. — *Quassia excelsa*, ein Baum bis 100 Fuss hoch und 10 Fuss dick, auf Jamaica und den caraibischen Inseln. — Das Holz von Quassia amara kommt in Knütteln, das von Quassia excelsa in grossen Scheiten in den Handel; es ist ziemlich weiss, dick, zähe und schwer zu pulvern. Von der 1/3 Linie dicken Rinde wird es locker umgeben. Es hat keinen Geruch, und einen sehr bittern, nicht unangenehmen, lange anhaltenden Geschmack.

Das Lignum Quassiae besteht zum grössten Theil aus Holzfaser, mit geringen Mengen Bitterstoff, Schleim und Kalksalzen. Der Cortex ligni enthält etwas mehr Bitterstoff, doch ist das Verhältniss noch unbekannt. Dieser

Bitterstoff (Quassit nach Wiggers) ist schwer in kaltem
und heissem Wasser, leicht in wasserfreiem Alkohol löslich, und wird leicht ausgezogen.

Präparate. a) *Lignum Quassiae raspatum.* — b) *Cortex ligni Quassiae conc.* — c) *Extractum Quassiae.*

Wirkung. Die Quassia gilt für die stärkste und
reinste Bitterkeit, welche vorzüglich roborirt, weder Diarrhöe noch Obstruction macht, und das Blut nicht aufregt.

Anwendung. Als Roborans. (Gegen Wechselfieber
und gegen Würmer wenig wirksam.)

Formen. a) Lignum rasp. und Cortex ligni conc. im
Infusum, mit kaltem (oder heissem) Wasser oder mit wässerigem Alkohol, oft in Form eines mit Wasser oder
Wein gefüllten Bechers aus Quassienholz. Dr. 1—2 auf
Colatur Unc. 6, alle 2 Stunden 1 Esslöffel; oder Dr. 2—4
auf Colat. Libr. 1, tägl. 3mal ein Weinglas. — Im Decoct,
schwach abzukochen, entbehrlich. b) Extract, zu Gr.
5—10—15, tgl. 3—4mal; in Bissen, Pillen (wegen der
grossen Bitterkeit nicht gern in Auflösung). Sehr theuer.

Corrigens des Geschmacks: Aromata, Oleosa aetherea, Spir.
aether., Zimmt, Pomeranzen; nicht passend Zucker.

2. Gentiana rubra.

Pharmakographie. *Gentiana lutea;* Enzian. — Die
Wurzel.

Gentiana lutea, gelber (edler) Enzian (*Gentianeae;* — *Pentandria
digynia*), wächst auf den Alpen (namentlich auf dem Jura). Der
Stengel ist krautartig, glatt, dick und hohl, 3—4 Fuss hoch und trägt
schöne, gelbe Blüthen. Die Wurzel stark, ästig, aussen gelblich-braun
und mit ringförmigen Erhabenheiten, innen gelb. Sie hat einen eigenthümlichen Geruch und einen sehr bittern Geschmack. — Andere Arten mit sehr bitterer Wurzel sind: *Gentiana punctata* (Alpen, Sudeten,
Pyrenäen); *Gentiana pannonica* (salzburger Alpen); *Gentiana purpurea*
(Alpen, Pyrenäen).

Die Radix Gentianae enthält (ausser vieler Pflanzenfaser) specifischen Bitterstoff (Gentianin), ätherisches
Oel (? welches Ekel erregen und betäuben soll), Gummi,
Zucker, gelben Farbstoff. Die wirksamen Bestandtheile
sind in Wasser und Alkohol löslich. (Der reine Bitterstoff verhält sich wie eine Säure und neutralisirt basische
Verbindungen.)

Präparate. a) Radix conc. — b) Extract. — c) Das Pulver ist verwerflich, wegen der vielen Faser. — d) Die Tinctur.

Wirkung und Anwendung. Eine ziemlich reine Bitterkeit, fast wie Quassia; doch kann sie leichter Wallungen erregen; (daher Quassia bei sehr sensiblen Personen vorzuziehen).

Formen. a) Rad. conc. im Infusum (Wasser oder Wein). Dr. 2—4 mit Colatur Unc. 6, pro die. Das Decoct, Dr. 4 mit Unc. 12 auf Unc. 8, ist entbehrlich. — b) Extract, zu Gr. 10—20—30, tgl. 3 - 4mal, in weiniger Auflösung; in Pillen. — c) Tinctur zu Dr. ½—1 täglich.

Die Gentiana ist ein gebräuchliches Ingrediens vieler bittern Präparate, z. B. der Tinctura amara, Tinct. Chinae composita, des Elixir Aurantiorum compositum. — Corrigentia wie bei Quassia.

3. Centaurium minus.

Pharmakographie. Tausendgüldenkraut. — Das Kraut.

Erythraea Centaurium, Tausendgüldenkraut (*Gentianeae*; — *Pentandria monogynia*), wächst bei uns in sonnigen Wäldern und Wiesen. Ein Kraut mit einfachem, glattem, oben getheiltem Stengel; kleinen, glatten Blättern und kleinen, rothen, trichterförmigen, fünftheiligen Blumen. Stengel und Blätter sind ohne Geruch und von bitterm Geschmack; die Blumen ohne Geruch und Geschmack. Blüht im Juli, und wird mit der Blüthe (besser vor derselben, im Juni) gesammelt.

Das frische Kraut enthält viel Wasser, so dass es getrocknet gegen ¾ seines Gewichts verloren hat. — Bestandtheile: ein specifischer Bitterstoff, Schleim, Salze.

Präparate. a) Herba conc. — b) Extract (mit heissem Wasser digerirt, ausgepresst und eingedickt).

Wirkung und Anwendung. Wie Gentiana, aber schwächer; doch soll es mehr auflösen und reizbaren Personen besser bekommen.

Formen. a) Herba conc. im Infusum, Unc. ½—1 auf Colatur Unc. 6. Im Decoct, Unc. ½—1 mit Unc. 9 zu Colat. Unc. 6, entbehrlich. — b) Extract, Gr. 10—20—30, tgl. 3—4 mal; in Mixturen, Pillen.

Das Kraut ist ein beliebtes Ingrediens vieler bittern Präparate, z. B. Tinctura amara; —; auch in den sogenannten Visceral-Klystieren.

4. Trifolium fibrinum.

Pharmakographie. *Trifolium aquaticum*, Bitterklee; Biberklee, (von Castor fiber, der es gern frisst), daher durch Verwechselung auch Fieberklee. — Das Kraut.

Menyanthes trifoliata (Gentianeae; — Pentandria monogynia), wächst bei uns auf nassen Wiesen, an den Ufern der Gräben und Teiche. Die Stengel liegen wagerecht und endigen in zwei langgestielte Blätter und einen schaftartigen Blüthenstengel. Die Blätter bestehen aus drei sitzenden Blättchen, der Blüthenstengel trägt eine Traube, welche im Mai und Juni blüht. Die Blätter werden in der Blüthezeit gesammelt.

Die Blätter enthalten frisch über die Hälfte Wasser; sie riechen etwas widerlich, schmecken widerlich bitter, und bestehen aus einem specifischen Bitterstoff (Menyanthin), mit wenig Harz, Eiweiss, Satzmehl, Salzen.

Präparate. a) Herba conc. — b) Extract (mit heissem Wasser digerirt, ausgepresst und eingedickt).

Wirkung und Anwendung. Wie Gentiana, jedoch schwächer, wird daher leichter vertragen. — Gegen Wechselfieber wird es allen Amaris vorgezogen, und reicht hier auch für sich in leichten Fällen aus.

Formen. a) Herba conc. -- α) zu Species (mit einem ätherischen oder aromatischen Corrigens, wie Pfeffermünze), z. B. die *Species amarae Pharmacop. paup.* sind: Herba Millefol., Trifol. fibr., Centaur. min., Menth. piper. und Sem. Foenicul., āā Unc. 1; davon tgl. Dr. 1 (= 1 Theel.) mit 4 Tassen heissen Wassers zum Thee. — β) Infusum (mit Wasser oder Wein), Dr. 4 auf Unc. 6. — γ) Decoct, Dr. 4 mit Unc. 9 auf Unc. 6., (entbehrlich). — b) Extract, Gr. 10—20—30. — c) *Succus recens expressus*, aus den frischen Blättern zur Zeit der Blüthe; tgl. Unc. 1—3, mit Fleischbrühe, Molken. — Auch äusserlich bei scorbutischen Geschwüren.

5. Die Extracte einiger bittern Excitantia.

Die Mittel, welche bittern Extractivstoff und ätherisches Oel enthalten, heissen *Amara aetherea*. Sie sind, ihrer systematischen Stellung nach, *Excitantia oleosa aetherea*, und gehören unter die *Excitantia tonica*.

Die Extracte dieser Mittel enthalten kein ätherisches Oel, und sind daher wie reine Bitterkeiten zu betrachten.

Es gehören dahin die Extracte von Absinthium, Scordium, Tanacetum, cortex Aurantii, Millefolium, Chamomilla, Angustura, Cascarilla.

Zweite Abtheilung.
Amara resolventia.

Die *Amara resolventia* enthalten ausser dem bittern Extractivstoff noch Kali und Kalksalze (essigsaure, äpfelsaure, oxalsaure), und haben gegenwärtig mehr ein historisches, als ein praktisches Interesse.

Sie verhalten sich zunächst als schwache bittere Mittel, welche die Verdauung gelind befördern, ohne aufzuregen. Sie wirken sodann durch ihre Salze gelind resolvirend, und unter Umständen schwach diuretisch.

Die älteren Therapeuten schätzten sie hoch, als Mittel, welche die Stockungen im Unterleibe auflösen sollten. Wo aber Jene Stockungen annahmen, da finden wir jetzt Degenerationen der Eingeweide, namentlich der Leber, Varicositäten (Hämorrhoïden), zum Theil auch keine offenbaren Veränderungen, und wissen, dass gegen diese Uebel die Anwendung der geeigneten Salze in zuverlässigeren, zum Theil löslicheren Formen, namentlich als Mineralwasser, vorzuziehen ist.

Man kann diese Mittel in Species verordnen und infundiren oder abkochen lassen. Zu einem Infusum nimmt man von der Substanz Unc. $\frac{1}{2}$ bis 1, auf Colat. Unc. 6.; zu einem Decoct ebenso viel mit Unc. 9 auf Colat. Unc. 6. — Diese Form ist aber weniger gebräuchlich, als das Extract, welches durch Digeriren, Auspressen und Eindicken bereitet wird und die wirksamen Bestandtheile sehr gut enthält. Gegeben wird es zu Gr. 10—20—30 in Pillen und Mixturen (das Extractum Taraxaci 2—3 mal so stark). — Beliebt waren ehedem auch die flüssigen Auszüge zu Klystieren (*clysmata visceralia Kaempfii*) und die frisch ausgepressten Säfte zu Frühlingskuren.

1. Taraxacum.

Pharmakographie. Löwenzahn. — Kraut, Wurzel.

Leontodon Taraxacum (*Synanthereae;* Trib.: *Cichoriaceae; — Syngenesia aequalis*), wächst bei uns auf Triften und Wiesen sehr häufig. Die ganze Pflanze führt in besondern Gefässen einen weissen, milchähnlichen Saft,

welcher salzig-bitter schmeckt und bittern Extractivstoff
(im Frühling und Herbst aber süssen Extractivstoff),
Salze, Gummi, Caoutchouc enthält. — Sie blüht im April
und Mai.

Die Wurzel ist spindelförmig, senkrecht, oft vielköpfig, aussen
dunkelbraun, innen weisslich und schwammig. Die Blätter wurzel-
ständig, liegend, glatt und gezähnt. Der Schaft aufrecht, glatt, kahl,
röhrig; an der Spitze mit einem Blüthenköpfchen.

Präparate. a) Herba conc. — b) Radix conc. —
c) Extract (aus der Wurzel). — d) *Succus recens expr.*,
aus dem frischen Kraut und der Wurzel im Frühling. —
e) *Extractum liquidum (Mellago) Taraxaci;* Extractconsistenz. — f) *Extractum Taraxaci.* Frische Wurzeln zerstossen, mit Wasser gerieben und ausgepresst, bei gelinder Wärme bis zur Consistenz des Syrups eingedickt.

Da das Extractum liquidum bald sauer wird, und nur im Frühling
und Sommer in dieser Art zu haben ist, so bereitet man einen Mellago
aus den trockenen Wurzeln, wie das Extract, nur dass man die
ausgepresste Flüssigkeit blos bis zur Consistenz des Honigs eindickt.
Neuerdings macht man den Mellago Taraxaci aus Extr. Tarax. 3 und
Aq. destill. 1.

Wirkung und Anwendung. Bei Atonie der Digestion, wie die schwachen bittern Mittel. Wird leicht
vertragen und findet daher häufig Anwendung; aber die
Mixturen werden leicht sauer, und es entstehen dann zuweilen Flatulenz, Kolikschmerzen. — Als Resolvens Monate lang fortzugebrauchen.

Formen. Wie Amara resolventia. — Die Mellago
tgl. zu Unc. 1½—1 und, sowie das Extract, als indifferentes Constituens zu Pillen.

2. Fumaria.

Pharmakographie. Erdrauch. — Kraut.

*Fumaria officinalis (Fumariaceae; — Diadelphia hexan-
dria)*, wächst bei uns auf Aeckern in fettem Boden, und
blüht im Juni bis September. Das Kraut ist ohne Geruch, schmeckt bitter und salzig, und wird zur Zeit der
ersten Blüthe gesammelt.

Bestandtheile: bitterer Extractivstoff, Salze (salzsaures Kali, schwefelsaurer und weinsteinsaurer Kalk) in
ziemlicher Menge, Fumarsäure (als fumarsaurer Kalk),
Satzmehl, Schleim.

Dünne, zarte Stengel, glatt, eckig, saftig, ästig, $\frac{1}{2}$—1 Fuss hoch; die Blätter glatt, zusammengesetzt, saftig, weich, klein, abwechselnd; Blüthen lange, lockere Trauben, röthlich.

Präparate. a) Herba conc. — b) Extract. — c) Succus rec. expr.

Wirkung. Anwendung. Formen. Wie Amara resolventia. Soll die Verdauung besser befördern, als Taraxacum, und besonders kräftig resolviren.

3. Cichorium.

Pharmakographie. Die Wurzel.

Cichorium Intybus, Wegewart (*Synanthereae*; Trib.: *Cichoriaceae*; — *Syngenesia aequalis*), wächst bei uns an unangebauten Orten, und blüht im Juni bis September. Die Wurzel wird im Frühling gesammelt, ist ohne Geruch und von sehr bitterm, wenig salzigem Geschmack.

Bestandtheile: bitterer Extractivstoff, Salze (salzsaures, schwefelsaures, salpetersaures Kali, Salmiak), etwas Zucker, Harz, Schleim.

Die Wurzel ist lang, spindelförmig, oben ästig, aussen bräunlich, innen weiss und fleischig. Sie enthält einen Milchsaft. Der Stengel aufrecht, ästig, eckig, etwas rauh. 2—4 Fuss hoch.

Die geröstete Wurzel (Cichorin), diätetisch als Surrogat des Kaffee. Zu diesem Behufe wird die Pflanze cultivirt, und in Folge dessen die Wurzel dicker, schleimiger und weit weniger bitter.

Präparate. a) Radix conc. — b) Extract. — c) Succus recens expr. (herbae et radicis).

Wirkung. Anwendung. Formen. Wie Amara resolventia.

4. Carduus benedictus.

Pharmakographie. Das Kraut.

Centaurea benedicta (*Synanthereae*, Trib.: *Carduaceae*; — *Syngenesia frustranea*), wächst im südlichen Europa, und wird bei uns in Gärten gezogen. Das frische Kraut, das man kurz vor der Blüthe sammelt und von den Stengeln befreit, enthält viel Wasser, so dass es getrocknet gegen $\frac{3}{4}$ seines Gewichtes verliert. Es ist ohne Geruch und von bitterm, unangenehmem Geschmack.

Bestandtheile: bitterer Extractivstoff (Cnicin, nach *Cnicus benedictus* Dec.), Salze, Schleimzucker, Harz.

Der Stengel aufrecht, ästig, haarig; Stengelblätter sitzend, haarig, buchtig, dornig; Blüthen an der Spitze der Zweige zu Blüthenköpfchen vereinigt, in einer Hülle, deren dornige Schuppen dachziegelförmig über einander liegen.

Das Kraut von *Centaurea officinalis* ist gleichfalls bitter, und unter dem Namen *Centaurium majus* ehedem officinell gewesen.

Präparate. a) Herba conc. — b) Extract.

Wirkung und Anwendung. Wie Amara resolventia. — Als ein Mittel, das gleichzeitig sowohl Tonicum als Resolvens, Diaphoreticum und Diureticum sein sollte, ist es früher sehr beliebt gewesen.

Formen, wie bei Amara resolventia. Der Geschmack ist so widerlich, dass leicht Erbrechen entsteht; daher nicht im Infusum oder Decoct, sondern als Extract in Pillen.

5. Rubia tinctoria.

Pharmakographie. Färberröthe. — Die Wurzel.

Rubia tinctorum, Färberröthe, Krapp (*Rubiaceae; — Pentandria monogynia*), wächst im westlichen Asien und südlichen Europa, und wird bei uns cultivirt. Die Wurzel ist geruchlos, süsslich und etwas bitter; sie ist kriechend, sehr lang, von der Dicke eines Federkieles, aussen dunkelbraun, innen heller, und treibt mehrere Stengel. Diese sind 3—4 Fuss lang, ästig, vierkantig, liegend, dünn und knotig. Die Blumen, in schlaffen Rispen, klein, gelblich.

Bestandtheile. Krystallinische Farbstoffe (Krapppurpur, Krapproth und Krapporange), die in Alkohol, Aether und Alkali leicht, in Wasser aber schwierig sich lösen; Extractivstoff; harzartige Materien; Salze (von Kali, Kalk); Schleim. Ausserdem 2 Säuren: Krapp- und Rubiaceensäure.

Präparate. a) Radix concisa und Radix pulverata. — b) Extract

Wirkung. Die resorbirten Farbstoffe haben grosse Verwandtschaft zum Eiweiss, noch mehr zu den Knochen. Gebraucht man die Wurzel einige Zeit, so werden die Knochen roth gefärbt; ebenso auch der Urin, der Schweiss, die Milch, aber nicht die Aponeurosen und Sehnen. Die Färbung hört allmälig wieder auf, wenn man das Mittel aussetzt.

Anwendung. Nicht in der Klinik, wohl aber zu physiologischen Experimenten. — Gegen Knochenkrankheiten, wo es empfohlen war (Richter), hat es gar keinen Erfolg.

Formen. a) Das Pulver, zu Scr. 1—2—3. — b) Die Abkochung, Unc. ½—1 mit Libr. 1 auf Unc. 6—8. Viel und ohne Nutzen gebraucht bei rhachitischen Kindern. — c) Extract, zu Gr. 15—20 p. dosi.

6. Bilis bovina.

Pharmakographie. *Fel Tauri*, Ochsengalle.

Die Galle, *Bilis*, *Fel*, ist ein Sekret der Leber, und in der Gallenblase, *vesica fellea*, enthalten. Es ist nicht bekannt, wie sie bei den verschiedenen Thieren verschieden ist. Die vorzüglichsten Bestandtheile sind meist specifischer Art: Wasser (80 bis 90 %), Gallenstoff, Gallenharz, Gallensäure, Gallenfarbstoff, Gallenfett, Gallenschleim und Salze. Neuerdings erklärt Liebig die Galle für ein Natronsalz, bestehend aus cholsaurem und choleïnsaurem Natron.

Die Galle des Rindes, *Bos Taurus*, ist grün, riecht widerlich und schmeckt bitter. Sie enthält viel Natronsalze, und lässt sich nicht aufbewahren.

Präparate. a) Bilis recens, von frisch geschlachteten Ochsen. — b) *Fel Tauri inspissatum*. Die frische Galle wird im Dampfbade zur Consistenz eines Extractes abgedampft. — c) *Natrum choleïnicum s. bilicum*. Fast identisch damit ist *Fel Tauri depuratum siccum*, durch Mischung und Abdampfung frischer Galle mit reinem Alkohol; bildet ein gelbweisses Pulver, in Wasser und Alkohol klar löslich.

Wirkung und Anwendung. Wie die Amara resolventia. Sie vermehrt namentlich den Appetit und befördert die Verdauung.

Früher war sie viel im Gebrauch, zumal da man glaubte, sie könne als thierischer Stoff leichter assimilirt werden und obenein die fehlerhafte eigene Galle ersetzen.

Formen. a) Bilis recens, sehr entbehrlich — Innerlich zu Dr. 2—4 tgl. einigemal, in Mixturen (schmeckt

ekelhaft; als Corrigens Zimmt- oder Pfeffermünzwasser,
Wein). — Aeusserlich ehedem als thierischer Stoff zum
Vehikel für Salben und Einreibungen. — b) Fel inspiss.,
zu Gr. 10—20—30 in Pillen; des ekelhaften Geschmacks
wegen nicht gern in Mixturen. — Aeusserlich zu Klystieren, Augentropfwasser (Dr. $\frac{1}{2}$—1 auf Dr. 4), Salben
(z. B. mit Kochsalz und Nussöl āā, bei Drüsengeschwülsten). — c) Fel Tauri siccum und Natrum bilicum, zu Gr.
5 – 10,3 mal tgl. in Pillen.

7. Succi recenter expressi.

Die jungen Pflanzen bestehen grösstentheils aus
Schleim, mit etwas Eiweiss und einigen Salzen; wenn
sie aber älter werden, so bilden sich in ihnen die eigenthümlichen Extractivstoffe, die Alkaloïde u. dgl. Von
verschiedenen jungen Pflanzen hat man nun den Saft ausgepresst und zu sogenannten Frühlingskuren benutzt. Die Art der Pflanzen, so lange sie noch jung sind,
scheint keine erhebliche Verschiedenheit des Saftes zu
bedingen.

Dergleichen Pflanzen sind namentlich die vaterländi-
schen Amara (Taraxacum, Fumaria, Cichorium, Carduus
benedictus, Trifolium fibrinum, Centaurium minus, Millefolium u. a.), die Acria aromatica (Cochlearia, Nasturtium
aquaticum) und einige andere (Gramen, Saponaria, Chelidonium majus, Hedera terrestris u. a.).

Die Säfte werden zu Unc. 1—2—3 des Morgens getrunken, und eine methodische Diät, unter mässiger Bewegung im Freien, vorgeschrieben. Anfänglich pflegen
sie die Verdauung zu belästigen; später aber, wenn sie
erst etwas von den wirksamen Bestandtheilen der Pflanzen enthalten, werden sie gut vertragen, und befördern
die Verdauung.

Früher waren sie vielgepriesene Resolventia; jetzt
aber haben sie fast nur noch historisches Interesse,
und sind von den weit kräftigern Mineralwässern verdrängt.

Dritte Abtheilung.
Amara mucilaginosa.

Ausser dem bittern Extractivstoff enthalten die *Amara mucilaginosa* Schleim, Gummi und Satzmehl in reichlicher Menge, oft bis zur Hälfte des Pflanzentheils. Diese Stoffe sind reizlose Nahrungsmittel, die aber bei der verhältnissmässig geringen Dose der Präparate wenig in Betracht kommen. Die Mittel dienen zur Beförderung der Ernährung und verhalten sich hauptsächlich als Roborantia der Schleimhäute, bei Atonie derselben.

1. Columbo.

Pharmakographie. *Colombo.* Columbowurzel. — Die Wurzel.

Menispermum palmatum oder *Cocculus palmatus* (*Menispermeae; — Dioecia dodecandria*), wächst im östlichen Afrika. Die Wurzel ist spindelförmig, knollig, fleischig, oben von der Dicke eines Kinderarms, aussen braun, innen gelb, mit zahlreichen Längsfasern; ohne Geruch, bitter, durch Iod blau gefärbt. Stengel krautartig, von der Dicke eines Federkiels, kletternd; in der männlichen Pflanze einfach, in der weiblichen ästig. Blüthe in Trauben. Neuerdings wird als Mutterpflanze *Iateorrhiza palmata* Miers genannt.

Bestandtheile: bitterer Extractivstoff (Columbin), Stärkemehl (30 %), Schleim (10 %).

Präparate. a) Radix conc. und pulver. — b) Extract, durch Digeriren mit Alkohol bereitet, wobei die schleimigen und mehligen Bestandtheile zurückbleiben.

Wirkung. Sie befördert zunächst die Digestion, wie die Amara, ohne zu erhitzen. Sodann und vorzüglich wirkt sie tonisch auf die Schleimhaut des dicken Darms und vermindert dessen Sekretion.

Anwendung. Ganz vorzüglich in chronischer Diarrhöe von Atonie des dicken Darms, (nicht aber von organischen Fehlern), sowie in den Ausgängen der Ruhr.

Formen. a) Rad. conc. zu Unc. $\frac{1}{2}$ mit Unc. 9—12 auf Colat. Unc. 6 eingekocht. (Ist bitter und schleimig). — Das Infusum, so wie das Pulver, unzweckmässig. — b) Extract, zu Gr. 10—15—20, tgl. 3—4 mal, in Pillen und Mixturen. (Sehr theuer.)

2. Simaruba.

Pharmakographie. Ruhrrinde. — Die Rinde der Wurzel.
Simaruba officinalis (Quassia Simaruba Linn.), ein
häufiger, hoher Baum in Guiana und auf den Caraiben
(*Magnoliae; — Decandria monogynia*). Die Rinde der Wurzel erhalten wir in zusammengerollten Stücken, einige Fuss
lang, einige Zoll breit, einige Linien dick. Sie ist faserig,
zähe, sehr biegsam, aussen höckerig, warzig, schmutzig
gelb. Sie hat keinen Geruch und schmeckt rein bitter.
    Bestandtheile: bitterer Extractivstoff, viel Schleim,
etwas Harz und Salze.
    Präparate. a) Cortex radicis. — b) Extract.
    Wirkung. Tonisch für die Digestionsorgane, ähn-
lich wie Quassia. Sie verlangt eine gewisse Energie der
Verdauungskraft, und macht leicht Uebelkeit und selbst
Erbrechen; daher als Tonicum nicht gebräuchlich.
    Anwendung. Früher vielfach und neuerdings wie-
derholentlich in der Ruhr sehr empfohlen, sobald die
Entzündung nachgelassen. Sie leistet aber hier kaum
mehr, als andere Amara. Daher entbehrlich.
    Formen. Cortex radicis conc., zu Dr. 4: a) im In-
fusum (nicht schleimig, mehr bitter), auf Colat. Unc. 6. —
b) im Decoct (schleimig), mit Unc. 12 auf Colat. Unc. 8,
alle 2 Stunden 1 Esslöffel voll.

3. Lichen islandicus.

Pharmakographie. Isländisches Moos. — Das Laub.
    Cetraria islandica (Lichenes; — Cryptogamia, Algae),
eine Flechte von 2—4 Zoll lang, wächst auf unsern
nördlichen Gebirgen (Schlesien, Thüringen); das Laub
(*thallus*) ist aufrecht, gelappt und zusammengerollt. Die
Lappen der unfruchtbaren Flechte, die weit häufiger vor-
kommt, sind schmal, gezähnt und am Rande borstig; die
der fruchtbaren sehr breit und stumpf. Die Farbe grau-
lichweiss, gegen die Spitze grün oder (häufiger) braun;
an der Basis gewöhnlich roth gefleckt. Sie ist ohne Geruch, und von unangenehm schleimigem und bitterm
Geschmack.
    Bestandtheile: a) bitterer Extractivstoff (Cetrarin), ein weiss-
liches Mehl, das in kaltem Wasser sehr schwer, in heissem und in

Alkohol wenig, aber leicht löslich in Wasser ist, das kohlensaure Alkalien enthält. — b) Satzmehl, Moosstärke (Lichenin, gegen 44 %), die nicht körnig ist, in heissem Wasser sich löst, und beim Erkalten gelatinisirt. — c) Zucker, Gummi, lichensaure u. a. Salze.

Präparate. Lichen island. conc. — Auch mit Cacao und Zucker zu Chocolade bereitet.

Wirkung. Diese Flechte verhält sich theils als *Tonicum amarum*, theils als *Nutriens emolliens*, denn: 1) sie vermehrt den Appetit und befördert die Verdauung; — 2) sie nährt und vermehrt (direkt und indirekt) die materielle Grundlage des Körpers; — 3) sie reizt nicht und regt nicht auf, wenn nicht Entzündung vorhanden ist; — 4) sie hüllt die Schärfen ein; — 5) sie stärkt die Schleimhäute, besonders der Lungen.

Anwendung. a) Diätetisch als Nahrungsmittel gleich den Amylaceen, von der Bitterkeit durch Potasche (Ʒj durch Ʒβ Kali carbon.) befreit (in Island gewöhnlich so gebraucht). — b) Bei allgemeiner Atonie, mit schlechter Verdauung, Abmagerung, profusem Säfteverlust; auch wenn sich schon bestimmte atonische Krankheitsformen ausgebildet haben.

Besonders gepriesen: a) bei reiner Schwäche der Lungen (nach acuten Krankheiten); — b) bei atonischer Blennorrhöe der Lunge (*phthisis pituitosa*); — c) bei atonischer Tuberculosis der Lunge; — d) bei Tabes, nach profusen Ausleerungen.

Es steht nicht zu bezweifeln, dass sie keine Tuberkeln heilen kann, und wenn sie hier so viel gepriesen wird, so bedenke man, wie misslich die Diagnose im ersten Stadium ist. In spätern Stadien ist sie ein brauchbares Beihülfsmittel. Sie schadet aber unbedingt bei den in dieser Krankheit so häufigen Zuständen von Irritation und Entzündung, während des Erweichungsprocesses.

Formen. Zu Unc. ½ auf den Tag. Man unterscheidet die Formen, je nachdem man die Moosstärke mit oder ohne den Bitterstoff haben will. (Ein Infusum würde blos den Bitterstoff ohne die Stärke enthalten; als reines Amarum aber hat man bessere Mittel). — a) Decoct, bitter und schleimig; und zwar Unc. 1 mit Unc. 16 auf Unc. 12 mehr bitter, dagegen mit Unc. 16 auf Unc. 8 mehr schleimig.

b) *Decoctum ab amaritie liberatum* (*s. dulce*). Man entfernt den Bitterstoff, indem man die Flechte mit heissem Wasser abbrüht, und nachher kocht; oder indem man sie zuvor mit Wasser und Kali carbonicum ein Paar Stunden

8*

digerirt (Kali carbon. Dr. ½ auf Lich. islandic. Unc. 1). —
c) *Gelatina*, schleimig, wenig bitter. Unc. 1½ werden mit
Wasser Unc. 9 auf Unc. 3 eingekocht, und die Colatur,
gehörig versüsst, hingestellt, damit sie kalt werde. —
d) *Gelatina pulverata*.

4. Carrageen. Lichen Caragaheen.

Pharmakographie. *Fucus irlandicus.* Perlmoos, Seemoos.

Sphaerococcus crispus, auch *S. mamillosus* Agardh(*Fucus
crispus*), das Caragheen (*Algae*; — *Cryptogamia, Algae*),
ein Tang im atlantischen Meere, an den Küsten besonders von Irland, Britannien, Norwegen. Die ganze Pflanze
ist zähe, biegsam, knorpelig, bräunlich oder gelblich,
einige Zoll bis zu 1 Fuss lang. Das Laub nervenlos, unten einfach, nach oben mehrfach getheilt. Getrocknet
ist es hornartig, schmutzig gelblich.

Bestandtheile: Schleim und Satzmehl. (Auch Iod
und Brom?) — Ist noch viel schleimiger als Isländisches
Moos ohne Bitterstoff.

Präparate. Lichen Carrageen conc.

Wirkung u. Anwendung. Wie Lichen island.
ab amaro liberatus. Diätetisch in Irland.

Formen. Dr. ½—1—1½ pro die. a) Decoct, selten; Dr. ½—1 mit Unc. 9 auf Unc. 6. — b) Gelatina,
Dr. 1½ mit Unc. 5 auf Unc. 3.

Maceriren mit kaltem Wasser, einige Minuten lang, benimmt den
multrigen Geschmack. — Corrigens: Zucker, Honig, Oleum de Cedro,
Syr. Cinnamomi oder Rubi Idaei, Aqua Laurocerasi.

5. Obsolete Mittel.

1) *Tussilago*, die Blätter von *Tussilago Farfara* (*Synanthereae; — Syngenesia superflua*), Huflattig, wächst
bei uns auf lehmigem Boden. Die Blätter enthalten sehr
viel Schleim und wenig bittern Extractivstoff. Sie verhalten sich ganz wie die Emollientia mucilaginosa, und
werden noch zuweilen als Adjuvans zu *Species pectorales*
gesetzt. Früher stellte man sie dem Isländischen Moos
an die Seite.

Form: Unc. ½—1 im Infusum oder schwachen
Decoct, auf Colatur Unc. 6.

2) *Galeopsis grandiflora.* Kraut und Blumen enthalten Schleim, Zucker, wenig Bitterstoff und Harz; bilden das wichtigste Ingrediens eines ehemaligen Arcanum, der sog. Lieber'schen (Abzehrungs-) Kräuter.

Zweite Ordnung.
Adstringentia.

Erste Abtheilung.
Mittel mit Gerbstoff.

1. China.
Die Rinde.

Pharmakographie. Die China ist die Rinde verschiedener Arten von Bäumen, die zu der Gattung *Cinchona* gehören (*Rubiaceae; — Pentandria monogynia*), und in Südamerika auf den Anden in einer Höhe von 3000 bis 9000 Fuss gefunden werden.

Linné unterscheidet zwei Arten: *Cinchona officinalis* und *Cinchona caribaea*; die letztere bildet aber gegenwärtig eine besondere Gattung, *Exostemma*, und ihre Rinde, die als *China nova* in den Handel kommt, wird der von Cinchona sehr nachgesetzt und soll keine Alkaloïde enthalten. — van Bergen unterschied 27 Arten der Cinchona, de Candolle 16 davon und 17 der Exostemma.

Die Rinden werden im September und October bei trockenem Wetter gesammelt und an der Sonne getrocknet. Die Arbeiter unterscheiden sie dabei nicht nach den verschiedenen Bäumen, sondern nehmen sie, wie sie gerade beisammen wachsen. Im Handel werden sie daher auch nur nach den Fundorten unterschieden. Die gebräuchlichsten und bekanntesten Arten der Chinabäume sind:

a. Cinchona Condaminea (Humb., Bonpl.), bei Loxa, Uritusinga, Kaxanuma, wo sie früher ganze Wälder bildete. Der Baum ist über 18 Fuss hoch und 1 Fuss dick.

b. Cinchona scrobiculata (Humb., Bonpl.), in Peru, 30 Fuss hoch. Sie bildet unermessliche Wälder und liefert eine der gemeinsten und geschätztesten Rindensorten.

c. Cinchona lancifolia, 30 Fuss hoch, in Bogota, Neugranada, Peru, in den höchsten Regionen. Nach de Candolle gehören dahin Cinchona nitida, Cinchona lanceolata und Cinchona angustifolia.

d. Cinchona pubescens. Dahin zählt de Candolle 1) die Cinchona cordata in Neugranada, 20 Fuss hoch, in hohen Regionen; — 2) Cinchona ovata, 30 Fuss hoch, in wärmern Regionen, bei Pozuzo; — 3) Cinchona hirsuta, 10 Fuss hoch, strauchartig, in hohen und kalten Regionen.

e. Cinchona magnifolia, 40 Fuss hoch, in Neugranada. (Cinchona oblongifolia).

f, Cinchona ovalifolia, in Santa Fé.

g. Cinchona glandulifera, 12 Fuss hoch, strauchartig, in Peru.

⌐ Im Handel sind folgende Rindensorten gewöhnlich:

a. China Huanuco, von Cinchona micrantha, glandulifera, scrobiculata; doch ist die Abstammung nicht genau ermittelt. Sie enthält 100—200 Gran Cinchonin in 1 Pfund, und kein (oder äusserst wenig) Chinin (v. S a n t e n).

b. China Huamalies, deren Abstammung unbekannt, wahrscheinlich von Cinch. purpurea, enthält Cinchonin Gr. 60—70, und Chinin gar nicht oder doch nur sehr wenig (v. S a n t e n).

c. China Loxa, Kronchina, von Cinchona Condaminea und vielleicht noch von anderen Arten; enthält Cinchonin Gr. 5—10, und Chinin ebensoviel oder etwas mehr.

d. China Jaën, blasse Ten-China, von Cinchona ovata und pubescens; enthält wenig Alkaloïde, doch etwas mehr Cinchonin als Chinin.

e. China Pseudo-Loxa, dunkele Ten-China, von Cinchona lancifolia; enthält keine Alkaloïde und ist daher nicht anzuwenden.

f. China regia, China Calisaya, wahrscheinlich von Cinchona lancifolia; enthält 70—150 Gr. Chinin und wenig Cinchonin.

g. China flava dura, von Cinch. cordata; enthält Gr. 30—40 von jedem der Alkaloïde.

h. China flava fibrosa, aus Neugranada, von unermittelter Abstammung; enthält gegen 30 Gr. Cinchonin und weniger Chinin.

i. China rubra, von Cinchona magnifolia (oblongifolia, auch von Cinchona scrobiculata). Die Menge des Chinin und Cinchonin differirt ungefähr zwischen Gr. 70—170.

Was die Pharmakopöen *Cortex Chinae fuscus* nennen, das ist namentlich China Huanuco, doch auch China Huamalies, Loxa, (Jaën). Die China flava (dura und fibrosa) werden der *China regia* häufig substituirt, so dass alle drei Sorten unter dem Namen *Cortex Chinae regius* oder *Cortex Chinae flavus* passiren.

Die besseren Pharmakopöen der Neuzeit unterscheiden :

1. Braune Chinarinde, Cortex Chinae fuscus, Cortex Peruvianus, wozu folgende Sorten gehören : China Huanuco, China Loxa (Kronchina), Ch. Huamalies, — auch China Jaën (nigricans und pallida), Ten-China. Nach der Preuss. Pharmakopöe von Cinchona macrocalyx et Uritasinga Pavon und Cinch. Condaminea Humb.

2. Gelbe Chinarinde, Königschina, Cortex Chinae regius s. flavus, von Cinchona Calisaya (Weddel), aber auch von China flava dura (Quina de Santa Fé) und Ch. flava fibrosa. Soll mindestens 3½ pCt. an Chinabasen enthalten.

3. Rothe Chinarinde, Cortex Chinae ruber.

Falsche Chinarinden, d. h. solche, die kein Chinin und Cinchonin, wohl aber Chinovabitter enthalten, liefern China Pitaya, China de Santa Lucia (in West-indien), China caribea, China nova, welche sämmtlich nicht von der Gattung C i n c h o n a, sondern von der Gattung E x o s t e m m a (auch von Buena und Remija) ab-stammen, und China alba.

Bestandtheile. Chinin, Cinchonin, Chinasäure, Chinagerbsäure, Chinaroth, und als weniger wichtig: Kalk (als chinasaurer Kalk), Stärke, Gummi, gelber Farbstoff, Harz, Fett. Die verschiedenen Sorten enthalten die Al-kaloïde in verschiedener Menge. Das meiste Cinchonin enthält die China Huanuco (fast ohne Chinin), und das meiste Chinin die China regia (fast ohne Cinchonin). Je mehr eine Rinde Alkaloïde enthält, desto weniger ent-hält sie Chinasäure, und umgekehrt.

Präparate. a) Cortex Chinae fuscus cont. und pul-ver. (*Cortex Chinae officinalis, Cortex Peruvianus*). — b) Cortex Chinae regius cont. und pulver. — c) Cortex Chin. ruber cont. und pulver., enthält sehr viel Cinchonin und sehr viel Chinaroth, ist daher schwer verdaulich und besonders stark adstringirend. — d) Tinctur, enthält Al-kaloïde und Gerbsäure, wie die wässerigen Auszüge. Zu-sammengesetzte China-Tincturen sind viele in Gebrauch (z. B. *Tinctura Chinae composita s. Elixir roborans Whyttii*). — e) *Extractum frigide paratum*, sowohl von Cortex fuscus als Cort. regius durch wiederholte Macera-tion bereitet, und dann die Colatur zur Consistenz eines Syrups eingedickt; enthält wenig Alkaloïde, viel Gerb-säure; ist sehr theuer. — f) *Extractum (aquosum)*, von China fusca und regia, durch wiederholtes Kochen; die Colatur eingedickt zur Extractconsistenz; enthält einen grossen Theil der Alkaloïde, Gerbsäure und Chinaroth. — g) *Ex-tractum Chinae spirituosum*, aus einem kalten geistigen Aufgusse bereitet; enthält die Alkaloïde, Gerbsäure und Chinaroth. — h) Chininum, Cinchoninum und de-ren Salze; s. S. 123 ff.

Die Chinasäure, die sich als chinasaurer Kalk findet, krystallisirt, schmeckt sehr sauer und nicht bitter, und ist in Wasser und Alkohol löslich. Der chinasaure Kalk ist in 6 Th. Wasser, aber nicht in Al-kohol löslich, und findet sich in den Präparaten, die mit Wasser berei-tet werden.

Die Chinagerbsäure, die in Wasser, Alkohol und Aether löslich und grossentheils an die Alkaloïde gebunden ist, oxydirt zu Chinaroth. Dies ist in Wasser und Aether fast gar nicht, ziemlich in Alkohol und leicht in Essigsäure löslich; es verbindet sich mit Basen und findet sich in der Rinde an die Alkaloïde gebunden. Die Präparate mit kaltem Wasser enthalten es nicht, wohl aber die spirituösen und die Abkochungen (wo es sich nach dem Erkalten zum Theil ausscheidet).

Wirkung. a) Chinin und Cinchonin sowie deren Salze scheinen keine erheblich verschiedenen Wirkungen hervorzubringen (die meisten Beobachtungen hier beziehen sich indess auf Chininum sulphuricum). Sie erzeugen bei gesunden Menschen keine auffallenden Erscheinungen; in grossen Gaben aber (Gr. 10—20) machen sie Uebelkeit, Kolik, Diarrhöe, Congestionen nach dem Kopfe, Ohrensausen. Sie verhalten sich weder als Roborantia, noch als Adstringentia; wohl aber sind sie die stärksten Fiebermittel, und beseitigen alle Krankheiten mit regelmässig intermittirendem Typus.

b) Wie sich Chinasäure, Chinagerbsäure und Chinaroth verhalten, ist noch unbekannt; die Gerbsäure scheint sich aber mehr als Roborans, das Chinaroth mehr als Adstringens zu verhalten.

c) Die Rinde verhält sich in kleinen Gaben als Roborans und als gelindes Adstringens. Rinden aber, die viel Chinaroth enthalten, sind sehr adstringirend und belästigen die Verdauung bald. Grosse Gaben machen Indigestion, Erbrechen, Diarrhöe; bei langem Gebrauche entstehen Congestionen, Wassersuchten aus gehemmtem Kreislaufe. Bei atonischer Relaxation der Gewebe wird die Contraction der Faser erhöht, und Krankheiten mit regelmässig intermittirendem Typus werden gehoben.

Anwendung. Im Allgemeinen als das vorzüglichste Mittel bei jeder reinen Atonie, zumal wenn gleichzeitig die Contraction der Gewebe zu vermehren ist; bei jeder regelmässigen Intermittens. Gegenanzeigen sind, ausser den allgemeinen der Tonica, hier noch grosse Schwäche der Digestion; denn die China wird in keiner Form so leicht vertragen, als die Amara.

Am geeignetsten für folgende Zustände:

1. Atonie des Magens und Darmkanals, schwache Verdauung, mit gleichzeitig allgemeiner Atonie, mit Re-

laxation der Gewebe und mit passiven Profluvien. (Bei einfacher Atonie der Verdauung, oder wenn die Schwäche sehr gross ist, sind die Amara vorzuziehen).

2. Atonische Blennorrhöen der Lungen, des Darmkanals, der Genitalien, der Harnorgane; vorausgesetzt, dass weder Entzündung (active Irritation), noch Degenerationen diese Krankheiten begleiten; — daher mit Vorsicht bei Blennorrhoea pulmonum, wo so häufig Tuberkeln oder doch Degeneration der Schleimhaut vorhanden.

3. Passive Blutungen aus atonischer Relaxation der Gewebe, aber nicht bei Degeneration derselben; auch nicht bei passiver Congestion, die von Degeneration anderer Organe abhängig ist (wie z. B. Metrorrhagie bei Leberkrankheiten).

4. Allgemeine Schwäche bei profusem Säfteverlust; aber nicht nach (bedeutenden) activen Blutungen, z. B. nach grossen Wunden.

5. Dyskrasien und Kachexien mit Atonie, z. B. Scorbut, Chlorose, Skrofeln; jedoch hauptsächlich nur als Adjuvans, wo es darauf ankommt, die Assimilation zu erheben.

6. Asthenische Fieber, bei wahrer *prostratio virium* (nicht aber bei *suppressio virium*), unter sorgfältiger Beachtung der Contraindicationen (sehr grosse Schwäche, *Sordes*, Entzündung, Neigung zu Blutungen). Man achte besonders darauf, dass die China vom Magen vertragen, und dass die Beweglichkeit des Gefässsystemes nicht noch mehr aufgeregt werde. Hierher gehören Febris nervosa, typhosa, putrida, lenta; Gangraen.

7. Nervenkrankheiten (Epilepsie, Veitstanz, Prosopalgie, Cephalalgie, Cardialgie, Hypochondrie, Hysterie u. dgl.), namentlich wenn sie regelmässig intermittiren (sog. verlarvte Wechselfieber). Hat die China hier auch in den andern Fällen häufig geholfen, so fehlt es dafür doch an sichern Indikationen, und man kann sich daher nur an die allgemeinen halten, oder sie (unter Beachtung der nöthigen Cautelen) empirisch versuchen.

8. Wechselfieber, (vergl. Chinin, S. 123).

Formen. Im Allgemeinen innerlich zu Gr. 10—20
bis 30, tägl. 3—4mal als Tonicum. Zu Scr. 1—2—4 gegen Wechselfieber, einigemal in der Apyrexie. Gegen
Wechselfieber wählt man gegenwärtig immer die Alkaloïde, und benutzt die Rinde selbst nur als Tonicum, und
nur zu flüssigen Formen, mit aromatischen, spirituösen
und ätherisch-öligen Zusätzen. Pulver, Pillen, Schüttelmixturen wählt man nur bei guten Verdauungskräften.
Die China rubra ist innerlich nicht zu empfehlen.

1. Cortex pulv., etwa in Schüttelmixturen mit Wein.

2. Cortex cont. (gröblich gepulvert): a) als *Infusum frigide paratum,* Unc. ½—1 auf Unc. 6—8 Wasser oder
   Wein, esslöffelweise (leicht verdaulich, wird besonders gut vertragen). — b) *Infusum calide paratum,*
   ebenso. (Die Infusa enthalten nur wenig Chinaroth).
   — c) Decoct, Unc. ½—1 mit Unc. 12—16 auf Unc.
   6—8 Wasser; alle 2 Stunden 1 Esslöffel. Es enthält mehr Alkaloïde und mehr Gerbsäure als die Infusa, aber auch viel Chinaroth und Harz (die sich bei
   dem Erkalten ausscheiden und die Mixtur trüben);
   ist daher schwer verdaulich und immer mit einem
   Corrigens für die Verdauung zu verbinden.

3. Tinctur, zu Dr. ½—1, nur als Adjúvans zu andern
   Tonicis. — Die China ist sehr häufig ein Ingrediens
   tonischer Elixire oder der *Tincturae compositae.*

4. Extract, zu Gr. 10—20—30, tägl. 2—4mal, in Pillen
   und Mixturen.

5. Extractum frigide paratum, zu Scr. 1 bis Dr. 1.

6. Extr. spirituosum, zu Gr. 5—10—20, tägl. 2—4mal.

Aeusserlich war die China früher als Tonicum adstringens vielfältig in Ruf. Gegenwärtig aber wird sie nur
noch in einigen Fällen gebraucht, denn sie ist zu theuer,
und wir besitzen andere und kräftigere Mittel, so namentlich Quercus (als Adstringens), Kohle, Chamillen.

a. Cortex pulv., zu Zahnpulvern, selten zu Streupulvern.
b. Extr. aquos. und spirit. zu Mund- und Zahnmitteln,
   Pomaden.

2. Chininum und Cinchoninum.

Pharmakographie. Das Chinin findet sich vorzugsweise in der China regia, das Cinchonin in der China Huanuco und China Huamalies, beide ziemlich in gleicher Menge in China Loxa, rubra und flava. Sie bilden daselbst mit den Säuren der Rinden neutrale Salze, und werden durch reines Wasser unvollständig ausgezogen, vollständig durch Kochen mit angesäuertem Wasser, wodurch sich lösliche Salze bilden, namentlich mit Salzsäure.

Bereitung. 1) Man digerirt die Rinde wiederholt mit diesem sauren Wasser und vermischt die Colaturen. 2) Der flüssige Auszug wird mässig abgedampft, und 3) durch Zinnchlorür gefällt, wodurch färbende Stoffe, Harz u. dgl. ausgeschieden werden. 4) Der Auszug wird colirt. Die Colatur enthält jetzt die Chinasalze und etwas überschüssiges Zinn. Dies wird durch Schwefelwasserstoffgas gefällt, und das überschüssige Gas durch Wärme ausgetrieben. 5) Filtrirt man und setzt kaustisches Kali zu. Die Pflanzensäuren verbinden sich mit dem Alkali, und die Pflanzenbasen fallen zu Boden. 6) Der Niederschlag wird gesammelt, in heissem Alkohol aufgelöst, etwas abgedampft. 7) Lässt man die Flüssigkeit ruhig erkalten, so krystallisirt dann das Cinchonin heraus, und das Chinin bleibt im Alkohol gelöst. 8) Das Cinchonin wird entfernt und in der übrigen Lösung durch Schwefelsäure Chininum sulphuricum niedergeschlagen. 9) Das Chininum sulphuricum wird in heissem Wasser aufgelöst, und mit Liquor Natri caustici das Chinin niedergeschlagen.

Diese Alkaloïde sind weisse, lockere und leichte Krystalle, ohne Geruch und von sehr bitterm Geschmack. Chinin ist löslich in 400 Theilen kaltem Wasser, 250 heissem Wasser, 30 kaltem Alkohol, 2 heissem Alkohol, 60 Aether; Cinchonin im kalten Wasser kaum, in 2500 heissem Wasser, in Alkohol wenig, in Aether leicht.

Auf direktem Wege bilden sie mit Säuren Salze, von welchen die schwefelsauren, essigsauren, salzsauren, phosphorsauren versucht worden sind. Da sie sich aber therapeutisch nicht zu unterscheiden scheinen, so sind gegenwärtig nur die schwefelsauren in officinellem Gebrauch.

Chininum sulphuricum, ein basisches Salz, krystallisirt in weissen glänzenden Nadeln, ist leicht, locker, sehr bitter, löslich in kaltem Wasser 800, in 30 heissem Wasser, in 60 Alkohol, in Aether kaum. Durch Zusatz von etwas verdünnter Schwefelsäure ($1\frac{1}{2}$ Theile) bildet sich neutrales Salz, und dieses ist löslich in 11 kaltem Wasser, und noch leichter in wässerigem Alkohol. Diese Form der sauren Lösung ist wegen ihrer grösseren Wirksamkeit vorzugsweise anzuwenden.

Chininum hydrochloratum, *valerianicum* und *tannicum* sind entbehrlich.

Cinchoninum (Cinchonium) sulphuricum, *Sulphas cinchonicus*, ein basisches Salz, krystallisirt in weissen Prismen, ist bitter, löslich in 54 kaltem Wasser, 7 wässerigem und 12 absolutem Alkohol, nicht in Aether. Durch Zusatz von etwas verdünnter Schwefelsäure bildet sich neutrales Salz, und dieses ist löslich in 0,5 kaltem Wasser und in 1 Alkohol.

Chinoïdinum. Bei der Darstellung der Alkaloïde hat man einen Rückstand, welcher Chinaroth, Harz, Farbstoff und mehr oder weniger Chinin enthält (man bereitet nämlich gewöhnlich Chinin aus China regia, welche meist nur Chinin enthält). Dies ist das Chinoïdin (Chinioïdin), welches alkalisch reagirt, mit Säuren leicht lösliche Salze bildet, selbst aber nur in Alkohol löslich ist (2 Th. in 15 Th., als Tinctura Chinioïdei), und bitter schmeckt.

Präparate. *Chininum (Chinium) sulphuricum.*

Wirkung. Man kann keinen Unterschied der Wirkung zwischen den Basen und ihren Salzen feststellen; das schwefelsaure Salz wird aber insgemein vorgezogen. Sie scheinen alle keine tonischen Kräfte zu besitzen, sondern allein gegen die regelmässigen *Intermittentes* zu wirken, worin sie aber auch alle andern Mittel übertreffen.

Anwendung. Gegen Wechselfieber und andere *Intermittentes* mit regelmässigem Typus. — Gegen Milztumoren nach Wechselfiebern, in grossen Dosen (Scr. ¹/₂ — Dr. 1, alle 3 Stunden).

Formen. a) *Chininum sulphuricum* innerlich als Tonicum Gr. ¹/₂—1, täglich einigemal. — Gegen Wechselfieber, in der Apyrexie, Gr. 1—2—4, tägl. einigemal. — Gegen intermittirende Nervenkrankheiten ähnlich, doch auch in grössern Dosen, zu Scr. 1—Dr. 1 in einem Tage. — Man rechnet Gr. 1—2 äquivalent mit Chinae regiae Dr. 1.

In Pulver (Corrigens: Zucker, Pomeranzenschalen, Fenchel, schwarzer Kaffee); Pillen; — Auflösung in Alkohol (z. B. Gr. 2 in Spiritus Vini rectif. Unc. ¹/₂, zu 30—40 Tropfen), oder besser in Wasser (oder Wein), mit Hülfe von Acidum sulphuricum dilutum 1¹/₂ Theile, oder Mixtura sulphurica acida 1 Theil (z. B. Gr. 12, Mixt. sulphuric. acid. Scr. ¹/₂, Wein Libr. 1¹/₂, so dass jedes Weinglas etwa Gr. 2 enthält).

Aeusserlich endermatisch, zu Gr. 4 und mehr, beim Wechselfieber; ist gewöhnlich sehr reizend, daher nur in Salben (gern mit etwas Morphium).

b) Die Basen und die übrigen Salze ähnlich; doch die von Cinchonium in etwas grössern Dosen.

c) Chinoïdinum, zu Gr. 2—4 täglich einigemal, in
Pulver, Pillen, spirituöser Auflösung (z. B. 1 auf 8 Spirit.
Vin. rectif., also ʒβ auf ʒβ, zu einem halben Theelöffel).
Gegen Wechselfieber wirksam, und weit billiger als die
Alkaloïde.

3. Salix.

Pharmakographie. Weide. — Die Rinde der Aeste.

Salix fragilis, die Bruch-Weide (*Amentaceae; — Dioecia diandria*), wächst häufig bei uns als Baum oder
Strauch, und macht sich kenntlich dadurch, dass die
Aeste bei starkem Winde leicht abbrechen. Die Rinde
wird von den 2—3 jährigen Aesten genommen; sie ist
dünn, zähe und faserig, aussen graubraun und glatt, innen gelblich; sie riecht eigenthümlich aromatisch und
schmeckt bitter und zusammenziehend.

Salix pentandra, *triandra*, *alba*, *vitellina*, die auch bei uns wachsen, werden häufig substituirt; namentlich kann dies von der erstern
(Lorbeer-Weide) geschehen.

Bestandtheile: Salicin, Gerb- und Farbstoff,
Gummi, Harz.

Das Salicin verhält sich chemisch wie ein Bitterstoff (also indifferent), bildet kleine weisse Krystalle und ist in Wasser, Alkohol
und verdünnten Mineralsäuren leicht löslich. — Bereitung: a) Ein
concentrirtes Decoct der Rinde wird mit Kalkmilch behandelt, um den
Gerbstoff zu fällen, und die Colatur eingedickt. b) Durch starken Alkohol wird das Gummi etc. niedergeschlagen. c) Die klare, gelbe Colatur wird verdunstet, wobei das Salicin krystallisirt.

Der Gerbstoff fällt Eisensalze grün.

Präparate. a) Cortex pulver. et cont. — b) Extract,
aus dem Decoct durch Eindicken. — c) *Salicinum*.

Wirkung. Die Rinde ist ein schwaches Roborans
und ein mittelmässiges, leicht entbehrliches Adstringens.
Das Salicin verhält sich dynamisch nicht als Roborans,
wie die bittern Extractivstoffe, sondern als Fiebermittel,
wie Chinin, aber weit schwächer und unsicherer.

Anwendung. Die Rinde ist für ein Surrogat der
China gehalten worden und demgemäss empfohlen. Weil
sie aber die Verdauung viel zu sehr belästigt, hat man
sie wieder verlassen, und wendet sie jetzt nur noch äusserlich als Adstringens an (wie Cortex Quercus; sie ist
aber schwächer).

Das Salicin scheint sich als Fiebermittel zu bestätigen. Auch wird es bei Atonie der Schleimhäute mit profusen Sekretionen empfohlen.

Formen. a) Cortex Salicis innerlich zu Scr. 1—2, tägl. einigemal; im Pulver sehr schwer verdaulich; im Decoct, Unc. 9—12 auf Unc. 6, esslöffelweise.

b) Cortex Salicis, äusserlich zu Umschlägen, Bädern.

c) Extract, innerlich zu Gr. 10—20.

d) Salicinum, zu Gr. 5—10, täglich einigemal, in der Apyrexie. (Grössere Dosen bis Dr. 1 pro die, Miquel; bis Dr. 3 pro die, Bally). In Pulver, Pillen, Mixturen. (Mit Säuren, *Acidum tartaricum, sulphuricum*, vermischt soll es wirksamer sein).

4. Ratanhia.

Pharmakographie. *Ratanha.* — Die Wurzel.

Krameria triandra (Polygaleae; — Tetrandria monogynia), ist ein Strauch in Peru, der 2—3 Fuss hoch wird. Die Wurzel ist wagerecht, kriechend, ästig, über 1 Fuss lang und von der Dicke eines Federkiels. Die Stengel sind liegend, ästig, holzig, und die Aeste dicht mit weissen, zierlichen Haaren besetzt.

Die Wurzel ist dunkelbraun, nach innen mehr gelblich, und schmeckt wenig bitter, aber sehr adstringirend. Die Rinde ist kräftiger, als der innere harte und holzige Kern.

Bestandtheile: Gerbstoff (gegen 40 %), Faser (gegen 50 %), Schleim, Salze.

Die Wurzeln aller Arten der Krameria sind adstringirend; es kommen auch verschiedene Sorten in den Handel (z. B. *Krameria Ixina*). Die Gerbsäure fällt Eisensalze graugrün.

Präparate. a) Radix conc. et pulver. — b) Tinctur (mit Zucker versetzt als *Tinctura R. saccharata;* mit Gewürzen, z. B. Zimmt, als *Tinctura Ratanhae aromatica*).

c) Extracte, aus dem Decoct, trocken, dunkelbraun. Man unterscheidet: *Extr. praeparatum*, welches in der Apotheke aus der trocknen Wurzel, und *Extr. venale,* welches in Brasilien im Grossen bereitet wird. Dies ist bedeutend billiger, wird aber nicht immer aus den blossen echten Wurzeln bereitet. Ausserdem hat man das

Extractum R. aquosum und *Extr. R. aethereum*, welches letztere viel kräftiger ist.

Wirkung. Die Wurzel verhält sich als reines Adstringens, ohne die Verdauung zu belästigen, aber auch ohne sie zu befördern.

Anwendung. a) In atonischen Diarrhöen, in der Ruhr nach gehobener Entzündung. (Wenn noch Entzündung vorhanden ist, so nehmen die Beschwerden zu, und die Ausleerungen werden noch wässeriger.)

b) Bei atonischen Blennorrhöen (der Lunge, der Genitalien).

c) In atonischen Blutungen. Sie ist hier besonders gepriesen, und gehört zu den kräftigsten Mitteln.

d) Bei Atonie der Gefässe, bei *Dilatatio cordis* empfohlen, aber noch nicht bestätigt. — Eben so empfohlen bei andern Atonien, wie die Tonica im Allgemeinen.

Formen. a) Radix conc., innerlich zu Gr. 10—20—30, täglich mehrmals. Als Infusum, Unc. ½ — 1 auf Unc. 6 bis 8. — Aeusserlich im Infusum oder Decoct, zu Mundwässern, Klystieren, Einspritzungen (häufig wird sich hier Quercus substituiren lassen).

b) Radix pulver., äusserlich zu adstringirenden Pulvern.

c) Extracte, innerlich zu Gr. 10—20—30, in Mixturen, selten. — Aeusserlich (das Extr. venale), in wässerigen und spirituösen Auflösungen, wie das Decoct der Wurzel.

5. Catechu.

Pharmakographie. *Terra japonica.*

Das Catechu ist ein Extract, welches von dem Holze der *Acacia Catechu* und anderer Akazien-Arten in Ostindien erhalten wird. Früher kam es aus Japan, und wurde für eine Erde gehalten. Es sind plattgedrückte, 3—4 Unzen schwere Kuchen, dunkelbraun, zerbrechlich, ohne Geruch, und von sehr adstringirendem Geschmack.

Acacia Catechu (*Leguminosae*, *Mimoseae*; — *Monadelphia polyandria*), ein Baum in Bengalen, 3—5 F. hoch, mit festem, hartem, schwarzrothem Holze.

Verfälschungen: a) Gambir, von *Nauclea Gambir* (*Rubiaceae*; ein kletternder Strauch in Ostindien); ein aus dessen Blättern bereitetes Extract, adstringirend und sehr bitter. b) Ein Extract aus den

Nüssen der *Areca Catechu* (*Palmae*), welches in Indien wegen seiner berauschenden Eigenschaften mit Betel gekaut wird.

Es löst sich in vielem Wasser und in Alkohol (bis auf etwas Schleim und Absatz) mit schön dunkelrother Farbe auf, und besteht aus Gerbstoff (50 %), Extractivstoff (35 %), Schleim (5 %), erdigen Theilen (5 %). Der Gerbstoff schlägt die Eisensalze grün nieder.

Präparate. a) *Catechu.* — b) *Tinctura Catechu.*

Wirkung. Ein Tonicum adstringens, das die Contraction der Gewebe vermehrt, ohne die Verdauung zu stören, ja diese sogar noch gelinde befördert.

Anwendung. Wie die Tonica adstringentia, bei atonischen Diarrhöen, Blennorrhöen, Blutungen. Aeusserlich bei atonischen Geschwüren, scorbutischem Zahnfleisch, Nachtripper, weissem Fluss.

Form. a) Catechu, innerlich zu Gr. 10 – 20—30, täglich einigemal, in Pulver, Pillen, Auflösungen (mit heissem Wasser, warm colirt). — Aeusserlich zu Mundmitteln, Einspritzungen.

b) *Tinctura Catechu*, innerlich zu Gutt. 30—60, täglich einigemal. Ist äusserlich sehr beliebt als Zahnmittel. — Sie ist eine spirituöse Auflösung des Catechu.

6. Kino.

Pharmakographie. *Gummi Kino*; *Gummi Gambiense.*

Das Kino ist ein eingedickter Saft, dessen Ursprung noch dunkel ist. Das afrikanische Kino, als das echte, soll von *Pterocarpus Senegalensis* (*Leguminosae;* Senegambien) kommen; das ostindische soll mit dem Gambir, von *Nauclea Gambir* (*Rubiaceae*), identisch sein. Ausserdem hat man westindisches Kino, von *Coccoloba uvifera* (*Polygoneae*), und australisches, von *Eucalyptus resinifera* (*Myrtaceae*). Eben so ist es unentschieden, ob es ein Extract ist, wie das Catechu, oder der ausgeflossene und an der Luft verhärtete Saft. Letzteres ist wahrscheinlicher.

Kleinstückig, fast schwarz, im Pulver roth, zerreiblich, zerfliesst es auf der Zunge, färbt den Speichel roth, schmeckt wenig bitter, sehr adstringirend, hinterher süss. Es ist in Wasser und Alkohol grösstentheils, aber langsam, löslich, und die Auflosung ist dunkel braunroth.

Bestandtheile: Kinogerbstoff 75, rother Schleim 24 in 100 Theilen. Die Gerbsäure fällt die Eisensalze grün, und verhält sich überhaupt wie die des Catechu.

Präparate. a) *Kino.* — b) *Tinctura Kino.*

Wirkung, Anwendung, Formen. Wie Catechu. Es ist doppelt so theuer, als Catechu.

7. Juglans.

Pharmakographie. Wallnuss. — Die unreifen Nüsse, die grüne Schale (*putamen*) derselben, die Blätter.

Juglans regia (*Terebinthaceae;* — *Monoecia polyandria*), der Wallnussbaum, wächst in Persien, und wird bei uns in wärmern Gegenden cultivirt. Der Baum wird über 50 Fuss hoch und sein Holz ist hart. Blätter gross, gestielt, ungepaart gefiedert, von angenehmem Geruch. Blüthen: die männlichen, Kätzchen; die weiblichen am Ende der jungen Triebe. Frucht ist eine Nuss (*nux*), zweiklappig, mit einem in 4 Lappen getheilten, öligen Kerne (*nucleus*). Diese Nuss liegt in einer grünen, dicken, festen und fleischigen Schale (*cortex viridis s. putamen*).

Die grüne Schale enthält einen bittern, etwas scharfen Extractivstoff (der sich an der Luft zersetzt und die Schärfe verliert), Gerbstoff, Blattgrün, Stärke, Salze. In den unreifen Nüssen und in den Blättern sind ähnliche Bestandtheile; in dem Kern der reifen Nüsse aber fettes Oel (s. S. 86), Eiweiss, Stärke.

Präparate. a) *Folia Juglandis conc.* — b) *Putamen nucum Jugl. conc.* — c) *Nuces Jugl. immaturae conc.* — d) *Extractum* (*foliorum, corticum nucum et*) *nucum Juglandis.* Die unreifen Nüsse werden zerstossen, mit etwas Wasser verrieben, ausgepresst, und der Saft eingedickt.

Wirkung und Anwendung. Wie die gelinden Tonica adstringentia (befördert gelind die Verdauung und die Contraction der Gewebe). In grösseren Gaben bei Kindern leicht Ekel und Brechen erregend. Es ist aber auch in Skrofeln, chronischen Exanthemen, Syphilis, Hydrargyrosis empfohlen (auch beim Krebs); und es scheint, als habe man sich durch die Schärfe der frischen Schalen verleiten lassen, dergleichen specifische Kräfte in ihm zu suchen. Die Blätter bilden neuerdings einen nicht zu verachtenden Mode-Thee bei Skrofeln.

Formen. a) Folia conc., zum Thee, pro die Unc. 1 mit Unc. 12 auf Unc. 8. — b) Putamen nuc. conc. desgl. — c) Extract, zu Gr. 10—20—30, täglich mehrmals, in Pillen und Mixturen.

- Das fette *Oleum nuc. Juglandis* gehört nicht hierher (s. 86).

8. Quercus.

Pharmakographie. Eiche. — Die Rinde; die Frucht (Eichel).

Die Eiche, *Quercus* (*Cupuliferae; — Monoecia polyandria*), bildet sehr hohe und dicke Bäume, die überall in Europa (ausser im äussersten Norden und Osten) wachsen. Die Rinde der jungen Stämme und Aeste ist glatt und grün, später braun; die der alten Stämme dunkelbraun und sehr rissig. Die männlichen Blüthen sind schlaffe Kätzchen; die weiblichen entwickeln sich zu Akenen (*glans*, Eichel), mit einem kurzen Stachel und in einem halbkugeligen Näpfchen (*cupula*).

Bei uns wachsen zwei Arten: *Quercus pedunculata*, die Stieleiche, und *Quercus robur*, die Steineiche. Von beiden werden die Rinde der jungen Aeste und die Eicheln genommen; jene im Frühling, diese wenn sie reif sind. — Die Preuss. Pharmakopöe führt *Quercus sessiliflora* Martyn als Mutterpflanze an.

Die Rinde enthält Gerbsäure und Gallussäure; ausserdem Extractivstoff, Faser, Schleim, Harz, Salze. Die Gerbsäure oxydirt sich in Gallussäure und schlägt die Eisenoxydsalze blauschwarz nieder (s. S. 132). — Die Eichel enthält in einer lederartigen Schale den Embryo mit den beiden Samenlappen (ohne Eiweiss), welche die ganze Schale ausfüllen. Um sie aufzubewahren, werden die Eicheln von der Schale befreit, und stark gedörrt. Ihre Bestandtheile sind denen der Rinde ähnlich, aber sie enthalten weniger Gerbsäure und mehr bittern Extractivstoff.

Präparate. a) Cortex conc. und pulver. — b) *Glandes Quercus tostae*. Die von der Schale befreiten Eicheln werden in einer Kaffeetrommel vorsichtig geröstet, bis sie hellbraun werden. Sie enthalten empyreumatisches Oel und mehr bitteres, als adstringirendes Princip.

Wirkung. Die Rinde ist ein starkes Tonicum adstringens, das die Verdauung bald belästigt. Die gebrannten Eicheln dagegen, die einen aromatisch-adstringirenden Geschmack haben, verhalten sich als gelindes Tonicum

adstringens und befördern die Verdauung. In mässigen
Gaben werden sie sehr lange vertragen.

Anwendung. Will man die Rinde innerlich gebrauchen, so muss man sie mit bittern und aromatischen Mitteln verbinden; so z. B. in Blennorhöen, Diarrhöen. Weil
sie aber schwer verdaulich ist und den Magen sehr belästigt, so ist von ihrem innern Gebrauch abzustehen. —
Desto vorzüglicher ist sie äusserlich ein reines und
kräftiges Adstringens, bei atonischen, fauligen Geschwüren, weissem Fluss, Prolapsus vaginae und recti, atonischen Blutungen.

Die gerösteten Eicheln innerlich in diätetischer Form,
als Eichelkaffee, namentlich für Kinder bei Krankheiten mit Atonie der Verdauung, wie bei Skrofeln; aber
auch als Adjuvans bei profusen Schleimflüssen, Diarrhöen,
Bleichsucht, Anomalien der Menstruation (vorausgesetzt,
dass diese Krankheiten mit Atonie bestehen).

Formen. a) Cortex cont. innerlich im Decoct, Unc.
$^1/_2$—1 mit Unc. 12 auf Unc. 6, zweistündlich einen Esslöffel.

Aeusserlich in Abkochung (gern mit Zusatz von
Spiritus camphoratus, Rothwein), zu Einspritzungen, Umschlägen, Bädern. (Macht in der Wäsche schwer vertilg-
bare Flecke).

Im Pulver selten, aber als Stypticum, in einen Beutel gebunden,
wie ein Pessarium. — Die Dämpfe der Lohbrühe gegen Lungensucht,
3 bis 4 mal täglich 20 Minuten lang einzuathmen. — Die Abkochung mit
Bleiessig niedergeschlagen, und der Niederschlag (gerbsaures Bleioxyd)
als Salbe gegen Decubitus (Autenrieth).

b) Glandes tostae pulver., Dr. 2—4, täglich 1—2 mal,
mit Wasser (oder Milch dazu Zucker) schwach gekocht,
wie Kaffee (für ein Kind von 8 Jahren).

9. Gallae.

Pharmakographie. *Gallae turcicae.* Galläpfel.

Krankhafte Auswüchse der Blätter von *Quercus infec-
toria.* Dieser kleine, ästige Baum oder Strauch wächst in
Anatolien, Syrien und Persien. Ein Insekt, *Cynips Gallae
tinctoriae,* die Gallwespe, sticht mit ihrem Legestachel in
den Blattstiel und legt ein Ei hinein. Um die Wunde
entsteht ein Auswuchs, der mit der Zeit verhärtet, und

9*

das Ei entwickelt sich in demselben, bis er zuletzt von
dem ausgebildeten Insekt durchbohrt wird.

Stirbt die Larve in dem Auswuchse, so bleibt dieser undurchbohrt.
— In Frankreich und Oesterreich hat man Galläpfel von Quercus Cer-
ris, und bei uns von Quercus robur und pedunculata, die aber wenig
wirksame Bestandtheile enthalten. Ebenso die Knoppern (in Ungarn, Mähren u. a.), welches gerbstofffreie Auswüchse der Eicheln
sind.

Die Galläpfel sind rund, von verschiedener Grösse (wie
Flintenkugeln), höckerig, grau, hart. Die besten sind die
Gallae nigrae, die im Juli gesammelt werden, ehe sie das
Insekt durchbohrt hat. Weniger gut sind die *Gallae al-
bae*, die auch leichter und heller sind, und nach dem Aus-
kriechen der Schlupfwespe gesammelt werden.

Bestandtheile: Gerbsäure und Gallussäure, die
sich wie die der Eicheln verhalten; ferner als unwichtig
Schleim, Salze, Extractivstoff.

Präparate. a) Gallae cont. u. pulver. — b) *Tinctura
Gallarum.*

Wirkung. Ein reines und sehr starkes Adstringens,
das der Magen als solches kaum vertragen kann.

Anwendung. Innerlich nur bei acuten Vergiftungen
mit Metallen (Arsenik, *Tartarus stibiat.*) und Alkaloïden
(Emetin), doch hier noch nicht genügend erprobt.

Aeusserlich ähnlich wie Quercus, nur dass es noch
stärker adstringirt (so bei atonischen Geschwüren, bei
Prolapsus ani und vaginae).

Am wichtigsten (namentlich die Tinctur) als chemisches Reagens,
zur Untersuchung vieler Arzneimittel.

Formen. Innerlich im Decoct, Unc. $\frac{1}{2}$—1 mit Unc. 9
auf Unc. 6, esslöffelweise. — Aeusserlich gepulvert zu
Salben, 1 auf 4 Fett, gegen Varices, Hämorrhoidalknoten, Hernien kleiner Kinder; — im Decoct (mit Spiritus
camphoratus, Tinctura Myrrhae, Wein) zu Umschlägen,
Einspritzungen, Waschungen, Bädern.

Die Tinctur nur als Reagens.

10. Tanninum.

Pharmakographie. *Acidum tannicum s. gallo-tannicum
s. scytodephicum.* Tannin. Gerbsäure. Reiner Gerbstoff.

Bereitung. Fein gepulverte Galläpfel werden mit
Aether (und etwas Alkohol) 2 Tage lang macerirt, um die
Gerbsäure dadurch zu extrahiren, dass man das Filtrat

mit ⅓ destillirten Wassers versetzt, die abgegossene wässerige Lösung abdampft und den Rückstand pulverisirt.

Das Tannin bildet ein feines gelbes Pulver, giebt mit Wasser eine klare Lösung, ist geruchlos, und von äusserst herbem, zusammenziehendem Geschmack. Auch in Alkohol und Aether ist es löslich, in Oelen unlöslich. Es reagirt sauer, verbindet sich mit Basen zu (meistens unkrystallisirbaren) Salzen und fällt die Eisenoxydlösungen dunkelblau. Unter dem Zutritt der atmosphärischen Luft wird es (durch Oxydation) in Gallussäure umgewandelt.

Wirkung. Die Gerbsäure wirkt chemisch ein, verbindet sich in kleinen Gaben mit den Bestandtheilen des Mageninhalts, und geht ins Blut über. Grosse Gaben verbinden sich mit den Bestandtheilen der Magen-Darmhäute, und wirken dadurch ätzend, deren Gewebe zerstörend. Aeusserlich wirkt sie zusammenziehend und austrocknend. Die Haut-, Darm- und Harnsecretion wird durch sie vermindert, häufig die Verdauung gestört.

Anwendung. 1) Gegen atonische Ausflüsse blutiger, schleimiger und seröser Art, besonders erschöpfende Metrorrhagie, habituelle Diarrhöe und chronische Gono- und Leukorrhöe.

2) Gegen die profusen Schweisse des Phthisiker (mit Opium, wodurch das Tannin weit besser vertragen wird, obwohl die Verbindung unchemisch ist).

3) Gegen Vergiftung durch narkotische Alkaloïde, besonders durch Morphium und Strychnin.

4) Aeusserlich gegen alte Tripper (in Einspritzung), Frostbeulen (als Foment), zur Radicalcur (?) der Hernien (in Pulverform) u. a.

Präparate. *Supo Tannini* Tanninseife, (1 Th. mit 16 Th.), beliebt bei Erfrierungen, Hand- und Fussschweissen, Prurigo pudendorum u. herpetischen Formen.

Formen. Innerlich Gr. 2—4—6—10, 3mal täglich, in Pulver, Pillen (am besten) und Auflösung. — Aeusserlich zu Einspritzungen (Episilonβ—Episilonjj auf ℥jjj—vj Wasser) und Salben (1 Th. auf 3 Th. Fett).

Hierher gehören noch:

1. *Ulmus*, die Ulme, Rüster (*Ulmus campestris* und *Ulmus effusa;* — *Ulmaceae*; *Pentandria digynia*), ein

Baum bei uns; davon enthält die innere Rinde der Aeste, *cortex interior*, Gerbsäure und Schleim, und wird wie cortex Quercus gebraucht (äusserlich).

Früher bei eingewurzelten Dyskrasien: Scrofeln, Syphilis, chronischen Exanthemen.

2. *Uva Ursi*, die Bärentraube. Gebräuchlich die Blätter davon; enthalten viel Gerbsäure und Gallussäure, so wie etwas bittern Extractivstoff, wirken wie ein Tonicum adstringens, ohne die Verdauung zu belästigen, und werden bei atonischen Wassersuchten als tonisches Diureticum empfohlen.

Form: Unc. 1 mit Unc. 9 auf Unc. 6 in Abkochung, pro die.

Arbutus Uva ursi (*Ericineae*; — *Decandria monogynia*), ein niedriger Strauch bei uns. — Die *Folia Uvae Ursi*, schon von de Haën als Diureticum gegen Gries empfohlen, sind gegen Stein und andere Nieren- und Blasen-Krankheiten ein noch jetzt nicht unbeliebtes Mittel.

3. *Stoechas citrina*, die Blumen (Gelbe Strohblume, Harnblume), von *Gnaphalium arenarium* (*Compositae;* — *Syngenesia superflua*), in sandigen Gegenden Deutschlands wachsend. Der längliche Blumenkelch besteht aus dachziegelförmigen, glänzend gelben, trockenen Schuppen; enthält ätherisches Oel und bitteren Extractivstoff. Ganz in ähnlichen Fällen empfohlen, wie *Uva Ursi*, am geeignetsten als Theespecies, (1—2 Essl. auf 2—3 Tassen Wasser).

4. *Bistorta*, die Wurzel (Natterwurzel) von *Polygonum Bistorta*, Knöterig (*Polygoneae;* — *Octandria trigynia*), das bei uns auf Wiesen wächst; enthält Gerbsäure, Gallussäure (Stärke, oxalsaure Salze), wirkt als schwaches Tonicum adstringens, das die Verdauung nicht belästigt, und ist bei atonischen Diarrhöen, Ruhren, Blennorrhöen, Blutungen angewandt worden.

Auch als Fiebermittel (Cullen). — Aeusserlich wie cortex Quercus, aber weniger kräftig. — Die Wurzel wird schwach gekocht.

5. *Vitis*, die Blätter und die Ranken (Weinreben, *pampini*) von *Vitis vinifera* (*Viniferae;* — *Pentandria-monogynia*), der Weinstock, ein Strauch mit hohen rankenden Stengeln, der bei uns cultivirt wird. Sie enthalten Gerbsäure und Weinsteinsäure, wirken als Tonicum adstringens und sind empfohlen bei atonischen Blutungen (Fenoglio), und bei Arthrocace im letzten Stadium (Rust).

Formen: Decoct. — Extract, aus dem frischen Safte, zu Dr.
1—2—3 pro die.

6. *Hippocastanum*, die Rinde der Aeste von *Aesculus
Hippocastanum*, Ross-Kastanie (*Hippocastaneae; — Heptandria monogynia*), ein einheimischer, mittel- und süd-
europäischer Baum. — Enthält Gerbstoff (der die Eisen-
oxydsalze grün fällt), bittern Extractivstoff und Aesculin
(auch Polychrom oder Schillerstoff genannt).
Wirkung u. Anwendung, wie bei cortex Salicis.
— Ward früher, wie Salix, als Surrogat der China empfohlen (Hufeland).
Formen: Cort. conc., wie cort. Salic. — Extr. zu Gr. 10—20.

7. *Tormentilla*, die Wurzel von *Potentilla Tormentilla* (*Rosaceae; — Icosandria polygynia*), ein Kraut bei
uns auf Wiesen und in Wäldern. — Enthält Gerbsäure
und rothen Farbstoff. — Wirkt als gelindes Tonicum adstringens, stört die Verdauung nicht. Früher ein Mode-
mittel in atonischen Diarrhöen und Ruhren (daher Ruhr-
wurzel genannt), Blennorrhöen, Blutungen.
Formen: Radix conc., im Decoct, Unc. $\frac{1}{2}$—1 mit Unc. 9 auf
Unc. 6. — Extract zu Gr. 10.

8. *Lignum Campechianum*, Campeschenholz, Blau-
holz; das Holz von *Haematoxylon Campechianum* (*Leguminosae; — Decandria monogynia*), ein Baum in Mexico
und Westindien. — Enthält Haematoxylin (den Farb-
stoff) und Gerbstoff (in Wasser löslich). — Wirkt als sehr
schwaches Tonicum adstringens. — Selten versucht bei
atonischen Diarrhöen, gegen die Schweisse Schwindsüch-
tiger; ziemlich ohne Nutzen.
Formen: Lignum raspatum, im Decoct, Unc. 1 mit Libr. 1 auf
Unc. 6—8; passender eine Digestion mit Wasser und Alkohol. — Extract, zu Gr. 10—20. — Der Farbstoff findet sich im Urin wieder, auch
in den Knochen (bei Tauben).

9. *Sanguis Draconis*, Drachenblut, ein Pflanzensaft,
der freiwillig oder nach Einschnitten ausschwitzt und an
der Luft erhärtet. Von *Calamus Draco* (*Palmae; — Hexandria monogynia*), in Ostindien (aus den Früchten); von
Dracaena Draco (*Asphodeleae; — Hexandria monogynia*),
einem grossen Baum der canarischen Inseln; von *Pterocarpus Draco* (*Leguminosae; — Diadelphia decandria*),
einem Baum in Westindien (durch Einschnitte in die
Rinde). — Man hielt es früher für einen modificirten

Gerbstoff; es ist aber ein Harz (unlöslich in Wasser, löslich in Alkohol, Aether, Oelen, Alkalien, Essigsäure),
und besteht fast ganz aus rothem Farbstoff (Draconin,
90 %), etwas Benzoësäure.

Wirkung, wie es scheint, indifferent.

Anwendung: als rothes Farbemittel zu Pulvern
(Zahnpulver).

Früher als Stypticum. — Form: Sanguis Draconis pulverisatus
(früher innerlich zu Gr. 10—20—30, als Tonicum adstringens).

Zweite Abtheilung.
Mittel mit Thonerde

1. Argilla.

Pharmakographie. *Alumina (pura), Oxydum Aluminii.*
Thonerde.

Die Thonerde, das Oxyd eines metallischen Elemen-
tes, *Aluminium,* findet sich in der Natur mehr oder weniger
rein oder mit Kieselerde und anderen Körpern gemischt
als Rubin (Carfunkel), Sapphir, Bolus armena (mit Kieselerde und Eisenoxyd), Synopis (*Rubrica fabrilis,* rothe
Kreide), Bolus alba, Topas (Chrysolithus, Chrysopras),
Granat, Smaragd u. a. Rein wird sie gewonnen als der
Niederschlag, der durch Ammoniak in einer Auflösung
des Alauns (schwefelsaurer Thonerde mit schwefelsaurem
Kali) erhalten wird.

Die reine Thonerde, ein weisses Pulver, ist in Wasser
unlöslich, verbindet sich aber leicht mit den freien Säuren
des Magensaftes zu löslichen Salzen (Chloralumin, essigsaure Thonerde).

Präparate. a) *Argilla,* zu Gr. 5—10—15, in Pulver,
mit Schleim; auch in einer Samen-Emulsion, als Schüttelmixtur. — b) *Bolus alba* und *Bolus armena* (*Bolus rubra*),
nur äusserlich als adstringirende Pulver.

Wirkung und Anwendung. Die reine Thonerde
als säuretilgend und als gelindes Adstringens (bei atonischen Diarrhöen u. dgl.), in beiden Fällen durch Kalk

und Magnesia durchweg ersetzt. — Früher waren *Bolus armena* und *Bolus alba* sehr beliebt als Absorbentia bei Säure und als Adstringentia, und wurden bei sehr vielen und verschiedenartigen Krankheiten angewandt.

2. Argilla acetica.
Alumina acetica.

Durch direkte Verbindung der Argilla und der Essigsäure bereitet, zerfliesst sie leicht, stellt in Solution eine klare, gelatinöse Flüssigkeit dar, und ist ehedem als Adstringens beim Nachtripper, auch beim Blutspeien (mit Erfolg) gegeben, sowie neuerdings äusserlich als Foment bei übelriechenden Geschwüren empfohlen worden.

3. Alumen (crudum).

Pharmakographie. Alaun.
In der Natur sehr selten. Wird in Fabriken aus den Alaunerzen bereitet. Da diese Erze nur die Bestandtheile des Alauns, Schwefel und Thon, enthalten, so lässt man sie verwittern, wobei sich schwefelsaure Thonerde bildet. Diese wird ausgelaugt, mit Materien versetzt, die Kali oder Ammoniak enthalten (Holzasche, Urin), abgedampft und zum Krystallisiren hingestellt.

In weissen, krystallinischen Stücken, von süsslichem, hinterher herbem Geschmack; löslich in 18 Theilen kaltem und 1 Th. heissem Wasser, nicht in Alkohol; reagirt sauer; wird zersetzt durch Alkalien, alkalische Erden und viele Salze (von Blei, Baryt u. a.).

Der Alaun ist ein Doppelsalz aus schwefelsaurer Thonerde und einem schwefelsauren Alkali (Kali, Natrum, Ammonium). Man unterscheidet danach Kali-, Natrum- und Ammoniak-Alaun. Der Natrum-Alaun ist nicht officinèll.

1 Atom schwefelsaure Thonerde, 1 Atom schwefelsaures Kali (oder Natrum oder Ammoniak), 21 Atome Wasser.

Wirkung. Der Alaun scheint sich als Argilla sulphurica zu verhalten, und das Kali sulphuricum (Ammoniacum sulphuricum) nicht in Betracht zu kommen. Er verbindet sich mit Leim, Eiweiss, Käsestoff, und die Verbindungen sind in Wasser unlöslich, die mit Eiweiss aber in Essig- und Salzsäure löslich. Die Resorption im Magen ist also möglich, aber noch nicht nachgewiesen.

Er ist ein reines und kräftiges Adstringens, örtlich sowohl als allgemein (letzteres jedoch nur, wenn er innerlich gegeben wird). Er verdirbt die Verdauung bald, und
erregt bei langem Gebrauch und bei grossen Gaben Irritation (nach starken Gurgelungen damit selbst Speichelfluss), und Entzündung des Magens (und Darmkanals).

Anwendung. a) Gegen atonische Blennorrhöen
(Lungenblennorrhöen, chronische Diarrhöen, Fluor albus, Nachtripper); er wird aber selten genügen, da er
nicht lange genug gegeben werden kann.

b) Gegen atonische Blutungen, als das vorzüglichste
   Adstringens. (Auch gegen Faulfieber, Scorbut, Pe-
   techien).

c) Gegen andere profuse Sekretionen mit Atonie:
   Schweisse, Pollutionen, Diabetes (mehr empirisch
   nach allgemeinen Indicationen versucht).

d) Gegen Malacien, namentlich Magenerweichung;
   überhaupt da, wo er in unmittelbare Wechselwirkung mit leimgebendem Gewebe treten kann. (Bei
   Rhachitis?).

e) Gegen Colica saturnina wirkt er specifisch, ähnlich wie Opium, aber schwächer und unsicherer.
   (Dass er chemisch wirke, indem nach der frühern
   Ansicht sich Plumbum sulphuricum bilde, ist nicht
   leicht zu erweisen, da sich das Blei nicht mehr vorfindet).

Aeusserlich. a) Gegen Atonie der Schleimhäute
mit Auflockerung und Blennorrhöe (Angina tonsillaris,
Fluor albus, Nachtripper).

b) Gegen äussere asthenische Entzündungen mit Auflockerung (am Auge, im Munde, an den Brustwarzen).

c) Gegen Blutungen, als Stypticum, eines der vorzüglichsten Mittel.

d) Gegen atonische Geschwüre mit profuser Absonderung, Prolapsus vaginae et ani, u. dergl.

Formen. Innerlich zu Gr. 3—5—10, tägl. 3—6mal.
In dringenden Fällen öfter (alle halbe Stunde), auch wohl
grössere Gaben (zu 1 Skrupel); in Pulver (Pillen), oder in
Mixturen (mit vielem Schleim eingehüllt). — In Alaun-

molken (*Serum lactis aluminatum*, — Milch Libr. 3 mit Alaun Dr. 1 gekocht, die Molken abfiltrirt —) ist wohl schwerlich viel Alaun enthalten (er hat sich mit dem Käsestoff verbunden).

Aeusserlich in Pulver oder Auflösungen. — Mundwasser: Dr. $\frac{1}{2}$—$1\frac{1}{2}$ auf Unc. 6. — Injectionen: Scr. 1—Dr. 1 auf Unc. 6. — Zahnpulver: Dr. $\frac{1}{2}$—1 auf Unc. 1. — Augensalben: Gr. 3—5 auf Dr. 2. — Salben: Scr. 1—Dr. 1 auf Unc. 1. — Styptische Streupulver. — Umschläge.

4. Alumen ustum.

Pharmakographie. Gebrannter Alaun.

Roher Alaun wird geschmolzen, und die weisse, schwammige Substanz fein gepulvert. Es ist Alaun ohne Krystallwasser.

Anwendung. Nur äusserlich, wie Alumen crudum, wenn man zugleich gelind ätzen will (z. B. bei Caro luxurians). Auch gilt er für ein stärkeres Stypticum. — Man giebt ihn in Pulver und Salben.

Dritte Ordnung.

Tonica metallica.

Erste Abtheilung.
Eisenhaltige Mittel, Ferruginosa.

§. 1. Pharmakographie.

Das Eisen, *Ferrum*, ist ein chemisches Element und gehört zu den Metallen. Es findet sich selten gediegen (z. B. in den Meteorsteinen), meist oxydirt oder vererzt (verbunden mit Kiesel, Kohle, Schwefel), und wird aus diesen in Hüttenwerken durch Schmelzen dargestellt als Guss-Eisen, Roh-Eisen, oder nach wiederholter Schmelzung als Stabeisen.

Das gewöhnliche graue Stabeisen hat einen sehnigen, höckerigen Bruch, eine grosse Zähigkeit, ein specifisches

Gewicht, von 7,7, und wird von dem Magnet angezogen.
In der feuchten Luft bildet sich an der Oberfläche Rost
(Eisenoxydhydrat mit kohlensaurem Eisenoxydul), in der
Rothglühhitze Oxydul, in der Weissglühhitze Oxyd (wel-
ches aber sogleich schmilzt). Der Hammerschlag enthält
Oxydul-Oxyd.

Das Eisen verbindet sich mit Sauerstoff in drei Verhältnissen, als Oxydul, Oxyd, und Oxyduloxyd, und geht
mit den Salzbildern und Säuren die entsprechenden Verbindungen ein. Die Oxydul-Salze sind weiss oder grün,
meistens im Wasser löslich, und verwandeln sich unter
Zutritt von Sauerstoff leicht in Oxyduloxyd-Salze, oder in
Oxyd-Salze. Diese, die Oxyd-Salze, sind gelb oder braun.
Alle Eisensalze schmecken herbe (tintenartig), und werden gefällt durch Gallussäure (blauschwarz, die Oxyd-
Salze schneller). Die Alkalien schlagen das Eisen aus
den Oxyd-Salzen braun, aus den Oxydul-Salzen erst weiss,
dann grün und zuletzt braun nieder.

In der Pharmacie benutzt man zur Darstellung der Eisen-Präparate kleine neue Nägel oder Draht. Die Eisenfeile der Werkstätten
ist gewöhnlich mit Kupfer u. a. m. verunreinigt.

§. 2. Wirkung.

Eisen, Eisen-Oxyd und Eisen-Oxydul sind im Wasser
unlöslich, bilden aber in den thierischen Säften Salze, und
die salzsauren, essigsauren, milchsauren Eisensalze sind im
Wasser löslich. Die Salze verbinden sich mit den thierischen Stoffen (zunächst der Sekrete), und die Verbindungen sind in Wasser, in verdünnter Salzsäure, Essigsäure theils löslich, theils unlöslich. Die löslichen Verbindungen sind der Resorption fähig.

Schwefelsaures Eisenoxyd verbindet sich mit Eiweissstoff; die
Verbindung ist im Wasser partiell löslich, und vollständig in verdünnter Salzsäure, Essigsäure, Schwefelsäure, kaustischem Kali und Ammoniak; dagegen ist die Verbindung mit Käsestoff im Wasser nicht, und
in Säuren nur partiell löslich. Die unlöslichen Verbindungen gehen
mit den Faeces ab.

Die Resorption des Eisens ist nachgewiesen, denn
man hat es in den Venen, in der Lymphe und im Urin
wieder gefunden. Mit Blutlaugensalz (Eisen-Cyanür-
Kalium) lassen sich die Experimente wiederholen. In den

Verbindungen der Eisensalze mit organischen Stoffen lässt sich das Eisen nach den gewöhnlichen Methoden durch Reagentien nicht ermitteln, und verhält sich hierin ganz wie das Eisen im Blute.

Die Wirkung des Eisens äussert sich im Allgemeinen in drei Symptomenreihen: es befördert die Assimilation, vermehrt die Contraction und verbessert die Mischung des Blutes. Deutlich aber offenbart es diese Kräfte nur in den entsprechenden atonischen Krankheiten. Grössere Gaben irritiren den Magen und belästigen ihn überdies als Cruditäten; sehr grosse Gaben ätzen denselben sogar an und erzeugen Erosionen und Entzündung. Giftig aber scheinen sie nicht zu wirken.

Das Eisen vermehrt den Appetit nicht so schnell, wie die Amara; auch contrahirt es nicht so schnell, wie die Adstringentia, sondern muss erst einige Tage gebraucht sein. Es erfordert einen höhern Grad der Verdauungskraft, als die Amara, und ist daher oft nur in Verbindung mit bitteren oder erregenden Mitteln, oder nach vorgängiger Steigerung der Energie der Verdauung anwendbar. Bei seinem Zusammentreffen mit schwefelhaltigen organischen Mischungen wird unter Bildung von Schwefeleisen leicht Schwefelwasserstoffgas entwickelt, das in häufigem übelriechendem Aufstossen und in Blähungen entweicht. Die Excremente werden davon meist schwarz gefärbt.

In Folge der bessern Assimilation wird die Blutbildung verbessert und alles Gewebe besser ernährt. Das Eisen verhält sich hier wie die Tonica überhaupt, und erzeugt auch dieselben Nachtheile der Plethora, nur dass hier die üblen Zufälle früher und stärker eintreten. Ob und wie die Blutmischung verändert werde, lässt sich nicht nachweisen; aber aus der Wirkungsart des Eisens bei der Chlorose ergiebt sich mit Bestimmtheit, dass das Blut reicher an Eisen werde.

Auf die übrigen Organe wirkt Eisen nach seinen Eigenschaften, und kann selbst als Fiebermittel so wie überall bei wahrem Blutmangel (Anämie) oder wässeriger Beschaffenheit des Bluts gebraucht werden.

§. 3. Anwendung.

Indicationen. Atonie mit geschwächter Assimilation, mit Relaxation der Faser und mit fehlerhafter Blutmischung, besonders Verminderung des Eisengehalts im Blute.

Contraindicationen. 1) Alle sthenischen Krankheiten: sthenische Fieber, Entzündungen, active Congestionen und Blutungen.

2) Plethora; grosse Erregbarkeit des Gefässsystems (namentlich in den Entwickelungsperioden, Schwangerschaft).

3) Degenerationen wichtiger Organe (Tuberculose, Induratio hepatis).

4) Gestörte und sehr geschwächte Verdauung; Sordes.

Die Cautelen der Tonica gelten besonders für das Eisen; sobald Dyspepsie oder Congestion entsteht, muss man es sogleich aussetzen.

Krankheiten. Im Allgemeinen wie bei Tonica.

1) Atonische Krankheiten der ersten Wege: nicht bei reiner Schwäche der Verdauung (wo die Amara, China besser sind), sondern bei gleichzeitigen atonischen Dyskrasien und Kachexien. Dahin gehören: a) Würmer (hier zweckmässig nur als Adjuvans); b) Magenerweichung; c) atonische Skrofeln (jedoch mit der Sorgfalt, dass ein so starkes Roborans vertragen werde) und Rhachitis; d) Chlorose; hier das vorzüglichste Mittel.

2) Atonische Krankheiten der zweiten Wege. In passiven Blutflüssen werden die Adstringentia wohl meist besser sein; während einer Blutung aber soll man Eisen niemals geben. Am meisten nützt es hier bei chlorotischem Grundleiden.

3) Allgemeine Nervenschwäche.

4) Wechselfieber (nur als Adjuvans; Chinin ist immer besser).

5) Atonische Nervenkrankheiten (wie Tonica).

6) Atonie der Schleimhäute mit profusen Sekretionen; doch werden Adstringentia meistens besser sein.

7) Krebs, wo das Eisen wohl gepriesen, aber sein Nutzen noch nicht festgestellt ist. Die Wirksamkeit des

Eisens beim Mutterkrebs beruht nur auf Verminderung der Nachtheile der Metrorrhagien, demnach Erhaltung der Kräfte und Beseitigung vieler traurigen Nebenzufälle. Gegen die krebsige Entartung selbst vermag das Eisen überhaupt nichts.

§. 4. Aeusserlich.

Die Eisenpräparate afficiren die Epidermis, wie das ganze Horngewebe, nicht; auf die Haut selbst aber wirken sie als Tonica adstringentia. Dass sie resorbirt werden können, ist von dem Blutlaugensalz nachgewiesen.

Das Eisen wird in Bädern unter den gewöhnlichen Indicationen des inneren Gebrauchs angewendet und dient hier theils örtlich als Adstringens und Tonicum in seinen Verbindungen mit stärkeren Säuren, theils zur Unterstützung oder zur Ergänzung des innerlichen Gebrauchs, wie dies namentlich in den Mineralwässern der Fall ist. Auch in manchen Formen von Hautkrankheiten, besonders wo skrophulöse oder torpid-venöse Dyskrasien vorhanden sind, stiftet es Nutzen.

a. Die einfachen leichten Eisen-Präparate.

Das reine Eisen, die Oxyde und die Salze mit (chemisch) schwachen Säuren verhalten sich mehr als Roborantia und weniger als Adstringentia.

1. Ferrum purum.

Pharmakographie. *F. pulveratum; F. limatum; Limatura ferri; Limatura Martis.* Präparirte Eisenfeile.

Reines metallisches Eisen (Stab-Eisen, kleine neue Nägel) wird gefeilt, in einem Mörser gerieben, und durch Leinwand das feinste Pulver abgesiebt.

Ein sehr feines Pulver, schwärzlich-grau, metallisch-glänzend; oxydirt sich in feuchter Luft sehr leicht (es wird röthlich-gelb).

Das neuerlichst empfohlene *Ferrum (Hydrogenio) reductum,* bereitet, indem oxalsaures Eisen mittelst eines darüber geleiteten Stromes Wasserstoff geglüht und so zu metallischem Eisen reducirt wird, bildet graue, leicht pulverisirbare Blättchen, ist in Säuren löslich und hat

nicht den unangenehmen Tintengeschmack der andern
Eisenpräparate.

Wirkung u. Anwendung. Nur innerlich. Im Ma-
gen oxydirt es sehr leicht (wobei sich Wasserstoffgas entwickelt, daher Ructus und Flatus), und löst sich darin
um so leichter, je mehr freie Säure vorhanden ist (daher
in der Regel keine Absorbentien zuzusetzen). — Uebrigens wie Eisen; ist das gewöhnlichste Präparat.

Das *Ferrum reductum*, in den Säuren des Magens leicht
löslich, wird dadurch sogar für Kinder eher verdaulich,
als die Eisenfeile, und führt selbst in kleinen Dosen mehr
Eisen in den Organismus als andere Eisenmittel in grossen Gaben.

Formen. Die Eisenfeile zu Gr. 1—5, täglich 2—4
mal. — In Pulver (gern mit Aromen); Pillen; mit Wein
einige Tage digerirt, zu Eisenwein (*Vinum ferruginosum*), mit Fleischextract, Chocolade u. s. w. — Das redu-
cirte Eisen zu Gr. 1—2—5, täglich 3mal, in Pulver, Pillen, Pastillen.

2. Ferrum oxydatum.

Pharmakographie. *F. oxydatum fuscum*; *F. hydricum*
(*siccum*). Eisenoxydhydrat, Eisenhydrat.

Bereitung. Schwefelsaures Eisenoxydul wird in
Wasser aufgelöst und mit einer Auflösung von kohlensaurem Natron so lange versetzt, als ein weisser Niederschlag erfolgt. (Kohlensaures Eisenoxydul, welches aber
seine Kohlensäure bald fahren lässt, als Eisenoxydul-
hydrat ein grünes Pulver darstellt, und indem es fort-
während Sauerstoff anzieht, als braunes Pulver zu Oxydhydrat wird). Dieser wird ausgewaschen, filtrirt, getrocknet und fein gepulvert.

Es enthält noch etwas kohlensaures Eisenoxydul; daher der un-
passende Name *Ferrum carbonicum*. — Früher glaubte man, dass es
specifisch die stockenden Sekretionen (Katamenien) hervorrufe, und
nannte es deshalb *Crocus Martis aperitivus*.

Das *Ferrum (oxydatum) hydricum in Aqua* (Eisen-
oxydhydratflüssigkeit) ist frisch eine rothbraune,
teigige, in schwachen Säuren leicht lösliche Masse, die
mit der Zeit in kleine, dunkelgelbe, schwerer lösliche

Krystalle sich verwandelt und, um seine Wirkung als Gegengift des Arseniks nicht einzubüssen, mindestens halbjährlich wieder in Salzsäure aufgelöst und frisch durch Ammoniak gefällt werden muss.

Anwendung. Wie Ferrum pulveratum. In einigen Fällen aber namentlich empfohlen:

1) Gegen Krebs (Carmichael und Rust).

2) Gegen Neuralgien: Gesichtsschmerz (Hutchinson; vielfach bestätigt); Ischias; auch bei andern Neurosen (Neurospasmen).

 3) Als souveränes Gegengift bei Arsenicum album (Bunsen und Berthold). Es bildet sich arsenigsaures Eisenoxyd, welches im Magen unlöslich bleibt.

Formen. 1) *Ferrum hydricum siccum* zu Gr. 3—5—10, täglich 2—4 mal (grössere Dosen, zu Scr. 1, ja zu Dr. 1—4 pro die, geben die Engländer in Neurosen). In Pulver, Pillen. — 2) *Ferrum hydricum in Aqua* zu 2—3 Essl. (bei Kindern), zu 4—6 Esslöffeln (bei Erwachsenen), $1/_4 — 1/_2$ stündl., pur oder mit heissem Wasser verdünnt, als Antidot des Arseniks.

Hierher gehören noch: a) *Ferrum oxydatum rubrum* (*Crocus Martis adstringens*), Eisenoxyd ohne Krystallwasser. Das Eisenoxydhydrat lässt bei dem Erhitzen sein Wasser fahren, und bildet das rothe wasserfreie Oxyd. Gewöhnlich wird es bereitet, indem man 12 Theile schwefelsaures Eisenoxydul mit 1 Theil Salpeter glüht (wobei sich schwefelsaures Kali und Eisenoxyd bilden und salpetrige Säure entweicht), und nach dem Erkalten das Eisenoxyd aussüsst und abfiltrirt. — Ein feines, rothes Pulver, das sich in Säuren schwer auflöst, und daher wenig gebraucht wird. — Sonst wie das Oxydhydrat. (Es adstringirt keineswegs mehr als dieses.)

b) *Ferrum oxydulatum nigrum* (*Aethiops martialis*). Man verreibt Eisenoxydhydrat mit Baumöl zu einer bröcklichen Masse und glüht es in einem verdeckten Gefässe. (Indem Kohlenoxyd und Kohlenwasserstoffgas entweichen, entziehen sie dem Eisenoxyd Sauerstoff). Es ist Eisenoxydul, vermischt mit Eisenoxyd, reinem Eisen und Kohle. — Ein schwarzes, sehr feines Pulver, das sich leicht mit Säuren verbindet und Oxydulsalze bildet. — Angewendet wie Ferrum pulveratum (zu Gr. 2—10 und mehr).

3. Ferrum carbonicum.

Pharmakographie. *Ferrum oxydulatum carbonicum*; *Carbonas ferrosus* und *Bicarbonas ferrosus*.

Das kohlensaure Eisenoxydul, welches sich in den meisten kohlensauren Mineralwässern in überschüssiger

Kohlensäure aufgelöst vorfindet, lässt sich nur unter Ausschluss der atmosphärischen Luft vorräthig halten, und muss daher immer *ex tempore* bereitet werden. (Es bildet sich ziemlich schnell Eisenoxydhydrat und die Kohlensäure entweicht).

Eine Auflösung von krystallischem schwefelsaurem Eisenoxydul (Gr. 5—10 auf ℥j—jj Wasser) wird mit beiläufig ebenso viel aufgelöstem *Natrum carbonicum acidulum* vermischt und während des Aufbrausens getrunken.

Es bildet sich kohlensaures Eisenoxydul, Kohlensäure, Glaubersalz und etwas unzersetzt gebliebenes kohlensaures Natron. Nimmt man von jedem Gr. 5, so wird man etwa aus dem krystallisirten Eisensalze 2 Gran kohlensaures Eisenoxydul erhalten.

Man kann sich statt des schwefelsauren Eisenoxyduls auch des Chloreisens bedienen, wobei Kochsalz gebildet wird.

Anwendung. Wie Ferrum pulveratum oder wie Ferrum oxydatum fuscum.

Was man früher Ferrum carbonicum nannte, das verdient diesen Namen nicht, sondern ist vielmehr Eisenoxydhydrat. — Ein zweckmässiges Präparat ist *Ferrum carbonicum saccharatum*. Wenn man nämlich die Auflösungen von Ferrum sulphur. oxydulatum und Natrum carbon. vermischt, so schlägt sich kohlensaures Eisenoxydul nieder, das sich aber bald zersetzt. Dieser Niederschlag wird mit 2 Theilen Zucker vermischt und getrocknet. Es ist ein schwärzlich grünes Pulver. — Dosis: Gr. 5—10—15.

4. Extractum Ferri pomatum.

Pharmakographie: Eisen 1 Theil (kleine Nägel oder Draht) mit 4 Theilen Brei von sauren Aepfeln (*Pyrus malus;* gut sind die Rostocker Aepfel) einige Tage digerirt, colirt und zur Extract-Consistenz eingedickt.

Schwarz-grün, die Auflösung klar und schwarz; enthält (7—8 Procent) äpfelsaures Eisenoxyd, und Zucker, Gummi, Extractivstoff.

Anwendung. Wie Eisen. Dosis: Gr. 3—5—10. In Pillen und Mixturen (wo jedoch die *Tinctura Ferri pomata* besser. Letztere ist eine Auflösung von 1 Th. Extr. Ferri pomatum in 6 Theilen Aqua Cinnamomi vinosa; zu Scr. 1—2—4).

Extractum Ferri cydoniatum, mit Quitten bereitet, ist ähnlich.

5. Ferrum iodatum.

Pharmakographie. *Ioduretum Ferri.* Iodeisen.

Eisen 1 Theil und Iod 2 Theile verbinden sich zu Ferr. iodatum, welches sich blassgrün im Wasser auflöst. Es krystallisirt schwer und zersetzt sich leicht in Iodatum Ferri und Eisenoxyd.

Anwendung. Wie Ferrum pulveratum, in Auflösungen. Empfohlen bei torpiden Skrofeln (Thomson), bei atonischer Syphilis (Ricord).

Präparate und Formen. a) *Syrupus Ferri iodati.* Iodeisensyrup. Klar, farblos; 3j enthält etwa 7¼ Gran Eiseniodür. — Zu Gr. 15—30 p. d., in Aq. destill. und Zuckersyrup.

b) *Ferrum iodatum saccharatum*, ein gelblichweisses, zerfliessliches und leicht oxydirbares Pulver. In 6 Gran ist ³/₄ Gr. Iod und ¼ Gr. Eisen enthalten. Zu Gr. 2—4, mehrmals tägl. in Pulver, Pillen und Lösung (beste Form).

Zusatz.

Die einfachen und leichtern Eisenmittel scheinen unter sich nicht erheblich zu differiren; es ist hierüber wenigstens nichts nachgewiesen. Ihre Zahl ist in der neueren Zeit (wie es scheint, ohne Noth) vermehrt worden.

a) *Ferrum aceticum (Ferr. oxydatum aceticum)*, die dunkelbraune Auflösung des Eisenoxydhydrats in Essigsäure, *Liquor Ferri acetici s. Ferrum aceticum solutum*, welche nicht krystallisirt, sondern beim Abdampfen gallertartig wird.

b) *Ferrum lacticum (oxydulatum)*, milchsaures Eisen, ein meistens krystallinisches, in Wasser schwer lösliches Pulver, in neuester Zeit verschiedentlich benutzt, und empfohlen als leicht verdauliches Eisenpräparat (zu Gr. 3—10, mehrmals tägl., in Pulver, Pillen).

c) *Ferrum oxydulatum phosphoricum*, ein weisses (in Wasser nicht, aber in Säuren leicht lösliches) Pulver, das an der Luft blau wird und sich in phosphorsaures Eisenoxyduloxyd verwandelt. Bereitet aus F. oxydulat. sulphur. und Natr. phosphor., wobei sich Natrum sulphur. bildet.

d) *Ferr. oxydatum phosphoricum*, ein weisses Pulver; in Wasser schwer, in Säuren leicht löslich. Bereitet aus salzsaurem Eisenoxyd und phosphorsaurem Natron.

e) *Ferrum hydrocyanicum*, blausaures Eisen, Berliner Blau; eine Verbindung von *F. cyanatum* und *F.*

bicyanatum, Eisen-Cyanür-Cyanid, die aus einer Auflösung des Blutlaugensalzes (Kalium-Eisen-Cyanür) durch
schwefelsaures Eisenoxydul niedergeschlagen wird. Dunkelblau; in Wasser, Alkohol, Oelen und verdünnten Säuren unlöslich; wie Ferrum pulveratum zu gebrauchen. (In
der Wirkung ist von der Blausäure nichts zu bemerken.)

f) *Kali ferruginosum hydrocyanicum*, blausaures Eisen-
Kali, Blutlaugensalz (Kalium-Eisen-Cyanür mit
Wasser), ein Doppelsalz aus 1 At. Cyan-Eisen, 2 At.
Cyan-Kalium und 3 At. Wasser. Gelbe Krystalle, in 4
Theilen Wasser löslich, in Alkohol unlöslich. Gebraucht
wird es nur als Reagens, zu physiologischen Experimen-
ten, und zur Bereitung einiger Präparate (z. B. der Blau-
säure). — Es schlägt die Eisenoxydulsalze weiss, die
Eisenoxydsalze dunkelblau, und das Kupfer in rothbrau-
nen Flocken nieder.

b. Die einfachen schweren Eisen-Präparate.

Die Eisensalze mit den stärkern Mineralsäuren verhalten sich weniger als Roborantia und mehr als Adstringentia, und erfordern beim innerlichen Gebrauch einen
guten Zustand der Verdauungskräfte.

6. Ferrum sulphuricum.

Pharmakographie. *Vitriolum Ferri, Ferrum oxydulatum
sulphuricum crystallisatum*. Eisenvitriol, schwefelsaures Eisenoxydul.

Bereitung. Eisen wird in Schwefelsäure aufgelöst,
und die Auflösung in Krystalle gebracht. Diese sind grün
(grüner Vitriol), in 2 Theilen Wasser löslich (nicht in
Alkohol) und bedecken sich an der Luft mit einem gelben
Pulver (schwefelsaures Eisenoxyd). Sie bestehen aus 1 At.
Eisenoxydul, 1 At. Schwefelsäure und 6 At. Wasser.

Der käufliche Eisenvitriol wird im Grossen bereitet aus den Erzen
des Schwefeleisens, welche man röstet oder verwittern lässt. Er ist
nach dem Gehalt dieser Erze mit Kupfer, Zink, Mangan, Thon u. a. verunreinigt, und kann daher nur äusserlich zur Darstellung der Eisen-
bäder benutzt werden.

Wirkung. Kleine Gaben befördern die Digestion;
grössere aber machen leicht Magenbeschwerden (Schmerzen, Erbrechen), wahrscheinlich weil sich dieses Salz mit

der thierischen Oberfläche verbindet und den Magen an-
ätzt. Ferrum pulv. und F. oxydatum zieht man daher immer vor, wo die adstringirende Wirkung des Eisens nicht
nöthig ist.

Anwendung. Ausser den allgemeinen Fällen, die
für Eisen passen, ist es namentlich empfohlen:

1) Gegen Helminthiasis, als das beste Eisenmittel,
   doch meist nur als Adjuvans; so besonders bei
   Bandwurmkuren.

2) Gegen atonische Blutflüsse, unter den allgemeinen
   Cautelen.

3) Gegen Relaxation der Gefässe, gegen Dilatatio
   cordis.

4) Gegen atonische Blennorrhöen.

Formen. Gr. 1—2—3, tägl. 2—4 mal, in Pulver,
Pillen und Mixturen. — Gegen Bandwurm stärker, bis zu Scr. 1;
gegen Würmer bei Kindern bis zu Gr. 10.

Aeusserlich zu Injectionen (für die Harnröhre Gr.
2—5 auf Unc. 1; für die Vagina Gr. 5 — 20 auf Unc. 1),
Augenwässern (Gr. 2—5 auf Unc. 1 zum Einträufeln),
Streupulvern, Bädern, wo man durch Zusatz von Schwefelsäure und Potasche kohlensaures Oxydul zu entwickeln
sucht (auf ein Bad etwa Ferr. sulphur. Unc. 1, Acid. sulphur. crud. Dr. 6—7, Kali carbon. crud. Unc. 2).

Formeln.

1) ℞ Ferr. sulphur. cryst., Catechu, Terebinth. coct. āā ʒj, Extr.
Gentian. q. s. ut f. pilul. 120. D. S. 3mal tägl. 3—6 Stück. (Gegen
Nachtripper).

2) ℞ Galban. depur., Extr. Myrrh. āā ʒjjj, Ferr. sulphur. cryst.
ʒj, Extr. cort. Aurant. q. s. ut f. pilul. 210. D. S. Alle 3 Std. 6 Stck.
(Bei chlorotischer Amenorrhóe; rothe Backen-Pillen von Kaempf).

3) ℞ Ferr. sulphur. cryst. ∂j, Kali carbon. e Tartar. ʒβ, Aq. Menth.
crisp. ʒvjjj, Myrrh. ʒj antea c. Sacch. ʒβ contrit. M. S. Umgeschüttelt tägl. 4—6 Essl. voll. (Es bildet sich kohlensaures Eisenoxydul,
Eisenoxydhydrat und schwefelsaures Kali. *Mixtura antihectica Grif-
fithii*).

7. Ferrum chloratum.

Pharmakographie. *Ferrum oxydulatum muriaticum.*
Eisen-Chlorür.

Bereitung. Eisen wird in Salzsäure aufgelöst, und
die Auflösung zur Krystallisation gebracht. Die Krystalle

sind blassgrün, in Wasser und Alkohol leicht löslich und zerfliessen an der Luft.

Präparate. a) *Ferrum chloratum*, lässt sich schwer aufbewahren. — b) *Liquor Ferri chlorati s. Ferrum chlor. solutum*, aus 1 Theil F. chlorat. und 2 Theilen Aq. destill., das gewöhnliche Präparat (*Liquor Ferri muriat. oxydulati*). — c) *Tinctura F. chlorati*, aus 1 Th. F. chlor. und 7 Th. Spirit. Vini rectific.

Anwendung. Wie Eisen. Es adstringirt nicht mehr, als die leichten Präparate, greift aber chemisch den Magen ebenso leicht an, wie das schwefelsaure Eisenoxydul. Ausser den gewöhnlichen Fällen, die für Eisen passen, ist es namentlich von v. Pommer empfohlen:

1) gegen die Diarrhöe im Typhus abdominalis, und in der Ruhr;
2) gegen Gastromalacie.

Form. a) Das Eisen-Chlorür selten, nur in Auflösung, zu Gr. 1—2—3, tägl. 2—4 mal, z. B. Dr. $\frac{1}{2}$ in Aq. Cinnam. vinos. Unc. $\frac{1}{2}$, zu gutt. 20—40; gegen Gastromalacie, mit Schleim zu nehmen; v. Pommer).

b) Liqu. Ferr. chlor., zu Gutt. 10—20. (Zersetzt sich an der Luft und lässt Eisenoxyd fallen).

c) Tinct. Ferr. chlor., zu Gutt. 10—30.

Zusatz. *Ferrum sesquichloratum* (*F. oxydat. muriat.*, Eisen-Chlorid). Eisenoxyd wird in Salzsäure gelöst, und die Auflösung bis zu einem specifischen Gewicht von 1,5 abgedampft. Es ist dies der *Liquor Ferri sesquichlorati* (*Liquor F. muriat. oxydati s. Ferrum sesquichlor. solutum*), eine rothbraune Flüssigkeit; denn die Krystalle des Eisen-Chlorids zerfliessen so schnell, dass sie sich gar nicht aufbewahren lassen. (Die zerflossenen Krystalle hiessen früher *Oleum Martis per deliquium*). Anwendung wie bei Liquor Ferri muriat. oxydati, aber nur in etwa halb so starker Gabe.

c. Spirituöse Eisen-Präparate.

Dies sind Auflösungen des Eisens in alkoholischen oder ätherischen Flüssigkeiten, die roboriren und (zuvor) zugleich, nach Art der spirituösen Nervenmittel, gelind excitiren. Sie werden leicht vertragen, und belästigen namentlich den Magen nicht, wenn sie nicht etwa unter falschen Indicationen gegeben werden. Mehr als alle anderen Eisenmittel sind sie bei jeder Art der Hyperämie zu vermeiden.

8. Vinum ferruginosum.

Pharmakographie. *Vinum ferratum, martiatum.* **Eisenwein, Stahlwein.**

Bereitung. Eisen 2, Cassia cinnamom. 1 und Rheinwein 24 Theile werden einige Tage digerirt. Täglich ein Liqueurglas voll.

9. Tinctura Ferri acetici aetherea.

Pharmakographie. *Liquor anodynus martialis Klaprothii. Tinctura nervina Klaprothii. Spiritus acetico-aethereus martiatus.*

Bereitung, Reines Eisenoxyd wird in Acetum concentr. aufgelöst, und von diesem gesättigten Liquor Ferri oxydati acetici werden 9 Theile mit Aether acetic. 1 und Spir. Vin. rectific. 2 vermischt. Soll 6 pCt. Eisen enthalten.

Anwendung. Zu Gutt. 10—50; wie Spir. aether. ferrug.

10. Spiritus aethereus ferruginosus.

Pharmakographie. *Spiritus Ferri chlorati aethereus. Liquor anodynus ferruginosus, Tinctura tonico - nervina Bestuschefii, Tinct. aurea tonico-nervina de la Mottii.*

Bereitung. Liquor Ferri sesquichlorati 1 und Aether 2 werden zusammengemischt und geschüttelt, die oben schwimmende braune Flüssigkeit (Ferrum bichloratum in Aether gelöst) abgeschieden, und, mit ihrem doppelten Gewicht alkoholisirten Weingeistes vermischt, der Sonne ausgesetzt, bis sie farblos geworden. — Eine neuere Bereitungsweise ist aus 1 Th. Eisenchloridlösung und 14 Th. Spiritus aethereus.

Enthält Ferrum chlorat. in Alkohol und Aether aufgelöst, nebst etwas Chloräther und Essigsäure. Die Sonnenstrahlen verwandeln nämlich Ferrum bichloratum in Ferrum chloratum; durch das frei gewordene Chlor wird etwas Wasser zersetzt; es bildet sich Salzsäure und diese mit Aether etwas Chloräther, während der noch übrige Sauerstoff mit dem Alkohol etwas Essigsäure bildet.

Anwendung. Zu Gutt. 10—50, tägl. 2—4mal. Wie Eisen-Chlorür, mit Rücksicht auf die flüchtig-excitirenden Beimischungen. (Es wird sehr leicht vertragen, adstringirt wenig und ist empfohlen bei Nervenschwäche mit spastischen Beschwerden.)

Bestuschef, Russischer General und Gesandter in Dänemark, erfand diese Tinctur 1725 und liess sie durch einen Chemisten, Namens

L e m b k e, bereiten. Dieser verrieth sie an den Königl. Französischen General d e l a M o t t e. Als Arcanum unter dem Namen G o l d t r o - p f e n stand sie im 18. Jahrhundert in grossem Rufe, und war beson- ders gepriesen gegen Impotenz und Tabes nach Excessen *in venere.*

d. Zusammengesetzte Eisen-Präparate.

Dies sind Doppelsalze, mit einem Eisensalz und Sal- miak oder Weinstein, welche ungefähr die Wirkung bei- der Salze vereinigen, jedoch sich (schon wegen der Dosis) mehr wie Eisen verhalten.

11. Ammonium muriaticum ferruginosum.

Pharmakographie. *Ammoniacum hydrochloratum (s. chloratum) ferratum. Flores Salis ammoniaci martiales.* Ammonium- Eisen-Chlorid. E i s e n - S a l m i a k.

Liquor Ferri bichlorati 3 Th. und Salmiak 16 Th. in Wasser aufgelöst und zur Krystallisation gebracht; bildet orange-rothe Krystalle, die in 3 Th. Wasser löslich. Es scheint kein Doppelsalz zu sein, sondern ein Gemenge von zwei Salzen, Eisen-Chlorid und Salmiak, die gleich- zeitig krystallisiren. (Der Gehalt an Eisen-Chlorid variirt, ist aber immer gering, 2—5 pCt.).

Anwendung. Wie Eisen-Chlorid und Salmiak, da- her unter dem Titel eines Tonicum resolvens sehr ge- schätzt, z. B. gegen Chlorosis mit einem Status pituitosus; gegen Scrofulose mit derselben Complication; gegen ato- nische Anschwellungen der Milz und Leber, nach hart- näckigen Wechselfiebern.

Form. Zu Gr. 3—5—10, tägl. 2—4 mal; entweder in Pulver und Pillen (es zerfliesst an der Luft), oder bes- ser in Mixturen. — Eine Mixtur von Salmiak Dr. 2 und Liquor Ferri bichlorati Scr. 2 auf Aqua destillata Unc. 6 thut vielleicht dieselben Dienste.

12. Tartarus ferruginosus.

Pharmakographie. *Kali tartaricum ferratum. Ferrum tartarisatum.* E i s e n - W e i n s t e i n.

Bereitung. Eisenoxydhydrat (oder statt dessen auch Ferrum pulveratum), Weinstein und Wasser werden gekocht, die erhaltene dunkelbraune Auflösung filtrirt

und abgedampft. Es ist ein Doppelsalz von Ferrum oxydatum tartaricum und Kali tartaricum, reagirt alkalisch,
zerfliesst an der Luft, und ist in 4 Th. Wasser löslich.

Die *Globuli Tartari ferruginosi (Ferro-Kali tartaricum s. Kali fer-
rato-tartaricum s. Globuli martiales)* werden mit rohem Weinstein ebenso
bereitet, und in Kugeln (Stahlkugeln) geformt (jede zu Unc. 1).
Angewendet nur zu Bädern. (1—4 Kugeln = 2—6 Unzen, mit Wasser
gekocht und dem Bade beigemischt).

Anwendung. Dies Präparat macht keine Verstopfung
(eher gelinde Diarrhöe) und afficirt das Gefässsystem nicht,
ist daher als ein mildes (und doch heilkräftiges) Eisenpräparat empfohlen, wo man jede Aufregung des Gefässsystems zu vermeiden hat (z. B. bei Dilatatio cordis).

Form. Gr. 5—10, tägl. 2—4 mal; nur in Auflösung.
(Entsteht Diarrhöe, dann mit gleichen Theilen Eisenoxydhydrat.)

* * *

Zweite Abtheilung.
Mittel mit Mangan.

* * *

§. 1. Pharmakographie.

Das Mangan (*Manganum, Manganesium*), findet sich
in der Natur nur oxydirt in verschiedenen Erzen, und namentlich als Superoxyd im Braunstein. Bei sehr hoher
Hitze wird es rein dargestellt als ein graues, schwach glän-
zendes, dem Gusseisen ähnliches Metall, das sich sofort
wieder oxydirt, und daher nur unter Petroleum rectificatum aufbewahren lässt. Spec. Gew. = 8.

Oxydationsstufen: 1) Manganum oxydulatum, die gewöhnliche Basis der Mangansalze. — 2) Manganum oxydatum, verbindet sich
schwer mit den Säuren. — 3) Manganum hyperoxydatum, der Braunstein. — 4) Acidum manganicum. — 5) Acidum hypermanganicum.

§. 2. Wirkung.

Die Wirkung des Mangan wird für tonisch gehalten,
denn es soll ähnlich wie das Eisen die Verdauung befördern und gelind adstringiren; auch geht es gleich diesem
(und meist mit ihm) in die Blutmischung über. Das

Mittel ist erst neuerdings für sich angewandt worden;
seine Analogie mit dem Eisen ist unverkennbar und ergiebt sich auch aus den älteren Beobachtungen über man-
ganhaltige Mineralwässer; im Uebrigen ist es aber nur
von geringer Bedeutung und verdient eine besondere Her-
vorhebung nicht.

1. Manganesium oxydatum nigrum.

Pharmakographie. *Manganesium oxydatum nativum,
Manganesium hyperoxydatum.* Braunstein.

Findet sich in der Natur als Fossil, gewöhnlich mit
etwas Manganoxyd, Flussspath, Eisenoxydhydrat u. dgl.
vermischt, und wird in besondern Bergwerken gegraben
(Krettnich bei Saarbrücken, Ilefeld.)

Unlöslich in Wasser und Alkohol, in Säuren zum Theil löslich (wobei es sich zu Oxydsalz oder Oxydulsalz verbindet, und Sauerstoff entweichen lässt).

Anwendung. a) Innerlich gegen Syphilis (Kapp),
Bleichsucht (Brera), Verdauungsschwäche (Odier);
scheint aber sehr entbehrlich. — Dosis: Gr. 3—5—10,
tägl. einige Mal, in Pulver, Pillen. — b) Aeusserlich gegen Krätze; auch gegen Flechten, Tinea und andere chronische Exantheme. In Salben: Dr. 2—3 auf Unc. 1 Fett.
— c) Zur Bereitung des Sauerstoffs, des Chlors. — d) Das
Trinkwasser vor Verderben zu schützen, auf Schiffen.

2. Manganesium oxydulatum sulphuricum.

Pharmakographie. Durch direkte Verbindung
bereitet; rosenrothe Krystalle, in Wasser leicht löslich,
verwitternd an der Luft.

Anwendung. Wie Braunstein. — Innerlich zu Gr.
1—3 in Auflösung.

3. Manganesium chloratum (*Manganesium oxydulatum muriaticum*), wie Manganesium oxydulatum sulphuricum. — Beide Präparate scheinen sehr entbehrlich zu sein.

Hierher gehört noch:

4. Kali hypermanganicum.

Pharmakographie. *Kali oxymanganicum.* Ueberman-
gansaures Kali.

Rohes mangansaures Kali wird mit so viel Heisswasser
behandelt, dass eine rothe Lösung entsteht; das Filtrat

davon abgedampft und krystallisirt. Bildet dunkelpurpur-
rothe, in 16 Th. Wasser mit schön rother Farbe lösliche
Krystalle.

Anwendung. Als desinficirendes, anticontagiöses,
kaustisches (gerbendes?) Mittel bei übelriechenden, gan-
gränösen Wunden und Geschwüren, Stomacace, Noma,
Angina gangraenosa (Diphtheritis).

Form. a) Innerlich gegen Diabetes empfohlen zu
Gr. 1—2—4, mehrmals täglich, in Lösung. — Besser
b) nur äusserlich in den obenerwähnten Fällen als Pulver
(mittelst einer Pfefferbüchse aufgestreut); zum Pinseln
(Ɵβ—Ɵj auf ℥j Wasser); als Gargarisma (von letzterer Lösung 1 Theelöffel mit 4 Essl. Wasser vermischt, 2stündl.
zu verbrauchen). Diese Pinselung (mittelst eines ganz
starken Tuschpinsels) und — in leichteren Fällen oder
bei Erwachsenen — dies Gurgelwasser habe ich bei Diphtheritis scarlatinosa und epidemica (gangraenosa) stets
mit wahrhaft souveränem Erfolg angewandt (dabei
innerlich China und Salzsäure).

DRITTE KLASSE.

Excitantia.

§. 1. Uebersicht.

A. *Oleosa aetherea.*
a) Tonica aetherea.
1. Aurantium; folia, flo-
res, poma immatura,
cortex pomorum matu-
rorum, oleum florum,
oleum corticis pomor.
2. Citrus; cortex pomo-
rum, oleum.
3. Caryophyllata; radix.
4. Millefolium; herba,
flores.
5. Salvia; herba.
6. Cascarilla; cortex.
7. Rosa; flores, oleum.
8. Sambucus; flores, bac-
cae.
9. Chamomilla vulgaris;
flores, oleum.
10. Calmus; radix, oleum.
11. Valeriana; radix, oleum.
12. Angelica; radix.
13. Serpentaria; radix.
14. Arnica; flores, radix.
15. Artemisia vulgaris; radix.
16. Humulus Lupulus.
17. Coffea; semina.
18. Thea; folia.

b) Anthelminthica.
1. Absinthium; herba, oleum.
2. Cina; semina.
3. Tanacetum; herba, flores, semina, oleum.
4. Filix mas; radix.
5. Granatum; cortex radicis.
6. Brayera anthelminthica (Kousso); flores.
7. Helminthochortum.

c) Carminativa.
1. Foeniculum; semen, oleum.
2. Anisum stellatum; fructus.
3. Phellandrium; semen.
4. Carum Carvi; semen, oleum.
5. Mentha piperita; herba, oleum.
6. Rosmarinus; herba, oleum.
7. Melissa; herba.
8. Cajeputum; oleum.
   Nachträge.

d) Aromatica.
1. Cinnamomum acutum; cortex, oleum.
2. Cassia cinnamomea; cortex, oleum.
3. Caryophylli; flores, oleum.
4. Amomum; semen, oleum.
5. Myristica; nux moschata, balsamum Nucistae, Macis, oleum Macidis.
6. Zingiber; radix.
7. Galanga; radix.
8. Vanilla; siliqua.
9. Sassafras; radix, oleum.

B. *Oleosa empyreumatica.*
1. Creosotum.
2. Oleum animale.
3. Acidum pyrolignosum.
4. Pix liquida.
5. Petroleum.
   Nachträge.

C. *Spirituosa.*
a) Vinosa.
1. Spiritus Vini.
2. Vinum.
3. Cerevisia.

b) Aetherea.
4. Aether.
5. Aether aceticus.
6. Spiritus Aetheris nitrosi.
7. Spiritus Aetheris chlorati.

D. *Ammoniacalia.*
1. Liquor Ammonii caustici.
2. Linimenta ammoniacalia.
3. Liquor Ammonii anisatus.
4. Ammon. carbonicum.
5. Ammonium carbonicum pyroleosum.

6. Liquor Ammonii suc-
cinici.
7. Liq. Ammonii acetici.
8. Ammonium muriati-
cum.

E. *Resinosa.*

1. Asa foetida.
2. Galbanum.
3. Ammoniacum, Gummi.
4. Myrrha.
5. Benzoë.
6. Succinum.
7. Terebinthina.
8. Juniperus.

9. Balsamum Copaivae.
10. Balsamum peruvia-
num.
Nachträge.

F. *Nervina.*

1. Moschus.
2. Castoreum.
3. Phosphorus.
4. Camphora.

G. *Imponderabilia.*

1. Calor.
2. Electricitas.
3. Magnetismus.

§. 2. Die wirksamen Bestandtheile.

1. Alkohol.

Der Alkohol findet sich nicht in der Natur, sondern
ist ein technisches Produkt der weinigen Gährung, und
wird gebildet aus organischen Säften, welche Zucker enthalten (wie im Zuckerrohr, in den süssen Früchten), oder
Amylum (welches sich durch den Process der süssen Gährung in Zucker verwandeln kann, wie die Körner des Ge-
treides).

Soll der zuckerhaltige Saft in die weinige Gährung übergehen, so
ist nöthig: a) eine mässige Temperatur (20—25⁰ C.); b) der Zutritt von
Sauerstoff; c) die Gegenwart eines stickstoffhaltigen organischen Körpers, wozu sich der Kleber (der in den Pflanzensäften schon mit enthalten ist) am besten eignet (auch der Käsestoff in der Milch). — Der
stickstoffhaltige Körper (Kleber) verwandelt sich in Hefe (*fermentum*), und diese disponirt den Zucker, in der Lösung sich in Alkohol
und Kohlensäure zu zerlegen. Die Kohlensäure entweicht, und der Alkohol bleibt in der Flüssigkeit aufgelöst. Derselbe lässt sich rectifi-
ciren (reinigen und concentriren), wenn man ihn über vegetabilischer
Kohle und Potasche destillirt.

Der Alkohol findet sich in mehreren diätetischen Getränken: Bier, Branntwein, Wein, Cider, Meth u. dgl.
und in den meisten pharmaceutischen Tincturen. Mit
Wasser und Aether verbindet er sich in allen Verhältnissen; er löst die ätherischen Oele, die Harze, viele fette

Oele u. dgl. auf, coagulirt den Eiweissstoff und Käsestoff
(man weiss nicht, wie er hier wirkt), verbindet sich mit den
Säuren (woraus zum Theil neue und eigenthümliche Produkte hervorgehen).

Dass der Alkohol resorbirt werde, scheint bewiesen zu
sein. Er ist im Blute, im Gehirn, im Urin wieder gefunden worden; und wenn er in die Venen injicirt wird, so
riecht der Athem nach Alkohol. Er scheint durch die
Lungen und den Urin wieder ausgeschieden zu werden
und sich auch zum Theil in Kohlensäure und Wasser zu
verwandeln.

2. Aether.

Wie sich der Zucker unter Vermittlung der Hefe bei
mässiger Temperatur in Alkohol und Kohlensäure zersetzt, so zersetzt sich der Alkohol bei einer hohen Temperatur (140° C) unter Vermittlung der Schwefelsäure in
Aether und Wasser.

Der Aether ist flüssig und sehr flüchtig, gefriert bei
—30° C, siedet bei 35° C und entzündet sich sehr leicht.
Mit Alkohol verbindet sich derselbe in allen Verhältnissen; er ist in 9 Theilen Wasser löslich, löst die ätherischen Oele und mehrere andere Stoffe auf, und coagulirt
den Eiweissstoff und Käsestoff (wie Alkohol).

Das physiologische Verhalten des Aethers ist nicht bekannt; er scheint aber wie der Alkohol resorbirt und wieder ausgeschieden zu werden. Eine chemische Einwirkung lässt sich nicht nachweisen.

3. Spiritus aetherei.

Die Verbindungen des Alkohol mit Säuren liefern neue
Produkte, theils als Säuren, theils als chemisch indifferente Körper (Spiritus aetherei), und nur diese letztern
sind officinell. Sie verhalten sich wie Aether, zum Theil
auch wie Alkohol, und sind in Alkohol löslich.

1. *Aether aceticus*, Essigäther (1 At. Aether und 1 At. Essigsäure), bildet sich bei der Destillation eines essigsauren Salzes mit
Schwefelsäure und Alkohol.

2. *Aether nitrosus*, (1 At. Aether und 1 At. salpetrige Säure), bildet sich bei der Destillation der Salpetersäure mit Alkohol.

3. *Aether oenanthicus* (Aether und Oenanthsäure), findet sich im Wein und Branntwein, welchen er den eigenthümlichen Geruch (die Blume, Bouquet, *anthus*) mittheilt, und ist in Wasser unlöslich.

4. *Aether muriaticus*, S a l z ä t h e r (Aetherin und Chlor-Wasserstoff), bildet sich bei der Destillation der Salzsäure mit Alkohol, ist in 50 Th. Wasser löslich und siedet bei 12⁰ C.

4. Olea aetherea.

Die ä t h e r i s c h e n O e l e finden sich in den Pflanzen fertig gebildet, bald in der Wurzel, in der Blüthe, in den Samen u. dgl., bald in mehreren Theilen zugleich, und werden theils durch Auspressen, meistens aber durch Destillation mit Wasser erhalten.

Einige derselben (z. B. Oleum Amygdalarum aethereum) finden sich in den Pflanzentheilen nicht fertig gebildet, sondern bilden sich erst aus besondern, in denselben enthaltenen Stoffen unter Zutritt von Wasser. (So wird das Amygdalin der bittern Mandeln in Oleum Amygdalarum aethereum und Blausäure zersetzt). — Gewöhnlich sind sie in besondern Behältern dicht eingeschlossen, so dass sie bei dem Trocknen der Pflanzentheile nicht verfliegen; bei einigen aber verdunsten sie schnell. Einige Pflanzen enthalten mehrere verschiedene Oele (z. B. Pomeranzen). Das Klima und die Entwickelungsperiode der Pflanze haben auf die Quantität einen sehr bedeutenden Einfluss.

Die ätherischen Oele sind tropfbar flüssig, viele gefärbt, flüchtig, und trennen sich in der Kälte in einen mehr festen Theil, Stearopten, und in einen mehr flüssigen, Eläopten. Sie lösen sich in Alkohol, Aether und fetten Oelen, lösen Schwefel, Harz, Wachs, Phosphor auf, und werden von den stärkern Säuren zersetzt. In Wasser sind sie sehr wenig löslich, lassen sich aber mit demselben überdestilliren (*Aquae vegetabiles destillatae*, *Aquae destillatae aethereae*), und mittelst Zucker mit demselben vermischen (emulgiren). Mit Zucker verrieben heissen sie *Elaeosacchara*. Auf dem Papier geben sie keinen Fleck (zum Unterschied von den fetten Oelen).

Einige bestehen aus *C* (Kohlenstoff) und *H* (Wasserstoff); andere aus *C*, *H* und *O* (Sauerstoff); wenige enthalten noch *N* (Stickstoff) oder *S* (Schwefel). — Viele sind Gemenge verschiedener Oelarten.

Gegeben werden sie selten pur, gewöhnlich als O e l - z u c k e r, *Elaeosacchara* (man rechnet durchschnittlich Scr. 1 Zucker auf Gutt. 1 äther. Oel), oder in Alkohol oder fetten Oelen aufgelöst. Enthalten sind sie in den Aquae destillatae aethereae (nur wenig), in den Tincturen (reichlich), in den Infusionen. Im Decoct und in den Extracten sind sie grösstentheils verflüchtigt.

Physiologisch scheinen sie sich wie Alkohol und Aether zu verhalten; auch scheinen sie nach der Resorption zersetzt zu werden, denn einige (von Terpenthin, Wachholderbeeren, Asa foetida u. dgl.) verändern den Geruch des Urins (der von dem des angewandten Oeles verschieden ist). Die Einwirkung ist unbekannt.

5.   Olea empyreumatica.

Die Produkte der trockenen Destillation organischer Körper sind im Allgemeinen Brandöl (brenzliches Oel, *Oleum empyreumaticum*), Brandharz, Brandsäure, Gase und Kohle.

Die Brandöle sind verschieden nach den Stoffen, aus denen sie erhalten werden. Sie sind aber alle dünnflüssig, farblos oder gelblich; haben dagegen einen sehr widrigen, lange haftenden Geruch, und einen specifischen, brennenden, sehr widrigen Geschmack. Sie lösen sich in Aether, in fetten und ätherischen Oelen, einige auch in Alkohol, sind flüchtig und enthalten meistens noch Brandharz.

Sie sind ein Gemenge verschiedener Arten von Brandölen und Brandharzen; und einige dieser Oele sind isolirt dargestellt: Kreosot, Picamar, Kapnomor, Paraffin, Eupion u. a. — An der Luft verändern sich einige wenig, andere aber oxydiren sich in schwarzes Harz.

Die Brandharze sind theils sauer, theils indifferent, je nachdem man bei der Destillation Essigsäure erhalten hat oder Ammoniak. Sie sind Gemenge verschiedener Harze, und die sauren enthalten Essigsäure.

Die Brandsäure enthält Wasser, Essigsäure und Brandöl mit Brandharz. Wird dieselbe destillirt, so bleibt ein eigenthümlicher Stoff im Rückstand, das Brandextract.

Nach den verschiedenen Stoffen, welche destillirt werden, enthält sie noch verschiedene andere Bestandtheile, z. B. Ammoniak, Cyan, wenn stickstoffhaltige Körper destillirt werden; Schwefel, Kohlenstoff, bei schwefelhaltigen Körpern; auch eigenthümliche Säuren, wie Benzoësäure, Bernsteinsäure.

6. Resinae.

In den Pflanzen finden sich die Harze fertig in den Säften gebildet, und fliessen bald freiwillig, bald nach gemachten Einschnitten heraus; um an der Luft zu erhärten, wo sie dann mit ätherischen Oelen, Gummi u. dgl. untermengt erscheinen. Sie sind meist Gemenge verschiedener Harze (mit ätherischen Oelen, Gummi u. a.), und werden durch Extraction mit Alkohol ziemlich rein dargestellt.

Sie sind unauflöslich in Wasser, löslich in Alkohol und ätherischen Oelen, schmelzbar, brennbar und unter Zersetzung bei hoher Wärme flüchtig. Nach der Consistenz unterscheidet man Weich- und Hartharze, und die letztern sind Nichtleiter der Elektricität, die durch Reiben selbst elektrisch werden. Einige krystallisiren, andere verhalten sich gegen Basen als Säuren und bilden Resinate; andere sind chemisch indifferent.

Das physiologische Verhalten der Harze ist nicht bekannt. Wegen ihrer Unlöslichkeit im Wasser scheinen sie nicht resorbirt zu werden; indess giebt man sie selten rein, sondern mit ätherischen Oelen, Extractivstoffen u. a. vermischt, wodurch ihre schwere Löslichkeit sehr modificirt werden kann.

7. Ammoniacum.

Stickstoff (N) und Wasserstoff (H) verbinden sich mit einander zu Ammoniacum, NH^3, und Ammonium, NH^4. Letzteres verhält sich zu den Säuren als Basis, jenes dagegen als Radical und verbindet sich (nach Art der Metalle) mit den Salzbildern (Wasserstoffsäuren).

Das Ammoniak ist ein farbloses Gas, das sich begierig mit Wasser vermischt; es reagirt alkalisch, riecht stechend, reizend, erweckend, und hat einen scharfen, ätzenden Geschmack.

Das Ammoniak (und dessen Salze) giebt mit den thierischen Flüssigkeiten (Eiweiss, Milch u. a.) keine Niederschläge, und löst die festen Theile auf (Blutkügelchen, Epithelium u. a.). Die organischen Verbindungen des Ammoniaks sind also löslich und können resorbirt werden; doch lässt sich dasselbe weder im Blute noch sonst wo nachweisen (zumal da Ammoniak schon im normalen Zustande durch den Urin und die Haut ausgeschieden wird).

§. 3. Wirkung.

Die Excitantia reizen und erhöhen die organischen Thätigkeiten transitorisch, so lange nämlich, bis sie wieder ausgeschieden sind. Durch Wiederholung wird diese Bethätigung mehr permanent; sobald sie aber einen gewissen Grad überschreitet, hat sie Erschlaffung zur Folge. Die örtliche Wirkung ist der allgemeinen ähnlich, welche mehr oder weniger in allen Funktionen hervorgebracht wird.

Oertlich wird die afficirte Stelle wärmer, empfindlicher, etwas geröthet, und wenn sie secernirt, so wird die Sekretion vermehrt. Sobald aber der Reiz zu stark wird, tritt Entzündung ein und die Sekretion hört auf; dauert er dagegen in mässigem Grade zu lange, so wird sie in Folge der Erschlaffung wässerig, profus. Wenn die Vitalität gesunken, und in Folge dessen die Sekretion profus geworden ist, so erhöhen die Excitantia die Vitalität und beschränken die Sekretion.

Die allgemeine Wirkung ist der örtlichen ähnlich: eine Aufregung mit Vermehrung der Wärme und Bethätigung der Funktionen, die sich durch Vermehrung der Sekretion entscheidet. Zur Darstellung dieser Wirkung eignet sich der Magen und zum Theil der Mastdarm; von andern Organen erfolgt sie zwar auch, aber sehr unvollständig und bei mehreren vielleicht gar nicht (z. B. bei den Harzen).

Verdauungsorgane. Brennende Wärme in Mund, Schlund und Magen; Erregung eines brennenden Geschmacks und Vermehrung der Speichelsekretion; Contraction der Deglutitionsorgane; Vermehrung der peristaltischen Bewegung. Die Absonderung der Verdauungssäfte (von Magen, Darm, Leber, Pankreas) geschieht reichlicher, der Appetit wird vermehrt, die Verdauung beschleunigt und die Stuhlentleerung befördert.

Grössere Gaben erregen brennende Hitze und ein unbehagliches Gefühl im Unterleibe, vermehren die Sekretionen bedeutend, und erregen Uebelkeit, Erbrechen, Kolik (zuweilen auch Diarrhöe). Sehr grosse Gaben machen Entzündung.

Auf die Verdauung wirken vorzugsweise Alkohol, Aether, ätherische Oele, dagegen Ammoniak und empyreumatische Präparate gar nicht. Die Harze wirken langsamer und permanenter.

Gefässsystem. Von einigen Mitteln ist die Resorption nachgewiesen (z. B. vom Alkohol), von andern sehr wahrscheinlich; wie sie aber das Blut verändern, ist völlig unbekannt. Die Circulation wird beschleunigt und die Frequenz des Herzens vermehrt. Die Capillargefässe strotzen von Blut und können bei vorhandener Schwäche selbst zerreissen.

Diese Aufregung erzeugen vorzüglich Alkohol und Aether. Bei Gewöhnung ist sie bedeutend schwächer, aber sehr stark bei vorhandenen Entzündungen, bei arterieller Constitution und bei organischen Krankheiten des Herzens und der Gefässe.

In Folge dieser Aufregung des Gefässsystems wird die Respiration beschleunigt und die Temperatur des ganzen Körpers erhöht. Man sagt daher, dass die Excitantia erhitzen, und dass sie Congestionen machen.

Haut. Die Aufregung des Gefässsystems äussert sich in der Haut durch Vermehrung der Wärme, der Röthe und der Fülle (sie wird gedunsen). Indem sich aber die Sekretion vermehrt, entscheidet sich die Aufregung; und insofern die Diaphorese befördert wird, gelten die Mittel für *Diaphoretica*.

Die Haut wird am meisten durch Ammoniak afficirt. Die blosse Erhitzung kann daher nicht die Ursache der Diaphorese sein, denn Ammoniak afficirt das Gefässsystem gerade am wenigsten.

Urin. Theils in Folge der allgemeinen Aufregung, theils durch specifische Afficirung der Nieren wird die Sekretion des Urins vermehrt, und zum Theil auch verändert; jedoch sind diese Veränderungen nicht weiter untersucht. Diese Diurese tritt besonders hervor bei Wassersuchten, oder wenn gleichzeitig viel Wasser getrunken wird.

Die stärksten Excitantia diuretica, wie Terpenthin, erregen Brennen in den Harnorganen, und können den Urin selbst blutig machen (nach Art der Acria). Wie es scheint, werden sie mit dem Urin wieder ausgeschieden.

Andere Sekretionen. Die Absonderung der Galle wird theils durch die Aufregung des Blutsystems vermehrt, theils wird sie bei der beschleunigten peristaltischen Bewegung reichlicher excernirt. Anderweitig scheinen die Mittel auf die Galle nicht zu wirken.

Der Speichel wird reichlicher abgesondert. Es ist dies aber nur eine Folge der örtlichen Einwirkung, und eine qualitative Veränderung findet nicht statt.

Die Absonderung der Milch wird von mehreren auffallend vermehrt, so dass sie als *Galactophora* betrachtet worden sind.

Die Katamenien werden vermehrt, theils als Folge der allgemeinen Aufregung, theils auch in Folge einer Plethora abdominalis, die einige Mittel zu erregen scheinen (wie die Harze). Die Thätigkeit der Genitalien wird überhaupt mehr oder weniger excitirt.

Nervensystem. Die Aufregung der Nerventhätigkeit ist gewöhnlich mit Congestionen nach dem Gehirn und Rückenmark verbunden. Schlaf und Müdigkeit so wie Kummer und Sorge fliehen, und die Leidenschaften treten hervor; die Bewegungen der Muskeln erfolgen rascher und die Kräfte sind stärker. Es folgt aber darauf eine Abspannung, und diese ist um so grösser, je grösser die Dosis des Mittels gewesen war. (Der früher gebräuchliche Name „nervenstärkende Mittel" passt also höchstens nur in Krankheiten unter gewissen Bedingungen).

§. 4. Anwendung.

Indicationen. a) In allen Fällen von Atonie, wo die Tonica passen, und eine flüchtige Aufregung nöthig ist. Sie sind hier häufig Adjuvantia der tonischen Mittel. Theils als *Stomachica* (wie die Spirituosa, die Aromata, die Tonica aetherea), oder als *Carminativa*, oder als *Anthelminthica*; theils als *Contrahentia* (namentlich bei atonischen Blennorrhöen).

b) Um die Energie der Sekretionsorgane zu reizen und zu bethätigen; α) als *Diuretica*: bei Wassersuchten (mit Atonie der Nieren, nach acuten Exanthemen u. dgl.), bei chronischen Exanthemen, zur Beförderung der Krisen: β) als *Diaphoretica*, zur Beförderung der Krisen, bei acuten Exanthemen u. dgl.; γ) als *Emmenagoga*, bei Atonie; und δ) als *Galactophora*.

c) Um die Energie des Nervensystems zu reizen un zu bethätigen; α) als *Analeptica*: bei Ohnmacht (nach Gemüthsbewegungen, Anstrengungen, Blutverlust); bei drohender Paralyse der Nerventhätigkeit (in schweren Nervenfiebern); β) als *Antispasmodica*; γ) als *Anodyna*, un δ) als *Antiparalytica;* meist nur empirisch (bei Krämpfen, Schmerzen und Lähmungen) nach allgemeinen Regeln.

d) Als *Resolventia*, nur nach allgemeinen Regeln, wo die allgemeine Aufregung oder die vermehrten Sekretionen nützen können.

e) Um die Energie des Gefässsystems zu bethätigen (wohl selten, z. B. in der Bleichsucht [als Adjuvantia], auch in der Cholera, bei Nervenfiebern).

Contraindicationen. a) Arterielle Constitution, active Congestion, Plethora, Entzündung. — b) Organische Fehler, namentlich des Herzens, der Gefässe und der Lungen. — c) Cruditäten der ersten Wege (die erst durch Emetica oder Laxantia zu entfernen sind.

Cautelen. a) Man vergesse nicht, dass diese Mittel nur reizen und aufregen, keineswegs aber stärken. Die diätetischen Mittel sind die einzigen Stärkungsmittel, und die Spirituosa, Oleosa aetherea und Nervina sind, so wie die Tonica, nur indirekte Roborantia. — b) Für viele Mittel (Spirituosa, Aromatica und einige andere Oleosa aetherea) findet wegen des häufigen diätetischen Gebrauches mehr oder weniger Gewöhnung statt.

Krankheiten. a) Verdauungsorgane. Bei Atonie derselben, wo die Tonica passen, besonders um letztere vorzubereiten oder zu unterstützen. Sehr beliebte Zusätze zu allen Mitteln, welche die Verdauung belästigen. — Die Oleosa aetherea (als Corrigentien besonders die aromatischen, die auch angenehm schmecken) und die Spirituosa. α) Gegen Würmer die Anthelminthica, welche für diese Thiere Gifte sind; β) gegen Flatulenz die Carminativa; γ) gegen Diarrhöen, Krämpfe u. a. nach allgemeinen Indicationen.

b) Gefässsystem. Selten um aufzuregen (wie früher nach Brown's System geschah), und nur nach allgemeinen Indicationen und mit grosser Vorsicht (z. B. bei Nervenfiebern); häufig dagegen um die Krisen zu befördern, bei Fiebern, Entzündungen, acuten Exanthemen. Die Ammoniacalien.

c) Schleimhäute. Katarrhe und atonische Blennorrhöen (für jene als Diaphoretica die Ammoniacalien, die

Tonica aetherea, zum Theil die Spirituosa; für diese als Contrahentia besonders die Resinosa).

d) Genitalien; nach allgemeinen Indicationen: als Emmenagoga (die Resinosa); zur Beförderung der Wehen (die Tonica aetherea und die Aromatica). — Desgleichen in Krankheiten der Harnorgane, als Diuretica, z. B. in atonischen Wassersuchten (die Resinosa).

e) Haut. Chronische Exantheme, als Diuretica, nach allgemeinen Indicationen.

f) Nervenkrankheiten, mit dynamischer Depression (also nicht bei Exsudat, bei mechanischen Verletzungen); namentlich Ohnmacht, als Analeptica (häufig schon als Riechmittel, wie Aether, Olea aetherea, Ammonium causticum). — Als Antispasmodica, Anodyna und Antiparalytica nach allgemeinen Indicationen. Bei Nervenfiebern als Excitantia nervina (Moschus, Camphora); zur Beförderung der Krisen, als Diuretica und Diaphoretica.

§. 5. Aeusserlich.

Die Haut (Geschwüre, Wunden) und Schleimhäute sind die Organe der äussern Application, wenn man örtlich diese Theile reizen und flüchtig erregen will. Allgemeine Wirkungen lassen sich nur durch den Mastdarm und durch die Lungen erzeugen; wenigstens ist es sehr zweifelhaft, ob z. B. spirituöse, ätherisch-ölige Bäder noch anders wirken, als dass sie die Haut und die Lungen afficiren.

a. Atonische Geschwüre: die Resinosa in Pflaster und Salben;

b. Wunden: selten, etwa gegen atonische Blutung;

c. Torpide Entzündungen; namentlich Perniones (die Olea aetherea, die Resinosa);

d. Atonie nach Contusionen und Distorsionen (Ammoniacum, Olea aetherea, Spirituosa);

e. Atonie der Haut (warme Bäder mit Oleosa aetherea, Spirituosa);

f. Lähmungen, in Einreibungen (die hauptsächlich als Derivantia wirken);

g. Verhärtungen von Drüsen, in Pflastern (Resinosa);

h. Blennorrhöe der Genitalien, von Atonie der Schleimhaut u. dgl.

i. Um die Empfindung des ganzen Körpers transitorisch aufzuheben (der Aether in Einathmungen); z. B. bei chirurgischen Operationen.

k. Um allgemeine Wirkungen der excitirenden Mittel zu erzeugen; gewöhnlich nur in Klystieren (doch sind die meisten für das Rectum zu reizend); aber auch in Bädern.

Erste Ordnung.
Oleosa aetherea.

Diese Mittel, die in erster Reihe ätherisches Oel enthalten, sind vorzugsweise flüchtige Stimulantia für den Magen und Darmkanal.

Erste Abtheilung.
Tonica aetherea.

Bestandtheile: ätherische Oele, bittere Extractivstoffe, Gerbsäuren, Harze und Salze.

1. Aurantium.

Pharmakographie. Pomeranzen, Orangen. — Folia, flores (*Flores Naphae*), poma immatura, cortex pomorum maturorum s. cortex fructus s. pericarpium Aurantii; oleum florum (*Oleum Neroli*), oleum corticum pomorum.

Citrus Aurantium, der Pomeranzenbaum (*Aurantiaceae; — Polyadelphia icosandria*), wächst im südlichen Asien, und. wird im südlichen Europa cultivirt; ein Baum, der immergrüne Blätter, Blüthen, unreife und reife Früchte zu gleicher Zeit trägt.

Blätter: oben glänzend grün, gegen das Licht gehalten mit vielen durchscheinenden Punkten (Oelbehälter), mit breit geflügeltem Blattstiel (der den Citronenblättern fehlt). — Blüthen: wenigblüthige Sträusser, weisse saftige Blumenblätter. — Frucht: kugelig, beerenartig, mit lederartiger Rinde, 7—12 fächerig, und erfüllt mit saftigem Zellgewebe. — Alle Theile haben einen sehr angenehmen, aromatischen, zarten Geruch und einen aromatisch-bittern Geschmack, der besonders bei den reifen Schalen sehr angenehm ist.

Spielarten: Pomeranzen, Apfelsinen (*Citrus Aurantii* Risso), Bergamotten.

Präparate. 1) *Folia concisa* und *pulverata*.
Sie enthalten ätherisches Oel (was in den getrockneten Blättern grossentheils verdunstet ist), und bittern Extractivstoff.

2) *Flores concisi*, enthalten ätherisches Oel (das mit dem Trocknen fast gänzlich verdunstet). Die Apotheker halten sie daher meist eingesalzen, *flores saliti*, zur Bereitung des destillirten Wassers.

   a. *Aqua florum Aurantii, Aqua florum Naphae*, enthält wenig von dem ätherischen Oel.

   b. *Oleum florum Aurantii, Oleum Neroli*, von einem sehr feinen und lieblichen Geruch, sehr schwer darzustellen, daher bei uns wohl niemals ächt zu finden. (Unser Oleum florum ist Bergamottenöl mit den flores Aurantiorum digerirt).

   c. *Syrupus florum Aurantii*, eine concentrirte Auflösung von Zucker in Aqua florum Aurantii.

3) *Poma immatura* (integra, concisa und pulverata), enthalten ätherisches Oel (in der Schale), bittern Extractivstoff, Gerbstoff, Citronensäure, Aepfelsäure.

   a. *Tinctura pomorum immaturorum*, bitter.

4) *Flavedo corticum* (*pomorum*) *A.*, die äussere gelbe (von dem innern, anhängenden, weissen und schwammigen Marke befreite) Rinde der reifen Früchte, enthält ätherisches Oel und bittern Extractivstoff.

   a. *Tinctura corticis* (*pomorum*) *A.*, riecht und schmeckt sehr angenehm.

   b. *Extractum corticis* (*pomorum*) *A.*, enthält nur den Bitterstoff.

   c. *Syrupus corticum* (*pomorum*) *A.*, sehr angenehmes Corrigens.

   d. *Oleum corticum* (*pomorum*) *A.*, gelb, dünnflüssig.

   e. *Elixir Aurantiorum compositum* (enthält noch Zimmtcassia, Kali carbon. und Malaga- oder Xeres-Wein, nebst mehreren bittern Extracten).

5) *Oleum Bergamottae*, von den Schalen der reifen Bergamotten.

Die Pomeranzen sind ein beliebtes Ingrediens der aromatischbittern Elixire, z. B. des *Elixir amarum, Elixir Aurantiorum compositum*.

Wirkung und Anwendung. Wie ein Amarum aethereum. Sehr beliebt als Stomachicum, wegen seines angenehmen Geschmacks und seiner kräftigen (den Appetit und die Verdauung befördernden) Wirkung.

Dass die Blätter gegen einige Neurosen wirksam seien (Hufeland), hat sich nicht bestätigt. — Das Extract wie ein Amarum purum. — Die Olea aetherea blos reizend, erhitzend. — Die Tincturen und die Syrupe beliebte Corrigentien.

Formen. a) Folia conc., zu Dr. ½—1, tgl. einigemal (selten in Pulver), im Aufguss, Unc. 1 auf Unc. 6; meistens in Species zum Thee. — b) Flores conc., Dr. 1—2 auf 2 Tassen, zum Thee (entbehrlich). — c) Poma immat., zu Scr. 1 bis Dr. 1, tägl. einigemal (selten in Pulver); im Aufguss, am besten im kalten weinigen, Dr. 4 auf Unc. 6 Wein. — Diätetisch zu Getränken (Bischof, Cardinal). — d) Flavedo cort. pom., zu Scr. ½—1—2, in Pulver, Morsellen; Aufguss (Dr. 4 pro die), mit Wasser oder Wein; in Species zu Thee. — e) Extr. cort. pomor., zu Dr. 1—2 pro die; in Mixturen; als Constituens für Pillen. — f) Tinctura pom. immat. und Tinct. cort. pomor., zu Dr. ½—1, tägl. einigemal. — g) Aqua flor. destill., als Menstruum für Mixturen. — h) Oleum florum (selten, sehr theuer), Ol. cort. pomor. und Ol. Bergam., zu Gutt. 1—2 (letzteres besonders äusserlich als wohlriechendes Corrigens). Gewöhnlich als Elaeosacchara. — i) Elixir Aurantior. compos., theelöffelweise, pur.

2. Citrus.

Pharmakographie. Citrone. — Cortex pomorum, Oleum.

Citrus medica, der Citronenbaum (*Aurantiaceae; — Polyadelphia icosandria*), wächst im südlichen Asien, und wird im südlichen Europa cultivirt. Die Früchte sind wie die Pomeranzen gebaut, aber länglich und mit einer Endwarze, und enthalten einen sauren Saft.

Bestandtheile der Schalen: ätherisches Oel und Bitterstoff. — Der Saft der Citronen und die Citronensäure gehören unter die Acida vegetabilia.

Präparate. a) *Flavedo corticis pomorum,* die äussere gelbe Rinde, von dem innen anhängenden weissen Marke befreit. — Wie Flavedo corticis pomorum Aurantiorum,

aber sehr selten angewandt; in der Regel nur diätetisch. —
b) *Oleum Citri* (*Oleum de Cedro*) , das Oel von den Schalen. — Wie Oleum pomorum Aurantiorum, als Corrigens
für Geruch und Geschmack. Gern als Elaeosaccharum
(Gutt. 1 auf Scr. 1).

3. Caryophyllata.

Pharmakographie. Nelkenwurzel. — Radix.

Geum urbanum (*Rosaceae; — Icosandria pentagynia*),
eine gegen 2 Fuss hohe, perennirende Pflanze, sehr häufig
bei uns in Gebüschen und an den Rändern der Wälder.
Die Wurzel bildet einen Wurzelstock mit vielen dünnen
und langen Wurzelfasern; sie ist aussen bräunlich-roth,
innen gelblich-weiss, holzig, und wird im April und Mai
vor den Knospen gesammelt.

Bestandtheile: ätherisches Oel (0,04%, riecht nelkenartig unangenehm), Gerbsäure (10%), Harz, modificirter Gerbstoff, Schleim.

Formen. Radix concisa, zu Dr. $\frac{1}{2}$—1, tägl. 3—4-
mal; im Aufguss, Unc. 1 auf Unc. 6—8 pro die. — (Radix pulverata entbehrlich; ehemals in Wechselfiebern).

Wirkung. Geruch angenehm, wie Caryophylli; Geschmack aromatisch und adstringirend. Excitirt sehr wenig, erhitzt nicht, wirkt gelind tonisch. — Ein zwar beliebtes, aber schwaches und ziemlich entbehrliches Mittel.

Früher als Surrogat der China in grossem Rufe, selbst gegen Wechselfieber, wo es allerdings auch in leichten Fällen nützen kann.

4. Millefolium.

Pharmakographie. Schafgarbe. — Herba und Flores.

Achillea Millefolium (*Synanthereae*; Tribus: *Corymbiferae; — Syngenesia superflua*), eine gegen 2 Fuss hohe
Pflanze mit einfachem Stengel, wächst bei uns sehr häufig
an Wegen und Triften. Die Blätter weichhaarig, doppelt
fiederspaltig; die Blüthenköpfchen in Doldentrauben; die
Blüthen klein, weiss, von schwach balsamischem Geruch
und aromatisch bitterlichem, etwas scharfem Geschmack.

Bestandtheile: ätherisches Oel, Bitterstoff, Gerbstoff, Harz,
Salze.

Präparate. a) Herba et Flores concisi. — b) *Extractum* (herbae et florum), was sich wie die Extracta amara
verhält. — c) *Succus herbae recentis expressus.*

Wirkung. Ein schwaches Roborans, das fast gar nicht aufregt, noch adstringirt. Anzuwenden wie ein schwaches Amarum.

Anwendung. Früher gegen Stockungen, als Resolvens; bei gewohnten Blutflüssen, wenn sie zu stark werden; bei atonischer Blennorrhoea pulmonum, Neigung zu Flatulenz u. dgl.

Formen. a) Herba concisa und Flores concisi, im Aufguss, Unc. ½—1 pro die. Auch äusserlich zu Bädern, zu Clysmata visceralia. — b) Extract, Dr. 1—2 pro die. — c) Succus recens expressus, zu Frühlingskuren, Unc. 2 bis 3 pro die. Auch äusserlich zum Verbinden schlaffer Geschwüre.

5. Salvia.

Pharmakographie. Salbei. — Herba.

Salvia officinalis (Labiatae; — Diandria monogynia), ein kleiner Strauch des südlichen Europa, der bei uns in Gärten cultivirt wird. Die Blätter sind lancettförmig, stumpf, runzlich, und haben, wie die ganze Pflanze, einen aromatischen Geruch und einen aromatischen, bitterlich-herben Geschmack.

Bestandtheile: ätherisches Oel, Harz, Extractivstoff.

Präparate. a) Herba concisa. — b) Oleum, gelb, von kampherartigem Geruch. — c) Extractum.

Wirkung. Schwach tonisch, kaum aufregend; die atonischen Absonderungen gelind beschränkend. Innerlich angewendet wird das Mittel besonders gegen profuse Schweisse, selbst gegen die hektischen; so wie gegen profuse Sekretion der Milch nach dem Entwöhnen; öfter äusserlich (s. Form.)

Formen. a) Herba concisa und pulverata, zum Thee, Unc. ½ pro die, am besten kalt getrunken. — Aeusserlich zu Zahnpulvern, Gargarismen (sehr beliebt ist ein Thee von Salvia und flores Sambuci bei Angina catarrhalis), Umschlägen (bei Milchfluss), Augenwässern u. dgl. — b) Oleum, zu Gutt. 1—2; sehr erhitzend.

6. Cascarilla.

Pharmakographie. Cascarille. — Cortex.

Croton Eluteria s. Eleutheria (Euphorbiaceae; — Monoecia monadelphia), ein Strauch in Westindien, mit einer dünnen, spröden, dunkelbraunen Rinde, von angenehm aromatischem Geruch, und aromatischem, bitterem, etwas scharfem Geschmack.

Neuerdings wird als Mutterpflanze *Croton Cascarilla* und *Croton Sloanei* Bennett nebst *Croton lineare* Jacquin aufgeführt.

Bestandtheile: ätherisches Oel, Harz, Bitterstoff (sehr viel Faserstoff).

Präparate. a) Cortex concisus (und pulveratus). — b) *Extractum*, aus der Abkochung; enthält wenig ätherisches Oel, aber Harz. — c) *Tinctura*, besonders kräftig.

Wirkung. Tonisch und excitirend. Angewandt gegen atonische Verdauungsschwäche, besonders aber gegen atonische Diarrhöen.

Gegen Wechselfieber ist das Mittel schwach. Gegen Typhus, asthenische Fieber u. a. nur nach allgemeinen Indicationen.

Formen. a) Cortex concisus im Aufguss, Unc. $\frac{1}{2}$ auf Unc. 6, alle 2 Std. 1 Essl.; (mit Wein digerirt, in Species). — Das Decoct, Unc. $\frac{1}{2}$ mit Unc. 9 auf Unc. 6 ist kräftiger (weil die wirksamen Bestandtheile fest gebunden sind). — b) Extract, zu Gr. 5—10—15, in Pillen und Mixturen. — c) Tinctur, zu Scr. 1—2, tägl. einigemal.

7. Rosa.

Pharmakographie. Rose. — Folia florum, Oleum florum.

Die Rosen wachsen allenthalben, wo es nicht gar zu kalt ist, theils wild, theils in Gärten; und enthalten in ihren prachtvollen Blumen ätherisches Oel, Gerbstoff und Farbstoff.

Rosa centifolia, Damascena, Gallica, moschata, sempervirens, canina, die sämmtlich in vielen Spielarten vorkommen, können benutzt, das Oel jedoch nur in warmen Ländern mit Vortheil gewonnen werden. — *Rosaceae; — Icosandria polygynia.*

Präparate. a) Folia florum concisa, Flores concisi. — b) *Aqua Rosarum*, Rosenwasser. — c) Oleum. — d) Mel rosatum (s. S. 89). — e) *Unguentum rosatum* (Rosensalbe, aus Schweineschmalz 4, Wachs 1, Rosenwasser 1).

Wirkung. Sehr schwach adstringirend. Angewendet nur als Corrigens wegen ihres sehr beliebten, angenehmen Geruchs.

Beliebter Zusatz zu allerlei Mund- und Augenmitteln. Dass sie hier nebenbei adstringiren, ist wohl nur ein blosser Glaube.

Formen. a) Flores concisi, zu Species (wegen der schönen Farbe und des angenehmen Geruchs). In den Apotheken werden sie auch als *Rosae salitae*, zur Bereitung des destillirten Wassers, aufbewahrt. — b) Aqua destillata, sehr beliebt als wohlriechendes Constituens. — c) Oleum, sehr theuer (1 Centner Rosen liefert kaum 2 Dr.), nur zu Parfümerien. — d) Fructus (Hahnebutten), die fleischig gewordenen Kelche mit den Samen von unserer Rosa canina; enthalten Gummi und Zucker; diätetisch.

8. Sambucus.

Pharmakographie. Flieder, Hollunder. — Flores, baccae.

Sambucus nigra, der schwarze Flieder (*Caprifoliaceae; — Pentandria trigynia*), bei uns ein häufiger Baum von 10—20 Fuss Höhe; mit kleinen, gelblich-weissen Blumen, zahlreich in Afterdolden auf ästigen Stielen, von stark balsamischem, etwas betäubendem Geruch und schleimigbitterlichem Geschmack. Die schwärzliche, beerenförmige Steinfrucht, mit drei Kernen und einem dunkelrothen Saft, schmeckt süsslich-säuerlich.

Bestandtheile der Blumen: ätherisches Oel von butterartiger Consistenz, und andere, nicht genau untersuchte Stoffe. — In den Beeren: Aepfelsäure, Zucker, Pektin.

Präparate. a) Flores concisi. — b) Succus inspissatus (*Roob*) s. *Extractum*, Fliedermus, der eingedickte Saft der reifen Fliederbeeren. Wird gewöhnlich bei uns von den Landleuten bereitet, und in den Apotheken gereinigt, *Succus inspissatus depuratus*.

Wirkung. Nicht tonisch; gelind excitirend; besonders diaphoretisch. Angewendet namentlich in Katarrhen als *Diaphoreticum*, das Fliedermus auch als gelindes Diureticum.

Die Beeren, frisch und getrocknet, zu diätetischen Zusätzen.

Formen. a) Flores concisi, zum (Flieder-)Thee, Dr. 2—4 auf 2—3 Tassen, kurz vor dem Schlafengehen warm getrunken. — Selten als Infusum in Mixturen. — Aeusserlich in Species zu Kräuterkissen (als Anodynum), Gargarismen, Fomenten, Bädern. — b) Succus inspissatus depuratus, von Consistenz des Honigs, zu Dr. 2—6, als Adjuvans zu Mixturen oder zu Latwergen.

9. Chamomilla vulgaris.

Pharmakographie. Chamillen. — Flores, oleum.

Matricaria Chamomilla (Synanthereae; Tribus: *Corymbiferae; — Syngenesia superflua),* eine einjährige Pflanze, die häufig bei uns auf den Feldern unter den Saaten wächst, und den ganzen Sommer hindurch blüht.

Bestandtheile: ätherisches Oel, bitterer Extractivstoff, Harz.

Präparate. a) Flores concisi und pulverati. — b) *Extractum,* von einem Digestions-Aufguss durch Auspressen bereitet. — c) *Oleum aethereum,* blau, fast butterartig; sehr theuer. Setzt man den Chamillen bei der Destillation etwas Oleum de Cedro zu, so erhält man ein wohlfeileres Oel, *Oleum Ch. citratum.* (Noch wohlfeiler mit Terpenthinöl, *Oleum Ch. terebinthinatum).* — Das *Oleum Ch. coctum* besteht aus Chamillen 1 mit Baumöl 8 gekocht. — d) *Aqua* und *Syrupus Chamomillae.*

Wirkung. Geruch eigenthümlich aromatisch; Geschmack bitterlich, erwärmend. Die Chamillen excitiren mässig und sind als Tonica schwach; aber sie befördern die peristal tische Bewegung und afficiren die Nerven als *Antispasmodicum.*

Anwendung. a) Gegen Flatulenz und davon abhängige Beschwerden. — b) Gegen Schmerzen und Krämpfe leichter Art, besonders im Unterleibe (Molimina menstrualia, Colica, Molimina nervosa in partu u. dgl.). — c) Gegen acute Krankheiten leichter Form, als Diaphoreticum und Diureticum zur Beförderung der Krisen (Febris catarrhalis, rheumat. und nervosa; acute Exantheme). — d) Bei Brechmitteln, um (als schwaches lauwarmes Infus) das Erbrechen leichter zu machen.

In allen diesen Fällen gebraucht man den Chamillenthee, Dr. 2—4 auf 2—3 Tassen. Das Extract ist fast nur Amarum, und das Oel ein reines Excitans, das völlig entbehrlich ist.

Aeusserlich, als Excitantia, machen sie wegen ihrer Wirksamkeit und Billigkeit fast alle ähnlichen Mittel

entbehrlich. Als Streupulver, Kräuterkissen (bei nicht
entzündlichen katarrhalischen, rheumatischen und nervösen Beschwerden), zu Gargarismen (wie Sambucus), Fomenten (bei atonischen Geschwüren, asthenischen Entzündungen), Clysmaten (bei nervösen Beschwerden des
Unterleibes), Einreibungen (Ol. Ch. coctum und terebinthinatum), Bädern.

Das Pulver, zu Scr. 1 bis Dr. 1, gegen Wechselfieber (vor Einfüh-
rung der China sehr beliebt). — Die Chamillen, da sie so bequem zu
haben sind, werden auch vielfältig gemissbraucht!

Die römischen Chamillen, *Flores Chamomillae
romanae*, von *Anthemis nobilis* (im südlichen Europa), riechen etwas kräftiger, als die Chamomilla vulgaris, und
excitiren auch etwas stärker. Sonst aber verhalten sie sich
eben so, und sind leicht zu entbehren. (Sie sind fast doppelt so theuer.)

10. Calamus.

Pharmakographie. Calmus. — Radix (rhizoma), oleum.

Acorus Calamus (*Aroideae; — Hexandria monogynia*),
wächst häufig in unseren Sümpfen und Gräben. Die Wurzel ist kriechend, so dick wie ein starker Finger, und
treibt an mehreren Stellen glatte, aufrechte, 2—3 Fuss
hohe Schafte. Die frische Wurzel ist aussen braun, innen
weiss, weich und etwas schlammig; sie schmeckt aromatisch-bitter und riecht kräftig aromatisch (ebenso auch
die Blätter).

Bestandtheile: ätherisches Oel, weiches Harz, Extractivstoff
(süsslich und scharf), Stärke, Gummi. — In den Apotheken hat man die
Wurzel geschält (*decorticata*) und ungeschält; in der Schale ist aber
gerade das meiste ätherische Oel. — Candirter Calmus (beim Conditor)
ist ziemlich unkräftig (denn der Calmus wird hier zuvor weich gekocht).

Präparate. a) Radix concisa und pulverata. Die
wirksamen Bestandtheile werden durch Wasser und Weingeist sehr leicht extrahirt. — b) *Extractum*, aus einem
Digestions-Aufguss mit Weingeist und Wasser ausgepresst. — c) *Tinctura*, von kräftigem, aromatischem Geschmack. Auch in andern aromatischen Tincturen ist der
Calmus ein beliebtes Ingrediens. — d) Oleum, röthlich-
gelb, riecht sehr stark, etwas kampherartig; schmeckt
brennend scharf.

Wirkung. Nicht als Tonicum, aber als *Stomachicum*; erhitzt stark, befördert die Sekretionen und kann in grossen Gaben selbst `die Funktionen des Gehirns afficiren.

Anwendung. Gegen torpide Schwäche der Verdauung und in den damit complicirten Krankheiten (Scrofulose, Rhachitis und verschiedenen Kàchexien) In allen andern asthenischen Krankheitsformen, wo überhaupt ein Excitans angezeigt ist, als ein vorzügliches Adjuvans.

Aeusserlich, als Excitans zu Bädern; zu Fomenten bei torpiden Geschwüren.

Formen. a) Radix pulverata, zu Scr. 1—2, tägl. einigemal; nicht gern. Aeusserlich zu Zahnpulvern, Streupulvern. — b) Radix concisa, im Aufguss, Unc. ¹/₂ auf Unc. 6, mit Wasser oder Wein. Zum Thee, Dr. 1—2 auf ein Paar Tassen (der Geschmack ist zwar angenehm, aber sehr brennend, daher ein Corrigens dazu nöthig, z. B. radix Liquiritiae.). Aeusserlich Libr. 1 auf ein Bad. — c) Extract, ist nicht excitirend, und wohl ziemlich indifferent; daher nur als Constituens für Pillen. — d) Tinctur, zu Scr. 1—2. Aeusserlich, als Adjuvans zu Zahn- und Mundmitteln. — e) Oleum, zu Gutt. 1—2; nur sehr verdünnt und eingehüllt, z. B. im Elaeosaccharum zu Gutt. 1 auf Dr. 1.

11. Valeriana.

Pharmakographie. *Valeriana minor.* Baldrian. — Radix, oleum.

Valeriana officinalis (Dipsaceae; — Triandria monogynia), wächst bei uns in Gebüschen und feuchten Gegenden, oder an trockenen und bergigen Orten. (Es giebt nämlich zwei Varietäten). Aus dem kurzen, starken Wurzelstocke gehen nach unten viele einfache Fasern von der Dicke eines Rabenkiels, und nach oben der einfache, 1 bis 4 Fuss hohe, röhrige Stengel. Die frische Wurzel ist weiss, fast geruchlos; die getrocknete aber bräunlich, von einem penetranten, unangenehmen Geruch, und einem scharfen, süsslichen und bitterlichen Geschmack.

Bestandtheile: ätherisches Oel, Valeriansäure, Harz und Extractivstoff. — Die Wurzeln von *Valeriana Phu* (Radix

Valerianae majoris), von *Valeriana dioica*, verhalten sich ähnlich, aber schwächer.

Präparate. a) *Radix concisa* und pulverata. Die wirksamen Bestandtheile werden durch Maceration und Infusion ausgezogen. — b) *Oleum;* enthält Acidum valerianicum, reagirt daher sauer. — c) *Tinctura;* enthält wenig wirksame Bestandtheile. (Die Tincturen, die mit Aether oder Liquor Ammonii caustici bereitet werden, *Tinctura Valerianae aetherea* und *Tinctura Valerianae ammoniata*, verhalten sich fast nur wie Aether und Ammonium). — d) Extractum; entbehrlich.

Wirkung. In kleinen Gaben stomachisch, nicht erhitzend; in grössern erhitzend, mässig diaphoretisch und diuretisch; mässig excitirend auf die Nerven; schwach giftig gegen Würmer.

Anwendung. a) Als Stomachicum bei Atonie der Verdauung, und bei allen damit verbundenen (namentlich nervösen) Complicationen. — b) Gegen Würmer, als Adjuvans, besonders bei nervösen Complicationen. — c) Gegen Nervenkrankheiten mit erhöhter Sensibilität, mit krampfhaften Formen; theils allgemein, wo überhaupt ein Excitans passt, theils specifisch (mehr empirisch) bei Epilepsie, Cardialgie u. dgl. — Hier sehr beliebt als Nervinum, das nur wenig erhitzt. — d) Gegen Nervenfieber, nach allgemeinen Indicationen, als Excitans (das die Verdauung erregt, die Secretionen befördert, Krisen einleitet, die gesteigerte Sensibilität beruhigt, und dabei fast gar nicht erhitzt). — Ebenso gegen andere asthenische Krankheiten (mit dem sogenannten nervösen Charakter).

Formen. a) Radix pulverata, zu Scr. 1 bis Dr. 1, tägl. 3—4mal (soll mehr auf den Unterleib wirken); in Latwergen; Schüttelmixturen (z. B. Dr. 4 in einem Glase Wasser, umgeschüttelt öfters einen guten Schluck, das Ganze *pro die;* bei Krampfsucht, bei Neurosis cordis). Corrigens ist Macis. — b) Radix concisa, im Aufguss Dr. 2—3 auf Unc. 6; auch als Thee, Dr. 2 auf 2—3 Tassen (z. B. tägl. 3mal 1 Tasse kalt getrunken; gegen Neurosis cordis). Häufig als Adjuvans zu tonischen und excitirenden Mitteln. Aeusserlich zu Klystieren, Dr. 2—4. (Zu Clysmata visceralia nach Kaempf, mit Amaris und

Aromaticis). — c) Oleum, Gutt. 2—4—6 (bei Epilepsie bis
20), als Stomachicum, Anthelminthicum und Nervinum. —
In Elaeosaccharum, in Spirituosen, in Tincturen. — d) Die
Tincturen, wie Alkohol (oder Aether, oder Ammonium),
der nach Baldrian riecht und schmeckt. — e) Das Extract
als indifferentes Constituens zu Pillen.

12. Angelica.

Pharmakographie. Engelwurzel. — Radix.

Angelica Archangelica (*Umbelliferae; — Pentandria
digynia*), wächst bei uns auf den Bergen und wird auch in
Gärten gezogen. Es ist ein Kraut von 5 6 Fuss Höhe,
dessen sämmtliche Theile stark aromatisch riechen. Der
Wurzelstock ist 1—3 Zoll dick, cylindrisch, mit vielen
langen Fasern; die frische Wurzel innen fleischig, mit
einem gelblichen Milchsaft; die getrocknete schwammig.

Bestandtheile: ätherisches Oel, weiches Harz, Extractivstoff,.
Stärke u. a. m. Das weiche Harz (Angelica-Balsam) bedingt zum
grossen Theil die Wirksamkeit. — Die Wurzel von *Angelica sylvestris*
ist weit schwächer.

Präparate. a) Radix concisa. — b) Extractum. —
c) Tinctura.

Wirkung und Anwendung. Als Stomachicum
bei Atonie der Verdauung; als Excitans bei Blennorrhöe
der Lunge, bei Diarrhöen; gegen Cardialgie, Kolik, Molimina menstrualia (nach allgemeinen Indicationen, jedoch selten); gegen Nervenfieber (wie Serpentaria).

Formen. Radix concisa, im Infusum (mit Wasser.
oder Wein), Unc. ½ auf Unc. 6. — Das Extract zu Gr.
5—10—15, und die Tinctur zu Scr. 1—2; beide selten.

Früher war die Angelica sehr beliebt; jetzt ist sie so ziemlich ausser Gebrauch. — Die Pharmakopöen führen noch einen *Spiritus Angelicae compositus* (aus Angelica, Scordium, Valeriana und Baccae Juniperi, mit etwas Kampher), der zu spirituösen Einreibungen empfohlen
werden kann.

13. Serpentaria.

Pharmakographie. *Serpentaria virginiana.* Schlangen-
wurzel. — Radix.

Aristolochia Serpentaria (*Aristolochieae; — Gynandria
hexandria*), ein Kraut in Virginien und Carolina, mit einer

perennirenden Wurzel. Der Wurzelstock ist kurz, höckerig, und hat viele senkrechte Fasern. Die getrocknete
Wurzel hat einen penetranten, aromatischen, fast kam-
pherartigen Geruch, und einen bitterlichen, etwas brennenden Geschmack.

Bestandtheile: ätherisches Oel, weiches Harz, Extractivstoff,
Gummi u. dgl.

Präparate. Radix concisa.

Wirkung und Anwendung. Die Wurzel gehört
zu den stärksten Excitantien unter den Oleosis aethereis.
Gegen asthenische Krankheiten, zumal gegen Nervenfieber; war sie früher sehr gepriesen; jetzt aber gebraucht
man sie hier nur selten, nach allgemeinen Indicationen
zur Einleitung der Krisen (wo jedoch Valeriana meist besser). — Gegen chronische Rheumatismen, Diarrhöen,
Wechselfieber, Brand, Würmer ist sie entbehrlich.

Form. Radix concisa im Infusum, Dr. 2—4 auf
Unc. 6, zweistündl. zu 1 Esslöffel.

14. Arnica.

Pharmakographie. Wohlverlei. — Radix, herba, flores.

Arnica montana (*Synanthereae*, Trib. *Corymbiferae;*
— *Syngenesia superflua*), wächst bei uns in bergigen Gegenden, besonders in der Schweiz, in Oesterreich und in
Schweden. Die Wurzel fast wagerecht, von der Dicke
eines Federkiels, mit dünnen Fasern besetzt, aussen
braun, innen weiss und holzig. Stengel gegen 1 Fuss
hoch, weichhaarig. Wurzelblätter länglich, in den Blattstiel auslaufend, ganzrandig, weichhaarig. Blumen in
grossen gelben Blüthenköpfchen.

Bestandtheile. a) Der Wurzel: ätherisches Oel, bitteres scharfes Harz, Extractivstoff (dem Gerbstoff ähnlich), Gummi u. dgl. —
b) Der Blätter: ähnlich wie die Blumen, aber schwächer. — c) Der Blumen: weiches scharfes Harz, scharfer Extractivstoff, ätherisches Oel
(sehr wenig), Schleim u. dgl.

Die Blumen haben frisch einen widrigen Geruch, getrocknet aber
und zwischen den Fingern gerieben riechen sie schwach balsamisch
und reizen zum Niesen. Die Blätter riechen nicht; die Wurzel aber
eigenthümlich stark, etwas aromatisch, und das Pulver reizt sehr
zum Niesen. — Alle Theile schmecken mehr oder weniger bitterlich-
scharf.

Präparate und Form. a) *Radix concisa* (und pulverata). Im Pulver, Gr. 10—20—30, und im Infusum,

Unc. ¼ mit Unc. 6 (auch mit Wein), selten. Gewöhnlich
im Decoct, Dr. 2 mit Unc. 9 auf Unc. 6, alle 2 Std. 1 Esslöffel. — b) *Extractum radicis*, zu Gr. 5—10—15. — c) Folia, selten, etwa wie die Blumen. — d) *Flores concisi* und
pulverati. Im Pulver, Gr. 5—10—15, selten (wegen des
sehr kratzenden Geschmacks). Im Infusum, Dr. 1—2
(selbst bis Unc. 1) auf Unc. 6 (mit einem schleimigen Corrigens). — Aeusserlich: infundirt zu Klystieren, Dr. 2;
zu Fomenten. — e) *Tinctura florum*, zu Scr. 1—2—3.
Auch äusserlich zu Umschlägen, seltener von Aerzten, als
von Laien (bei Contusionen u. a.) angewandt. — Die
Oestreichische Pharmakopöe führt auch eine *Tinctura A.
plantae totius* auf.

Wirkung. Ist verschieden nach Individualitäten und
Krankheitszuständen. Auf den Darmkanal irritirend, wie
ein Acre, zuweilen Ekel, Druck, Kolik und Diarrhöe erregend (besonders bei schon vorhandener Irritation des
Magens). — Auf das Gefässsystem meistens nur wenig erregend, bei vorhandenen entzündlichen Zuständen aber
wie ein starkes Excitans. — Auf die Secretionen erregend, bald mehr als Diaphoreticum, oder mehr als
Diureticum, oder auch als Expectorans. — Auf das Nervensystem irritirend und excitirend, mit Schwindel und
Schwere des Kopfes, Schmerzen, Zittern, grosser Abgeschlagenheit (jedoch sehr verschiedenartig; oft gar nicht,
oft unerwartet heftig. Wenn sie den Magen stark irritirt,
afficirt sie das Gehirn gewöhnlich nicht). — Auf die äussere Haut applicirt, erregt sie Jucken, Brennen, geringe
Röthe. — Grosse Gaben afficiren die Verdauung weniger,
aber das Gehirn desto stärker, so dass selbst der Epilepsie
ähnliche Symptome entstehen.

Anwendung. a) Im nervösen Stadium acuter Krankheiten, wenn keine sthenische Entzündung vorhanden ist,
(wenn z. B. colliquative Diarrhöen, Sopor, Anaesthesie
eintreten). Bei lebhaftem Fieber im Typhus; in der Pneumonie, wenn der Auswurf stockt; in Gehirnentzündun-
gen, wenn Exsudat droht, so wie in der Febris puerperalis ist sie von ausgezeichneten Aerzten empfohlen; doch
verlangt sie hier sehr grosse Vorsicht. Man giebt hier die
Blumen.

b) Gegen Diarrhöe und Ruhr, besonders bei nervöser oder torpider Complication. Hier die W u r z e l.

c) Gegen Commotio cerebri, die B l u m e n, früher hoch gepriesen; jetzt nur noch selten, wenn nach einer Erschütterung Schwindel und Gedächtnissschwäche zurückgeblieben ist. Auch gegen Extravasate des Gehirns jetzt nicht mehr angewandt.

d) Gegen Wechselfieber, in grossen Dosen (die B l u − m e n); jedoch nur dann zu versuchen, wenn Chinin nicht helfen sollte.

e) Gegen Lähmungen (die B l u m e n), nach Apoplexie, Contusionen, Commotionen; auch gegen Amaurose, Taubheit. — Gegen Krämpfe, Epilepsie, Trismus, Tetanus, Tussis convulsiva. Wohl nur empirisch und mit sehr problematischem Erfolg.

f) Bei passiven Blutungen, aber auch bei unterdrückten gewohnten Blutflüssen, nach allgemeinen Indicationen (die B l u m e n).

g) A e u s s e r l i c h, bei Sugillationen, torpiden Geschwülsten, Brand; scheint aber hier wenig zu leisten.

15. A r t e m i s i a v u l g a r i s.

P h a r m a k o g r a p h i e. Beifuss. — Radix.

Artemisia vulgaris (Synanthereae; — Syngenesia superflua), ein Kraut von 4—5 Fuss Höhe, das häufig bei uns an Wegen und Zäunen wächst. Der Wurzelstock perennirend, von der Dicke eines Federkiels, treibt viele ästige, gelblich weisse Fasern.

B e s t a n d t h e i l e: scharfes, weiches Harz, bitterlich - scharfer Extractivstoff, Gerbstoff, Gummi, Salze u. dgl. (sehr wenig ätherisches Oel.) — Geruch schwach; Geschmack schwach, bitterlich.

P r ä p a r a t e und F o r m. Radix concisa und pulverata. (Nur die *Fibrillae radicis.*) — Im Pulver Gr. 10 bis Dr. 1. Selten im Decoct, Unc. 1 mit Unc. 16 auf Libr. 1, *pro die.*

W i r k u n g und A n w e n d u n g. Als Stomachicum und Excitans unbedeutend. Empfohlen von B u r d a c h (in Triebel) gegen Epilepsie, besonders bei Schwäche und Erethismus (so bei jungen Mädchen in der Evolutionsperiode). Er giebt Gr. 30—40 eine halbe Stunde vor dem

Paroxysmus, mit warmem Bier, und lässt im Bett den Schweiss abwarten. Dann Wiederholung der Gabe einen Tag um den andern. (Entsteht der Schweiss schwierig, so soll das Mittel, wie wohl fast immer, nichts helfen.)

16. Lupulus.

Pharmako-graphie. *Humulus.* Hopfen. -- Strobili.

Humulus Lupulus (*Urticeae; — Dioecia pentandria*), wächst bei uns in Hecken und Gebüschen, und wird häufig cultivirt, wo sich dann der Stengel an Stangen 12—15 Fuss hoch emporrankt. Die Blüthen der weiblichen Pflanze entwickeln sich zu ovalen, häutigen Zapfen (*coni, strobili*), mit dünnen, ausdauernden Schuppen, die am Grunde zwei kleine, runde Früchte enthalten, umgeben von einem gelben, harzigen, körnigen Staube (*Lupulinum*).

Bestandtheile: Lupulin, gegen 10 pCt. des Strobilus, findet sich in allen Theilen der Pflanze, enthält ätherisches Oel, 20 %, bitteren Extractivstoff, Gummi u. dgl., ist in Wasser, besonders in warmem, theilweise löslich, in Alkohol gänzlich, in Aether wenig. — Geruch stark gewürzhaft, etwas narkotisch; Geschmack kräftig bitter und gewürzhaft.

Präparate und Form. a) *Strobili concisi* im Aufguss, Unc. $1/2$ bis 1 auf Unc. 6, esslöffelweise. — Aeusserlich zu Kräuterbetten (für Rhachitische; wegen des narkotischen Geruchs mit Vorsicht); zu Fomenten und Kataplasmen. -- b) Extractum (fast nur bitter) und Tinctura, beide selten. — c) *Lupulinum*, Gr. 10—20, in Pulvern, Pillen, Aufguss.

Diätetisch im Biere, wo das Lupulin den eigenthümlichen Geschmack erzeugt, das Sauerwerden hindert, und als Roborans wirkt.

Wirkung. Als Roborans; wenig erhitzend, die Sekretionen wenig vermehrend; auf das Nervensystem nach Linné narkotisch, was jedoch vielfältig bestritten worden. Es scheint auch nur durch den Geruch die Nerven zu afficiren und zu betäuben, keineswegs aber mit Opium Aehnlichkeit zu haben.

Anwendung. Als Stomachicum bei atonischer Verdauungsschwäche (schmeckt angenehm bitter, erhitzt unbedeutend, wird sehr leicht vertragen). — Aeusserlich zu aromatischen Fomenten. (Kräuterkissen davon bekommen gewöhnlich schlecht.) — Das Lupulin wird neuerdings oft gegen Sexualerethismus angewandt.

17. Coffea.

Pharmakographie. Kaffee. — Semina.

Coffea arabica (*Rubiaceae*; — *Pentandria monogynia*), ein dünner, 15—20 Fuss hoher Baum in Arabien und Aethiopien. Die Frucht ist eine zweifächerige Beere, mit zwei grünlich - grauen, knorpeligen, sehr zähen Samen (Kaffeebohnen), welche wenig riechen, und etwas mehlig, wenig bitterlich schmecken.

Bestandtheile: Coffeïn, Gerbstoff (Kaffeegerb- oder Chlorogensäure), Harz, fettes Oel, Gummi, Eiweiss und Faser. Das Coffeïn enthält (unter allen Pflanzenstoffen den meisten) Stickstoff, ist chemisch indifferent, in heissem Wasser, in Alkohol und Aether löslich, und schmeckt bitter.

Präparate und Form. a) Semina cruda contrita, im Decoct (Unc. 1 mit Unc. 16 auf Libr. 1, pro die); sind wie andere Präparate derselben obsolet. — b) *Semina tosta trita*, gebrannt und gemahlen, im Infusum, Unc. ½—1 auf Unc. 6—12, tassenweise. — c) *Extractum spirituosum* (*Coffeïnum* und *Coffeïnum citricum*); ersteres zu Gr. 2—6, letztere zu Gr. ¼—1, in Pillen.

Durch das Rösten (Brennen) entwickelt sich empyreumatisches Oel, wodurch der Geruch aromatisch und der Geschmack aromatisch-bitter wird. Das Coffeïn wird nicht verändert.

Wirkung der Semina tosta: stomachisch, gelind erhitzend, die Secretionen (besonders den Urin) mässig befördernd, das Nervensystem eigenthümlich reizend und belebend. Grosse Gaben machen starke Wallungen, aber keine Betäubung.

Anwendung. a) Diätetisch sehr gewöhnlich; schadet bei Entzündungen, bei Plethora, bei Krankheiten des Gefässsystems. — b) In der Trunkenheit und im Sopor nach Vergiftung mit Opium, eine Tasse starken Kaffee. — c) Gegen Verdauungsbeschwerden, besonders nach einer reichlichen Mahlzeit. — d) Gegen Kopfschmerzen, besonders Migräne (das Extract und das Coffeïn).

18. Thea.

Pharmakographie. *Thea viridis*. Grüner Thee. — Folia.

Thea sinensis (*Camelliaceae*; — *Polyandria monogynia*), ein Strauch in China, 25—30 Fuss hoch, der häufig im

südlichen Asien cultivirt, und dann nur 5—6 Fuss hoch
wird. Blätter kurzgestielt, glatt, länglich-oval, gezähnt,
lederartig steif, 2—3 Zoll lang und 1 Zoll breit. — Die
abgepflückten Blätter werden geröstet und bei mässiger
Wärme getrocknet (grüner Thee), oder sie werden in grösserer Hitze getrocknet (schwarzer Thee).

Bestandtheile: Thee-Gerbstoff (gegen 15%), Extractivstoff,
ätherisches Oel (wenig), Harz, Gummi, Eiweiss.

Präparate und Form. Folia concisa, im Infusum,
Dr. ½—1 auf Unc. 6—8, warm getrunken; tassenweise.

Wirkung. Der Thee befördert die Verdauung we-
nig, er erhitzt mässig, regt die Sekretionen (besonders den
Urin) mässig an, und reizt und belebt das Nervensystem.
Grössere Gaben erhitzen stark, stören die Verdauung,
machen Angst und Beklommenheit und betäuben. Spirituöse Zusätze sind gute Corrigentia dieser unangenehmen
Nervenwirkungen.

Anwendung. Diätetisch sehr beliebt (mit etwas
Rum, Spiritus Sacchari, versetzt). — Als warmes exciti-
rendes Getränk bei gelinden acuten Krankheiten (Katarrh), zur Beförderung der Krisen. Als Antidotum bei
Vergiftung mit Alkaloïden, wegen des Gehalts an Gerbstoff.

Hierher gehören noch
(obwohl sämmtlich entbehrlich):

1. Matricaria, herba; von Pyrethrum Parthenium,
Mutterkraut; ein mässiges Tonicum aethereum, etwa
wie Millefolium.

2. Hedera terrestris, herba; von Glechoma hedera-
cea, Gunderman. Ein schwaches Tonicum aethereum,
das früher in Lungensucht, Atrophie u. dgl. empfohlen war.

3. Marrubium album, herba; von Marrubium vulgare, Andorn; — Marrubium nigrum, herba, von
Ballota nigra; — Marrubium agreste, herba, von Sta-
chys germanica; — schwache Mittel.

4. Marum verum, herba; von Teucrium Marum,
Katzenkraut, Amberkraut; eine Labiate von angenehmem Geruch.

5. *Scordium*, herba; von *Teucrium Scordium*. Früher empfohlen bei Nervenfieber, Schwindsucht, Anomalien der Menstruation u. dgl. — Das Kraut von *Teucrium Chamaedrys, Chamaepitys, creticum* u. a. m.

6. *Cortex Winteranus;* von *Drimys Winteri*. Empfohlen gegen Scorbut (vom Capitän Winter), gegen Nervenfieber, Katarrhe u. a.

7. *Aristolochia*, radix; von *Aristolochia rotunda, longa* und *Clematitis*. Soll der Serpentaria ähnlich wirken.

8. *Contrajerva*, radix; von *Dorstenia Brasiliensis*. Gegen Nervenfieber, gegen Schlangenbiss, wie Serpentaria empfohlen.

9. *Imperatoria*, radix; von *Imperatoria Ostruthium*. Scheint sich ähnlich wie Angelica zu verhalten.

10. *Levisticum*, radix; von *Ligusticum Levisticum*, Liebstöckel. Hat, bei geringer Wirksamkeit, einen für die meisten Menschen sehr unangenehmen Geruch und Geschmack (ist aber als *Diureticum* im Volke sehr beliebt).

Zweite Abtheilung.
Anthelminthica.

Die anthelminthischen Mittel wirken entweder direkt, indem sie die Würmer vergiften (wie die ätherischen und empyreumatischen Oele, die scharfen Harze, die Spirituosa); oder indirekt, indem sie die Verdauung verbessern (wie die Tonica, besonders die Amara), oder indem sie laxiren. Unter ihnen sind die Amara aetherea vorzugsweise Gifte für die Würmer.

1. Absinthium.

Pharmakographie. Wermuth. — Herba, oleum.

Artemisia Absinthium (Synanthereae; — Syngenesia superflua), ein Kraut von 3—4 Fuss Höhe, wächst im südlichen Europa, und wird bei uns häufig in Gärten gezogen. Die Blätter durch einen dünnen Filz blassgrau, gestielt, unten dreifach fiederspaltig, höher hinauf doppelt, noch höher einfach fiederspaltig, und die obersten bloss einfach zugespitzt.

Bestandtheile: ätherisches Oel, Bitterstoff, Eiweiss, Blatt-grün u. dgl.

Präparate und Form. a) Herba concisa, im In-fusum, Unc. ½ bis 1 auf Unc. 8, (auch mit Wein, Bier). Aeusserlich zu Klystieren. — b) *Extractum*, zu Gr. 10— 20—30, ist fast ein reines Amarum. — c) *Tinctura*, zu Scr. 1—2, tägl. 3—4mal. — d) Oleum, zu Gutt. 2—6; selten äusserlich in Klystieren, zu Einreibungen.

Wirkung. Geschmack stark bitter, Geruch unan-genehm aromatisch. Befördert die Verdauung, regt we-nig auf, afficirt aber doch zuweilen das Hirn so, dass Schwindel und Betäubung entstehen. Giftig gegen Würmer.

Anwendung. a) In der atonischen Verdauungs-schwäche und den damit zusammenhängenden Krank-heiten. — b) Gegen Würmer, (Oxyuris und Ascaris), aber hier langsamer wirkend als Cina und Tanacetum, daher besser zur Nachkur.

2. Cina.

Pharmakographie. *Santonicum.* Zittwer. — Semen, flores.

Der Zittwersamen kommt von verschiedenen Arten der Gattung *Artemisia* und besteht aus kleinen, grünlich-gelben Körnern, die aber keine Samen sind, sondern die noch nicht aufgeblühten Blümchen mit den Kelchschup-pen, und mit zerschnittenen Blumenstielchen vermischt. Der Geruch ist stark, widerlich aromatisch, etwas kam-pherartig; der Geschmack kratzend, brennend, widerlich aromatisch und bitter.

Man unterscheidet im Handel den levantischen (oder den von Aleppo), und den barbarischen (oder den von Afrika kommenden) Wurmsamen; und leitet jenen (als die bessere Sorte) von *Artemisia Santonica*, diesen von *Art. Contra* her. Wahrscheinlich ist er aber im-mer von mehreren verschiedenen Arten gemischt, so noch von *Art. glo-merata, A. coerulescens* u. a.

Bestandtheile: Santonin (Santonsäure, ein Alkaloïd), Harz, ätherisches Oel; ferner Wachs-Gummi u. a. Das Santonin krystallisirt und scheint der Bitterstoff zu sein; wirkt giftig.

Präparate und Form. a) *Semen integrum* und *pul-veratum.* Zu Gr. 10 bis Dr. 1, im Pulver (für Kinder in Milch, Kaffee oder Honig gerührt,) in Morsellen, Lat-wergen. — In Infusionen, Unc. ½—1 auf Unc. 4, alle

3 Stunden 1 Esslöffel für ein Kind von 4—8 Jahren (mit Kaffee, Möhrensaft).

b) *Extractum aethereum*, wie Extractum Filicis aethereum bereitet, zu Scr. 1 in 2 Portionen bald nach einander. Für Kinder von 3—4 Jahren zu Gr. 2—4.

c) Das Santonin zu Gr. 1—3, mehrmals täglich.

W i r k u n g. Wie ein gelindes Tonicum aethereum, das wenig erhitzt und nur bei reizbaren Personen Magenbeschwerden erregt. Gegen Würmer sehr sicher.

A n w e n d u n g. Als Wurmmittel, gegen Oxyuris und Ascaris, besonders bei Kindern das vorzüglichste Mittel.

F o r m e l n. 1) ℞ Sacch. alb. ℥jv, coque c. Aq. comm. q. s. ad consistentiam tabulandi, adde rad. Jalap. pulv. ℨj, sem. Cinae pulv. ℥β, Amygdal. dulc. excort. et conc. ℨiij. — F. l. a Morsuli 30. Consp. ol. Tanacet. gutt. x, in Aether. acet. pauxillo solutis. — S. Täglich 3mal 1 Stück. Für ein Kind von 4 Jahren.
2) ℞ Rad. Valerian. pulv., rad. Filic. excort. pulv., sem. Cinae pulv. āā. ℨiij, Mell. commun. q. s. ut f. Electuar. S. Alle 3 Stunden 1 bis 2 Theelöffel.

3. Tanacetum.

P h a r m a k o g r a p h i e. Rainfarrn. — Herba, flores, semina, oleum.

Tanacetum vulgare (*Synanthereae; — Syngenesia superflua*), ein Kraut von 2—4 Fuss Höhe, wächst häufig bei uns an Wegen und Rändern der Aecker. Stengel aufrecht, eckig, glatt. Blätter unten gestielt, doppelt fiedertheilig, gesägt; oben sitzend, fiedertheilig. Blüthen in Köpfchen, halbkugelig, gelb, in Doldentrauben. Frucht: längliche, 5—6 rippige Achenien. — Blüht vom Juli bis September.

B e s t a n d t h e i l e: ätherisches Oel (in den Blumen, weniger in Blättern und Samen), bitterer Extractivstoff (in den Samen zumeist), Gerbstoff (im Kraute mehr), Harz, sowie Wachs, Gummi, Salze.

P r ä p a r a t e und F o r m. a) *Herba concisa*, wie Flores.

b) *Flores concisi* (selten *pulverati*), im Infusum, Unc. ½—1 auf Unc. 3—6, pro die (auch mit Milch). — Aeusserlich zu Klystieren. — Manche halten die *Semina contusa* für die wirksamsten Theile.

c) *Oleum* (aus dem Kraut und den Blumen), zu Gutt. 2—4, täglich einigemal. Beliebtes Adjuvans zu Wurmmitteln. — Aeusserlich zu Einreibungen.

Wirkung. Geruch stark balsamisch; Geschmack aromatisch bitter. Verhält sich wie Cina, ist jedoch nicht so kräftig und sicher.

Anwendung. Gegen Würmer, wie Cina; gewöhnlich als Adjuvans, und zur Nachkur bei Wurmkrankheiten (hier weit besser als Cina).

4. Filix mas.

Pharmakographie. Johanniswurzel. — Radix (rhizoma).

Aspidium Filix mas — Polystichum F. m. Roth — (*Polypodiaceae; — Cryptogamia filices*), perennirendes Farrnkraut in unsern Waldungen. Das Rhizom ist wagrecht, mit den stehenbleibenden fleischigen Enden von den Strünken früherer Jahre und mit vielen häutigen Spreuschuppen besetzt; nach unten mit langen Wurzelfasern. — Diese Wurzel ist gegen 6 Fuss lang und einige Zoll dick, aus vielen ovalen Knoten zusammengesetzt; der Geruch schwach, moderig; der Geschmack ekelhaft süsslich und bitterlich.

Bestandtheile: fettes Oel, ätherisches Oel (wenig), Harz, Gerbstoff, Zucker. Das wirksame Princip ist nicht bekannt.

Präparate und Form. a) *Radix pulverata*, drachmenweise, gewöhnlich mehrmals hinter einander (mit besondern Diätvorschriften). Das *Extractum aethereum* scheint vorzüglicher zu sein.

Die Wurzel muss jung sein (1 bis 2 Jahr alt), im Juli und August gesammelt und nicht lange aufbewahrt werden, weil sie sonst ganz unwirksam ist.

b) *Extractum aethereum*, durch Digeriren der radix pulverata mit Aether; enthält das fette Oel nebst etwas Harz und ätherischem Oel. Gewöhnlich Scr. 1 — Dr. $\frac{1}{2}$ in Pillen (mit radix pulverata āā.), in ein Paar Portionen hintereinander, und den andern Tag ein Laxans (*Oleum Ricini*). — Auch in Klystieren.

Wirkung. Kaum bemerklich; nur entsteht nach grossen Dosen Magendrücken. Ist ein specifisches Gift gegen Würmer.

Anwendung. Gegen Würmer, *Bothryocephalus latus* und (nach Bremser weniger sicher) gegen *Taenia Solium.* Auch als vorzügliches Prüfungsmittel, ob Würmer vorhanden sind. Es ist sehr leicht zu nehmen, macht

keine Beschwerden, und kann ohne die mindeste Gefahr
oft wiederholt werden.

5. Granatum.

Pharmakographie. Granate. — Cortex radicis.

Punica Granatum (*Myrtaceae; — Icosandria monogynia*), ein Baum oder Strauch von 15 Fuss Höhe, in den
Ländern des mittelländischen Meeres. Die Wurzel ist
holzig und ihre Rinde aussen grau, innen gelb. Der Geruch der Rinde schwach; der Geschmack bitter und herbe.

Bestandtheile: Bitterstoff, Gerbstoff, Wachs.

Die Blüthen (*balaustia*), brennend scharlachroth, ohne Geruch, von
adstringirendem Geschmack, enthalten Gerbstoff, und sind als Adstringens empfohlen. — Aeusserlich zu Gargarismen, mit Flores Malvae;
geben eine elegante Farbe.

Die Frucht (Granatapfel, *mala punica*) ist fast kugelrund, kürbis-
artig, mit einem saftigen, röthlichen Fleische und mit einer lederartigen, gelblichen oder röthlichen Schale (*malicorium*). Diese Schalen
schmecken sehr adstringirend, und werden auch äusserlich als Adstringens empfohlen.

Präparate und Form. a) *Cortex radicis concisus*
(selten *pulveratus*), im Decoct, Unc. 2 mit Libr. 2 auf
Libr. 1, pro die (des Morgens; Corrigens: *Syrupus Menthae*); vielleicht besser im kalten Infusum (1 Tag macerirt). — b) Extractum; wie Extractum Absinthii.

Wirkung. Ein schwaches Adstringens, das in grossen Gaben Magenbeschwerden (Erbrechen, Diarrhöe)
macht, und die Bandwürmer tödtet.

Anwendung. Gegen Bandwürmer. Die Kur (das
Decoct von Unc. 2) in einigen Tagen zu wiederholen.

6. Helminthochortum.

Pharmakographie. *Corallina Corsicana*. Wurmmoos.

Ein Gemenge verschiedener Algen, das an den Mee-
resfelsen von Corsica gesammelt wird, mit Schalthieren,
Sand, und andern Unreinigkeiten. — *Sphaerococcus Hel-
minthochortus* kommt selten darunter vor; häufiger dagegen *Chondria obtusa* (nach Lucae am häufigsten),
Conferva, Ceramium, Hutchinsonia u. a.

Kleine Zäserchen, von denen jedes ein gabelspaltiges Stengelchen
darstellt, und auf einem Sandstückchen aufsitzt. Geruch stark widerlich, Geschmack salzig.

Bestandtheile: Gallerte 60%, Seesalz 9, Gyps 11, kohlensaurer Kalk 7 (wenig Natrium iodatum).

Wirkung. Giftig gegen Würmer; scheint ausserdem indifferent zu sein.

Anwendung. Gegen Würmer, besonders gegen
Spulwürmer der Kinder (doch ist Cina sicherer).

Form. Im Pulver selten, Scr. 1—Dr. 1, täglich
einigemal. — Infusum (mit Wasser oder Wein), Unc. 1
auf Unc. 6, pro die. — Decoct, Unc. 1 mit Unc. 12 auf
Unc. 9, pro die (mehr concentrirt wird es gelatinisiren). —
Gelatina, Unc. 1½ mit Unc. 12 auf Unc. 3, *pro die.*

7. Brayera anthelminthica.

Pharmakographie. *Kousso.* Kousso. Kosso. — Flores.

Brayera anthelminthica Kunth — *Banksia abyssinica* Bruce und Lamark — (*Rosaceae*), ein 20—60 Fuss
hoher Baum in den Hochebenen Abyssiniens. Blüthen
diklinisch, traubenförmig, purpur- oder blutroth. Kelch
präsentirtellerartig, 5spaltig, aus 8—10 häutigen, runz-
ligen, oben glatten, unten behaarten Blättern bestehend.
Blumenblätter 4—5, klein, lancettförmig, perigynisch.

Bestandtheile. Gerbstoff, (rothes, bitteres) Weichharz, fettes
Oel, Chlorophyll, Gummi, Faser, Salze.

Geruch eigenthümlich. Geschmack anfangs unmerklich, hinterher
widerlich bitter und scharf.

Kousso heisst im Abyssinischen Bandwurm.

· Präparate u. Form. *Flores pulverati* (röthlich; ein
gutes Präparat darf im getrockneten Zustande nur aus
Blüthen, ohne Blatt- und Blumenstiele, bestehen); zu
Ʒjjj—Ʒvj—Ʒj in getheilter Gabe. Die erwähnte Quantität
reicht für eine erfolgreiche Cur vollkommen aus. Am
besten nimmt man halbstündlich 1—2 Drachmen mit Honig latwergenartig eingerührt, und dann die 2 letzten Dosen das blosse Pulver in 1 halben Tasse heissen Chamil-
lenthees. (Nach einigen Stunden 1—2 Esslöffel Ricinus-
öl). Die Infusion, Maceration und selbst das Extract sind
viel unsicherer in der Wirkung.

Wirkung. Kratzen im Halse, Leibschmerzen, Ekel,
Erbrechen, seröse schleimige Stühle mit Wurmabgän-
gen. Die unangenehmen Erscheinungen sind alle vorübergehend und ohne weiteren Nachtheil. Bei richtiger

Anwendung (s. Form) geht der Wurm entweder gleich ganz mit dem Kopfe oder stückweise und in Knäueln ab. Um Hals- und Kopfende sicher zu entfernen, ist oft nach Verlauf einiger Tage eine Wiederholung der Cur nothwendig. In einer Abkochung des Kousso sterben die Tänien bald.

Anwendung. In Abyssinien ist die Koussoblüthe seit Jahrhunderten als souveraines Mittel gegen den dort endemischen Bandwurm allgemein in Gebrauch. In Europa ward sie durch B r u c e und B r a y e r bekannt und gilt seit 30 Jahren auch bei uns als das sicherste Förderungs- und Entfernungsmittel gegen alle Arten der *Taenia*. Neuerdings ist diese Pflanze auch in allen besseren Pharmakopöen als officinell eingeführt.

Dritte Abtheilung.
Carminativa.

Diese Mittel reizen die Verdauung flüchtig und sehr wenig; sie befördern die peristaltische Bewegung und bewirken den Abgang der Blähungen; sie irritiren wenig, und excitiren mässig und nur in grösseren Gaben.

1. Foeniculum.

Pharmakographie. Fenchel. — Semen (fructus), oleum.

Anethum Foeniculum — Meum Foeniculum nach S p r e n- g e l, richtiger wohl *Foeniculum officinale* Allione — der F e n c h e l (*Umbelliferae; — Pentandria digynia*), ein 2jähriges Kraut in Südeuropa, bei uns cultivirt. Die Frucht besteht aus zwei kleinen, ovalen, etwas gekrümmten Achenien, von starkem, angenehmem Geruch, und süsslichem, aromatischem Geschmack.

Man unterscheidet zwei Sorten, *Foeniculum vulgare* und *dulce*, von denen die zweite grösser und ölreicher ist (auch *Foeniculum italicum, creticum* genannt).

Bestandtheile: ätherisches fettes Oel, Harz.

Präparate und Form. a) *Semen integrum* und *pulveratum*. In Pulver, Gr. 10—20—30 (meist als Adjuvans oder Corrigens). — Infusum, besonders als Thee, Dr. 2—4 auf 2—3 Tassen. — Als Corrigens und Constituens für Brust- und Abführmittel. — Als Conspergens für Pillen.

b) *Aqua*; als Corrigens und Constituens für Mixturen.

c) *Oleum*, zu Gutt. 2—5; als Corrigens und Oelzucker.

Anwendung. a) Als Carminativum; in dieser Absicht häufig als Constituens. — b) Um bei Säugenden die Sekretion der Milch zu befördern. — c) Als Corrigens für Geschmack und Geruch.

2. Anisum stellatum.

Pharmakographie. Sternanis. — Semen (fructus).

Illicium anisatum (Magnoliaceae; — Polyandria polygynia), ein Baum in China und auf den Philippinen, immergrün, etwa 8 Fuss hoch. Die Frucht besteht aus mehreren (6—12, nach der Zahl der Pistille), sternförmig verwachsenen Kapseln, jede mit ovalem, röthlichem Samen.

Diese Früchte riechen (wie der ganze Baum) angenehm aromatisch (etwa wie unser Anis, von *Pimpinella Anisum*), und schmecken süss, brennend aromatisch (etwa wie Anis). —

Bestandtheile: ätherisches Oel (in den Kapseln reichlicher), hartes Harz.

Präparate. *Semina* (besser *Fructus*) *contusa* und *pulverata*, in Pulver und Thee, als Adjuvans und Corrigens zu Brustmitteln (z. B. in den Species zum Brustthee).

Sonst wie Fenchel, doch excitirt er erheblich stärker.

3. Phellandrium.

Pharmakographie. Wasserfenchel. — Semen (fructus).

Phellandrium aquaticum (Umbelliferae; — Pentandria digynia), ein Kraut in unsern stehenden Wässern, zweijährig, 3—4 Fuss hoch. Die Frucht oval, von Kelch und Griffel gekrönt, besteht aus 2 Achenien. Die Samen riechen durchdringend und unangenehm, etwas betäubend, und schmecken widerlich, scharf, aromatisch.

Bestandtheile: ätherisches Oel, fettes Oel, Harz

Präparate und Form. *Semen integrum* und *pulveratum*. Im Pulver, Gr. 10 — Dr. 1, allmälich steigend (Dr. ½—2 *pro die*). — Latwerge (selten, wegen des schlechten Geschmacks). — Infusum, Unc. ½—1 auf Unc. 6.

Wirkung. Als Carminativum; erregt die Sekretionen der Haut und Nieren. Dass grosse Gaben das Gehirn afficiren (nach Art der Narcotica), scheint sich nicht zu bestätigen.

Anwendung. In der Lungenschwindsucht fast als specifisch gepriesen; scheint aber nur als gelindes Excitans palliativ zu wirken, indem es (wenn jede Irritation fehlt) die Sekretion vermindert.

Ferner empfohlen bei torpiden Blennorrhöen, besonders der Lungen; bei Asthma, Keuchhusten; bei Vereiterung der Leber, der Ovaria; bei Geschwüren, Erweichung der Knochen.

4. Carum Carvi.

Pharmakographie. Kümmel. — Semen (fructus), oleum.

Carum Carvi (Umbelliferae; — Pentandria digynia), wächst bei uns auf Wiesen, wo es frühzeitig blüht (Anfangs Mai); wird auch an einigen Orten (Sachsen) cultivirt. Die Frucht, zwei Achenïen, gekrümmt, gerippt, an beiden Enden zugespitzt.

Bestandtheile: ätherisches Oel, Harz, Schleimzucker. Der Geruch stark balsamisch, angenehm; Geschmack ebenso. Die Samen des gebauten Kümmels sind grösser, ölreicher und angenehmer.

Präparate und Form. a) *Semen integrum* und *pulveratum*, in Pulver, Gr. 10—30; zum Thee, Dr. 2—4 auf 2—3 Tassen. Als Corrigens. — b) *Oleum*, zu Gutt. 2—4. Oft als Corrigens. — Aeusserlich zu Einreibungen.

Wirkung und Anwendung. Wie Foeniculum. Häufig auch äusserlich nach Art der aromatischen Mittel. (Ebenso auch diätetisch.)

5. Mentha piperita.

Pharmakographie. Pfeffermünze. — Herba, oleum.

Mentha piperita (Labiatae; — Didynamia gymnospermia), wächst in England in sumpfigen Gegenden, und wird bei uns in Gärten auf feuchtem Boden gezogen. Wurzel kriechend, mit vielen, 1—2 Fuss hohen Stengeln. Blätter kurzgestielt, länglich-oval, oben glatt, unten etwas rauh. Geruch angenehm, sehr penetrant; Geschmack aromatisch brennend, hinterher angenehm, kühlend.

Bestandtheile: ätherisches Oel.

Präparate und Form. a) *Herba concisa*, im Aufguss, Unc. ½ auf Unc. 6; gewöhnlich als Thee, Dr. 2 auf
2 Tassen. — Aeusserlich zu Klystieren, Umschlägen,
Kräuterkissen. — Als Corrigens.

b) *Aqua*, als Corrigens und Constituens für Mixturen.
Die *Aqua spirituosa* wird mit Alkohol destillirt.

c) *Oleum*, zu Gutt. 1—3. Aeusserlich zu Einreibungen
(am Auge). — Als Corrigens.

Wirkung und Anwendung. Als Carminativum
sehr beliebt. Als Analepticum und Antispasmodicum
überall, wo ein gelindes Excitans passt. — Das Oel reizt
die Augen heftig zu Thränen und belebt das Sehvermögen
(wenn es äusserlich in deren Nähe eingerieben wird). Das
Elaeosaccharum (auch die *Rotulae Menthae piperitae*) als
sehr gebräuchliche Corrigentia.

Mentha crispa (herba und oleum), Krausemünze, wie Mentha piperita, von der es sich nur durch Geruch und Geschmack unterscheidet.

Die übrigen Arten der Gattung *Mentha* sind schwächer; aber sie
ähneln sich alle in Geruch und Geschmack (*Mentha Pulegium, viridis,
silvestris, aquatica*).

Die verschiedenen Pharmakopöen führen, wie die *Aqua Menthae
piperitae (destillata)*, auch eine *Aqua Menthae crispae (destillata)*, beide
von verschiedener Stärke, die ebenfalls als Menstruum gebraucht wird.

6. Rosmarinus.

Pharmakographie. Rosmarin. — Herba, oleum.

*Rosmarinus officinalis (Labiatae; — Diandria mono-
gynia)*, ein Strauch von 3—4 Fuss Höhe, im südlichen
Europa, bei uns in Gärten gezogen. Stengel holzig, ästig.
Blätter immergrün, ungestielt, dick, lancettförmig,
schmal, am Rande umgeschlagen, unten weisslich filzig.
Blumen blass-violett.

Geruch stark balsamisch; Geschmack brennend, bitterlich, kam-
pherartig. — Bestandtheile: ätherisches Oel.

Präparate und Form. a) *Herba concisa*. Innerlich
als Thee, Dr. 2 auf 2 Tassen (obsolet.) Aeusserlich zu
trocknen und feuchten Umschlägen. — b) *Oleum*, zu Gutt.
2—4. Aeusserlich zu Linimenten und Salben. — c) Das
Unguentum nervinum der Pharmakopöen enthält vorzüglich Rosmarin (daher auch *Unguentum Rosmarini compositum* genannt); so führt die Pharmacopoea militaris Bo-

russica (als künstlichen Balsam sehr empfehlenswerth):
Oleum Rorismarini und Ammonium carbonicum āā Dr. 1
auf Unguentum simplex Unc. 1.

Wirkung und Anwendung. Innerlich als schwaches Carminativum, selten. — Aeusserlich als Oleosum aethereum; empfiehlt sich durch Wohlfeilheit.

7. Melissa.

Pharmakographie. *Melissa citrata.* Melisse. — Herba.

Melissa officinalis (Labiatae; — Didynamia gymnospermia), ein Kraut des südlichen Europa, das auch bei uns auf steinigem und feuchtem Boden wächst. Stengel vierkantig, aufrecht, haarig, 2—3 Fuss hoch. Zweige kurz. Blätter oval, gespitzt, sägeartig, weichhaarig.

Geruch aromatisch, nach Art der Citrone. Geschmack aromatisch, etwas scharf. —

Bestandtheile: ätherisches Oel, Gerbstoff, Bitterstoff.

Präparate und Form. a) *Herba concisa*, Dr. 2—4 auf 2 Tassen, zum Thee. Auch äusserlich zu aromatischen Species. — b) *Aqua;* angenehmes Constituens und Corrigens für Mixturen.

Wirkung und Anwendung. Innerlich (wegen des angenehmen Geruchs und Geschmacks, und wegen der Wohlfeilheit) beliebt als schwaches Carminativum (besonders im Menstruum). — Aeusserlich selten.

8. Cajeputum.

Pharmakographie. Kajeput. — Oleum.

Melaleuca Cajeputi (Myrtaceae; — Polyadelphia polyandria), ist ein Baum der Molukken, 20—30 Fuss hoch, und wird in Indien cultivirt. Aus den Blättern (und Früchten) wird das ätherische Oel (Cajeputöl) durch Destillation gewonnen.

Geruch nach Kampher; Geschmack brennend scharf. Farbe grün. — Enthält häufig Kupfer und muss dann für den innerlichen Gebrauch erst gereinigt werden (Oleum rectificatum, durch abermaliges Destilliren mit Wasser).

Präparate und Form. *Oleum*, zu Gutt. 1—3 (—6). — Aeusserlich häufiger.

Wirkung und Anwendung. Als Carminativum. — Als Antispasticum, bei hysterischen Krämpfen, Epilepsie u. dergl. Als Anodynum, überall wo ein Excitans zulässig

13 *

ist. — Ueberhaupt fast bei allen nervösen Affectionen empfohlen (oft empirisch), sofern es nur als Excitans nicht contraindicirt ist. — Aeusserlich in denselben Fällen, z. B. bei Odontalgia nervosa, (mit Baumwolle in den hohlen Zahn gebracht), bei Otalgia nervosa, bei nervöser Schwerhörigkeit (verdünnt mit Oleum Olivarum mittelst Baumwolle in das Ohr) ; bei Amaurose und Amblyopie (als ätherischer Dunst oder als Einreibung) u. dergl.

Hierher gehören noch, obwohl entbehrlich:

1. *Anethum*, Dill (semina und oleum, von *Anethum graveolens*) ; wie die Samen und das Oel von Foeniculum (nur durch Geruch und Geschmack unterschieden). Auch diätetisch.

2. *Anisum vulgare*, Anis (semina und oleum), von *Pimpinella Anisum* (*Umbelliferae; — Pentandria digynia*); wie Foeniculum (wird jedoch leicht zuwider; daher nicht gern als Corrigens), oder wie Anisum stellatum (jedoch schwächer).

3. *Coriandrum*, Koriander (semina), von *Coriandrum sativum* (*Umbelliferae; — Pentandria digynia*); wie semina Foeniculi.

4. *Cuminum*, römischer Kümmel, Mutter-Kümmel (semina, oleum), von *Cuminum Cyminum* (*Umbelliferae; — Pentandria digynia*), aus Aegypten, in Italien cultivirt; wie Carum Carvi (riecht und schmeckt aber nicht so angenehm, daher nicht als Corrigens).

5. *Nigella*, Schwarzkümmel (semina), von *Nigella sativa;* wie semina Carvi, jedoch fast nur diätetisch.

6. *Petroselinum*, Petersilie (semina), von *Apium Petroselinum* (*Umbelliferae — Pentandria digynia*), aus Sicilien und Griechenland, bei uns cultivirt. — Die Samen als Adjuvans und Constituens diuretischer Mittel; das Oleum (wie oleum Anisi) gegen Ungeziefer des Kopfes. Herba und radix nur diätetisch (wegen des Gehalts an ätherischem Oel gelind diuretisch).

7. *Apium graveolens*, Sellerie (semina) ; wie semina Petroselini. — Die Radix nur diätetisch, wie radix Petroselini.

8. *Chenopodium ambrosiacum* oder *Botrys mexicana*
(herba, mexicanisches Traubenkraut, mexicanischer Thee),
aus Mexico, bei uns in Gärten gezogen (*Chenopodieae; —
Pentandria digynia*); enthält ätherisches Oel und viele
Salze und verdirbt sehr leicht. Es verhält sich als Carminativum, und ist in früherer Zeit in Neurosen sehr
gepriesen worden.

Herba von *Chenopodium Botrys* ist ähnlich. — Herba von *Chenopodium Vulvaria* war früher in Neurosen des weiblichen Geschlechts
gepriesen.

9. *Lavandula* oder *Spica*, Lavendel oder Spieke
(flores, oleum), von *Lavandula Spica* (*Labiatae; — Didynamia gymnospermia*). Selten innerlich als gelindes Carminativum. Aeusserlich als Adjuvans zu aromatischen
Species; zu Einreibungen (*Spiritus Lavandulae*); das Oel
(Oleum Lavandulae) als wohlriechender Zusatz zu Cosmeticis.

Linné unterscheidet zwei Varietäten: *Lavandula Spica angustifolia* und *latifolia*. Die Präparate der Lavandula Spica angustifolia
gehen unter dem Namen *Flores* und *Oleum Lavandulae* und riechen angenehm. Von Lavandula Spica latifolia dagegen kommt *Oleum Spicae*,
welches keinen angenehmen Geruch hat.

10. *Majoranum*, Majoran (herba, oleum), von *Origanum Majorana* (*Labiatae; — Didynamia gymnospermia*), wie Lavandula (jedoch ist das Oel, welches mit der
Zeit salbenartig dick wird, nicht zu Cosmeticis brauchbar). — Das *Unguentum Majorani* (*Butyrum Majorani*),
aus Herba pulverata 1 und Fett 2, wirkt fast nur wie Fett.

Origanum vulgare, Dost, Wohlgemuth (herba, oleum), wie Majoranum. — *Origanum creticum*, kretischer Dost, spanischer Hopfen
(herba, oleum); ähnlich. — Desgleichen *Origanum Dictamnus*, Diptam.

11. *Hyssopus*, Ysop (herba, selten oleum), von *Hyssopus officinalis* (*Labiatae; — Didynamia gymnospermia*);
enthält ätherisches Oel, etwas bittern Extractivstoff, und
ist ein gelindes Carminativum. Ward empfohlen in chronischen Lungenkatarrhen und gegen Würmer.

12. *Thymus*, Thymian (herba, oleum), von *Thymus
vulgaris* (*Labiatae; — Didynamia gymnospermia*), ein gelindes Carminativum.

Thymus Serpyllum, Quendel, davon herba Serpylli, oleum (auch
spiritus Serpylli); äusserlich wie die Oleosa aetherea. — Verschiedene
Arten von Thymus sind officinell gewesen, z. B. *Thymus Calamintha*,
Nepeta u. a. — *Herba Saturejae*, von Satureja hortensis, wie herba
Serpylli.

13. *Tilia*, Linde (flores), von *Tilia europaea* (*Ti-liaceae; — Polyandria monogynia*). Nur von Tilia euro-paea grandifolia (holländische Linde), da die Blüthen von Tilia europaea parvifolia (Steinlinde) nicht riechen. Sie enthalten einen angenehm riechenden Stoff (wahrschein-lich ein in Wasser leicht lösliches ätherisches Oel), der in den getrockneten Blüthen grösstentheils verdunstet ist. Innerlich als Thee, als Aqua destillata (die bald verdirbt), fast nur wegen des angenehmen Geruchs.

14. *Melilotus*, Steinklee (herba et flores), von *Meli-lotus officinalis* (*Leguminosae; — Diadelphia decandria*); ein schwaches Carminativum. Aeusserlich zu aromati-schen Species.

·Vierte Abtheilung.
Aromatica.

Die Gewürze, *Aromata*, enthalten ein ätherisches Oel und meistens auch ein Harz; sie riechen und schmecken angenehm, vermehren den Appetit und erhöhen die Ver-dauung, irritiren örtlich und excitiren das Gefässsystem ziemlich lebhaft.

1. Cinnamomum acutum.

Pharmakographie. Echter Zimmt. — Cortex, oleum.

Laurus Cinnamomum (*Laurineae; — Enneandria mo-nogynia*), ist ein Baum der Insel Ceylon (daher *Cinnamo-mum ceylanicum*), der in tropischen Ländern cultivirt wird, 20—30 Fuss hoch, über 1 Fuss dick. Die Rinde der jüngern Aeste, von den äussern Schichten befreit (so dass fast nur der Bast bleibt), wird getrocknet und gerollt.

Die getrocknete Rinde ist wenig dicker als Schreibpapier, glatt, braun, zerbrechlich, kurzfaserig. —

Bestandtheile: ätherisches Oel, Harz, etwas Gerbsäure.

Präparate und Form. *Cortex contusus* und *pulvera-tus*, sowie *Oleum;* wie dieselben Präparate von Cassia cin-namomea (s. S. 199), die beträchtlich wohlfeiler sind.

Wirkung und Anwendung. Wie Cassia cin-namomea. — Das Cinnamomum acutum riecht und schmeckt angenehmer, ist aber weit theurer und vielleicht nur wenig stärker.

2. Cassia cinnamomea.

Pharmakographie. Kassien-Zimmt, Zimmtcassie, Zimmtsorte, chinesischer oder indischer Zimmt. — Cortex, oleum.

Diese Rinde kommt wahrscheinlich nicht von einem besondern Baum, sondern von Varietäten des Laurus Cinnamomum (deren eine, *Cinnamomum ceylanicum* Nees das vorerwähnte Cinnamomum acutum liefert), namentlich von *Cinnamomum aromaticum* Nees, richtiger aber von *Cinnamomum Cassia* Blume (wächst in China).

Präparate und Form. a) *Cortex contusus* und *pulveratus,* zu Gr. 5—20, in Pulver, Latwergen; Aufguss (mit Wasser oder Wein), Dr. 2—4 auf Unc. 6. Als Corrigens, Conspergens.

b) *Aqua (Cinnamomi) destillata (simplex* und *spirituosa),* mit Wasser oder mit Alkohol und Wasser bereitet; als Menstruum (die Aqua spirituosa jedoch nur als Zusatz).

c) *Tinctura (Cinnamomi),* zu Scr. 1—2.· Auch äusserlich zu Wundmitteln.

d) *Oleum,* zu Gutt. 1—5. Schmeckt brennend scharf. Als Corrigens.

e) *Syrupus,* als Corrigens. (Wird mit Aqua Cinnamomi spirituosa bereitet.)

Wirkung und Anwendung. a) Bei torpider Verdauungsschwäche; meist nur als Zusatz zu diätetischen Mitteln. (Erhitzt wenig.)

b) Gegen atonische Diarrhöen.

c) Gegen atonische Blutungen des Uterus, und gegen Atonie der Wehen.

d) In asthenischen Fiebern und Neurosen; hier nur nach allgemeinen Indicationen.

Cassia lignea, Mutterzimmet, ist die Rinde von schlechtern Sorten der Zimmtbäume (vielleicht von wilden, wie denn auch die wilde Laurus Cinnamomum ceylanica eine solche liefern soll). Sie ist der Cassia cinnamomea ähnlich, aber weit schwächer, und als Corrigens nicht zu empfehlen.

Flores Cassiae cinnamomeae, Zimmet-Blüthen, sind die unreifen Früchte mit den Kelchen und Blüthenstielen einer ostindischen Laurus (vielleicht auch verschiedener Arten), die wie Cassia cinnamomea riechen und schmecken, und ähnlich (aber schwächer) wirken.

3. Caryophylli.

Pharmakographie. Gewürz-Nelken, Gewürz-Nägelein, Kreidenelken. — Flores, oleum.

Caryophyllus aromaticus (Myrtaceae; — Icosandria monogynia), ein Baum der Molukken, 20—30 Fuss hoch, dessen Aeste eine immergrüne, pyramidenförmige, mit vielen rothen Blüthen besetzte Krone bilden. Alle Theile sind sehr gewürzhaft, besonders aber die Blüthenknospen. Diese werden daher gesammelt und durch Rauch getrocknet. Es sind dies die Gewürznelken, und sie bestehen aus dem röhrenförmigen, vierblätterigen Kelch, welcher den Fruchtknoten einschliesst, und auf welchem die 4 noch geschlossenen, leicht abfallenden Blumenblätter sitzen.

Bestandtheile: ätherisches Oel, Gerbstoff, Harz, Extractivstoff. — Die Gewürznelken sind dunkel rothbraun, von der Gestalt eines kleinen Nagels, leicht zerbrechlich, und enthalten gegen 20% ätherisches Oel, so dass man schon mit dem Finger Oeltheilchen ausdrücken kann.

Präparate und Form. a) *Caryophylli integri* und *pulverati;* im Pulver, Gr. 5—10; im Aufguss (mit Wein), Dr. 1—2 auf Unc. 6. — Aeusserlich zu Zahnmitteln, aromatischen Fomenten. — Als Corrigens.

b) *Tinctura*, zu Gutt. 20—40. Aeusserlich zu Zahntincturen. — (Erhitzt sehr stark.)

c) *Oleum*, zu Gutt. 1—2. Aeusserlich zu Zahnmitteln, Einreibungen, Balsamen, aromatischen Pflastern. — Als Corrigens und Cosmeticum.

Wirkung und Anwendung. Wie Gewürze; als Stomachicum, diätetisch und therapeutisch. — Aeusserlich (besonders das Oleum) in Neurosen der Zunge, der Zähne, der Augen, des Unterleibs. — Erhitzen nur in grössern Gaben.

4. Amomum.

Pharmakographie. *Pimenta.* Nelkenpfeffer. — Semen, oleum.

Myrtus Pimenta (Myrtaceae; — Icosandria monogynia), ein Baum in Jamaika und den übrigen Antillen, 20—30 Fuss hoch. Blüthen traubenförmig. Frucht eine

schwarze, 2fächerige, 2samige, saftige Beere. Die unreifen
Beeren sind sehr aromatisch, getrocknet von der Grösse
einer kleinen Erbse, an der Spitze mit Spuren der Kelch-
schuppen, zuweilen mit kleinen Stielchen. Sie bestehen
aus der harten zerbrechlichen Schale mit den beiden unreifen, wenig aromatischen Samen.

Bestandtheile: ätherisches Oel (10% in der Schale, 5 in den
Samen), Harz (8 in der Schale, 2 in den Samen), Gerbstoff, Fett.

Präparate und Form. a) *Semina integra* und *pulverata*, zu Gr. 5—10, in Pulver, Latwerge; im Aufguss,
Dr. 1—2 auf Unc. 6. — b) *Oleum*, zu Gutt. 1—3.

Wirkung und Anwendung; wie Caryophylli, aber
nicht so kräftig und nicht so angenehm. (Wegen der grössern Wohlfeilheit ein Surrogat der Caryophylli.)

5. Myristica.

Pharmakographie. *Nux moschata*, Muskatnuss. *Macis*,
Muskatblüthe. *Balsamum·Nucistae*, Muskat-Balsam. *Oleum Macidis*.

Myristica moschata — richtiger *M. fragrans* Houttuyn
(*Laurineae;* — *Dioecia monadelphia*), ein Baum der Molukken, 30 Fuss hoch, mit dicht gedrängten Aesten. Die
männlichen Blüthen in kleinen Trauben, die weiblichen
einzeln. Die Frucht eine Steinfrucht, rundlich, fleischig,
2klappig, 1fächerig. Die Nuss am Grunde der Frucht befestigt; mit einem rothen, vielspaltigen, lederartigen Arillus bedeckt (Macis). Der Samenkern von der Gestalt der
Nuss (Nux moschata s. Semen Myristicae).

Bestandtheile: ätherisches Oel, verschiedene fette Oele (besonders in der Nuss), Gummi, Eiweiss.

Präparate und Form. a) *Nux moschata pulverata*
und *contusa* (der Samenkern der Nuss), zu Gr. 5—10, im
Pulver. Meist diätetisch oder als Corrigens.

b) *Balsamum Nucistae*, durch Auspressen der Nux
moschata in Ostindien bereitet, röthlich gelb und etwas
fester als Butter (meist von Cerat-Consistenz, und etwas
brüchig); besteht aus den ätherischen und den fetten
Oelen der Nuss. — Innerlich (selten) zu Gr. 5—10 in
Emulsion. Aeusserlich zu balsamischen Linimenten, Salben und Pflastern.

c) *Macis* (s. *Arillus Myristicae*) *concisa* und *pulverata* (der Arillus oder ungewöhnlich entwickelte Funi-

culus umbilicalis), zu Gr. 5 bis 10, in Pulver, Morsellen; Aufguss (als Thee, Dr. ½ auf 2 Tassen); meist nur als Corrigens.

d) *Oleum Macidis*, das ätherische Oel, zu Gutt. 1 bis 3, als Corrigens. Das Oleum Nucistae aethereum (aus den Nüssen) ist mit Oleum Macidis gleich.

Wirkung und Anwendung; wie die Aromatica als Stomachicum, weniger therapeutisch (häufiger als Corrigens), als vielmehr diätetisch. Grössere Gaben erhitzen ziemlich stark, und sollen auf das Gehirn deprimirend wirken. — Aeusserlich das Balsamum Nucistae als natürlicher Balsam zu aromatischen Einreibungen beliebt (riecht angenehm; lässt sich pur schlecht einreiben).

6. Zingiber.

Pharmakographie. Ingwer. — Radix (rhizoma).

Zingiber officinale (Scitamineae; — Monandria monogynia), ein Kraut in Ostindien und andern tropischen Ländern. Die Wurzel kriechend, mit fleischigen, handförmig ästigen, fingerdicken Knollen; treibt 3 bis 4 einfache, 2 bis 3 Fuss hohe Stengel. Die Knollen werden gebrüht und durch Ofenwärme schnell getrocknet (Zingiber commune oder nigrum), oder sie werden sorgfältig an der Luft getrocknet (Zingiber album). Der weisse Ingwer ist die beste Sorte.

Bestandtheile: ätherisches Oel, Harz (aromatisch, scharf), Extractivstoff (bitterlich, scharf), Gummi, Stärke.

Präparate und Form. a) *Radix Zingiberis* (albi) *concisa* und *pulverata*, im Pulver zu Gr. 10—20; im Aufguss (besonders mit Wein), Dr. 2 bis 4 auf Unc. 6. — Aeusserlich zu Mund- und Zahnmitteln. Als Corrigens. — b) *Tinctura*, zu Scr. 1—2; als Corrigens. — c) *Confectio*, diätetisch. — d) *Syrupus*, als Corrigens.

Wirkung und Anwendung. Wie Aromatica, als Stomachicum. Er irritirt örtlich nach Art der Acria, röthet die Haut und erregt Niesen. Auch erhitzt er ziemlich stark und soll den Geschlechtstrieb erregen. — Ein sehr beliebter Zusatz zu aromatischen Compositionen.

7. Galanga.

Pharmakographie. Galgant. — Radix (rhizoma).

Alpinia Galanga (Scitamineae; — Monandria mono-gynia), ein Kraut in Ostindien und China, mit einer krie-chenden, knolligen Wurzel, aus welcher sich mehrere runde, 4—6 Fuss hohe Stengel erheben. Man unter-scheidet im Handel den grossen und den kleinen Galgant, radix Galangae major und minor, die wahrscheinlich von Spielarten kommen.

Bestandtheile: ätherisches Oel, Harz (von brennend scharfem Geschmack), Extractivstoff, Gummi.

Präparate und Form. a) *Radix concisa* und *pul-verata.* Im Pulver, Gr. 10—20; im Aufguss (mit Wein), Unc. ½ auf Unc. 6. — b) *Tinctura*, zu Scr. 1—2.

Wirkung und Anwendung. Wie die Aromatica, namentlich wie Zingiber; jedoch nicht als Corrigens.

8. Vanilla.

Pharmakographie. Vanille. — Siliqua (fructus).

Vanilla aromatica s. V. planifolia Andrews (*Orchideae; — Gynandria diandria*), eine Schmarotzerpflanze in den -heissesten Gegenden Amerikas, an feuchten Orten. Die Frucht ist eine (gegen 8 Zoll lange und 4 Linien dicke) fast walzenförmige, schotenartige Kapsel, mit weichem Mark und vielen kleinen Samen. Dieselbe ist dunkel-braun, biegsam, der Länge nach gerunzelt und zuweilen mit Krystallen besetzt (ein Stearopten, das für Benzoë-säure gehalten wird).

Bestandtheile: weiches Harz, bitteres Extract, süsses Ex-tract, Fett, Benzoësäure, Zucker, ein riechender Stoff (vielleicht äthe-risches Oel, aber noch nicht isolirt dargestellt).

Präparate und Form. Zu Gr. 3—10, im Pulver; zu Dr. 2—4 auf Unc. 6 im Aufguss. — Meist nur als Zu-satz, als Corrigens.

Das Mittel ist bei geringer therapeutischer Wirksamkeit ausser-ordentlich theuer, daher füglich dem Conditor zu überlassen. — Als Corrigens findet es in dem Balsamum peruvianum ein gutes Surrogat.

Wirkung und Anwendung. Geruch und Ge-schmack vor allen andern zart und lieblich. Als Aroma-ticum schwach (soll jedoch die Geschlechtsthätigkeit ex-citiren, in grossen Gaben auch das Gehirn).

9. Sassafras.

Pharmakographie. Sassafras, Fenchelholz. — Radix.

Laurus Sassafras (*Laurineae*; — *Enneandria mono-gynia*), ein Baum von 20 bis 30 Fuss, in den warmen Gegenden von Amerika. Die Wurzel breitet sich weit aus, ist dick (wie ein Arm), ästig, und besteht aus der äussern Rinde und dem innern Holz. Beide kommen abgesondert in den Handel (cortex ligni Sassafras und lignum Sassafras).

Bestandtheile: ätherisches Oel (2%; — es brennt daher mit lebhafter Flamme und verbreitet einen angenehmen aromatischen Geruch). — Das Holz des Stammes, das zuweilen untergeschoben wird, enthält weit weniger ätherisches Oel.

Präparate und Form. a) *Lignum Sassafras (radicis) concisum* und *pulveratum* zu Scr. 1—2 im Pulver; besser im Aufguss, von Unc. ½ bis 1 pro die. Die Abkochung ist nicht zweckmässig. — *Cortex ligni concisus* und *pulveratus* ebenso. — b) *Oleum*, zu Gutt. 1 bis 2, von angenehmem fenchelartigem Geruch.

Wirkung und Anwendung. Ein gelindes Stomachicum, das wenig erhitzt, und die Sekretionen der Haut und der Nieren kräftig erregt. Empfohlen in chronischen Katarrhen, Rheumatismen, Exanthemen, bei Syphilis, Scrofulose, und jedenfalls ein recht zweckmässiger Zusatz zu den sogenannten blutreinigenden Species.

Hierher gehören noch:

1. *Laurus*, folia und baccae; von *Laurus nobilis* (*Laurineae*; — *Enneandria monogynia*), der Lorbeerbaum, ein Baum von 20 bis 30 Fuss, in Kleinasien und den Ländern des mittelländischen Meeres. Die Frucht ist eine Steinfrucht (keine Beere), von der Grösse einer kleinen Kirsche, dunkelblau, mit einer dünnen, zerbrechlichen Schale, und einem dicken, weisslichen Kerne. Aus den frischen Beeren wird durch Auspressen und Auskochen das *Oleum Lauri* (*Oleum laurinum*, Loröl) bereitet, ein Gemisch von fetten und ätherischen Oelen, gelblichgrün, butterartig, gleichsam körnig; oft sehr hautreizend.

Die Blätter als gelinde stomachirend nur diätetisch; desgleichen die Beeren, die erheblich kräftiger sind. Das Oleum ist ein empfehlenswerthes Surrogat für alle künstlichen Balsame.

2. *Pichurim*, semina; von *Ocotea Puchury*, einem Baum in Süd-Amerika (*Laurineae; — Enneandria monogynia*). Die Frucht ist eine Steinfrucht mit dünner Schale, und heisst gewöhnlich Bohne, faba. (Man unterscheidet zwei Sorten, grosse bis 2 Zoll lang, und kleine bis 1 Zoll lang, die von zwei Varietäten des Baumes kommen: Ocotea Puchury major und minor).

Empfohlen wie die Aromatica, gegen Verdauungsschwäche, Diarrhöe, Tripper, zu Scr. $1/2$–1 in Pulver, Morsellen.

3. *Canella*, cortex; von *Canella alba* (*Meliaceae; — Dodecandria monogynia*), einem Baum von 20 Fuss, auf den Antillen. Die Rinde enthält ätherisches Oel, Harz, bittern Extractivstoff, Canellin (dem Mannazucker ähnlich), Gummi. Sie riecht und schmeckt wie Zimmt, und kann (wenigstens diätetisch) als Surrogat desselben dienen.

4. *Zedoaria*, radix, Zittwerwurzel; von *Curcuma Zedoaria* (*Scitamineae; — Monandria monogynia*), einem Kraut in Ostindien, mit kriechender, knolliger Wurzel, die in zwei Sorten (wahrscheinlich nur verschiedene Formen derselben Wurzel), Zedoaria rotunda und longa, in den Handel kommt. Sie enthält scharfe Bestandtheile, wie Zingiber, und kann wie dieses gebraucht werden.

5. *Curcuma*, radix, Gilbwurzel; von *Curcuma longa* (*Scitamineae; — Monandria monogynia*), einem Kraut in Ostindien, mit kriechender, knolliger Wurzel; enthält gelbes ätherisches Oel, gelbes Harz (Curcuminum), gelben Extractivstoff, Gummi. Sie verhält sich ähnlich wie radix Zedoariae, aber weit schwächer, so dass sie nicht therapeutisch gebraucht wird, sondern nur, um andere Mittel gelb zu färben.

6. *Cardamomum*, semen; von *Alpinia Cardamomum* (*Scitamineae; — Monandria monogynia*), einem Kraut in Ostindien, mit kriechender, knolliger Wurzel; die Blüthen in 1—2 Fuss langen Trauben. Die Fruchtkapseln 2fächerig, mit vielen kleinen, stark aromatischen Samen. Man gebraucht sie wie Aromatica, meist jedoch nur als Corrigens.

Diese gute Sorte heisst *Cardamomum minus*. Andere schlechtere
Sorten, *Cardamomum majus*, *longum*, *rotundum*, kommen von andern Arten oder Varietäten, oder von Arten der Gattung *Amomum*.

Zweite Ordnung.
Oleosa empyreumatica.

Die empyreumatischen Oele (die sich chemisch wie die
ätherischen verhalten) haben einen specifischen, widrigen,
penetranten Geruch und Geschmack; sie afficiren die Verdauung nicht, aber sie wirken carminativ und anthelminthisch, erhitzen das Gefässsystem, befördern die Secretionen der Haut, der Schleimhäute und der Nieren (weshalb sie unter die Resolventia gestellt werden), und excitiren das Nervensystem.

1. Creosotum.

Pharmakographie. Kreosot.

Das Kreosot findet sich in den Produkten der
trockenen Destillation von thierischen oder vegetabilischen Stoffen, und wird aus dem Holzessig oder dem
Theer dargestellt. Es ist ein empyreumatisches Oel, farblos, dickflüssig, in 80 Th. Wasser löslich, mit Alkohol,
Aether, Essigsäure in jedem Verhältniss; es löst die ätherischen und fetten Oele und coagulirt Eiweiss. Es verhindert die Fäulniss organischer Stoffe (z. B. des Fleisches, welches eine Stunde in Aqua Creosoti gelegt, wie
geräuchert wird), und hebt die bereits eingetretene wieder auf.

Präparate und Form. a) *Creosotum*, zu Gutt.
1—2—3, täglich einigemal (allmälig wohl bis zu Gutt.
20 *pro die*), in Pillen; auch in Mixturen (sehr verdünnt und eingehüllt). — Aeusserlich selten pur (in hohle
Zähne), meist sehr verdünnt (so namentlich die Aqua
Creosoti) zu Salben, für torpide Geschwüre bis zu Dr. 1
auf Unc. 1; zu Einreibungen auf der Haut, einige Tropfen
auf die Unze Fett. Als Corrigens etwa Aether. — b) *Aqua
Creosoti* (*Creosotum solutum*), Kreosot in 100 Wasser

gelöst; äusserlich zu Umschlägen als Stypticum. — c) *Spiritus Creosoti*, 1 Kreosot in 3 Alkohol; äusserlich zu Zahntincturen.

Wirkung. Wird die Oberhaut damit betupft, so wird sie weiss und löst sich in einiger Zeit ab. Schmerzen und Entzündung sind nur erheblich, wenn man empfindliche Stellen (am Auge, im Munde), oder wunde Stellen der Haut betupft; es bildet sich dann ein Schorf, und dieser wird von gutem Eiter abgestossen. Blutet ein Gefäss, so coagulirt das Blut. Etwanige Fäulniss (z. B. in Geschwüren) wird aufgehalten. Das innerliche Verhalten kennt man nur empirisch aus einzelnen Krankheiten.

Anwendung. Innerlich zur Zeit nur empirisch in verschiedenen Krankheiten: Lungensucht, Catarrhus pulmonum chronicus, Haemoptoë, Rheumatismus chronicus, Neuralgien, Diabetes mellitus, Cholera, Diarrhöe, Gastromalacie, Helminthiasis, Exanthemata chronica.

Aeusserlich. a) Gegen Zahnkrankheiten: Zahnschmerzen (nur mit Baumwolle oder mit einem Hölzchen in den hohlen Zahn gebracht); zu Zahntincturen (den Spiritus Creosoti mit Wasser verdünnt), gegen den übeln Geruch und um der Caries Schranken zu setzen; bei scorbutischem Zahnfleisch, in Latwergen (nur wenige Tropfen) oder Tincturen. Ein grosser Uebelstand ist der schlechte Geruch und Geschmack des Mittels.

b) Gegen sehr torpide Geschwüre, besonders gegen faulige und brandige (auch gegen Gangraena nosocomialis); in Umschlägen.

c) Gegen chronische Exantheme (scabies, prurigo, impetigo, lichen, ichthyosis, und allerlei herpetische Formen), ohne bestimmte Indication. Ebenso gegen veralteten weissen Fluss.

d) Als Stypticum. Bei grösseren Blutungen reicht es aber nicht zu; denn es bildet kein festes Gerinnsel.

e) Als Aetzmittel, schwach, und nicht zu empfehlen.

2. Oleum animale.

Pharmakographie. Thieröl.

Das *Oleum animale foetidum* wird in chemischen Fabriken aus verschiedenen thierischen Theilen durch die

trockene Destillation bereitet. Es ist ein Gemisch verschiedener Brandöle (Kreosot, Eupion, Paraffin), von
Kreosot-Ammoniak, von Ammoniak-Salzen und Brandharzen; dunkelbraun und dickflüssig (wird mit der Zeit
dunkler und dicker), und hat einen empyreumatischen
Geruch, der für den widerlichsten Gestank gehalten wird.

Dieses Oel, auch *Oleum Cornu Cervi* genannt, wird nur von den
Thierärzten gebraucht. Für Menschen stinkt es gar zu abscheulich,
und hat vor dem Oleum animale aethereum keinen Vorzug. Man hat es
aber doch (Horn, in chronischem Rheumatismus der Gelenke) zu Gutt.
5—10—20 (und mehr, bis 50) täglich einigemal gegeben; auch äusserlich zu Klystieren, wie Oleum animale aethereum (was freilich mehr
als 20 mal theurer ist).

Wird das Oleum animale foetidum bei gelindem Feuer
destillirt, und das Destillat mit 4 Th. Wasser gemischt
und abermals destillirt, so erhält man das *Oleum animale
aethereum*, ein wasserhelles, dünnflüssiges, empyreumatisches Oel (sehr leicht, sehr flüchtig, leicht entzündlich, reagirt alkalisch), mit einem penetranten, empyreu-
matisch-ätherischen Geruch und einem brenzlich-scharfen,
hintennach bitterlich-kühlen Geschmack.

Bestandtheile: ein ähnliches Gemenge, wie Oleum animale
foetidum, doch noch nicht genügend untersucht. Von der Luft wird es
bald verändert, dunkeler und dicker; und mit Oleum Terebinthinae
gemischt wird es roth.

Wirkung. Die Experimente von Hertwig lehren,
dass es sich ganz wie Oleum animale foetidum bei Thieren verhält, nur flüchtiger ist und das Gehirn mehr afficirt. Es erhitzt wenig, wirkt diaphoretisch und diuretisch,
und excitirt das Nervensystem. Grosse Gaben sind tödtlich. Weiteres ist nicht bekannt.

Anwendung. a) Gegen Neurosen, wohl nur empirisch.

b) Gegen Typhus, als Nervinum; gegen acute Exantheme, zur Beförderung der Krisen (wohl nur wie andere
Excitantia).

c) Gegen Rheumatismus chronicus, gegen Lähmungen
(empirisch).

d) Gegen Bandwürmer (als Gift, besonders von Cha-
bert, Bremser u. A. empfohlen).

e) Aeusserlich in denselben Fällen.

Präparate und Form. a) *Oleum animale aethereum* (*Oleum animale Dippelii*, Dippels Thieröl), zu

Gutt. 5—10—15, alle 1—2 Stunden in acuten Fällen; zu Gutt. 10—20—40, täglich einigemal in chronischen; mit Zucker verrieben in Mixturen (Corrigens: Spiritus aethereus), in Aethereis aufgelöst und mit schleimigem Vehikel. — Aeusserlich zu Klystieren (Scr. 1), zu Linimenten und Salben; auch als Riechmittel (für Hysterische).

b) *Oleum anthelminthicum Chaberti*, ein Destillat von 1 Oleum animale foetidum und 3 Oleum Terebinthinae; besonders gegen Taenia Solium, · Morgens und Abends 2 Theelöffel, bis 4—8 Unzen verbraucht sind (Bremser). Zum Corrigens Fleischbrühe; bei Affection der Nieren: Samen-Emulsion; des Gehirns: Verminderung der Dosis. (Der Wurm geht meistens verwest ab, sein Abgang ist daher leicht zu übersehen.)

3. Acidum (Acetum) pyrolignosum.

Pharmakographie. Holzessig, brenzliche Holzsäure.

Das Acidum pyrolignosum crudum wird in chemischen Fabriken aus verschiedenen (besonders aus harten) Holzarten durch trockene Destillation bereitet. Es ist dunkelbraun und dickflüssig, wird mit der Zeit dunkeler und dicker, riecht und schmeckt widerlich-brenzlich und sauer, und reagirt sauer (von der Essigsäure, deren es etwa eben so viel als Acetum crudum enthält).

Bestandtheile: Wasser, Essigsäure, Holz-Alkohol, Kreosot und andere Brandöle, Ammoniak-Salze, Brandharze, Brandextract.

Ein einfaches Destillat dieses rohen Holzessigs ist das *Acidum pyrolignosum rectificatum*, welches minder widerlich riecht und schmeckt, gelblich und dünnflüssig, und ein ähnliches Gemenge verschiedener Brandproducte ist.

Präparate und Form. a) Acidum pyrolignosum crudum: nur äusserlich zu Injectionen (versuchsweise), Umschlägen.

b) *Acidum pyrolignosum rectificatum;* innerlich zu Dr. ¹/₂ und mehr, *pro die*, verdünnt und versüsst; in Mixturen (gegen Licht zu schützen). — Aeusserlich zu Pinselsäften (Dr. 1 ¹/₂ auf ℥j Honig, bei Wasserkrebs); Mundmitteln; sonst besser der rohe Holzessig.

Diese Präparate variiren sehr in der Zusammensetzung; man wähle daher Acidum pyrolignosum crudum nie innerlich (obschon es zu

Gutt. 10—20, und mehr, *pro die*, versucht worden), und sei überhaupt sehr vorsichtig (zumal da sie chemisch wie dynamisch noch wenig bekannt sind, und leicht sehr gefährlich wirken).

Wirkung. Die Experimente an Thieren zeigen, dass der Holzessig ein eigenthümliches und starkes Gift ist. Bei Menschen stören mässige Gaben (*Acidi rectificati* 3j—jv auf *Aquae destill.* ℥vj—vjjj, alle 2 Stunden 2 Esslöffel), die Verdauung nicht; aber sie erhitzen, vermehren die Secretion der Haut und der Nieren, und alteriren das Nervensystem. Weiteres ist noch nicht festgestellt.

Aeusserlich verhindert der Holzessig die faule Zersetzung (wie Kreosot), befördert die Granulation in torpiden Geschwüren, und vermindert die Absonderung.

Es wirken also weniger die Essigsäure, als vielmehr die Brandöle. — Die alten Aegypter hatten ein ähnliches brenzliches und saures Wasser, *Cedrium*, womit sie die Leichen ausspritzten, und so die Mumien präparirten.

Anwendung. Innerlich zur Zeit nur empirisch: gegen Gastromalacie, in fauligen Fiebern, in Wassersuchten, bei Brand, bei veralteten Geschwüren und chronischen Exanthemen.

Aeusserlich. a) Bei brandigen Geschwüren (Noma, Gangraena hospitalis). — Bei karcinomatösen Ulcerationen ein sehr gutes Palliativ.

b) Gegen atonische Geschwüre jeder Art (Ulcera scrophulosa, syphilitica, scorbutica). Auch gegen chronische Exantheme. — Pur oder verdünnt, mit Charpie aufgelegt oder aufgepinselt.

4. Pix liquida.

Pharmakographie. Theer.

Das Theerschwelen ist eine trockene, absteigende Destillation. Trockene Nadelhölzer (von *Pinus*, *Abies* u. a.) werden nämlich in grosse Haufen geschichtet, mit Moos und Erde beworfen, und rund herum Feuer angezündet. Wird so der Holzhaufen geschwelt, so fliesst der Theer herab in ein untergestelltes und in die Erde gegrabenes Gefäss.

Der Theer, *Pix liquida*, *Resina Pini empyreumatica liquida*, ist braun, zähe, halb flüssig und enthält Terpenthinöl, Colophon, Holzessig, Brandöle und Brandharze. Geruch brenzlich; Geschmack brenzlich, bitter und scharf; beides widerlich.

Wirkung. Analog dem Holzessig, aber weit schwächer (selbst grosse Gaben scheinen nicht gefährlich, wenigstens nicht giftig zu sein); doch ist darüber wenig festgestellt.

Anwendung. Innerlich nur empirisch, wie Holzessig; doch grösstentheils wieder aufgegeben. Scheint auch sehr entbehrlich.

Aeusserlich, wie Holzessig, aber schwächer, daher wohl entbehrlich. — Gegen Krätze eine Salbe von Theer und Hammeltalg (oder schwarzer Seife) āā. (Stinkt sehr und die Bettwäsche lässt sich kaum wieder reinigen).

Aus dem Theer bereitet man das P e c h, *Pix solida* (*Pix navalis, Pix nigra*), durch Destillation mit Wasser (oder auch durch Kochen mit Wasser in offenen Kesseln), wo es im Rückstande bleibt. Es ist schwarz und hart, zerspringt mit glasigem Bruche, schmilzt in heissem Wasser, und besteht aus Colophonium und Brandharzen. (Das Oleum Terebinthinae, die Brandöle und die Brandsäure sind verflüchtigt.)

Präparate und Form. a) *Pix liquida*, zu Gr. 2—4 (und mehr, bis Scr. 1), 3mal täglich, in Pillen (mit Mehl und einem Aroma). — Aeusserlich in Salben, 1 auf 2—4 Fett; in Dämpfen.

b) *Pix solida*, (zu Gr. 4—20, in Pillen; ist aber innerlich wohl als obsolet zu betrachten;) äusserlich zu Pechpflastern, welche gut kleben und anhaltend reizen (so dass Erythem und Bläschen entstehen); z. B. Picis sol. q. s. mit Spir. Vini q. s. bis zur Salben-Consistenz aufgelöst, auf Leder gestrichen und applicirt (der Spiritus Vini verdunstet bald).

Die Theerdämpfe werden so bereitet, dass man Pix liquida in einer Schale mit einer Spiritus-Lampe anhaltend erwärmt (wobei Brandöl, Terpenthinöl und Essigsäure verdunsten. Durch Zusatz von Potasche kann man das Verdunsten der Essigsäure verhüten). Das Krankenzimmer wird mit diesen Dämpfen so weit angefüllt, dass sie den Kranken nicht belästigen. — Gegen pituitöse und tuberculöse Lungenschwindsucht.

Das Theerwasser, *Aqua picea* (durch Digeriren von 1 Theer mit 4—8 Wasser) ist ein schwaches, unsicheres und wohl ganz unnützes Präparat.

Fuligo, der R u s s, ist ein Product der unvollkommenen Verbrennung von kohlenstoffreichen Pflanzentheilen (namentlich der Nadelhölzer), und setzt sich als Sublimat in den Schornsteinen an. Er ist schwarz, leicht und locker, und besteht aus Kohle, Brandölen und Brandharzen. Man gab ihn früher zu Gr. 10—30 (und mehr), täglich einigemal in Pulver, und gebraucht ihn jetzt noch zuweilen äusserlich in Salben (mit 2 Fett), als Surrogat des (sehr theuren) Kreosot.

14 *

5. Petroleum.

Pharmakographie. *Oleum petrae.* Steinöl.

Das Steinöl findet sich an vielen Orten in den Erd-schichten und in Felsenspalten; am meisten in Nord-america, in den sog. Petroleumbezirken, und in Persien am kaspischen Meere (bei Baku), wo es sich in den ge-grabenen Brunnen ansammelt; häufig auch in Italien (bei Parma, Piacenza, Modena); und selbst auf dem Meere (an den Inseln des grünen Vorgebirges). Es ist dies das *Pe-troleum crudum,* aus welchem durch Destillation mit Was-ser das *Petroleum rectificatum* dargestellt wird.

Die Entstehung des Steinöls scheint mit der Entstehung der Stein-kohlen zusammenzuhängen, und ist dasselbe vielleicht das Terpenthin-öl vorweltlicher Pinien mit den Producten jener Hitze, welche die Steinkohlenlager erzeugten; denn es findet sich in der Nähe dieser La-ger, es riecht sehr nach Terpenthinöl, und einige Brandöle (Paraffin, Eupion) sind in demselben bereits nachgewiesen.

Petroleum rectificatum ist klarer und flüssiger, als P. crudum, und riecht nicht so widerlich-brenzlich. Es ist in Wasser und ver-dünntem Alkohol nicht löslich, leicht aber in absolutem Alkohol, Aether, ätherischen und fetten Oelen; es besteht aus Kohlenstoff und Wasserstoff (enthält also keinen Sauerstoff, weshalb man Kalium und Natrium unter Petroleum rectificatum aufbewahren kann).

Wirkung. Fast wie Oleum Terebinthinae, doch noch nicht genügend festgestellt. Es erhitzt wenig, und wirkt diuretisch, diaphoretisch und anthelminthisch.

Anwendung. Wie Oleum Terebinthinae, bei Wasser-sucht, Lähmung der Blase mit Ischurie und Enuresis, ge-gen Bandwürmer. — Empirisch auch gegen chronische Exantheme, chronische Rheumatismen, Blennorrhöen, Lähmungen.

Aeusserlich in denselben Fällen. — Gegen Frostbeu-len, täglich 2—3 mal eingerieben.

Form. Zu Gutt. 5—15, täglich einigemal, pur (die Einzelgabe mit Zucker oder Syrup), oder in Mixturen (mit Aether oder Tincturen).

Aeusserlich (P. crudum), mit einem stark riechenden ätherisch-öligen Corrigens, zu Einreibungen, Salben.

Aus den verschiedenen organischen Materien, die man der trocke-nen Destillation unterworfen hat, sind verschiedene Arten der Brand-öle producirt, und dieselben therapeutisch in chronischen Rheumatis-men, Exanthemen, Lähmungen und andern schwierigen Krankheiten versucht und empfohlen worden.

a) *Oleum Rusci* (*Oleum Betulae*, Dagget), nach Art des Theer's aus der Rinde von Betula alba in Russland und Polen bereitet.

b) *Oleum ligni fossilis*, aus den Braunkohlen, und *Oleum Lithanthracis*, aus den Steinkohlen. Werden diese Brandöle rectificirt, so werden sie dem Petroleum rectificatum ähnlich.

c) *Oleum Asphalti*, aus dem Asphalt, und *Oleum Succini*, aus dem Bernstein. Das Oleum Succini bildet mit concentrirter Salpetersäure eine harzige Masse, die nach Moschus riecht, und früher als *Moschus artificialis* in Ruf stand.

Dritte Ordnung.
Spirituosa.

Die spirituösen Mittel enthalten entweder Alkohol (*Vinosa*) oder Aether (*Aetherea*); sie befördern die Verdauung, erhitzen, vermehren die Secretion des Urins (weniger der Haut), und excitiren das Nervensystem. Grössere Gaben verderben die Verdáuung und erzeugen Trunkenheit, indem sie die Functionen des Nervensystems deprimiren, verwirren, und zuletzt gänzlich lähmen. Alle diese Symptome treten schnell ein, und gehen schnell wieder vorüber. Die Trunkenheit, die mit Congestion nach dem Gehirn eintritt, endet mit *Sopor*, und wenn der Rausch vorüber ist, so bleiben noch auf kurze Zeit gastrische Störungen zurück. Auf sehr grosse Gaben erfolgt *Coma* und häufig der Tod sehr schnell.

Angewendet werden diese Mittel als *Stomachica*, als *Analeptica* und als *Excitantia nervina*. Aeusserlich excitiren sie in ähnlicher Weise die durch körperliche Anstrengungen geschwächten Organe; bei ihrer grossen Flüchtigkeit aber verdunsten sie leicht und erzeugen dann Kälte.

Erste Abtheilung.
Vinosa.

1. Spiritus Vini.

Pharmakographie. Alkohol. Weingeist.

Der Alkohol vermischt sich mit Wasser in allen Verhältnissen. Die Pharmakopöen setzen gewisse Grade

der Verdünnung fest, und bestimmen sie nach dem specifischen Gewicht oder nach den Procenten des Alkohol-
gehaltes.

Aus dem Samen des Getreide (besonders *Secale cereale*),
oder aus den Kartoffeln (*Solanum tuberosum*) bereitet man
in besonderen Fabriken (Branntwein-Brennereien) den
Branntwein (*Vinum ardens, Spiritus Frumenti*), indem
man jene stärkehaltigen Stoffe der weinigen Gährung aussetzt und das gegohrene Produkt abdestillirt. Dieser
Branntwein besteht aus Alkohol, Wasser und Fuselöl,
und wird durch Rectification über Kohle (frisch geglühte
Holzkohle, oder noch besser Knochenkohle) von dem
Fuselöl befreit, und so stark gemacht, dass er 35—40 pCt.
Alkohol (specifisches Gewicht 0,940—0,950) enthält.

Auch aus dem Weine (und den Weintrestern) bereitet man (in
Frankreich) einen Branntwein durch Destillation (*Spiritus Vini gallici*,
Franz-Branntwein), von der Stärke des gemeinen Branntweins,
welcher sich von diesem nur durch den Geschmack unterscheidet (und
dadurch, dass er wegen seines geringen Gehaltes an Fuselöl nicht erst
der Rectification bedarf). — Wird er weiter concentrirt, etwa bis 64—68
pCt. (specifisches Gewicht =0,875—0,885), so heisst er doppelter Franz-
branntwein, Sprit (*Spiritus Vini gallici fortior*). — Der Cognac ist
eine besonders geschätzte Sorte von Franz-Branntwein.

Der Rum ist ein Product der weinigen Gährung aus dem Rohrzucker (daher *Spiritus Sacchari*), entweder aus dem Syrup (gemeiner
Rum), oder aus der Melasse (feiner Rum, Taffia, Rataffia), und
enthält 45—50 pCt. Alkohol. — Eben so stark ist der Arak, der aus
dem Reis (daher *Spiritus Oryzae*), oder aus den Samen der *Areca Catechu*, einer Palme (*Spiritus Arecae*) bereitet wird.

Das Fuselöl ist eine zusammengesetzte Aetherart, und besteht
aus Aether und Acidum oenanthicum (also Aether oenanthicus, ganz
analog dem Aether aceticus. Dieser Oenanthäther ist farblos,
nicht in Wasser, aber sehr leicht in Alkohol und Aether löslich, von
starkem, betäubendem Geruch und scharfem, sehr unangenehmem Geschmack. Er scheint sich bei jeder weinigen Gährung zu bilden, ist
aber in seinen physikalischen Eigenschaften sehr verschieden nach den
verschiedenen Stoffen, die gegohren haben. Am häufigsten und widerlichsten ist er in dem Branntwein aus Kartoffeln.

Alle Branntweine des gewöhnlichen Verkehrs unterscheiden sich nur durch Geruch, Geschmack und die Pro-
cente des Alkohols (vorausgesetzt, dass sie von dem Fuselöl so viel als möglich befreit sind). Die feinern Sorten
(Cognac, Rum, Sprit) sind selten echt zu haben, sondern
werden aus einem concentrirten Spiritus Frumenti (mit
Zusätzen für Geruch und Geschmack) nachgemacht. Ge-

braucht man daher therapeutisch einen Branntwein, so
nehme man immer Spiritus Frumenti.

Unsere gewöhnlichen einfachen Branntweine enthalten gegen 30
pCt. Alkohol, und die doppelten gegen 40 pCt. Durch Vermischung mit
ätherischen Oelen (früher durch Destillation über vegetabilischen,
ätherisch-öligen Substanzen), oder durch Digestion mit Amaris giebt
man ihnen den Geruch und Geschmack derselben (nach Kümmel, Po-
meianzen u. a.). Diese fälschlich sogenannten destillirten Branntweine
(eigentlich *Spiritus Frumenti compositi*) heissen L i q u e u r e, wenn man
so viel Zucker hinzusetzt, als sie aufzulösen vermögen (eigentlich also
Syrupi spirituosi).

Präparate. 1) *Spiritus Frumenti crudus*, enthält
Fuselöl und dient nur zur Bereitung der rectificirten
Präparate.

2) *Spiritus Vini rectificatus*, (Alkoholgehalt 68 — 70
pCt., specifisches Gewicht 0,890—0,894), eine Mischung
von 5 Spiritus Vini rectificatissimus und 2 Aqua destill.

3) *Spiritus Vini rectificatissimus* s. Alkohol Vini (Alkohol 90—91 pCt., specifisches Gewicht 0,833—0,834),
durch Rectification des Spiritus Frumenti über Kohle und
Potasche, und durch wiederholte Destillation gewonnen.
(Frei von Fuselöl.)

4) *Spiritus Vini alcoholisatus*, absoluter Alkohol, (Alkohol 91—95 pCt., specifisches Gewicht 0,810—0,820),
aus Spiritus Vini rectificatissimus bereitet, der so lange
mit gereinigter Potasche geschüttelt wird, bis von dieser
etwas ungelöst bleibt.

Die Branntwein-Brennereien bringen gewöhnlich nicht den Spiritus Frumenti crudus in den Handel, sondern präpariren des bequeme-
ren Transports wegen sogleich einen *Spiritus Vini rectificatus* und *con-
centratus* (80—85 pCt. Alkohol). Aus diesem werden dann, nach gehöriger Verdünnung mit Wasser, alle Branntwein-Präparate des gewöhnlichen Verkehrs dargestellt.

Wirkung. Je stärker der Weingeist ist, desto
schneller verdunstet er auf der unverletzten Haut, und
erzeugt dann blos das Gefühl der Kälte. Auf der verletzten Haut und auf Schleimhäuten macht er Brennen,
Röthe und Entzündung.

. Innerlich genommen reizt und vermehrt er die Ab-
sonderung des Magens und Darmkanals; steigert den
Appetit, befördert die Verdauung und die peristaltische
Bewegung, erhitzt das Gefässsystem und macht besonders
Congestionen nach dem Kopf. Während derselben wird

das Nervensystem dergestalt excitirt, dass die depri-
mirende Stimmung des Körpers (Ermüdung, Schlaf)
und des Geistes (Kummer, Sorge) schwindet, und die
Energieen (Muskelkräfte, Denken) gesteigert und fröh-
lich gestimmt werden. Unter Vermehrung der Secretionen, besonders des Urins, lassen diese Zustände wieder nach.

Wiederholte Gaben in kurzen Zwischenräumen erzeugen Trunkenheit, indem die Excitation anfänglich zu-
nimmt, bis die körperlichen und geistigen Aeusserungen
des Nervensystems völlig verwirrt werden, und Sopor endlich den Paroxysmus beschliesst. Nach diesem Schlafe
kehrt die Nüchternheit wieder und ist nur anfänglich
durch gastrische Beschwerden und Kopfschmerzen getrübt.

Sehr grosse Gaben tödten unter den Symptomen von
Coma durch einen der Asphyxie ähnlichen Zustand. Sehr
concentrirte Gaben (60 pCt. und darüber) ätzen unter heftigen Schmerzen. Die Grösse der Gabe, die vertragen
wird, hängt meist von der Individualität und Gewöhnung ab.

Der häufig wiederholte Genuss des verdünnten Wein-
geistes in solchen Gaben, dass es zu einem schwachen
Rausche kommt, hat verschiedene Krankheiten zur Folge:
Tremor artuum, *Delirium tremens*, *Vomitus matutinus*,
Degenerationen des Magens, Pancreas, Mesenteriums,
der Leber und der Nieren.

Die Einwirkung des Weingeistes ist nicht bekannt. Er coagulirt
das Eiweiss, ohne dass man den Grund dieses Processes kennt. Seine
Resorption ist genügend bewiesen, und die Ausscheidung scheint zum
Theil durch die Lungen, und zum Theil durch die Nieren zu erfolgen.
In den Nieren aber ist er jedenfalls zersetzt in Kohlensäure und Wasser. Die allgemeine Wirkung scheint zum Theil sympathisch (durch
die Magennerven vermittelt) zu erfolgen.

Anwendung. Diätetisch, kurz vor oder nach der
Mahlzeit, zur Beförderung der Verdauung (und des Appetits); auch zur Stärkung bei körperlichen Anstrengungen,
und zur Erwärmung, bei Arbeiten in kalter und feuchter
Luft. — Die verschiedenen Spiritus Frumenti simplices
und compositi.

Pharmaceutisch: als Lösungsmittel für Aether,
ätherische Oele, Harze; daher zur Bereitung der Tincturen

und Elixire; — zur Coagulirung und Ausscheidung aufgelöster Stoffe aus andern Auflösungen, z. B. zur Ausscheidung des Schleims bei der Bereitung der narkotischen Extracte u. s. w.

Therapeutisch: selten, gewöhnlich lieber Wein. Doch gilt eine kleine Dosis eines starken Branntweins (Rum, Arak) in Thee für ein gutes *Diaphoreticum* bei Katarrhen, vorausgesetzt, dass Excitantia zulässig sind. — Aeusserlich zu reizenden und belebenden (spirituösen) Waschungen und Umschlägen: bei Ermüdung einzelner Glieder nach Anstrengungen; bei Atonie und Torpor einzelner Theile (nach Quetschungen, Verrenkungen); bei atonischem Oedem. (Immer ist dabei zu berücksichtigen, dass die Excitation nicht schädlich werde.)

Form. Der starke Weingeist (über 50 pCt.) wird nur in der Pharmacie angewendet. Diätetisch und therapeutisch gebraucht man nur die gewöhnlichen Branntweine (unter 50 pCt.).

2. Vinum.

Pharmakographie. Wein.

Der ausgepresste (gekelterte) süsse Saft der reifen Weinbeeren (Früchte von *Vitis vinifera*) ist der Most, aus welchem sich durch die weinige Gährung der Wein bildet.

Bestandtheile des Weines: Weingeist, Zucker, Säuren (Acidum tartaricum, malicum, in verdorbenen Weinen auch Acidum aceticum), Salze (besonders Weinstein), Extractivstoff, Gummi, Harz, Fuselöl, ein riechender Stoff (Bouquet, Blume), zum Theil auch Gerbstoff und Farbstoff. — Die Weine sind sehr verschieden nach der Varietät des Weinstocks, nach Klima, Standort, Witterung, Behandlung der Trauben, des Mostes und der Gährung; besonders differiren sie im Gehalt des Alkohols (5—20 pCt.). — Einige Weine, die in der Gährung aufgehalten werden, enthalten Kohlensäure und heissen moussirende Weine (z. B. Champagner).

Der Most enthält Zucker, Säuren (Acidum tartaricum, malicum), Salze (von Kali, Kalk), Kleber, Gummi (und, wie der Wein, zum grössten Theile Wasser). — Die Moste differiren zumeist nach dem Zuckergehalt und enthalten keinen Alkohol.

Die verschiedenen Weine führen den Namen nach ihren Standorten (wo sie gewachsen und gekeltert sind), und werden dynamisch nach ihrem Gehalte an Alkohol, an Säuren und Salzen unterschieden.

Die Weine heissen geistig (oder feurig), wenn sie viel Alkohol
(10—20 pCt.) enthalten; süss (Sekt, *vinum siccatum*), wenn der Zucker,
sauer, wenn die Säure, herbe, wenn der Gerbstoff vorherrscht. Nach
der Farbe unterscheidet man rothe und weisse Weine, was aber keinen
dynamischen Unterschied bedingt.

Präparate. 1) Geistige Weine (häufig verfälscht
durch nachträgliche Beimischung von Weingeist und
Zucker). Sie sind Producte warmer Zonen, haben einen
aromatischen Geruch und Geschmack, und enthalten vorwiegend Alkohol und Zucker (Liqueur-Weine, Sekte).

Die Weine von Portugal, Spanien, Italien, Griechenland, Ungarn,
des südlichen Frankreich und Afrika.

2) Süsse Weine, enthalten vorwiegend Zucker, wenig
Alkohol, und sind die schwächern Sorten der Liqueur-
weine. (Im Handel selten echt; meist sind es Verfälschungen von sehr verdünntem Weingeist mit Zucker.)

3) Rothe herbe Weine, enthalten vorwiegend Gerbstoff (und rothen Farbstoff), und stehen den geistigen
Weinen an Alkoholgehalt nahe. Sie werden bereitet aus
den zerquetschten Beeren, die man mit den Stielen, Schalen und Kernen (welche Theile den Gerbstoff enthalten)
gähren lässt, und sind gleichfalls die Producte warmer
Länder (besonders Frankreichs).

4) Saure Weine, enthalten vorwiegend Säuren und
Salze, und werden in Deutschland gebaut (Rhein, Mosel,
Ahr, Neckar, Main).

5) Moussirende Weine, enthalten Kohlensäure, Zucker
und wenig Weingeist. Sie werden zumeist in der Cham-
pagne und in Bourgogne bereitet, indem man den Most
in der Gährung unterdrückt (häufig auch aus deutschen
Weinen).

Wirkung. Die Wirkung der Weine hängt vorzüglich von dem Gehalt an Alkohol ab. Bei den geistigen
und bei den süssen Weinen ist sie am reinsten; bei den
andern aber modificirt. Danach verhalten sich die rothen
herben Weine, wegen des Gerbstoffes, zugleich als Tonica
adstringentia; die sauren aber erhitzen weniger, befördern mehr die Diurese und belästigen (besonders wenn sie
viele Kalksalze enthalten) den Magen leichter; und die
moussirenden excitiren flüchtig und werden leicht vertragen. Junge Weine machen leichter Diarrhöe.

Anwendung. Meist diätetisch, überall wo Alkohol angezeigt ist. Die Dosis richtet sich nach der Individualität und der Gewöhnung, und ist danach sehr verschieden. Für weibliche und sensible Personen passen mehr die süssen und moussirenden Weine; für Kinder und junge Personen sind sie alle zu widerrathen.

Therapeutisch. 1) Als *Analeptica* selten (besser Aether).

2) Als *Stomachica*, besonders die französischen rothen Weine.

3) Als *Contrahentia*, bei atonischen Blennorrhöen (Nachtripper), besonders die herben Weine. (Bei Atonie der Wehen wohl selten.)

4) *Roborantia*, bei sogenannter Nervenschwäche (vorausgesetzt, dass keine Degenerationen und Congestionen zugegen sind).

5) Bei torpidem Nervenfieber, sehr vorsichtig und nur nach allgemeinen Indicationen.

6) Als *Menstruum* für andere, besonders tonische Mittel (Amara, China, Eisen).

Aeusserlich kommt nur der Gehalt an Alkohol in Betracht; in den meisten Fällen wird daher Spiritus Vini vorzuziehen sein. Zu Einspritzungen in die Scheidenhaut des Hodens, bei Hydrocele, um die Verwachsung einzuleiten, nimmt man verdünnten rothen Wein (mit 1—5 Wasser). Zu Umschlägen bei atonischen, fauligen, brandigen Geschwüren, bei Decubitus, vermischt man den Wein gewöhnlich noch mit andern Excitantien (Campher).

Form. Man nimmt den Wein täglich mehreremal zu einem Esslöffel (als *Nervinum*), zu einem Weinglas (Unc. 2—4, als *Stomachicum* und *Roborans*), oder zu mehreren Gläsern (bis zu einer Flasche *pro die*, als *Contrahens*). Sehr viel kommt dabei auf Individualität und Gewöhnung an.

Die gebräuchlichen Sorten sind: a) von den geistigen Weinen: Madeira; — b) von den süssen: die leichten Muskatweine, Malaga; — c) von den rothen und herben: rothe Bordeaux-Weine (Château-Margaux); — d) von den sauren: Rheinweine; — e) von den moussirenden: Champagner. — Als Menstruum: weisse französische Weine (die geringern Sorten heissen gewöhnlich Franzwein), auch Rheinwein.

Wein (oder Branntwein) in Bädern zu verordnen, um allgemeine Wirkungen zu erzeugen, scheint Verschwendung zu sein. Will man ihn in Klystieren geben, so versuche man erst die schwächern Sorten.

3. Cerevisia.

Pharmakographie. Bier.

Das Malz (*Maltum*) ist das Getreide in der eingeleiteten und wieder unterdrückten Keimung. Von der Gerste (*Hordeum vulgare*) erhält man das *Maltum Hordei*. In den Bierbrauereien wird das Malz mit Wasser digerirt (eingemaischt), die erhaltene Flüssigkeit (Würze) mit Hopfen (die *Strobili* von *Humulus Lupulus*) gekocht und in einem Bottich mit Hefe (*Fermentum*) in Gährung gesetzt. Die gegohrene Flüssigkeit ist das Bier.

Die Menge des Alkohols hängt ab von der Menge des Malzes (Stärke der Würze), von der mehr oder weniger vollkommenen Gährung, und variirt von 1—8 pCt. Die stärkeren Biere heissen Ale (5—8 pCt.). Ausserdem enthalten die Biere Zucker (wenig, in einigen jedoch reichlich), Kohlensäure, Essigsäure (wodurch das Bier sauer wird), Eiweiss und die Bestandtheile des Hopfens. Der Hopfen giebt dem Biere den angenehmen bittern Geschmack und verzögert, dass es sauer wird. Einige Biere enthalten auch noch andere Stoffe beigemischt, *Amara* und *Aromatica*, ja selbst *Acria* und *Narcotica*, die aber medicinisch nicht zuträglich und zum Theil schädlich sind.

Das Bier wird braun durch starkes Darren des Malzes bis zur Bräunung. Es begründen also braune Biere noch keinen dynamischen Unterschied.

Wirkung. Die Wirkung der Biere hängt ab von der Menge des Alkohols und des Lupulins. Vermöge des Alkohols sind sie *Excitantia* (die stärkeren schon nach Art der Weine), vermöge des Lupulins *Roborantia* und vermöge des Eiweisses (und Zuckers) *Nutrientia*.

Anwendung. Nur diätetisch, als Getränk zur Beförderung der Verdauung. Junge Biere machen leicht Diarrhöe.

Auch als Menstruum für andere Arzneien (ähnlich wie Wein).

Hierher gehören noch diejenigen spirituösen Getränke, die man noch aus verschiedenen zuckerhaltigen Stoffen, besonders aus Früchten, bereitet, indem man letztere der weinigen Gährung aussetzt. So aus den reifen Aepfeln (Aepfelwein, Cider), aus den Birnen, Pflaumen, Johannisbeeren (von *Ribes nigrum*). Diese Flüssigkeiten enthalten an sich wenig Alkohol (wenn sie nicht künstlich verstärkt worden), aber reichlich andere Bestandtheile der Säfte, namentlich der Säuren. Aehnliche Getränke aus den Rosinen, Feigen, Datteln, dem Safte der Palmen. — Aus dem Honig der Meth. — Aus der Milch (der Stuten) der Calmückische Koumiss, welcher sehr wenig Alkohol enthält und mehr säuerlich kühlend, als erhitzend wirkt.

Zusammengesetzte geistige Getränke zum diätetischen Gebrauch sind:

1) Bischof: aus rothem Wein, cortex pom. Aurantii, (Caryophylli) und Zucker.

2) Cardinal: wie Bischof, nur mit weissem Wein (und mit Champagner).

3) Grog: aus heissem Wasser (oder Infus. Theae sinensis), Rum und Zucker.

4) Glühwein: aus rothem Wein, mit Zucker, Cassia cinnam. und Caryophylli (auch mit andern Aromen) gekocht. — Aehnlich Neaguas.

5) Punsch: heisses Wasser (oder Infus. Theae sinensis), mit Zucker, succ. und cort. pom. Citri und Rum (oder Arak). — Aehnlich der Weinpunsch, nur statt des Wassers Wein (oder Wein und Wasser), ungefähr mit dem Rum āā (oder diesen ganz weggelassen).

6) Kalteschale: Bier (weisses), geriebenes Brod, Citronen, Korinthen und Zucker; (bisweilen etwas Wein und Aromatica.

7) Warmbier: Bier (weisses) mit Eidotter gekocht, Zimmt, Zucker, Citronenschale; (auch noch Wein und andere Gewürze).

Zweite Abtheilung.

Aetherea.

4. Aether.

Pharmakographie. *Naphtha.* Aether.

Der Aether hiess früher Schwefeläther, *Aether sulphuricus*, weil die Bildung desselben aus dem Alkohol bei der Destillation durch Schwefelsäure vermittelt wird (die hier nach Analogie der Hefe bei der weinigen Gährung wirkt). Die Schwefelsäure wird aber dabei nicht

verändert und der Aether enthält keinen Schwefel. Vgl. die Einleitung
zu Excitantia.

Präparate und Form. 1) *Aether*, zu Gutt. 5—15,
2—1stündl. (in dringenden Fällen Gutt. 20—60 in kurzen
Intervallen); pur (mit Zucker, Wein) oder in Mixturen
(Dr. 1 ungefähr.= Gutt. 200); auch als Corrigens (für
Amara, Resinosa). Aeusserlich zu Einathmungen (als
Anaestheticum), zu Einreibungen (die fast nur Kälte machen), Auftröpfelungen, Dunstbad (für die Augen), Injectionen; auch zu Klystieren (bei Asphyxie zu Scr. 1 und
mehr).

2) *Spiritus aethereus* (*Spir. Vitrioli dulcis, Liquor anodynus mineralis Hoffmanni*, Hoffmann's Tropfen),
aus Aether 1 und Spir. Vini rectificatissimus 3; zu Gutt.
10—30. — Sonst wie Aether. (Sehr beliebt als Corrigens.)

Wirkung. Der Geruch eigenthümlich (in kleinen
Mengen angenehm), sehr stark, flüchtig; der Geschmack
süsslich, brennend. Kleine Dosen vermehren im Magen
die Wärme, befördern die peristaltische Bewegung und
excitiren die Nerven schnell und flüchtig. Im Ganzen ist
der Aether dem Alkohol ähnlich, nur dass er die Verdauung nicht befördert, wenig erhitzt und sehr flüchtig
ist. Der Spiritus aethereus hält gewissermaassen die Mitte
zwischen Spiritus Vini und Aether. Grosse Gaben erzeugen Entzündung und können durch plötzliche Paralyse
des Gehirns tödten.

Aeusserlich wirkt er wie Alkohol, doch verdunstet er
schneller. Die Aetherdämpfe verursachen, wie die Al-
koholdämpfe, wenn sie eingeathmet werden, Schläfrigkeit und Depression der Nerven. Werden reine Dämpfe
(ohne Vermischung mit atmosphärischer Luft) geathmet,
so wird die Empfindung des ganzen Körpers aufgehoben,
das Bewusstsein schwindet fast gänzlich, und dieser Zustand der Betäubung geht nach wenig Minuten ohne alle
nachtheilige Folgen wieder vorüber.

Anwendung. 1) Als *Analepticum*, sehr beliebt.

2) Als *Antispasmodicum* und *Anodynum* bei Kolik (besonders von Blähungen), Vomitus, Palpitatio cordis,
hysterischen, asthmatischen Beschwerden, Nachwehen

(immer vorausgesetzt, dass diese Affectionen rein nervös sind).

3) In verschiedenen einzelnen Krankheiten empfohlen, ohne genügende Bestätigung: mit Oleum Terebinthinae gegen Gallensteine hier (Durande's berühmte Mischung enthält Oleum Terebinthinae 1, Aether 3; zweimal täglich zu 60 Tropfen, häufig mit gutem Erfolg); gegen Wechselfieber; bei Nervenfiebern (selten angezeigt, und dann wohl Wein meistens vorzuziehen); bei einigen narkotischen Vergiftungen (Cicuta, Agaricus muscarius).

Aeusserlich: um Kälte zu erzeugen, in Einreibungen, Auftröpfelungen (bei *Hernia incarcerata*); — als *Analepticum* zum Riechen (bei Ohnmachten); — als *Excitans* bei geschwächten, gelähmten, schmerzhaften Theilen (bei Schwerhörigkeit, in das äussere Ohr mit Baumwolle); bei Zahnschmerzen; bei Schwäche der Augen, als Dunstbad; — zum Einathmen kurz vor chirurgischen Operationen als *Anaestheticum*, damit die Schmerzen nicht gefühlt werden (so beim Ausziehen der Zähne, bei Amputationen, Excisionen).

Diese Einathmung der Aetherdämpfe ist fast ganz gefahrlos (ausgenommen vielleicht bei organischen Krankheiten der Lunge und des Herzens).

5. Aether aceticus.

Pharmakographie. Wenn man getrocknetes Natrum aceticum, rohe Schwefelsäure und Spiritus Vini alcoholisatus destillirt, so erhält man den *Aether aceticus* (Essigäther), eine Verbindung von 1 Atom Aether und 1 Atom Essigsäure. Derselbe hat einen angenehmen, erquickenden (fast aromatischen) Geruch, einen ätherischen, brennenden Geschmack, verhält sich in seiner Lösungsfähigkeit wie Aether und wird zersetzt durch reine und kohlensaure Alkalien (in Alkohol und in essigsaures Alkali), und durch Säuren (in Essigsäure und einen andern zusammengesetzten Aether). Spec. Gew. = 0,900—904.

Präparate und Form. 1) *Aether aceticus*, zu Gutt. 5—15 (in schweren Fällen Gutt. 20—40), öfters wiederholt (Dr. 1 = Gutt. 180). Pur (mit Zucker, oder als besonders angenehm mit Zuckerwasser), oder in Mixturen.

Auch als Corrigens. — Aeusserlich nur als Riechmittel; sonst immer Aether.

2) *Spiritus Aetheris acetici* (*Liquor anodynus vegetabilis Westendorffii*), aus Aether aceticus 1 und Spiritus Vini rectificatissimus 3 bereitet; zu Gutt. 10—40; sonst wie Spiritus aethereus. (Dr. 1 = Gutt. 100.)

Wirkung und Anwendung, wie Aether. Man gebraucht ihn aber fast nur als Riechmittel (auch als Corrigens).

6. Spiritus Aetheris nitrosi.

Pharmakographie. *Spiritus Nitri dulcis.*

Acidum nitricum fumans 3 und Spiritus Vini alcoholisatus 24 werden gemischt und 20 überdestillirt; das Destillat über Magnesia usta rectificirt. Das Präparat ist eine Auflösung von Aether nitrosus in Alkohol, klar und ohne Farbe, von angenehmem aromatischen Geruch (nach Borsdorfer Aepfeln), und ätherischem, süss-bitterlichem Geschmack.

Der Aether nitrosus ist gefährlich zu bereiten und sehr schwierig aufzubewahren, daher ist er meist nicht officinell. Der Spiritus Aetheris nitrosi ist gewöhnlich nicht ganz frei von Acidum nitrosum (das sich leicht durch Zersetzung bildet).

Wirkung und Anwendung. Wie Aether, doch soll der Spiritus Aetheris nitrosi mehr diuretisch wirken. Man gebraucht ihn selten; etwa als Corrigens zu diuretischen Mitteln.

Form. Gutt. 10—30 täglich öfters, wie Spiritus aethereus.

7. Spiritus Aetheris chlorati.

Pharmakographie. *Spiritus Salis dulcis, Spiritus muriatico-aethereus.*

Durch Destillation des Alkohols mit Salzsäure erhält man den *Aether chloratus* (leichter Salzäther), ein Gas, welches aus 1 Atom Aether und 1 Atom Chlor besteht. Wird Alkohol mit Chlor behandelt, so erhält man eine ätherische Flüssigkeit, den schweren Salzäther. Der *Spiritus Aetheris chlorati* ist eine Auflösung dieses schweren Salzäthers in Alkohol.

Bereitung. Kochsalz 8, Braunstein 3, rohe Schwefelsäure 6
und Spiritus Vini alcoholisatus 24 werden zusammen destillirt; das
Destillat 21 über Magnesia usta rectificirt.

Wirkung. Wie Spiritus aethereus. Dass er eine specifische Wirkung auf die Leber habe und gegen Colliquation nützlich sei, scheint eine blosse Hypothese zu sein.
Er wird selten gebraucht.

8. Chloroformium.

Pharmakographie. *Formylum chloratum. Carboneum
chloratum.* Chloroform. Chlorätherid.

Bereitung. Mittelst Zersetzung (Destillation) des
Weingeistes oder essigsaurer Salze (*Natrum aceticum*)
durch Chlorkalk.

Eine klare, wasserhelle, völlig flüchtige, nicht brennbare (also
alkoholfreie) Flüssigkeit von süsslich-ätherischem Geruch und Geschmack. Verhält sich neutral, bleibt mit Wasser vermischt klar, ist
durch Licht und Luft leicht zersetzbar und muss daher in dunkeln Gläsern aufbewahrt werden. Spec. Gew. $= 1,492—1,496$.
    Entdeckt 1831 von Soubeiran, als *Anaestheticum* zuerst 1846
empfohlen von Simpson in Edinburg.

Wirkung. Innerlich und in Dampfform gebraucht,
ähnlich wie Aether; zunächst als Excitans. Bei Inhala-
tion schlafmachend und anästhesirend, und gegenwärtig
für die kräftigste Aethersubstanz zur Narkotisirung gehalten, indem es, durch Einathmung in die Lunge aufgenommen, schnell (binnen 5 Minuten) und vollständiger
als Aether, Betäubung und Empfindungslosigkeit herbei-
führt, ohne so unangenehme und starke (namentlich nur
in den allerseltensten Fällen tödtliche) Nachwirkungen zu
erzeugen.

Anwendung. Innerlich als *Narcoticum* und *Antispasticum* bei Manie, Eklampsie und ähnl. Aeusserlich
als *Antisepticum* und *Sedativum*, Cancer apertus, Neural-
gie u. drgl. Vorzugsweise gegenwärtig in Dampfform zur
Einathmung als *Anaestheticum* bei chirurgischen und ge-
burtshülflichen Operationen.

Form. Innerlich Gutt. 1—5 mit Wasser, 3—6mal
täglich; äusserlich ℥j—℥jjj auf 1 Quart Wasser zu Fomenten. Zur Anästhesirung für Kinder Gutt. 20—50, für
Erwachsene Gutt. 80—150 (℥j—jj) — auf ein Tuch geschüttet und vor Mund und Nase gehalten — ausreichend.

Hierher gehört noch :
Collodium.

Pharmakographie. *Liquor sulphurico-aethereus adstringens Schönbeinii.* Collodium. Klebäther.

Bereitung. Schiessbaumwolle (d. i. die mittelst Salpetersäure in Xyloïdin verwandelte Holzfaser der Baumwolle) wird in Schwefeläther und Alkohol aufgelöst und die Lösung filtrirt.

Eine klare, etwas opalescirende, dickliche, klebrige, leicht brennbare und nach Aether riechende Flüssigkeit, die nach Verdunstung des letzteren in der Luft erhärtet und, auf eine Fläche geschüttet, eine durchsichtige, glasartige, dünne, aber fest klebende und für Luft und Flüssigkeit undurchdringliche Schicht bildet.

Die Schiessbaumwolle ward 1846 von Schönbein in Basel, das Collodium und sein chirurgischer Nutzen vom Stud. med. Maynard in Boston erfunden.

Anwendung. 1) Als mechanisches Deck-, Druck- und Klebemittel (*Agglutinativum*) statt der Heftpflaster und blutigen Naht bei Wunden. — Auch statt des Compressivverbandes bei Orchitis.

2) Als reizendes und constringirendes Deckmittel bei entzündlichen Processen der Haut (Rose, Frostbeulen, Verbrennungen, Gutta rosacea u. dgl.).

Form. Wird mittelst eines feinen Pinsels dünner oder dicker auf die Haut aufgetragen und, wenn die Decke glasartig brüchig wird, erneuert.

Vierte Ordnung.
Ammoniacalia.

Die Ammoniakalien befördern die Secretionen der Haut, der Nieren und der Schleimhäute. Grosse Gaben machen Entzündung des Magens und haben den Tod unter heftigen Krämpfen zur Folge.

1. Liquor Ammonii caustici.

Pharmakographie. *Liquor Ammoniaci caustici, Ammoniacum causticum solutum, Spiritus Salis ammoniaci causticus.* Salmiak-Spiritus.

Das Ammoniak ist ein Gas, welches sich begierig mit Wasser verbindet und dann den Liquor Ammonii caustici darstellt. Dieser Liquor wird bereitet durch Destillation aus Salmiak und gebranntem Kalk mit Wasser und enthält 10 pCt. Ammoniak. Specifisches Gewicht = 0,960. Geruch und Geschmack sind eigenthümlich, sehr stark, stechend und zu Thränen reizend.

Wirkung. Der Liquor Ammonii caustici, bei einiger Menge, irritirt die berührte Stelle, erregt Schmerz, Entzündung und Blasenbildung, und ätzt zuletzt, doch nur langsam. Innerlich in kleinen Gaben macht er Brennen und Kratzen im Munde und excitirt allgemein. Grosse Gaben ätzen und sind giftig.

Anwendung. Innerlich selten, weil er leicht zu heftige Wirkungen macht. In einigen Fällen ist er jedoch empfohlen, aber ohne dass der Nutzen genügend festgestellt wäre.

Dahin gehören Säure im Magen, bei Vergiftung mit Säuren (wo er wahrscheinlich nichts hilft), bei Nervenfiebern, acuten Exanthemen (wenn sie zurückgetreten waren), Ohnmachten, Neurosen, Vergiftung mit Blausäure und andern narkotischen Giften (auch gegen starke Berauschung), gegen Biss der Schlangen und Stich der Insekten, gegen Delirium tremens, Cholera u. s. w.

Man giebt Gutt. 5—10 täglich einigemal, sehr verdünnt und eingehüllt, pur oder in Mixturen.

℞ Sapon. hispan. alb. Gr. 5, Spir. Vini alcohol. Unc. ½, Ol. Succin. rect. Scr. ½, Liqu. Ammon. caust. Unc. 2. M. agitatione perpetua. S. *Aqua Luciae (Eau de Luce)* — bei Schlangenbiss, zu Gutt. 5—20.

Aeusserlich. 1) Als Aetzmittel, nicht zweckmässig. Es ist überhaupt, zumal der officinelle Liquor Ammonii caustici, zu schwach, und ihm Kali causticum vorzuziehen. Auch als *Rubefaciens*, als *Vesicans* nicht zu empfehlen.

2) Als *Derivatorium* durch Reizung der Hautnerven wirkend; bei Schmerzen, Lähmungen (in die Nähe des leidenden Theiles eingerieben); bei Ohnmachten, Asphyxie (in die Stirn und Schläfen); bei Entzündungen (vorsichtig).

3) Als Riechmittel (sehr kräftig, aber widrig, erstickend), in dringenden Fällen (sonst lieber Aether, Acetum concentratum); als *Analepticum*.

4) Als *Excitans;* bei unterdrückter Menstruation (sehr vorsichtig; Gutt. 10—15 mit Unc. 2 Schleim oder Milch in die Vagina injicirt); — zu Augenwässern (und zu Dunstbädern der Augen), bei torpider beginnender Amaurose, bei Paralyse der Augenlider (Gutt. 5—15 auf

15*

Unc. ½ Wasser, davon Gutt. 1 einzuträufeln); — zu Injectionen in das Ohr.

5) Zu Waschungen und Einreibungen der Haut (die Ammoniak-Linimente).

2. Linimenta ammoniacalia.

Pharmakographie. Die Linimente sind seifenartige Verbindungen des Ammoniak mit Oel und werden nur äusserlich zu Einreibungen benutzt.

1) *Linimentum ammoniatum (Linimentum ammoniacatum, Linimentum volatile)*, aus Liquor Ammonii caustici 1 und Oleum Olivarum 4; dickflüssig, vom Geruch des Ammoniak. Man kann es noch durch Kampher verstärken und reizender machen (*Linimentum ammoniatum camphoratum*).

2) *Linimentum saponato-ammoniatum*, aus Sapo domesticus 1, Wasser 24 und gutem Branntwein 16, und zu 3 Theilen dieser Solution 1 Theil Liquor Ammonii caustici. Etwas schwächer als das Linimentum ammoniatum, aber nur ⅓ so theuer; macht auch die Haut nicht fettig.

3) *Linimentum Opodeldoc (Linimentum saponato-camphoratum)*, aus Saponis medicinalis Unc. 1½, Camphorae Unc. ½, Spiritus Vini rectificatissimi Unc. 20; zu der Solutio calide filtrata gemischt Olei Thymi Dr. ½, Olei Rorismarini Dr. 1, Liquoris Ammonii caustici Unc. 1. Consistenz gallertartig, gelblich, durchscheinend, opalisirend; zerfliesst in der Wärme der Hand.

Anwendung. Zu reizenden Einreibungen für kranke Theile unter der Haut, z. B. bei Exsudaten, Torpor nach Quetschungen und Verstauchungen, verhärteten Drüsen und andern torpiden Geschwülsten (Milchknoten), Gelenkkrankheiten u. a. — Bei sogenannten Verhebungen oder Verdehnungen (nach übermässigen Anstrengungen der Muskeln) ist Opodeldok ein sehr gutes Volksmittel.

4) *Liquor Ammonii vinosus*, aus Liquoris Ammonii caustici 1 und Spiritus Vini rectificati 2; wie die Linimente, doch auch wie Liquor Ammonii caustici (innerlich zu Gutt. 10—30). — Nach Dzondi wird dieses Präparat stärker dargestellt, als *Spiritus Ammonii caustici*, aus Calx viva 5 und Salmiak 2, aus welchen Ammoniak

entwickelt und in Spiritus Vini rectificatissimus 2 aufgefangen wird. (Enthält 10 pCt. Ammoniak.) Besonders
empfohlen bei Quetschungen, Verstauchungen, Extravasaten und deren Ausgängen (in jedem Stadium des
Uebels).

3. Liquor Ammonii anisatus.

Pharmakographie. *Ammoniacum solutum anisatum.*
Olei Anisi Dr. 1 in Spiritus Vini rectificatissimi Libr. 1
gelöst und Liquoris Ammonii caustici Unc. 3 zugesetzt.
Klar, gelblich, vom Geruch des Ammoniaks und Anisöls.
Wirkung und Anwendung. Zu Gutt. 10—30
täglich einigemal, wie Liquor Ammonii caustici (oder wie
Spiritus Ammonii caustici); besonders empfohlen in ner-
vösen und asthenischen Beklemmungen der Brust, bei
Flatulenz. (Soll nach Einigen wie Kampher wirken, nur
schwächer.) — Auch äusserlich empfohlen, wie Liquor
Ammonii vinosus.

4. Ammonium carbonicum.

Pharmakographie. *Alcali volatile.*
Das Ammoniak verbindet sich mit Kohlensäure in den
Verhältnissen 1 : 1, 2 : 3 und 1 : 2. Die zweite Stufe, 2
Atome Ammoniak und 3 Atome Kohlensäure, ist das
officinelle Präparat. Es wird in chemischen Fabriken
durch Sublimation aus Salmiak und Kreide bereitet,
Ammonium carbonicum crudum, und durch wiederholte
Sublimation gereinigt, *Ammonium carbonicum purum*.
Ein weisses, trockenes Salz, in krystallinischen Stücken, sehr hart,
zerfällt an der Luft; in Wasser leicht und klar löslich, erhitzt vollkommen flüchtig. Es wird zersetzt durch alle Säuren, durch die reinen
Alkalien und durch die meisten Salze mit stärkeren Säuren. Geruch
nach Ammoniak; Geschmack urinös.
Präparate und Form. 1) *Ammonium carbonicum*,
zu Gr. 3—5—10, in Pillen oder besser in Mixturen. —
Aeusserlich selten.
2) *Liquor Ammonii carbonici*, aus Ammonium carbonicum 1 in Aqua destillata 5; nur innerlich zu Scr. 1—Dr. 1,
in Mixturen.
Wirkung. Wie Liquor Ammonii caustici, aber
schwächer und milder.

Anwendung. Wie Liquor Ammonii caustici, dem es als milder wirkend vorgezogen wird. Es ist jedoch wenig in Gebrauch (am häufigsten noch zu Saturationen). — Aeusserlich wie Liquor Ammonii caustici, besonders wo ein längerer Gebrauch nöthig erscheint.

5. Ammonium carbonicum pyroleosum.

Pharmakographie. *Sal volatile cornu Cervi.*

Bereitung. Ammonium carbonicum 32 und Oleum animale aethereum 1 werden sorgfältig verrieben. Ein gelbliches Pulver, das sich im Wasser etwas langsamer auflöst als das Ammonium carbonicum.

Präparate und Form. 1) *Ammonium carbonicum pyroleosum*, zu Gr. 3—5—10, täglich einigemal, in Pulver, Pillen, Mixturen (auch Saturationen). — Aeusserlich wie Ammonium carbonicum.

2) *Liquor Ammonii carbonici pyroleosi (Spiritus cornu Cervi)*, von Ammonium carbonicum pyroleosum 1 in Aqua destillata 5 gelöst. Klar und gelblich; zu Scr. $\frac{1}{2}$—1—2, verdünnt.

Anwendung. Wie Ammonium carbonicum, doch soll es mehr erhitzen und die Nerven mehr afficiren. Empfohlen (doch ohne sichere Indicationen) bei Nervenfiebern und acuten Exanthemen (um bei Suppression auf die kritischen Secretionen zu wirken), bei nervösem Wechselfieber (kurz vor dem Anfall), in verschiedenen Neurosen (empirisch), wie Asthma Millari, Tussis convulsiva u. a.

6. Liquor Ammonii succinici.

Pharmakographie. *Spiritus cornu Cervi succinatus.*

Bereitung. Acidum succinicum 1 (mit etwas Oleum Succini verrieben) wird in Aqua destillata 8 gelöst und mit Ammonium carbonicum pyroleosum q. s. neutralisirt. Klar, gelblich; specifisches Gewicht 1,050—1,055.

Anwendung. Wie Liquor Ammonii carbonici pyroleosi (auch in denselben Dosen und Formen); besonders empirisch bei vielen Neurosen. Es soll weniger erhitzen.

und die Secretionen der Haut, der Lunge und der Nieren
mehr erregen.

℞ Liqu. Ammon. succin., Spir. aether. āā Dr. 1. M. S. Alle 3—4
Stunden 20—40 Tropfen. *Liquor antarthriticus* E l l e r i.

A n m e r k u n g.· *Liquor Ammonii tartarici* ist eine Saturation der
Weinsteinsäure mit Ammonium carbonicum pyroleosum, und *Liquor
Ammonii benzoici* eine Saturation des Acidum benzoicum mit Ammo-
nium carbonicum.

7. Liquor Ammonii acetici.

P h a r m a k o g r a p h i e. *Ammoniacum solutum aceticum.*

Das essigsaure Ammoniak zerfliesst an der Luft
so leicht, dass es nicht aufbewahrt werden kann. Man
hält es daher in einer Auflösung vorräthig. Acetum concentratum wird mit Liquor Ammonii caustici neutralisirt
und mit Aqua destillata bis auf ein specifisches Gewicht
von 1,035 verdünnt. Es ist eine klare, farblose, neutrale
Flüssigkeit, von 15 pCt. Ammonium aceticum.

Der S p i r i t u s M i n d e r e r i ist eine Mischung des Liquor Ammonii acetici mit gleichen Theilen destillirten Wassers, und viel
schwächer.

W i r k u n g. Geschmack salzig-süsslich, etwas stechend. Erhitzt wenig, vermehrt besonders die Secretion
der Haut, aber auch der Nieren, afficirt die Nerven nicht
leicht und stört die Verdauung bald.

A n w e n d u n g. 1) Katarrhalische und rheumatische
Beschwerden, und überhaupt leichte acute Krankheiten;
hier zur Beförderung der Krisen durch die Haut (als
Diaphoreticum).

2) Typhöse und exanthematische Fieber, im katarrhalischen Stadium und später bei sogenannten Metastasen
(wie Hydrops nach Scharlach), bei Recidiven und überhaupt gestörten Krisen.

3) Hypochondrie, Hysterie, Gelbsucht, unterdrückte
und schmerzhafte Menstruation (besonders bei vollsaftigen
Personen); hier und in andern Krankheiten empfohlen,
ohne dass der Nutzen gehörig festgestellt wäre. Desgleichen gegen die Zufälle der Trunkenheit.

A e u s s e r l i c h als Resolvens zu Umschlägen, bei Exsudaten nach Quetschungen, bei lymphatischen Exsudaten
(*Hydrarthrus, Hydrocele*), bei äussern lymphatischen Entzündungen (*Erysipelas phlegmonosum*, Entzündung fibröser

Häute, *Phlebitis externa*), bei Hornhautverdunkelungen
(zum Eintröpfeln). — Bei zweifelhafter Wirksamkeit ist es obenein sehr theuer.

Form. Innerlich zu Dr. 1—4 täglich mehreremal,
pur oder in Mixturen. — Abends vor dem Schlafengehen Unc.
$^1/_2$—1 in warmem Fliederthee als Schweissmittel.

Das Mittel scheint das Lob, das ihm einige Praktiker geben, nicht
in so hohem und ausgedehntem Maasse zu verdienen. — Bei
schlechter Verdauung, bei Neigung zur Diarrhöe wird es nicht gut vertragen.

8. Ammonium muriaticum.

Pharmakographie. *Ammoniacum hydrochloratum*, *Sal
ammoniacum.* Salmiak.

Der rohe **Salmiak** (*Ammonium muriaticum crudum*)
findet sich mehr oder weniger rein in der Nähe von Vul-
kanen und vulkanischen Gegenden; der meiste wird jedoch in chemischen Fabriken bereitet. So in Aegypten
(früher in Ammonien) aus dem Miste der Kameele; oder
bei uns (in Braunschweig) durch trockene Destillation
thierischer Materien (Knochen, Hörner, Häute); oder
durch Destillation des faulen Urins u. dgl.

Bei der Destillation bildet sich Ammonium carbonicum, welches
in dem Wasser der Vorlage aufgefangen wird. Die Flüssigkeit wird
mit Gyps gemischt, wodurch Ammonium sulphuricum in der Auflösung
bleibt und kohlensaurer Kalk niederfällt. Zu der Auflösung setzt man
Kochsalz und erhält Salmiak und Glaubersalz, die beide in der Auflösung bleiben und durch Sublimation getrennt werden (Salmiak lässt
sich nämlich sublimiren, aber Glaubersalz nicht).

In der Apotheke wird der rohe Salmiak in warmem
Wasser aufgelöst, krystallisirt und die Krystalle sublimirt (gereinigter Salmiak, *Ammonium muriaticum
depuratum*).

Weisse Krystalle (der rohe in flachen, oben convexen Kuchen, oder
in konischen Hüten), flüchtig und ohne Zersetzung sublimirbar, auflöslich in 3 kaltem und 1 heissem Wasser, in Alkohol sehr wenig. Er
wird zersetzt durch fast alle Basen (silberne Löffel bei dem Einnehmen überziehen sich mit Argentum chloratum), und durch die meisten
Salze mit schwächern Säuren, auch durch viele Extracte (besonders
im Sommer), und entwickelt Ammoniakdämpfe. Geschmack scharf,
stechend, urinös.

Wirkung. Der Salmiak verbindet sich mit Eiweiss,
Milch, und andern thierischen Stoffen zu leicht löslichen
Verbindungen; er wird resorbirt (auch von Wunden aus),
verhindert die Gerinnung des Blutes und verdünnt es.
Die Absonderung eines dünnen Schleimes wird vermehrt

(besonders in Magen, Dünndarm und Bronchien), und bei diaphoretischem Verhalten die der Haut, aber wenig die der Nieren. Grosse Gaben verderben die Verdauung und erzeugen (bei Thieren) Convulsionen und den Tod. Das Gefässsystem wird nicht aufgeregt. Nach langem Gebrauche magert der Körper ab und etwanige pathologische Producte werden resorbirt.

Anwendung. 1) *Status gastricus* und *pituitosus* (im Magen und Dünndarm) mit und ohne Fieber (jedoch nicht, wenn *Sordes* nach oben oder unten turgesciren; auch nicht bei *Diarrhoea mucosa* und bei *Helminthiasis*).

2) Bei Krankheiten (besonders katarrhalischen) in den Schleimhäuten (des Magens, Dünndarms und) der Lungen, wenn der Schleim zähe ist und sich wenig löst. In andern Organen (Dickdarm, Harnblase, Harnröhre, Vagina) hilft er als sog. *mucum incidens* viel weniger.

3) Als *Diaphoreticum*, bei acuten Krankheiten, zur Beförderung der Krise (Katarrhe, Rheumatismen, Masern).

4) Bei Entzündungen (der Lungen, Pleura, des Peritoneum, der Schleimhäute) nach genügender Blutentleerung.

5) Als *Resolvens*, bei Verhärtungen, Ablagerungen, vielfach erprobt und empfohlen; doch fehlt es noch an bestimmten Indicationen. — In grossen Dosen bei Verhärtungen der Prostata, Hoden, Ovarien.

Aeusserlich. In Umschlägen, als *Resolvens* (er macht Irritation der Haut) bei äusserlichen Extravasaten, Exsudaten, Indurationen.

Form. Gr. 5—15, täglich mehreremal, etwa Dr. 1 *pro die* (als Resolvens bis zu Unc. $\frac{1}{2}$ *pro die*); in Pulvern (schmeckt widerlich, ekelhaft; bestes Corrigens ist Liquiritia); — Mixturen (schmeckt widerlich; Corrigens ist Liquiritia und Syrupus Amygdalarum, auch Syrupus simplex Unc. $\frac{1}{2}$—1 auf Dr. 1); — in Bissen.

Aeusserlich. Zu Mund- und Augenmitteln; zu Umschlägen (Ammonium muriaticum crudum.) — Zur Entwickelung von Gas ammoniacum (Salmiak in heissem Wasser aufgelöst und kleine Mengen Calcaria usta hineingeworfen; oder mit Potasche zu Gas-Bädern). — Zu *Embrocationes frigidae* (1 mit 3 Salpeter in einer Compresse

befeuchtet; — die Schmucker'schen Fomenta‐
tionen bestehen aus Salpeter ℥jj, Salmiak ℥β, Kalt‐
wasser Libr. 4, Essig Libr. 1). — Zu Salben, Dr. 1 auf
Unc. 1 (gegen Krätze).

Fünfte Ordnung.

Resinosa.

Die Resinosa, *Gummata resinosa*, Gummi-Harze,
sind natürliche Gemenge von Harz, ätherischen Oelen und
Gummi (das zum Theil verändert, verharzt ist). Die wohl-
riechenden heissen auch wohl Balsame; diejenigen, die von der Gattung *Ferula* stammen sollen (Asa foetida, Ammoniacum, Galbanum,
Sagapenum): *Gummata ferulacea.*

Ihrer chemischen Constitution nach gehören zu den Gummi-
Harzen: a) einige Mittel mit scharfem Extractivstoff (Euphorbium,
Gutti, Scammonium); b) einige mit narkotischen Stoffen (Opium, Lac-
tucarium); weshalb jene ihre dynamische Stellung in der Klasse der
Acria, diese in der der Narcotica finden.

Die Gummi-Harze excitiren vorzugsweise die Secretionen (der Haut, der Schleimhäute, der Nieren, der Leber, des Uterus), und sind in ihrer ganzen Wirkung weniger flüchtig und mehr nachhaltig. Sie befördern die
Verdauung und die peristaltische Bewegung mehr oder
weniger, und belästigen jene nur in grossen Gaben, wo sie
dann auch das Gefäss- und Nervensystem excitiren.

Angewendet werden sie hauptsächlich als *Excitantia*
der Secretionen, und in Folge dessen als *Resolventia,* aber
auch als *Nervina (Antispasmodica, Antiparalytica)* und zuweilen selbst als *Stomachica.*

Aeusserlich verhalten sie sich als kräftige *Excitantia,*
und gleichzeitig mehr oder weniger als *Irritantia,* nach
Art der Acria. Sie sind daher häufig in Gebrauch als *Derivantia, Resolventia, Contrahentia, Stimulantia* und überhaupt als Reizmittel, nicht allein für den Ort der Application, sondern auch für die benachbarten tiefer gelege-
nen Gebilde.

Sie haben einen schlechten Geschmack und die meisten auch einen schlechten Geruch; sie lassen sich schwer
pulvern und sind als Pulver schlecht zu nehmen. Man

giebt sie daher gewöhnlich in Pillen (oder Bissen), und sie können mit etwas Weingeist und Seife, oder Extract, leicht und schön in diese Form gebracht werden. Die Auflösungen (mit Essig, essigsauren Alkalien, Wein, oder besser in Emulsion) giebt man innerlich nicht gern; aber desto häufiger äusserlich, wo auch mit Vortheil Pflaster und Salben gebraucht werden.

Ausser den Substanzen hat man folgende Präparate:
1) Die isolirten ätherischen Oele.
2) Die Tincturen, welche Oel und Harz enthalten (daher nicht mit Wasser zu vermischen sind) und kräftig wirken, aber auch leicht erhitzen.
3) Pflaster und Salben, in verschiedenen Compositionen.
4) Isolirte Harze, Extracte, destillirte Wässer, nur von einzelnen.

1. Asa foetida.

Pharmakographie. *Gummi-resina Asa foetida*, *Stercus diaboli*. Stinkasand.

Ferula Asa foetida (*Umbelliferae*; — *Pentandria digynia*), ein Kraut von 5—6 Fuss Höhe auf den Gebirgen in Persien. Die Wurzel ist spindelförmig (ähnlich der Pastinakwurzel), von der Dicke eines Arms, und enthält einen milchigen **Saft**, der getrocknet die Asa foetida liefert. — Nach der neuesten Preuss. Pharmakopöe (VII) ist die Mutterpflanze *Scorodosma foetidum* Bunge.

Geruch und Geschmack der Asa foetida sind sehr stark, durchdringend, nach Knoblauch, den meisten Menschen sehr zuwider. Dabei ist der Geschmack scharf und bitter und der Geruch haftet leicht an andern Dingen, so dass sie nur isolirt aufbewahrt werden kann. (Der Apotheker hat für sie besondere Geräthschaften, wie für Moschus).

Sie bildet Klumpen (selten Körner), aussen rosenfarbig-braun, innen weisslich, meist zusammengebacken, bisweilen durchscheinend, nur in der Kälte zu pulvern und in der Wärme immer wieder zusammenbackend.

Bestandtheile: ätherisches Oel (4, 5 pCt.), Harz, Gummi, Bassorin, Extractivstoff, Salze (besonders schwefel- und kohlensaurer Kalk).

Präparate und Form. 1) *Asa foetida*, zu Gr. 5—10—15, täglich 2—4mal, in Pillen und Bissen (als Corrigens des Geruchs Oleum Menthae piper. zuzusetzen und mit Radix Iridis florent. zu conspergiren; aber nicht mit Vanille, auch nicht zu versilbern oder vergolden, was ziemlich unnütz ist); selten in Emulsionen. — Aeusserlich zu Klystieren, Dr. $^1/_2$—1 in Emulsion; sonst selten.

2) *Tinctura* (1 mit Spiritus Vini rectificatissimi 6 macerirt, filtrirt)., zu Scr. 1—2, täglich 2—4mal; pur, in Mixturen. — Aeusserlich selten (als Riechmittel, zu Klystieren).

3) *Aquae foetidae compositae*, geistig-wässerige Destillate verschiedener Compositionen (mit Aethereis oleosis, mit andern Gummata resinosa), die innerlich (gewöhnlich pur) theelöffelweise täglich mehreremale gegeben werden.

a) *Aqua Asae foetidae composita*, aus Asa foetida, Radix Angelicae und Radix Calami. — b) *Aqua foetida Pragensis* (*Aqua foetida antihysterica*), aus Asa foetida, Galbanum, Myrrha, Radix Valerianae, Radix Zedoariae, Angelicae, Folia Menthae piper., Flores Chamom., Castoreum.

Wirkung. Kleine Gaben treiben Ructus. und Flatus von widerlichem Geruch und meist mit Beschwerden (Uebelkeit, Kolik); auch befördern sie die Verdauung (weshalb sie in Persien häufig als Gewürz dienen). Grössere Gaben vermehren die Secretionen der Leber, des Darms; sie befördern die peristaltische Bewegung und machen Diarrhöe, meist unter Kolikbeschwerden. Sie erhitzen ferner und excitiren die Nerven, was aber nur in Krankheiten hervortritt.

Anwendung. 1) Bei Atonie der Verdauung, besonders mit nervösen Complicationen (Kolik, Hysterie, Hypochondrie), auch mit gestörter Gallensecretion.

2) Bei torpiden Blennorrhöen, besonders der Lunge.

3) Als *Emmenagogum*, bei atonischer Anomalie der Katamenien.

4) Bei abdominellen Stockungen, aus Torpor der Nerven-Energien.

5) In Neurosen, besonders mit Torpor der abdominellen Nerven-Energien; oft jedoch auch empirisch. So namentlich gepriesen bei Hysterie, Hypochondrie, abdominellen Algien, Asthma.

6) Bei Krebs, bösartigen Geschwüren, Caries, Keuchhusten, zwar empfohlen (sogar als specifisch), doch ohne wohl je zu helfen.

Aeusserlich, wie Resinosa, doch selten.

Sagapenum, von *Ferula persica*, in Persien (der erhärtete Milchsaft vielleicht von der ganzen Pflanze), steht in seinen materiellen und dynamischen Eigenschaften der Asa foetida nahe und wird nur selten gebraucht.

2. Galbanum.

Pharmakographie. Mutterharz.

Der erhärtete Milchsaft einer unbekannten Pflanze in Persien (einer *Ferula*, nach Dioscorides; *Galbanum officinale*, nach Don); bildet Körner, Stücke oder Klumpen, die leicht zusammenbacken, aussen gelblich und innen weisslich, matt glänzend, etwas durchscheinend sind.

Geruch eigenthümlich, widerlich; Geschmack widerlich, scharf und bitter.

Bestandtheile: ätherisches Oel, Harz, Gummi, Bassorin, Salze.

Präparate und Form. 1) *Galbanum*, zu Gr. 5—10 —15 täglich 2—4mal; wie Asa foetida.

Aeusserlich zu Klystieren (Dr. $^{1}/_{2}$—1), Umschlägen, Pflastern.

2) *Oleum Galbani*, zu Gutt. 2—4, täglich einigemal. Aeusserlich zu Einreibungen, Salben.

3) *Tinctura*, (1 mit Spiritus Vini rectificatissimi 6 macerirt, filtrirt), zu Scr. 1—2, täglich einigemal.

Aeusserlich zu Injectionen (Ohrtropfen), Augenmitteln, Einreibungen.

4) *Emplastrum de Galbano crocatum*, aus Galbanum 1 und Crocus $^{1}/_{8}$ auf 1—1$^{1}/_{4}$ des Pflaster-Constituens (Empl. Plumbi simpl.). — Ist ein Ingrediens von Empl. oxycroceum, Empl. Plumbi compos. und andern Pflastern.

Wirkung. Aehnlich der Asa foetida. Es riecht nicht so penetrant, befördert die Verdauung nicht, excitirt die Nerven wenig und irritirt stärker.

Anwendung. 1) In torpiden Blennorrhöen, abdominellen Stockungen, wie Asa foetida. In Neurosen selten.

2) Als *Emmenagogum*, wie Asa foetida, der es häufig vorgezogen wird.

Aeusserlich, wie Gummi Ammoniacum, das gemeiniglich als kräftiger wirkend vorgezogen wird.

3. Gummi Ammoniacum.

Pharmakographie. Ammoniakgummi.

Dorema Armeniacum, eine Umbellifere in Persien, wird für das Kraut gehalten, dessen verhärteter Milchsaft das

Gummi Ammoniacum liefert. (Ammoniacum soll ein ver-
stümmelter Name für Armeniacum sein, da dieses Harz
kein Product Ammoniens sei. Don.)

Stücke in Körnern (*in granis s. lacrimis*), oder in Klumpen (*in
massis, glebis s. placentis*), die leicht zusammenbacken, aussen gelblich-
braun, innen weiss, fettig glänzend. Geruch eigenthümlich widerlich;
Geschmack widerlich bitter und scharf.

Bestandtheile: ätherisches Oel (sehr wenig), Harz, Gummi,
Bassorin.

Präparate und Form. 1) *Ammoniacum*, zu Gr.
5—10—15, täglich 2—4mal, in Pillen (und Bissen); seltener in Emulsion (nicht zu coliren). — Aeusserlich
zu Pflastern (sehr beliebt, giebt mit etwas Essig erweicht
schon eine Masse).

2) *Emplastrum Ammoniaci* (mit etwas Terebinthina
gemischt lässt es sich besser schmelzen), aus Cera flava,
Resina Pini burgund. āā 2, Ammon. 3, Galbanum 1, Terebinth. comm. 2 (Pharm. Boruss.).

3) *Emplastrum foetidum*, aus Ammoniacum 12, Asa
foetida 4, Terebinthina communis, Emplastrum Plumbi
simplex āā 1 (Pharm. Boruss.).

Auch in dem *Emplastrum oxycroceum Ph. Bor.*, (mit Galbanum,
Mastix, Myrrha, Olibanum und Crocus āā), und im *Emplastrum Plumbi
compositum Ph. Bor.* (mit Galbanum āā) enthalten.

Wirkung. Der Asa foetida ähnlich; aber nicht stomachisch, mehr erhitzend, mehr diuretisch, nicht excitirend für die Nerven. — Aeusserlich und örtlich irritirt es nächst Terebinthina am stärksten, und ist deshalb
(wie Terebinthina) eines der beliebtesten Ingredienzien
resolvirender Pflaster.

Anwendung. 1) Blennorrhöe und Exsudat der
Lungen, wenn keine Entzündung vorhanden ist (daher
grosse Vorsicht bei trockenem Husten, bei Tuberkeln).

2) Status pituitosus des Unterleibs, sogenannte
Stockungen, dadurch bedingte atonische Exsudate, Was-
sersuchten; vorausgesetzt, dass die Irritation durch das
Mittel nicht schadet.

3) Selten in andern Fällen, wie Resinosa.

Aeusserlich. Als Derivans und Resolvens überall,
wo Resinosa passen, in Pflastern (selten in Salben, Kataplasmen).

4. Myrrha.

Pharmakographie. *Gummi-Resina Myrrha.*

Die **Myrrhe** ist der eingedickte Saft aus der Rinde des Myrrhenbaums, *Amyris Kataf* (nach **Forskal**), oder wahrscheinlicher *Balsamodendron Myrrha* Nees (*Balsamodendron Ehrenbergianum* Berg). Dieser Baum, *Balsamodendron Myrrha* (*Burseraceae; — Octandria monogynia*), wächst in Arabien, wo auch der verwandte *Amyris Kataf* (oder *Balsamodendron Kataf* nach **Kunth**) gefunden wird.

Kleine Stücke, von der Grösse einer Erbse bis zu einer Wallnuss, fettig glänzend, etwas durchscheinend, zerreiblich, röthlichbraun und mit kleinen weissen Flecken; nicht schmelzbar, in concentrirtem Weingeist wenig löslich (aber klar); in Wasser, Essig, Bier, Wein grösstentheils (aber trübe) löslich, in Spiritus Vini aethereus und ammoniacalis, so wie in Aqua Calcariae fast gänzlich, in Oelen gar nicht löslich. Geruch aromatisch; Geschmack aromatisch, bitter.

Bestandtheile: ätherisches Oel (1,5 pCt.), zwei verschiedene Harze (25 pCt.), Gummi (50 pCt.), Bassorin (8 pCt.), Kali- und Kalksalze (schwefelsaure, äpfelsaure und benzoësaure).

Präparate und Form. 1) *Myrrha pulverata* (das Pulver sieht aus, als wäre es mit einem Fett getränkt; daher verschreiben Einige *Myrrha pinguis*, was ganz unnütz ist), zu Gr. 5—10—15, täglich 2—4mal, in Pulvern (Saccharum lactis als Constituens), Pillen, Latwerge, Schüttelmixtur, Emulsion. Aeusserlich: zu Zahnmitteln (beliebt), Salben, Umschlägen (aufgelöst in Aqua Calcariae, Liquor Ammonii vinosus); zu Species pro fumo. — 2) *Oleum Myrrhae*, zu Gutt. 1—4. Aeusserlich zu Zahnpulvern. Entbehrlich. — 3) *Tinctura* (1 mit Spiritus Vini rectificatissimus 6 macerirt, filtrirt), gelblichbraun; zu Scr. ½—1—1½, jedoch selten. Aeusserlich (sehr häufig) zu Mund- und Zahnmitteln, Injectionen, Verbandwässern, Salben (Dr. 2 auf Unc. 1). — 4) *Liquor Myrrhae* (Extractum Myrrhae 1 in Aqua destillata 5). Innerlich zu Dr. ½—2 in Mixturen. Aeusserlich zu Mundmitteln (1 auf 6 Menstruum), Injectionen, Augenmitteln. — 5) *Extractum* (aus Myrrha 1 in Aqua destillata 5 macerirt, dann langsam verdunstet bis zur Pulver-Consistenz), zu Gr. 5—10—20, wie Myrrha.

Wirkung. Sie vermehrt den Appetit, befördert die Verdauung, erhitzt, und erregt die Secretionen (besonders der Katamenien). Grosse Gaben machen Magenbeschwerden, Uebelkeit, Kolik, Diarrhöe. Die Nerven werden nicht excitirt.

Anwendung. 1) Bei Blennorrhöen, besonders der Lunge, vorausgesetzt, dass ihre Excitation nichts schadet. Auch bei andern Blennorrhöen (der Urethra, Vagina, des Darms).

2) Bei inneren Vereiterungen, jedoch nur nach allgemeinen Indicationen und mit steter Rücksicht auf ihre Excitation.

3) Bei Fehlern der Katamenien mit Atonie. (Einige halten sie bei atonischer Amenorrhöe für specifisch.).

Früher hielt man sie für specifisch in den Schwindsuchten, besonders der Lunge, und schrieb ihr viel zu allgemein tonische, zusammenziehende, und selbst resolvirende Kräfte zu.

Aeusserlich, als Excitans für die Augen, den Mund und die Zähne, überall wo Gummiharze passen; bei atonischen und fauligen Geschwüren. Bei scorbutischem Zahnfleisch ist die Tinctur sehr zu empfehlen.

5. Benzoë.

Pharmakographie. *Asa dulcis.*

Styrax Benzoin (Styraceae; — Decandria monogynia) ist ein Baum in Ostindien, der auf den grossen Sunda-Inseln cultivirt wird. Der Saft, der aus der Rinde fliesst, und an der Luft verhärtet, ist die Benzoë.

Trockene, harte, zerreibliche Klumpen (*massae*, selten *grana s. lacrimae*), hellbraun, mit weisslichen, mandelähnlichen Körnern, fettig glänzend. Geruch balsamisch (besonders gerieben oder angezündet) Geschmack süsslich, scharf, aromatisch.

Bestandtheile: ätherisches Oel (sehr wenig), drei verschiedene Harze (70—80 pCt.), Benzoësäure (18 pCt.), sehr wenig Salze

Präparate. 1) *Benzoë cont.* und *pulverata* (*Resinc Benzoës,*), zu Gr. 5—10—15 (jedoch selten innerlich), ir Pillen, Emulsionen. — Aeusserlich besonders als Cosmeticum, zu Species pro fumo, auch zu Zahnmitteln.

2) *Tinctura Benzoës* (1 mit Spiritus Vini rectificatissimus 6 macerirt, filtrirt), nur äusserlich zu Waschwässern Die milchige Trübung in wässerigen Mixturen ist unte dem Namen *Lac virginum* beliebt.

3) *Acidum benzoicum (sublimatum), Flores Benzoës* Benzoësäure, durch Sublimation der Benzoë bereite

(weshalb diese Säure etwas empyreumatisches Oel enthält), weisse Krystalle, schwer löslich in Wasser, leicht in Alkohol und Aether. (Geruch und Geschmack der Benzoë, also nicht sauer). — Innerlich zu Gr. 3—5—10, täglich 2—4mal, in Pulver, Pillen, Schüttelmixturen. — Mit einem schleimigen Vehikel.

Wirkung. Sie erhitzt, vermehrt die Secretion der Haut und der Bronchien, und verdankt diese Wirkung hauptsächlich ihrer Säure.

Anwendung. 1) Blennorrhöen der Lungen, sog. Asthma humidum, asthenische Pneumonien (wenn der Auswurf stockt und Lähmung droht).

2) Acute Exantheme, die sich nicht gehörig entwickeln und mit Metastasen drohen.

3) Als Emmenagogum.

In allen diesen Fällen war sie ehedem hoch gepriesen; jetzt aber benutzt man sie nur..noch selten (nach allgemeinen Indicationen), da sie viel zu sehr erhitzt, ehe sie in Wirkung tritt. Gewöhnlich gab man Flores Benzoës.

Aeusserlich. Als Cosmeticum (um die Haut glatt zu machen) gegen Runzeln, Maculae, chron. Exantheme (doch meist nur empirisch). — Als Ingrediens für *Species pro fumo*.

6. Succinum.

Pharmakographie. Bernstein.

Ein Erdharz, das besonders an den Küsten der Ostsee in Preussen in Braunkohlenlagern gefunden, oder von dem Meere ausgeworfen wird. Es ist das Harz von Coniferen der Vorzeit (*Abies* und *Pinus*), deren Arten gegenwärtig nicht mehr existiren.

Mehr oder weniger abgerundete Stücke von sehr verschiedener Grösse, weiss, gelb oder röthlich, sehr hart und spröde, in Wasser und Weingeist unlöslich, ohne Geruch und Geschmack (aber bei dem Verbrennen von balsamischem Geruch).

Bestandtheile: ätherisches Oel (von angenehmem Geruch), zwei Harze, Bernsteinsäure, bituminöser Extractivstoff.

Präparate und Form. 1) *Succinum raspatum*, nur äusserlich zu *Species pro fumo*.

2) *Oleum Succini crudum*, ein empyreumatisches Oel, das durch trockene Destillation des Bernsteins gewonnen

wird, von brenzlichem, dem Bisam ähnlichem Geruch.
Nur äusserlich, gleichwie *Oleum Succini rectificatum*, welches weniger scharf und brenzlich schmeckt und angenehm riecht. Dasselbe innerlich zu Gutt. 5—10—15, selten, ebenso äusserlich (zu Zahnmitteln, Einreibungen,
Salben).

.3) *Acidum succinicum*, wird bei der trockenen Destillation des Bernsteins (zugleich mit dem Oleum Succini
foetidum) gewonnen (*Acidum succinicum crudum*), und
durch Auflösen und Krystallisiren gereinigt (*Acidum succinicum depuratum*). — Weisse Krystalle (die rohe Säure
gelb), ohne Geruch und von saurem Geschmack, in Wasser und Weingeist löslich. — Innerlich zu Gr. 5—10—15,
täglich 2—4mal, in Pulver, Pillen, Mixturen. Aeusserlich entbehrlich.

Wirkung. Der Bernstein in Substanz scheint ohne
Wirkung zu sein. Das *Oleum Succini* excitirt nach Art
der Oleosa empyreumatica, und das *Acidum succinicum*,
welches immer etwas von dem empyreumatischen Oel enthält, scheint vorzüglich durch dieses zu wirken. Einige
halten letzteres für ein starkes Nervinum (analog dem
Moschus), Andere für analog den vegetabilischen Säuren.

Anwendung. a) *Succinum raspatum* (früher zu Scr. 1
bis Dr. 1 als Emmenagogum und Antispasmodicum; jetzt
obsolet), äusserlich zum Räuchern (die Dämpfe enthalten
Acidum succinicum und Oleum empyreum.), bei chronischen Rheumatismen, nervösen Schmerzen.

b) *Oleum Succini* (früher innerlich und äusserlich als
Nervinum, wie Oleum empyreumaticum, jetzt selten),
ziemlich obsolet.

c) *Acidum succinicum* (mit Oleum Succini vermischt,
Flores Succini), bei Neurosen, rheumatischen Metastasen,
(besonders aber bei) Gangraena senilis und zurückgetre-
tenen acuten Exanthemen. Die Wirksamkeit ist jedoch
sehr in Frage zu stellen.

7. Balsamum peruvianum.

Pharmakographie. Peru-Balsam.
Myrospermum peruiferum (*Myroxylum peruiferum* nach
Linné; — *Leguminosae, Papilionaceae; Decandria mo-*

nogynia) ist ein Baum in Peru, Columbien und Mexico, von welchem der Perubalsam gewonnen wird (nach Einigen durch Kochen der Aeste mit Wasser, nach Andern durch absteigende Destillation, etwa wie Pix liquida). Dickflüssig (wie Syrup), klar, dunkelbraun, reagirt er sauer, und ist in absolutem Alkohol vollkommen, in Weingeist und Aether theilweise löslich.

Geruch balsamisch, nach Vanille; Geschmack balsamisch bitter, scharf, kratzend, wie Acidum benzoicum crudum (nur in sehr kleinen Dosen wie Vanille). — Bestandtheile: verschiedene Harze, Benzoësäure (Zimmetsäure), eigenthümliches Oel (Cinnameïn und Metacinnameïn, gegen 70 pCt.). — Er nimmt ätherische und fette Oele bis zu $1/8$ und Balsamum Copaivae bis zu $1/4$ auf (setzt man mehr zu, so wird alles wieder ausgeschieden).

Präparate und Form. 1) *Balsamum peruvianum*, zu Gr. 3—5—10, täglich einigemal, in Latwergen, Mixturen (nicht in wässerigen), Emulsionen, Linctus (blos mit einem Syrup). Meist nur als Adjuvans. Als Corrigens (für Geruch und Geschmack, — nach Vanille) nur in sehr kleinen Quantitäten. — Aeusserlich, in Tincturen oder emulgirt, zu Mund- und Zahnmitteln, Ohrtropfen, Augenwässern, Einreibungen und Salben. Sehr häufig als Corrigens zu Cosmeticis.

2) *Syrupus Balsami peruviani* (*Balsamum peruvianum* mit heissem Wasser digerirt, filtrirt, mit Zucker einmal aufgekocht), als Corrigens zu Mixturen (riecht und schmeckt nach Vanille).

Wirkung. Mässige Gaben erhitzen, sie vermehren die Diaphorese und Diurese, und beschränken die atonischen Secretionen der Schleimhäute. Sie belästigen aber bald die Verdauung und können daher nur als Adjuvans gebraucht werden.

Anwendung. Gegen torpide Blennorrhöen, als Adjuvans. — Als Corrigens (doch nicht zu stark riechenden und schmeckenden Mitteln).

? Bei Trismus, rheumatischen Convulsionen, Lähmungen, Colica saturnina gleichfalls empfohlen.

Aeusserlich, wie Terpenthin, doch weit weniger irritirend (und in vielen Fällen schon wegen des Geruchs vorzuziehen). Zu empfehlen bei torpiden Geschwüren (Perniones exulcerati), asthenischen Entzündungen (wunde

16 *

Brustwarzen, wunde Nasenlöcher nach Schnupfen, Frostbeulen).

? Zum Verband der Wunde bei Trismus (auch als Prophylacticum), zu Einreibungen bei chronischen Rheumatismen empfohlen.

Mixtura oleosa balsamica (*Balsamum vitae Hoffmanni*) ist eine Tinctur (Dr. 1 auf Unc. 10) mit ätherischen Oelen (Scr. 7), und dient als Dunstbad bei Torpor der Augen und zu eleganten balsamischen Einreibungen.

Balsamum peruvianum album ist nach Einigen der ausgeflossene Saft von *Myrospermum peruiferum*, kommt aber wahrscheinlich von einem andern Baume. Dieser Balsam soll dem Balsamum peruvianum (nigrum) ähnlich wirken.

8. Balsamum Copaivae.

Pharmakographie. Die *Copaifera* (*Leguminosae; Decandria monogynia*) ist ein Baum, der in Brasilien in verschiedenen Species wächst, welche sämmtlich aus Einschnitten des Stammes den Balsam ausfliessen lassen. Der Balsam von den Antillen ist eine schlechtere Sorte, der von Brasilien ist immer vorzuziehen.

Flüssig wie fettes Oel, blassgelb, klebrig, durchsichtig, mit der Zeit dunkler werdend. Löslich in Alkohol, Aether, ätherischen und fetten Oelen. Geruch unangenehm; Geschmack widerlich, bitter, scharf.

Bestandtheile: ätherisches Oel (45 pCt.) und zwei Harze (52 und 2 pCt.).

Präparate und Form. a) *Balsamum Copaivae* zu Scr. 1 bis Dr. 1 ($\frac{1}{2}$—1 Theelöffel), täglich 2—4mal; pur (mit Zucker), oder in Mixturen (Corrigentien sind Acida, Spiritus aetherei, Aromatica, Amara; auch starker schwarzer Kaffee nachzutrinken); in Emulsionen (selten). — b) *Oleum Balsami Copaivae* (durch Destillation des Balsams, 1 Th., mit Wasser, 8 Th., bereitet; schwach gelblich).

In Pillen und Bissen nicht gut; die Masse wird schlecht und die Gabe voluminös (Wachs und Balsam ā̄ā zusammengeschmolzen; oder Wachs 1, Balsam 3 und Kubeben 6). — Zweckmässig in Capsulae gelatinosae (reiner Balsam in einer Kapsel von Leim, der sich im Magen auflöst, ohne Geschmack und Geruch); und zwar in kleinen Kapseln zu Dr. $\frac{1}{8}$ und in grossen zu Dr. $\frac{1}{4}$.

Wirkung. Belästigt die Verdauung leicht, erzeugt widerliche Ructus und selbst Erbrechen, in grossen Gaben auch Diarrhöe. Erhitzt nicht und vermehrt die Diurese. Wiederholte grosse Gaben machen Dysurie, Ischurie, Hämaturie, auch wohl ein heftiges gastrisches Fieber.

Anwendung. Nur gegen Blennorrhöen und vorzüglich gegen Tripper, nach gebrochener Entzündung (doch auch während des Stadium inflammationis).

Auch gegen Blennorrhoea vesicae urinariae, weniger gegen Fluor albus, gegen Blennorrhöe der Lungen.

9. Juniperus.

Pharmakographie. Wachholder. — Fructus, Lignum.

Juniperus communis (Coniferae; Dioecia monadelphia) ist ein Strauch oder niedriger Baum in unsern Wäldern. Indem die Schuppen des weiblichen Zapfens fleischig werden, verwachsen sie zu einer beerenartigen Frucht, die in einer dunkelblauen Hülle ein gelbröthliches Fleisch und 2—3 steinharte Samen enthält.

Erbsengrosse, scheinbare Beeren; Geruch balsamisch, Geschmack süsslich-bitter, balsamisch.

Bestandtheile: ätherisches Oel (1 pCt.), Harz, Gummi, Zucker, Wachs.

Das Holz ist weiss, harzig, fest, und riecht (besonders wenn es angezündet wird) balsamisch.

Präparate und Form. 1) *Baccae (Fructus) Juniperi,* in Thee, Unc. ½—1 *pro die* (zerstossen), mit Wasser, Bier. Sonst auch im Infusum oder diätetisch in Substanz. — Aeusserlich zu Räucherungen, zu trockenen und feuchten Umschlägen.

2) *Lignum,* äusserlich zum Räuchern. — Selten innerlich in Abkochungen, Unc. 1—2 mit Libr. 2—3 auf ¾ eingekocht, *pro die.*

3) *Oleum* (aus den Beeren), zu Gutt. 2—4, täglich einigemal. — Aeusserlich zu Einreibungen.

4) *Succus Juniperi inspissatus s. Extractum Juniperi.*

5) *Spiritus Juniperi* (die Beeren mit Weingeist digerirt und destillirt). Selten innerlich in Mixturen, zu Scr. 1 bis Dr. 1. — Aeusserlich zu Waschungen.

Wirkung. Wenig stomachisch, mässig erhitzend, sehr stark diuretisch; auch emmenagogisch.

Anwendung. Als Diureticum überall, wo ein Excitans der Nieren passt (Wassersucht), auch überhaupt bei atonischen Krankheiten der Harnorgane (wie Ischurie, Enuresis, Catarrhus vesicae, Nachtripper). — Als Emmenagogum.

Aeusserlich: zu Räucherungen (bei üblen Ge-
rüchen; örtlich bei chronischen Rheumatismen). — Bei
Rheumatismen, bei Wassersucht (in die Nierengegend),
bei chronischen Exanthemen (Krätze). — Bei Würmern
(in den Unterleib).

10. Terebinthina.

Pharmakographie. Terpenthin.

Der Terpenthin ist der Balsam, der aus den Einschnitten in die Stämme der Fichten (*Pinus*) herausfliesst.

Die verschiedenen Sorten differiren in Gehalt des ätherischen
Oeles, in Geruch, Geschmack und äusserer Beschaffenheit, nach den
verschiedenen Arten der benutzten Bäume, nach Klima und Standort.

1) *Terebinthina communis*, von *Pinus silvestris*, *Pinus Abies*, im
nördlichen Europa und Asien; enthält ätherisches Oel 5—25 pCt.

2) *Terebinthina argentoratensis*, Strassburger Terpenthin, von *Pinus Picea*, auch *Pinus Abies*, im Elsass; ätherisches Oel 30 pCt.

3) *Terebinthina gallica*, von *Pinus Pinaster* in Frankreich; 12 pCt.
ätherisches Oel (übrigens der Terebinthina veneta ähnlich).

4) *Terebinthina veneta*, von *Pinus Larix* (Lärchenbaum), im südlichen Europa, eine sehr geschätzte Sorte; ätherisches Oel 20—25 pCt.

Ausserdem *Terebinthina hungarica*, von *Pinus Pumilio* (das ätherische Oel heisst *Oleum templinum*, Krummholzöl); — *Terebinthina canadensis*, von *Pinus balsamea* (*Pinus canadensis*), im nördlichen Amerika (die feinste Sorte); — *Terebinthina carpathica*, von *Pinus Cembra*;
— *Terebinthina cypria*, von *Pistacia Terebinthus* (sehr geschätzt).

Bestandtheile: ätherisches Oel (Oleum Terebinthinae), zwei
Harze (Alphaharz und Betaharz), die sich wie Säuren mit Basen verbinden. — Geruch streng, unangenehm, nach Oleum Terebinthinae;
Geschmack unangenehm, bitter, scharf. — Consistenz des rohen Honigs; löslich in Alkohol.

Präparate und Form. 1) *Terebinthina communis*
(nach der Pharmac. Boruss. die *Terebinthina gallica*),
schmutziggelblich, dick und trübe. Nur äusserlich zu
Salben und Pflastern.

2) *Terebinthina veneta* (*Terebinthina laricina*), gelblich, klar und durchsichtig. Weniger scharf und unangenehm als Terebinthina communis, von balsamischem Geruch. — Innerlich zu Gr. 5—20, täglich 2—4mal; in Pillen, Bissen, Latwergen (z. B. mit Mel album), Emulsion
(z. B. mit Gummi arabicum āā und Rheinwein).

3) *Oleum Terebinthinae*, aus Terebinthina communis
durch Destillation gewonnen, von sehr strengem Geruch
und von brennend-scharfem Geschmack, wird zu pharmaceutischen Zwecken rectificirt (Oleum Terebinthinae
rectificatum, Terpenthinspiritus). — Innerlich zu

Gutt. 5—15, täglich 2—4mal (gegen Neurosen zu Scr. 1
bis Dr. ½ , täglich 2—4mal; gegen Bandwurm Dr. 2—3
pro die). Als Corrigens: Fleischbrühe, Citronensaft. Pur
oder in Emulsionen, Mixturen (zweckmässig blos mit Syrup oder Honig zusammengerührt). — Aeusserlich in
allen Formen (zu Klystieren Dr. 1—2).

4) *Terebinthina cocta*, der Rückstand von Terebinthina
communis bei der Bereitung des Oleum Terebinthinae,
enthält die Harze, etwas Wasser und sehr wenig Oel. —
Innerlich wie äusserlich sehr überflüssig.

5) *Colophonium*, Geigenharz, aus Terebinthina cocta
durch anhaltendes Schmelzen und Verdunsten bereitet,
dunkelbraun, durchscheinend, spröde, von schwachem Geruch und Geschmack), besteht grösstentheils aus dem Alphaharz. — Nur äusserlich als Streupulver (z. B. als Stypticum) und als ziemlich indifferentes Constituens für Pflaster.

6) *Resina Pini*, der ausgeflossene und an der Luft erhärtete Saft der Fichten. Davon *Resina Pini burgundica*,
durch Schmelzen und Durchseihen bereitet; nur äusserlich als (ziemlich indifferentes) Constituens für Pflaster
angewandt.

Wirkung. 1) *Oleum Terebinthinae.* — Kleine Gaben diuretisch, ohne die Verdauung zu belästigen und
ohne zu erhitzen. — Mittlere Gaben (Scr. 1—2) vermehren die Secretion der Galle und in Folge dessen die Sedes
unter Kolik, zuweilen den Schweiss und immer den Urin.
Bei längerem Gebrauch entsteht Dysurie. — Grosse Gaben (Dr. 1—2) machen Uebelkeit, Leibschmerzen,
Diarrhöe, vermehren die Secretion des Harns und bringen zuweilen Dysurie. Je schneller und stärker die
Diarrhöe, desto geringer die örtliche Irritation, desto weniger die Afficirung des Gefäss- und Nervensystems.

Störung der Verdauung selten, doch zuweilen ziemlich stark, aber
immer bald vorübergehend. Oertliche Irritation, Erhitzung, selten erheblich. Erbrechen selten; häufig Kolik, dünne Sedes, Vermehrung
der Gallensecretion. Diurese stark; Irritation der Nieren (Entzündung, Blutharnen) nur nach zu häufig wiederholten Gaben. Diaphorese
wenig; Affection des Kopfes selten.

2) *Terebinthina laricina* wirkt dem Oleum Terebinthinae ähnlich, aber schwächer und langsamer; stärker
auf den Darmkanal, weniger auf die Nieren.

A e u s s e r l i c h erzeugt das Oel: Irritation, Erythem, Blasen; der Terpenthin: dasselbe, aber langsamer, und leichter Blasenbildung.

Das Oel wird (innerlich wie äusserlich) resorbirt und erzeugt deshalb auch äusserlich gebraucht allgemeine Wirkungen (Diurese). — Die Harze wirken sehr schwach; die Irritation nach Colophonium ist kaum zu bemerken.

A n w e n d u n g. 1) Atonie des Darmkanals, jedoch vorsichtig und nach allgemeinen Indicationen (Tympanitis, Ileus, Diarrhoea pituitosa); innerlich, in Klystieren und Fomenten.

2) Helminthiasis, besonders Bandwürmer (zu Dr. 2—4 einigemal halbstündlich). Es erfolgen bald reichliche Sedes, mit welchen der Wurm todt abgeht.

3) Krankheiten der Leber (nicht bei Entzündungen); Atonie der Gallensecretion, Gallensteine (wo 1 Theil Oleum Terebinthinae mit 3 Aether, täglich einigemal zu Gutt. 15—30 empfohlen werden).

4) Asthenische Fieber und Entzündungen, unter noch nicht festgesetzten Indicationen (Typhus abdominalis, Febris puerperalis, gelbes Fieber).

5) Atonie der Harnorgane: bei Wassersuchten, Blennorrhöen (Nachtripper, weniger Fluor albus), Lähmungen (Incontinentia urinae, Ischurie). In allen diesen Fällen sehr zu empfehlen.

6) Einige Formen des Rheumatismus chronicus, besonders Ischias.

7) In andern Fällen noch nicht gehörig constatirt: atonische Blutungen, Vergiftungen mit Opium oder Blausäure, Angina membranacea, Neurosen.

A e u s s e r l i c h. 1) Atonische Geschwüre: Ulcera gangraenosa, Perniones exulcerati; überhaupt um Eiterung zu erzeugen oder zu befördern; in Salben und Pflastern.

2) Verhärtungen, in Pflastern.

3) Zur Unterstützung der innerlichen Kur, in allen Formen.

Formulae officinales. 1) *Unguentum basilicum:* Baumöl 6, Wachs, Colophonium und Hammeltalg a̅a̅ 2, Terpenthin 1, zusammengeschmolzen. — Verbandsalbe bei torpiden Geschwüren.

2) *Unguentum Elemi (Balsamum Arcaei):* Elemi, Terpenthin, Hammeltalg und Schweinefett a̅a̅ zusammengeschmolzen. — Wie Unguentum basilicum.

3) *Emplastrum adhaesivum* (Heftpflaster): Emplastrum Plumbi simplex 2 und Terebinthina cocta 1. — Klebepflaster, das aber ein wenig reizt.

4) *Sapo terebinthinatus:* weisse Seife, Terpenthinöl a̅a̅ 6, Potasche 1, zusammengerieben. — Consistenz einer Salbe, zum Einreiben.

5) Viele officinelle Pflaster enthalten Terpenthin: *Emplastrum Ammoniaci, oxycroceum, Emplastrum Cantharidum (ordin.* und *perpet.)*, *foetidum, de Galbano crocatum, opiatum, Plumbi compositum.*

Hierher gehören noch:

1) Opoponax, von *Opoponax Chironium (Umbelliferae; Pentandria digynia)*, ein Kraut im südlichen Europa. Der verhärtete Saft aus dem untern Theil des Stengels. Wie Gummi Ammoniacum, aber schwächer. Obsolet.

2) Bdellium, von *Heudolotia africana (Terebinthaceae; Octandria monogynia)*, ein Strauch in Senegambien. Obsolet.

3) Styrax calamita, von *Styrax officinalis*, ein Baum in Aethiopien, Arabien und Syrien. Früher wie Benzoë. Geruch angenehm.

4) Styrax liquidus, von *Liquidambar styraciflua*, ein hoher Baum in Mexico und dem südlichen Nordamerika. Riecht sehr angenehm nach Styrax calamita und Ambra.

5) Mastiche, Mastix, von *Pistacia Lentiscus (Terebinthaceae; Dioecia pentandria)*, ein Baum in Griechenland. Riecht angenehm.

6) Sandaraca, Sandarach, von *Thuja articulata (Coniferae; Monoecia monadelphia)*, ein Baum auf dem Atlas. Riecht angenehm beim Erwärmen.

7) Olibanum (Thus), Weihrauch, von *Boswellia serrata (B. papyrifera* Hochstetter. *Buseraceae; Decandria monogynia)*, ein Baum in Ostindien; oder (unter dem Namen *Olibanum arabicum)* von verschiedenen Species des *Juniperus* in Arabien und Syrien. Riecht bei dem Verbrennen angenehm.

8) Tacamahaca, von *Calophyllum inophyllum (Guttiferae; Polyandria monogynia)*, ein Baum in Malabar und Java. Eine andere Sorte, von strengem Geruch, kommt aus Westindien von *Elaphrium tomentosum*. Das ostindische Takamahak riecht angenehm.

9) Anime, von *Hymenaea Curbaril*, oder wahrscheinlicher von Arten der Gattungen *Icica* und *Elaphrium* (beides *Amyrideae; liefern auch *Tacamahaca*); aus Westindien (das ächte Anime-Harz, aus Aethiopien, ist äusserst selten). Riecht angenehm.

10) Ladanum (Labdanum), von *Cistus creticus*, in Griechenland und Kleinasien. Riecht angenehm.

11) Balsamum tolutanum, von *Myrospermum toluiferum* (*Myroxylum toluiferum. — Leguminosae*), ein Baum im südlichen Amerika (in Tolu). Wie Balsamum peruvianum, aber schwächer und weniger erhitzend; (enthält auch, wie dieser, viel Acidum benzoicum).

12) Balsamum de Mecca (Balsamum de Gilead), von *Balsamodendron gileadense* (*Terebinthaceae*), ein Baum in Arabien. Riecht angenehm. (Früher galt er fast für ein Universalmittel.)

13) Elemi, von *Icica Icicariba* (*Burseraceae*), ein Baum in Brasilien. Riecht eigenthümlich, nach Fenchel. Aeusserlich zu reizenden Salben und Pflastern.

Sechste Ordnung.

Nervina.

1. Moschus.

Pharmakographie. Bisam.

Das Moschusthier, *Moschus moschifera* (*Mammalia Bisulca*) lebt in den Gebirgen des mittleren Asiens. Das Männchen hat zwischen Nabel und Praeputium einen Beutel, gegen 2 Zoll lang, 1½ Zoll breit und ½ Zoll dick, der Dr. 1—1½ Moschus enthält.

Im lebenden Thiere von der Consistenz einer Latwerge, röthlichbraun, schmierig; im todten krümlich, fettig. Geruch eigenthümlich, sehr stark, dauerhaft, nach Ammoniak (in sehr kleinen Quantitäten, Gr. ¹/₁₀, angenehm); Geschmack etwas scharf, bitter, nicht anhaltend.

Bestandtheile: ein flüchtiger Stoff von dem eigenthümlichen Geruch des Moschus; Ammoniak (je älter, oder je schlechter die Aufbewahrung, desto mehr); eine flüchtige, organische Säure; Fett, Gallenfett, Harz, Wasser, Extractivstoffe.

Der Apotheker soll nur *Moschus in vesicis* kaufen, da der *Moschus ex vesicis* meist verfälscht ist (mit getrocknetem Blute). Die beste

Sorte ist *Moschus Tunquinensis* (aus Tibet und China); die schlechtere und verwerfliche *Moschus Cabardinicus* (aus Sibirien).

Der Beutel liegt unter der Cutis und ist gewissermassen eine Einsenkung derselben. Aussen hat er eine kleine Oeffnung und die Haare stehen nach dieser zu.

Präparate und Form. *Moschus* zu Gr. 2—10, alle 1—4 Stunden, in Pulvern und Schüttelmixturen.

Aeusserlich, ausser zu Cosmeticis, entbehrlich, zumal da er sehr theuer ist. (Ein Klystier zu Scr. 1 bis Dr. 1 würde mindestens 2 Thaler kosten und ist in seiner Wirkung doch sehr problematisch). — Auch andere Formen (Pillen) und Präparate (*Tinctura*, eine Maceration von 1 mit Spiritus Vini rectificatissimus und Wasser āā 24, zu Dr. 1 und mehr), sind unzweckmässig.

Wirkung. a) Auf die Verdauung indifferent. Zuweilen, besonders nach grösseren Gaben, Ekel, Erbrechen und grosser Widerwille.

b) Auf das Gefässsystem: wenig erhitzend (selbst in grossen Gaben).

c) Auf die Secretion: häufig diaphoretisch, zuweilen auch diuretisch.

d) Auf die Nerven: stark excitirend und zugleich alterirend. Diese Wirkung tritt nur in Krankheiten hervor, sie ist eigenthümlich und nicht gehörig festgestellt.

Anwendung. 1) Nervenfieber. Früher galt Moschus für das ultimum refugium; jetzt aber giebt man ihn nur bei rein adynamischen Zuständen, nicht bei Entzündung und Congestion, auch nicht kurz vor dem Tode, da er die Euthanasie eher stört als begünstigt.

2) Krämpfe: bei rein nervösen Formen (bei organischen Fehlern häufig als ein vorzügliches Palliativ). Da er so wenig erhitzt, so kann man schon dreist damit umgehen (und könnte es noch mehr, wenn er nicht so theuer wäre).

3) Acute Exantheme, wenn sie unregelmässig verlaufen, sich schlecht entwickeln oder zurücktreten und innere Organe bedrohen.

4) Entzündungen mit erethischem Charakter (Angina membranacea, Bronchitis).

5) Empirisch gegen Paralysen, Apoplexia nervosa, Tympanitis, Impotentia virilis, Vergiftung mit Canthariden.

2. Castoreum.

Pharmakographie. Bibergeil.

Der **Biber**, *Castor Fiber (Mammalia Glirina)*, lebt in Sibirien und Canada, selten im nördlichen Europa. Das männliche, wie das weibliche Thier hat zwischen dem After und den Genitalien zwei drüsenartige Beutel von verschiedener Grösse, welche das **Bibergeil** absondern.

Im lebenden Thiere weich, schmierig, nicht fettig; nach dem Tode trocken, dunkelbraun. Geruch stark und eigenthümlich, unangenehm; Geschmack scharf, bitterlich.

Bestandtheile: ätherisches Oel, Harz, Castorin (chemisch indifferent), Kalk, Ammoniak, Eiweiss, Benzoësäure, Harnsäure.

Man unterscheidet zwei Sorten: a) *Castoreum sibiricum* (wohin auch das europäische gehört) und b) *Castoreum canadense*. Das sibirische ist weit geschätzter und weit theurer. (Ein Loth Castoreum sibiricum ist ungefähr so theuer wie Ein Pfund Castoreum canadense; auch soll das kanadische häufig verfälscht sein.)

Präparate und Form. 1) *Castoreum* zu Gr. 2—20, öfters wiederholt, in Pulvern, Latwergen; selten in Pillen (so mit Gummiharzen). Sehr theuer.

2) *Tinctura Castorei* (1 mit Spiritus Vini rectificatissimus 9 digerirt, filtrirt); zu Scr. 1—2, in Mixturen (selten pur).

3) *Tinctura Castorei aetherea* (1 mit Spiritus aethereus 9 digerirt, filtrirt); wie Spiritus aethereus (zu Scr. $\frac{1}{2}$—1). Scheint entbehrlich.

Diese Präparate sind von Castoreum sibiricum. Dieselben von Castoreum canadense sind weit wohlfeiler und werden insgemein für weniger wirksam gehalten. Daher sind stärkere Gaben erforderlich.

Wirkung. Die Angaben sind sehr widersprechend. Nach Einigen ist es ziemlich indifferent; nach Andern macht es in grossen Dosen Congestion und Betäubung; nach den Meisten excitirt es das Nervensystem in den specifisch-weiblichen Neurosen.

Anwendung. Krämpfe, von krankhaften Alterationen des weiblichen Genitalsystems (z. B. bei Anomalie der Katamenien, in der Schwangerschaft und Geburt; in Hysterie).

Selten in andern Krämpfen: Cardialgie, Kolik, Tussis convulsiva, Chorea. Desgleichen im Typhus. — Sehr problematisch.

Aeusserlich in denselben Fällen, als Riechmittel (Tinctura Castorei canadensis aetherea) und zu Klystieren (Castoreum Scr. 1 bis Dr. 1). Entbehrlich.

3. Phosphorus.

Pharmakographie. Phosphor.

Der Phosphor wird aus der rohen Phosphorsäure, die man mit Kohle mischt und in der Hitze reducirt, in chemischen Fabriken bereitet und sogleich in die Form von Stäbchen gebracht.

Fest, zähe, weisslich und durchscheinend (mit der Zeit aussen dunkel); unter 6⁰ spröde und krystallinisch; bei gewöhnlicher Temperatur weich wie Wachs; schmilzt bei 35⁰ C. und brennt bei 75⁰; stösst an der Luft weisse Dämpfe aus (phosphorige Säure), die nach Knoblauch riechen (ist deshalb unter Wasser aufzubewahren). Wenig löslich in Alkohol, Aether, fetten, ätherischen und empyreumatischen Oelen; unlöslich in Wasser. Leuchtet im Dunkeln; ebenso leuchten seine Auflösungen in fetten Oelen (ein wenig Oleum Terebinthinae, Bergamottae, Rorismarini hinzugesetzt, hebt das Leuchten auf).

Ist ein chemisches Element; Geruch nach Knoblauch; Geschmack sehr ätzend. — Oxydirt sich zu Phosphorus oxydatus, Acidum phosphorosum und phosphoricum.

Präparate und Form. 1) *Phosphorus*, zu Gr. $\frac{1}{16}$— $\frac{1}{8}$—$\frac{1}{4}$, täglich 2—4mal (auch öfter, höchstens Gr. 2 *pro die*). Innerlich wie äusserlich immer in Form des Oleum phosphoratum.

2) *Oleum phosphoratum* (Gr. 6 in einer Unze Mandelöl), zu Scr. $\frac{1}{4}$—$\frac{1}{2}$—1, in Emulsion. Aeusserlich zum Einreiben (um das Leuchten, das die Kranken ängstigt, aufzuheben: mit Oleum Bergamottae Scr. $\frac{1}{2}$—1 auf Unc. 1 Ol. Amygdal.).

Wirkung. Kleine Gaben (Gr. $\frac{1}{8}$) belästigen den Magen nicht; sie wirken vielmehr gelind stomachisch; sie erhitzen, vermehren die Diurese und Diaphorese und excitiren das Nervensystem. Die Wirkung geht bald vorüber und hinterlässt grosse Abspannung. — Grössere Gaben (Gr. $\frac{1}{4}$) machen Erbrechen und Diarrhöe unter schmerzhaften gastrischen Beschwerden und erhitzen bedeutend. — Grosse Gaben (Gr. $\frac{1}{2}$—1) irritiren heftig, erzeugen Gastritis und Enteritis, die bald in Brand übergehen und mit dem Tode endigen.

Anwendung. Sehr selten und bei der grossen Gefahr des Mittels mit äusserster Vorsicht. Nur bei reinem Torpor und drohender Paralyse des Nervensystems, ohne Zeichen der Entzündung oder Gefässaufregung. So bei nervösen Fiebern (auch bei Pneumonia nervosa), Wechselfieber, chronischen Rheumatismen, Wassersuchten, Neuralgien.

Aeusserlich, bei Neuralgien, in Einreibungen. Auch in Substanz, zu Moxen, die zwar sehr schmerzhaft sind, aber sehr schnell verbrennen (in 20 Secunden); etwa einer halben Linse gross.

4. Camphora.

Pharmakographie. Kampher.

Laurus Camphora (*Laurineae; Enneandria monogynia*), ein Baum in China und Japan, von welchem der Kampher durch Destillation und Sublimation der Wurzeln, Aeste und Zweige gewonnen wird. Diese *Camphora cruda* wird in Europa durch Sublimation gereinigt.

Runde, weisse Kuchen, 1—2 Pfund schwer, bröcklich, durchscheinend, für sich nicht zu pulvern. Geruch eigenthümlich, sehr stark, aromatisch; Geschmack anfänglich scharf und erwärmend, später kühlend und bitter. Verhält sich chemisch als das Stearopten eines ätherischen Oeles (unlöslich in Wasser; löslich in Alkohol, Aether, ätherischen und fetten Oelen; vollständig flüchtig).

Präparate und Form. Camphora, zu Gr. 1—5 täglich 2—4mal (auch die Dosen grösser oder häufiger). a) In Pulver (mit einigen Tropfen Spiritus Vini verrieben, *Camphora cum Spiritus Vini pauxillo trita*, oder *Camphora trita*), mit Zucker und Radix Liquiritiae pulverata. — b) In Pillen. — c) In Latwerge, mit Syrup oder Honig subigirt. — d) Auflösung, in Weingeist, Oel. — e) Emulsion, mit Gummi arabicum (nicht gut mit Zucker); oder als *Oleum camphoratum*.

Aeusserlich in allen Formen. Zum Klystier Gr. 5—20, in Emulsion. Augensalben Gr. 2—15 auf Dr. 2. Umschläge, in Wein oder Essig gelöst.

1) *Spiritus camphoratus*, 1 zu 12 Spiritus Vini rectificatus (Gutt. 20 enthalten Camphora Gr. 1). — 2) *Oleum camphoratum*, etwa 1 auf 8 Oleum Papaveris. — 3) *Vinum camphoratum:* Dr. 2 auf Vinum gallicum album Libr. 1, mit Gummi arabicum Dr. 2 emulgirt. — 4) *Acetum camphoratum*, wie Vinum camphoratum.

Der Kampher ist ein wichtiges Ingrediens vieler Composita: Emplastrum noricum, Emplastrum opiatum, Linimentum Opodeldoc, Spiritus Angelicae compositus.

Wirkung. Kleine Gaben (Gr. 1—5; die Empfänglichkeit ist bei verschiedenen Menschen sehr verschieden) erregen gelinde und behagliche Wärme im Magen; sie

erhitzen mässig und vermehren meist (nicht immer) die
Diaphorese. Das Nervensystem wird, ausser in pathologischen Zuständen, selten (und nur bei wiederholten Gaben) excitirt. — Grössere Gaben (Scr. ½—1) erregen allgemeine Hitze, Congestionen nach dem Kopf, Schwindel
(bisweilen Erbrechen, auch Dysurie); später (nach Wiederholung der Gaben oder bei grossen, Scr. 1—2, zuweilen auch sogleich) allgemeine Abgeschlagenheit, Kälte,
Zuckungen, Delirien, Sopor. — Sehr grosse Gaben (Dr.
½—1) machen Erosionen des Magens, Gastritis, und
tödten bisweilen schnell unter Convulsionen und Coma.

Die ältern Aerzte, bis auf Fr. Hoffmann, hielten den Kampher
für ein Temperans, dagegen Brown für das stärkste Excitans. Jedenfalls ist seine Wirkung eigenthümlich, und seine Stelle unter den Excitantien schwer zu bestimmen. Einige stellten ihn unter die Excitantia nervina (mit Oleum Cajeputi, Valeriana, Serpentaria zusammen),
Andere unter die Excitantia oleosa aetherea (neben welchen die Excitantia spirituosa stehen).

Anwendung. 1) Asthenische Fieber (nervöse, faulige, exanthematische) bei reiner Adynamie (ohne örtliche Entzündung, ohne Exsudat), sobald ein starkes
Excitans nervinum und Diaphoreticum calidum angezeigt
ist. (Früher erklärte man Kampher, je nach der Schule,
für ein Excitans, Diaphoreticum, Temperans, Antisepticum, Antispasmodicum, oder auch kurzweg für ein
Specificum).

2) Asthenische Entzündungen, bei reiner nervöser
Passivität. (Contraindicirt bei erethischen Entzündungen,
mit nervösen Complicationen).

3) Katarrhalische und rheumatische Fieber. (Früher
sehr häufig; auch bei Gicht und chronischen Rheumatismen, wie Ischias nervosa). Jetzt hierin selten.

4) Krankheiten der Harnorgane und Genitalien (nicht
bei entzündlichen, sondern bei erethischen, nervösen),
wie Nymphomanie, Priapismus, Mania puerperalis, Cata-
menia difficilia, Pollutiones nimiae, Onanie, Dysurie,
spastische Formen.

5) Neuralgien und Krämpfe, wenn diese nicht auf
Desorganisation, Entzündung, erhöhter Sensibilität beruhen, wie Cephalalgie, Asthma nervosum, Husten, Herz-
klopfen, Keuchhusten, Kolik; wo überall die Diaphorese
nützen kann.

6) Vergiftungen mit Acrien, Narcoticis und selbst mit Metallen (besonders gegen Canthariden und Opium).

Aeusserlich bei allen atonischen und asthenischen Formen, wo ein Excitans indicirt ist; so bei asthenischen Entzündungen (Frostbeulen, Decubitus), chronischen Rheumatismen, Asthenie nach Contusionen, atonischen Geschwüren (Mercurialgeschwüren), Brand, Neurosen.

Hierher gehören noch:

1) Ambra, Stücke von verschiedener Grösse, schwärzlich-grau mit weissen Flecken oder Streifen (daher auch *Ambra grisea*), wachsartig, leicht schmelzbar; in Weingeist zum Theil, in Aether fast gänzlich löslich. Geruch angenehm, lieblich; fast ohne Geschmack.

Bestandtheile: eigenthümliches Fett, Extractivstoff, Benzoësäure. — Wird an den Küsten tropischer Meere gefunden und für pathologische Concremente des Kachelots (*Physeter macrocephalus*) gehalten.

Gegenwärtig fast obsolet. Früher als Specificum in vielen weiblichen Krankheiten (Neurosen der Schwangern, besonders Vomitus gravidarum, Hysterie, Dysmenorrhöe) angewandt.

2) Zibethum, von *Viverra Zibetha* (*Mammalia Ferae*), in Indien und andern tropischen Ländern. Zwischen After und Genitalien liegt eine Tasche, in welche zwei Drüsen von der Grösse eines Taubeneies münden und das Zibeth absondern. Dickflüssig wie Honig, gelb, fettig; riecht dem Moschus ähnlich (in grösserer Menge widerlich ammoniakalisch); schmeckt bitter. — Es ist sehr theuer und selten echt, daher jetzt ausser Gebrauch. Früher wie Castoreum angewandt.

Siebente Ordnung.
Imponderabilia.

1. Calor siccus.

Trockene Wärme nennen wir die Mittheilung der Wärme durch trockene Medien, und unterscheiden sie von der feuchten, welche durch Wasser mitgetheilt wird.

Differenzen. 1) Nach der Art der Mittheilung:
a) strahlende Wärme; — b) trockene, warme Luft; —
c) warme feste Körper (Tuch, Fell, Sand, Kleie, Metalle).

2) Nach der Application: a) auf Theile der Haut; —
b) auf die ganze Haut und die Lungen.

3) Nach dem Grade der Wärme.

Wirkung. Die Contraction der Gewebe wird vermindert (es ist dies aber anatomisch nicht nachgewiesen),
die Reizempfänglichkeit erhöht und die Action vermindert, die Secretion (der Haut) vermehrt. Dies gilt jedoch
nur von mässigen Graden, welche zugleich erhitzen und
Congestion erregen; denn die höheren (heisses Wasser)
machen schnell Entzündung und Blasenbildung der Haut,
oder sie zerstören (wie glühende Körper) das ganze Gewebe.

Die mittlere Temperatur der atmosphärischen Luft, in der wir uns
behaglich fühlen, ist 15⁰—20⁰C.; die natürliche Wärme des Körpers
37⁰; die grösste Wärme der von den Sonnenstrahlen erwärmten Luft
wohl nie bis 45⁰ C.; die künstlich erwärmte Luft aber, in den heissen
Dunstbädern, kann bis 50⁰—60⁰ (selten bis 70⁰) C. angewandt und kurze
Zeit ertragen werden.

Anwendung. 1) Bei verminderter Körperwärme;
nur allmählich (besonders bei einer durch Kälte bedingten Erstarrung).

2) Um die Diaphorese zu vermehren; gewöhnlich nur
zur Unterstützung anderer Mittel, in Form der warmen
Zimmerluft, warmer Bedeckung oder der Bettwärme.

3) Bei asthenischen Neurosen (Lähmungen) und überhaupt bei asthenischen Localaffectionen (torpide Geschwüre).

4) Bei Rheumatismus (trockene warme Umschläge;
bei schweren Formen warme Luft, warmes Klima); bei
Lungenschwindsucht (warme Luft, warmes Klima, jedoch
nicht zu trocken); bei Scrofeln (Sonnenwärme); bei Syphilis (warme Temperatur, warmes Klima); bei Wassersucht (warme Dunstbäder). — Contraindicirt bei Entzündungen.

5) Die höheren Grade, um Entzündung der Haut und
Blasenbildung zu erregen, als Irritans, Derivans.

6) Die höchsten Grade, durch Brennen mit glühenden
Körpern (Moxen, Glüheisen), zur Bildung künstlicher

Geschwüre (als Derivantia, jedoch nur in Nähe des leidenden Organs) ; zur örtlichen Zerstörung (z. B. bei vergifteten Wunden) ; zur Blutstillung.

Die höheren und höchsten Grade als Irritantia und Derivantia besonders bei asthenischen innern Entzündungen und Vereiterungen
(z. B. der Gelenke), Lähmungen, Algien, innern Exsudaten (jedoch nur
bei kleinen und gefährlichen), Gemüthskrankheiten.

2. Electricitas.

Die Electricität wird entweder durch Reibung oder
durch Berührung erregt. Für die *Electricitas per frictionem* bedient man sich der Electrisirmaschine, für die
Electricitas per contactum (Galvanismus) der galvani-
schen Platten oder des electro-magnetischen Apparats.
Die Beschreibung dieser Instrumente und die Erklärung
der electrischen Gesetze gehören in die Physik.

I. *Electricitas per frictionem*, Reibungselectricität.

Eine Glasscheibe reibt sich anhaltend an Harz und die
entwickelte Electricität wird in dem Conductor gesammelt.

Formen. 1) Die electrisirte Luft. Der Conductor
wird mit vielen feinen Metallspitzen besetzt. Die Ma-
schine befindet sich in einem kleinen, mässig warmen
Zimmer, und in diesem hält sich auch der Kranke auf.

2) Die ungehinderte electrische Strömung, wenn der
Strom durch den Körper geleitet wird.

3) Das electrische Bad, wenn der Strom in den Körper des Kranken, der auf einem Isolirschemel sitzt, geleitet wird.

4) Der electrische Hauch, wenn der Strom durch
Spitzen in einiger Entfernung übergeleitet wird.

5) Der electrische Funken, wenn der Strom durch
einen runden Knopf in geringer Entfernung überspringt.

6) Der Erschütterungsschlag, mit Hülfe der Leydener
Flasche.

Wirkung. Die Sensibilität wird erhöht, die Bewegung erregt, und die Absonderung der afficirten Drüsen (und anderer Secretionsstellen) vermehrt. Dass sie
auch den Blutumlauf beschleunige und die andern Secretionen, besonders der Haut und der Nieren, vermehre,
steht noch in Zweifel.

Die Wirkung der electrisirten Luft, der ungehinderten Strömung und des electrischen Bades kommt kaum in Betracht; der Erschütterungsschlag kann dagegen mit grosser Heftigkeit wirken.

Anwendung. 1) Paralysen und Anästhesien, wenn ein blosser Reiz angezeigt oder doch zulässig ist. (Also nicht bei Entzündung, Exsudat, Desorganisation, Tabes; wohl aber bei reiner Atonie nach Apoplexie, Commotion, bei rheumatischen Lähmungen).

2) Amaurose und Taubheit; hierbei gegenwärtig nur empirisch, ohne sonderlich zuverlässigen Erfolg.

3) Krämpfe, Amenorrhoe, chronische Rheumatismen, Asphyxie, Verhärtungen u. a. drgl.; hier meistens empirisch und mit sehr problematischem Erfolg.

II. Galvanismus, Electricität durch Berührung.

Apparate. 1) Die Säule. Etwa 50 Zink- und ebenso viel Kupferplatten werden abwechselnd mit einem feuchten Leiter verbunden. Die erste Zinkplatte ist der positive Pol, die letzte Kupferplatte der negative.

2) Der Trog. Die Zink- und Kupferplatten sind spiralförmig um einander gewunden und stehen in runden Glasgefässen.

3) Der magneto-electrische Apparat. Die Erregung und Verstärkung der Electricität durch die magnetische Strömung. Besonders stark ist die Wirkung, wenn man den Trogapparat mit dem von Neef u. A. angegebenen Rade versieht, oder den Apparat von Duchenne verwendet.

Application. Die beiden Poldrähte werden mit zwei bestimmten Stellen des Körpers in Berührung gebracht, entweder unmittelbar oder durch feuchte Zwischenleiter (nicht durch die Luft, selbst nicht durch die trockene Epidermis), und die Electricität selbst mit unterbrochener Strömung, als Erschütterung, gewöhnlich angewendet. Die Organe, auf die man wirken will, werden zwischen die beiden Pole gebracht.

Wirkung und Anwendung ähnlich wie bei der Reibungselectricität. Die Thatsachen sind keineswegs sicher gestellt und die meisten Beobachtungen sehr ungenau.

3. Magnetismus.

Der Magneteisenstein, der natürliche Magnet, besteht grösstentheils aus Eisenoxyduloxyd und ist früher bei Kranken innerlich und äusserlich angewandt worden, um magnetische Wirkungen hervorzubringen. Das ist aber nicht gelungen, und gepulvert verliert er überdies seine magnetischen Eigenschaften.

Gegenwärtig gebraucht man den künstlichen Magnet, weil man diesen von beliebiger Stärke haben kann.

Der Magnet scheint keine physiologische Wirkung hervorzubringen. Angegeben wird eine Vermehrung des Turgor vitalis in der Haut, Schweiss, Ausschlag, nervöse Erscheinungen, was aber alles in den meisten Fällen nicht bemerkt wird.

Anwendung. Gesichtsschmerz, Ischias, Zahnschmerzen, Rheumatismen will man damit geheilt haben. Das Mittel ist jedenfalls sehr unsicher, vielleicht ganz indifferent, und die meisten Angaben beruhen wohl auf Täuschung.

Hier sind noch zu erwähnen:

1) Acupunctura, das Einstechen feiner Nadeln (von Gold, Platina, Stahl) in einen kranken Theil des Körpers ($\frac{1}{2}$—2 Zoll tief). Die Nadeln bleiben 5—15 Minuten (selten bis zu 1 Stunde) liegen, machen viel Schmerzen und, wenn sie lange liegen bleiben, selbst Entzündung der afficirten Haut, scheinen aber sonst ohne Gefahr selbst in die edleren Theile geführt werden zu können (Bretonneau).

Angewendet bei Neuralgien, Rheumatismen (Prosopalgie, Ischias); auch versucht bei Wassersucht, Contracturen, Lähmungen, Keuchhusten, Asphyxie. Die Wirkungsweise und der Nutzen des Mittels sind noch nicht aufgeklärt. Jetzt ist es obsolet.

Nach Einigen ist die Wirkung electrischer Natur (die Nadeln oxydiren sich leicht an der Spitze); man ist aber nicht einig, ob sie Electricität zuführen oder ableiten, oder die vorhandene anders disponiren.

2) Electropunctura, die Verbindung der Acupunctur mit einem electrischen Apparate. Wirkt ähnlich, aber stärker, wie die Acupunctur. (Die electrischen Schläge

dürfen nicht stark sein und nicht lange, höchstens 15 Minuten, währen). Gleichfalls jetzt obsolet.

3) P e r k i n i s m u s , der Zeit und dem Wesen nach der Vorläufer des thierischen Magnetismus; nur dass man dort die Manipulationen mit spitzen, metallenen Stäbchen verrichtet. Gegenwärtig vergessen. (Ein Product der Charlatanerie und des Aberglaubens).

4) M a g n e t i s m u s a n i m a l i s , beruht auf der Hypothese, dass man über die Vis vitalis beliebig disponiren und mit derselben Phänomene hervorbringen könne, etwa wie mit der Electricität oder mit dem Magnetismus.

Nur wenige Menschen, sagt man (und zwar nur solche von besonderer moralischer Würdigkeit), besitzen die Kraft des thierischen Magnetismus in einem erheblichen Grade. Diese können durch ihren Willen ihre eigene Vis vitalis disponiren, concentriren oder vertheilen, durch Manipulationen mit den Händen auf andere Personen übertragen, oder dieselbe bei Andern anders vertheilen oder ableiten. Die Sache hat manche physiologisch merkwürdige Erscheinungen, wie der Somnus magneticus, Visus clarus, liegt aber gegenwärtig in den Händen der Charlatane und scheint (besonders die magnetischen Curen) grösstentheils auf Täuschung zu beruhen.

VIERTE KLASSE.

Acria.

§. 1. Uebersicht.

A. *Acria pura.*

1. Senega; radix.
2. Saponaria; radix.
3. Guajacum; cortex, lignum, resina.
4. Helleborus niger; radix.
5. Helleborus albus; radix.
6. Sabadilla; semina.
7. Veratrium.

B. *Acria emetica.*

1. Ipecacuanha; radix.
2. Viola (odorata und tricolor).

C. *Acria drastica.*

1. Senna; folia.
2. Jalapa; radix.
3. Gutti.
4. Colocynthis; fructus.
5. Euphorbium.

6. Croton; semina, oleum.
7. Gratiola; herba.
8. Spina cervina; baccae.

D. *Acria diuretica.*
1. Cantharides.
2. Formicae.
3. Sabina; herba, oleum.
4. Mezereum; cortex.
5. Colchicum; radix, semina.
6. Scilla; radix.
7. Ononis; radix.

E. *Acria aromatica.*
1. Sinapis nigra; se-
mina, oleum aethereum.
2. Sinapis alba; semina.
3. Armoracia; radix.
4. Cochlearia; herba.
5. Bucco; folia.
6. Allium sativum; radix.
7. Cepa; radix.
8. Capsicum; fructus.
9. Cubebae; fructus.
10. Piper; fructus.
11. Helenium; radix.

F. *Acria tonica.*
1. Rheum; radix.
2. Aloë.
3. Sassaparilla; radix.

§. 2.   Die wirksamen Bestandtheile.

1.   Der scharfe Extractivstoff.

Der scharfe Stoff (*Acre*) schmeckt eigenthümlich, theils stechend und beissend, theils brennend oder kratzend, und reizt örtlich die afficirte Stelle dergestalt, dass sie schmerzhaft, wärmer und geröthet wird. Diese Irritation kann sich bis zur Entzündung steigern und äussert sich auch nach der Resorption in der allgemeinen Wirkung.

Die scharfen Stoffe der einzelnen Mittel sind verschieden; isolirt aber sind nur sehr wenige dargestellt. Die scharfen Extractivstoffe sind Gemenge des scharfen Stoffs mit andern Stoffen, deren chemische Trennung noch nicht gelungen ist.

Die dynamischen Eigenschaften des scharfen Extractivstoffs haben verschiedene Stoffe, (z. B. ätherische Oele, Harze, Säuren und Alkaloïde), ohne dass man weiter weiss, worauf die scharfe Qualität beruht. Das *Principium acre* der frühern Pharmakologen ist weiter nichts, als die scharfe Qualität der Mittel.

Die Extractivstoffe sind weniger in Wasser, besser in Weingeist löslich. Ihre Wirkung wird durch Zusatz von

Oleis aethereis oder Spirituosis beträchtlich erhöht, durch Mucilaginosa aber und Farinosa herabgesetzt.

Dies gilt besonders von der örtlichen Irritation. Auch fette Oele vermehren häufig die Wirkung, da mehrere der scharfen Stoffe in fetten Oelen löslich sind.

2. Olea aetherea.

Die scharfen ätherischen Oele verhalten sich chemisch wie die andern, nicht scharfen, so dass die Schärfe eine besondere Qualität derselben zu sein scheint. Die stärksten aber enthalten Schwefel.

3. Resinae.

Die scharfen Harze unterscheiden sich chemisch nicht von andern Harzen, und man weiss nicht, ob sie einen scharfen Stoff beigemengt enthalten. Dynamisch verhalten sich die meisten als Drastica.

4. Acida vegetabilia.

Scharfe Säuren sind nur wenige bekannt, die Ameisensäure, Crotonsäure, Caincasäure. Wahrscheinlich ist die Schärfe nur eine ihrer Eigenschaften, welche übrigens dieselben sind, wie bei den andern vegetabilischen Säuren.

5. Alcaloïda.

Als scharfe Alkaloïde kennt man das Veratrin, Emetin und einige andere (Violin, Crotonin), die noch nicht gehörig festgestellt sind. Sie sind in Wasser schwierig, aber leicht in Alkohol löslich.

Ausser diesen Stoffen enthalten die scharfen Mittel verschiedene andere Stoffe, die mehr oder weniger mitwirken oder doch die scharfe Wirkung modificiren, als Schleim, Gummi, Stärke, Bitterstoff, Gerbstoff, ätherische Oele (nicht scharfe), Harze.

§. 3. Wirkung.

Charakteristisch für die Acria ist, dass sie örtlich, wie allgemein, Irritation (und Entzündung) erregen. In Folge dieser Irritation vermehren sie besonders die Secretionen.

Die örtliche Irritation findet unter Brennen und Schmerzen statt; sie steigert sich bis zur Entzündung und Blasenbildung, und hat bei fortgesetzter Einwirkung

hartnäckige Geschwüre zur Folge. Die Natur dieser Einwirkung ist weiter nicht bekannt; sie wird daher als dynamisch bezeichnet. Allgemeine Wirkungen entstehen
von der unverletzten Haut aus unsicher und nur bei einigen Mitteln (wie Canthariden); von der verletzten Haut
aber leichter und sicherer, besonders bei frischen Wunden.

Die Verdauung wird von einigen befördert (*Acria
aromatica*), von den meisten aber belästigt, bei grossen
Gaben oder bei wiederholtem Gebrauch mehr oder weniger zerrüttet. Einige irritiren besonders den Magen und
machen Uebelkeit und Erbrechen (*Acria emetica*), andere
besonders die Gedärme und machen Kolik und Diarrhöe
(*Acria drastica*). Dabei werden die Secretionen des Magens, der Gedärme, des Pancreas und der Leber vermehrt
(die beiden letzten auf sympathischem Wege), und die
Actionen des Rückenmarks (ebenfalls sympathisch) mehr
oder weniger alterirt und herabgesetzt. (Es entstehen Muskelschwäche, Krämpfe). Ob und wie die Mittel im Darm-
kanale verändert werden, ist nicht bekannt; die Resorption ist aber nicht zu bezweifeln.

Das Gefässsystem wird nicht ergriffen; secundär
aber, in Folge der Irritation, entstehen örtliche Congestionen, und sympathisch (bei grossen Gaben) Beschleunigung des Blutlaufs. Entzündungen werden daher durch
Acria gesteigert.

Die Irritation verbreitet sich über die Nieren, die Genitalien, die Lungen und überhaupt über die Schleimhäute. Kleine Gaben vermehren die Urinsecretion; es
folgt aber bald Dysurie und bei grossen Gaben selbst
Hämaturie. Der Geschlechtstrieb, die Neigung zum
Abortus, die Katamenien werden befördert, und die Secretion des Schleims bei atonischen Blennorrhöen wird
leichter und freier. Auch die Absonderung der Haut
wird vermehrt; sie ist aber mehr in Krankheiten zu bemerken.

Auf das Nervensystem scheinen sie nicht direct zu
wirken. Selbst die Depression desselben bei grossen Gaben scheint mehr von der grossen Irritation des Darmkanals
durch sympathische Reizung bedingt zu werden. Doch
giebt es eine ganze Reihe scharfer Mittel, welche gleich-

zeitig mit narkotischer Kraft die Nerven deprimiren und die als *Acria narcotica* in die Klasse der Narcotica gehören.

Nach langem Gebrauche der Mittel entsteht eine Kachexie mit der Tendenz zur Auflösung und Verflüssigung. Grosse Gaben aber sind gefährliche Gifte. Die Irritation steigert sich dann bis zu Entzündung und Brand im Magen und Rectum; der Blutlauf wird unordentlich und der Puls bald sehr häufig, bald sehr langsam; die motorische Kraft des Nervensystems wird deprimirt und zuletzt gelähmt; die Absonderungen werden blutig und profus, und der Kranke stirbt unter den Symptomen des Brandes und der Paralyse.

§. 4. Anwendung.

Die Acria haben mehr oder weniger bestimmte Beziehungen zu bestimmten Organen und passen besonders bei Atonie und Torpor derselben, oder, indem sie die Action eines Organs reizen, zur Ableitung von andern Organen.

a) Aromatica.

Die Acria reizen in sehr kleinen Dosen meist den Appetit und die Verdauung; einige derselben aber, die ein ätherisches Oel (und ein Harz) enthalten, befördern die Verdauung nach Art der Aromatica und können zum Theil wie diese (bei atonischer Verdauungsschwäche als Zusatz zu schwer verdaulichen Speisen) benutzt werden; zum Theil aber haben sie als scharfe Mittel noch besondere Wirkung auf die Harnorgane.

b) Emetica.

Brechmittel müssen schnell und sicher wirken und nicht weiter mit nachtheiligen Folgen belästigen. Angewendet werden sie:

1) Um Cruditäten aus dem Magen schnell zu entfernen (so bei Vergiftungen, bei zu vielem Genuss von Speisen und Getränken, bei schwer verdaulichen Speisen).

2) Bei gastrischen Beschwerden, Gastrosis, Febris gastrica, Diarrhoea gastrica, nach Erkältungen, Gemüths-

bewegungen (Aerger). Ueberhaupt bei Status gastricus, wenn die Sordes nach oben turgesciren.

3) Bei Diarrhöen und Ruhren, in vielen Fällen, wo der antagonistische Reiz nützen kann.

4) Bei Angina membranacea (wo jedoch Cuprum sulphuricum besser zu sein pflegt), Angina tonsillaris und überhaupt in allen Arten der Angina.

5) In den meisten Krankheiten der Lungen und Luftröhre (jedoch nicht bei florider Entzündung), zumal bei gastrischer (oder galliger) Complication, wenn die Erschütterung oder der antagonistische Reiz nützen kann (mit Vorsicht selbst bei Tuberculose, Haemoptoë, bei Bronchitis, Pneumonie).

6) Gegen acute Exantheme, im Anfange, zur Beschleunigung und Erleichterung des Verlaufs; auch später zur Beförderung der Krisen.

7) In Rheumatismen (acuten und fieberhaften); Ophthalmia rheumatica.

8) Bei vielen Neurosen, meist jedoch nur empirisch; ebenso bei Geisteskrankheiten.

9) In vielen Krankheiten, die aus Gastrosen entstanden oder damit zusammenhängen; ferner wenn die allgemeine Erschütterung, die Ableitung auf Magen und Darmkanal, die Vermehrung der Secretionen nützen kann. Dahin gehören: Febris intermittens, Febris nervosa (und andere asthenische Fieber, Faulfieber), asthenische Entzündungen, Metrorrhagie.

Contraindicirt sind Brechmittel: bei Entzündung und Degeneration des Magens; bei acuten Entzündungen, ehe diese noch gebrochen sind; bei starken Congestionen nach dem Kopfe. Vorsicht erfordern Herniae, Schwangerschaft, Aneurysmen der Brust (grosse Aneurysmen sind Contraindicationen) und des Unterleibs.

c) Drastica.

Die *Cathartica* sind Mittel, welche die Contenta des Darmkanals nach unten entleeren. Die Cathartica acria heissen *Drastica* und zeichnen sich vor andern ähnlichen Mitteln dadurch aus, dass sie den Darmkanal irritiren, alle Secretionen daselbst stark vermehren und Congestionen nach den benachbarten Organen erregen.

Contraindicirt sind die Drastica bei Entzündung des Darmkanals (auch bei grosser Reizbarkeit), und nur mit Vorsicht anzuwenden bei Irritation und Erethismus des Darms, bei Hernien, bei Schwangerschaft mit Neigung zum Abortus, bei Metrorrhagie, bei Irritation und Erethismus der Harnorgane und überhaupt der Organe des Unterleibs.

Gebraucht werden sie 1) in Krankheiten des Darmkanals mit Atonie: Obstruction, Gastrose mit Sordes, die nach unten turgesciren; Diarrhöe von Unreinigkeit der ersten Wege, von Galle; Helminthiasis, besonders nachdem zuvor Wurmmittel gegeben sind.

2) Krankheiten der Leber: Polycholie, Hypertrophie, Induration, und überhaupt, wo keine Entzündung zu fürchten ist.

der Genitalien: Schleimflüsse, ato-
, selten bei Metrorrhagie (nicht im
enbett, noch bei Degenerationen).

4) Krankheiten des Gefässsystems, Fieber und Entzündungen, acute Exantheme und überhaupt acute Krankheiten verbieten die Drastica in der Regel. Bei passiven Congestionen aber, bei Stockungen im Unterleib, Hä-

Derivantia von Nutzen.

5) Krankheiten des Kopfes (des Gehirns, der Augen), des Rückenmarks, des Nervensystems: Congestionen, Apoplexie, Hydrocephalus acutus, Exsudate, Convulsionen, Paralysen, Algien u. a. — Die Drastica gehören hier unter die kräftigsten Derivantien.

6) Krankheiten verschiedener Art, die mit Atonie des Darmkanals oder der Leber zusammenhängen, oder wo die Irritation dieser Organe als kräftige Ableitung nützen kann: Hypochondrie, Gemüthskrankheiten, chronische Rheumatismen und Exantheme, Geschwüre u. a.

Der Erfahrung zufolge nützen die Drastica nicht: bei Krankheiten der Brust und des Halses, Drüsenverhärtungen, Dyskrasien, Gelenkkrankheiten. In Wassersuchten, obschon vielfach empfohlen und angewendet, leisten sie wenig.

d) Diuretica.

Die Diuretica acria und excitantia unterscheiden sich so, dass jene die Harnorgane (und besonders die Nieren) mehr irritiren und das Gefässsystem weniger excitiren (erhitzen), diese dagegen das Gefässsystem mehr excitiren und die Nieren weniger (oder gar nicht) irritiren. Das Wasser, die Alkalien, die Mittelsalze vermehren die Diurese, indem sie die flüssigen Bestandtheile des Blutes vermehren.

Contraindicationen der scharfen Diuretica sind: Erethismus, Hyperämie, Degeneration der Nieren.

Angewendet werden sie in Wassersuchten aus Atonie, wenn kein entzündlicher Process vorhanden ist. Bei secundären Wassersuchten, mit dem Charakter der Atonie, leisten sie wenig, so lange man die primäre Krankheit (des Herzens, der Leber u. a., Bleichsucht) nicht beseitigen kann.

Auch als Derivantia in verschiedenen Krankheiten, Gicht, chronischen Exanthemen, chronischen Rheumatismen, Syphilis, (Scorbut) und andern Formen, denen eine sogenannte Schärfe des Bluts zu Grunde liegen soll, werden sie in Gebrauch gezogen.

e) Emmenagoga.

Sie eignen sich für Dysmenien mit Atonie, aber nicht für secundäre Dysmenien, deren primäre Krankheit von dem scharfen Mittel nicht gehoben werden kann (z. B. bei Chlorose).

Erethismus, Degeneration und Entzündungen der Genitalien verbieten die scharfen Emmenagoga.

f) Expectorantia.

So lange Entzündung der Brustorgane besteht, so lange sind die scharfen Mittel verboten. Wenn aber nach der Entzündung der Auswurf schwierig wird, kann man sie geben. — In chronischen Katarrhen sind sie zulässig, wenn diese mit Atonie bestehen und kein anderes primäres Leiden ihnen zu Grunde liegt. Bei Erweiterung,

Verdickung, Atrophie der Bronchien schaden sie leicht; bei asthenischen Entzündungen (wo sie von Einigen empfohlen werden) muss man sehr vorsichtig sein; bei Keuchhusten endlich werden sie wenig helfen.

Acria emetica und drastica leisten in geeigneten Fällen auch als Expectorantia oft sehr gute Dienste.

g) Rubefacientia, Vesicatoria.

Auf der äussern Haut machen die scharfen Mittel Erythem und Entzündung, und die Epidermis hebt sich bei fortgesetzter Einwirkung in Blasen, welche Serum enthalten. Die Mittel heissen in dieser Beziehung *Rubefacientia* und *Vesicatoria*. Gebraucht werden dieselben als Derivantia oder als Incitantia (aber nicht zur Erzeugung allgemeiner Wirkungen, obschon dieselben zuweilen danach eintreten) in folgenden Fällen :

1) Lähmungen, Verhärtungen von Drüsen, torpide Anschwellungen (besonders der Gelenke); als Incitantia.

2) Ohnmachten, Sinken der Kräfte in nervösen Fiebern, geistige Störungen; als Excitantia und Analeptica.

3) Entzündungen, wenn die Sthenie gebrochen ist und Ausschwitzung droht, oder wenn die Entzündung asthenisch fortzudauern beginnt.

4) Congestionen (entfernt zu appliciren), Rheumatismen (nicht bei florider Entzündung), Metastasen (besonders von Gicht, Rheumatismus), Neuralgien, Krämpfe, Geisteskrankheiten (in diesen nervösen Krankheiten meist empirisch).

5) Zur Bildung einer Fontanelle oder eines künstlichen Geschwürs. (Dazu nimmt man Vesicatoria. Die Epidermis der Blase wird abgezogen und die wunde Stelle mit Erbsen oder mit einer reizenden Salbe, z. B. Unguentum basilicum, verbunden).

6) Um die Cutis von der Epidermis zu entblössen, zum Behuf der *Methodus endermatica*. (Mittelst Vesicators).

h) Alterantia.

Ausserdem werden die Acria noch in andern Krankheiten angewendet, ohne dass man die Wirkungsweise genügend erklären könnte, und in dieser Beziehung als

Alterantia, Resolventia oder Specifica betrachtet. Sie
nützen hier aber auch häufig als Emetica, Drastica oder
Diuretica.

1) Sog. Schärfen des Bluts, scharfe Dyskrasien und deren Folgekrankheiten: Gicht, Rheumatismen, Scrofeln, Syphilis, chronische
Exantheme, Geschwüre. Es sollen diese Formen auf Retention des
Krankheitsstoffes beruhen, und die Acria, indem sie diesen ausführen,
gewissermaassen das Blut reinigen.

2) Lähmungen, wenn sie nicht von wahrer Schwäche herrühren.
Desgleichen bei Schmerzen und Krämpfen, sofern die primäre Krankheit den Gebrauch der Acria gestattet.

3) Einzelne Mittel werden als Specifica in einzelnen Krankheiten
empfohlen, z. B. Ipecacuanha bei Diarrhöe, Canthariden bei Hydrophobie.

§. 5. Formen.

Einige Mittel von der Ordnung der Acria aromatica
werden diätetisch angewendet, als aromatische Zuthaten
zu Speisen, als Salat oder Gemüse; z. B. *Sinapis, Piper,
Cepa, Armoracia, Nasturtium.* Die meisten Acria aber
belästigen den Magen so leicht, dass man sie nicht gern
in Pulver und überhaupt nicht gern pur giebt, sondern
lieber durch Emollientia einhüllt.

Als Brechmittel giebt man gewöhnlich Ipecacuanha, in Pulver oder Schüttelmixtur, pur oder mit Tartarus stibiatus, Oxymel Squillae; selten mit Radix Squillae, Zincum oxydatum oder Zincum sulphuricum. Man
giebt sie nicht in voller Dosis, sondern zu $\frac{1}{3}$—$\frac{1}{2}$, und
lässt den Rest in 2—4 Portionen getheilt in Intervallen
von 10—15 Minuten nehmen, bis der Kranke 3—4mal
gebrochen hat.

Die ersten Vomituritionen lässt man unterdrücken und wenn der
Kranke einmal gebrochen hat, etwas lauen grünen oder schwachen
Chamillenthee nachtrinken. Bei schwerem Erbrechen Kitzeln der
Fauces mit einer Feder, eine grössere Dosis mit einem Aromaticum.
Gegen Hyperemesis vegetabilische Säuren (Acetum, Succus Citri),
Aromatica, Naphthae, Opium, vorzüglich aber ein Brausepulver und
ein Sinapismus auf den Magen.

Die Drastica giebt man ebenfalls gern in getheilter
Gabe, etwa alle Stunden die Hälfte oder ein Dritttheil.
Am gebräuchlichsten ist Senna (gewöhnlich pur, mit Liquiritia) und von den stärkern Mitteln Jalape (pur oder
mit Calomel oder Rheum), oder Aloë. In der Kinder-

praxis sind die Drastica verboten und durch Rheum sehr gut zu ersetzen.

Als Rubefaciens gebraucht man Sinapis (Semen contusum mit lauem Wasser zu einem dicken Brei gemacht) und als Vesicatorium die Canthariden (Emplastrum Cantharidum).

Erste Ordnung.

Acria pura.

1. Senega.

Pharmakographie. Senega. — Radix.

Polygala Senega (Polygaleae; — Diadelphia octandria), ein Kraut in Nordamerika (besonders in Virginien). Wurzelstock knorrig, wenig ästig, höchstens ½ Zoll dick; Wurzel gegen 6 Zoll lang, von der Dicke eines Gänsekiels, wenig faserig, aussen grau oder gelblich-braun, innen holzig und weiss. Stengel einfach, gegen 1 Fuss hoch.

Bestandtheile: Senegin, süsslich-bitterlicher Extractivstoff, Gerbsäure, Gummi, Eiweiss, Pektin, ein scharfes fettes Oel, äpfelsaures Kali und Kalk. Das Senegin, der scharfe kratzende Stoff, ist ein weisses, in heissem Wasser und Alkohol lösliches Pulver.

Geruch widerlich, schwach süsslich. Geschmack süsslich-schleimig, nachher scharf und im Schlunde lange kratzend.

Präparate und **Form.** 1) *Radix concisa* und *pulverata*, zu Gr. 10—20, täglich einigemal (Corrigens: Liquiritia); nicht gern in Pulver (wegen des kratzenden Geschmacks) oder Latwerge; eher noch in Pillen oder Bissen; am besten im Infusum, Unc. ½ auf Unc. 6, oder Decoct (Unc. 9 auf 6).

2) *Extractum*, durch Digeriren mit Spiritus Vini rectificatissimus und Wasser; zu Gr. 5—15, täglich einigemal.

3) *Syrupus;* als Zusatz zu Mixturen.

Wirkung. Belästigt den Magen nur bei grosser Empfindlichkeit, erhitzt nicht, vermehrt die Diurese und Diaphorese, und alterirt besonders die atonische Secretion in der Schleimhaut der Lungen. Grosse Dosen machen Magenschmerzen, Uebelkeit, Kolik, Erbrechen, Schwindel.

Anwendung. 1) Schlangenbiss und die Zufälle, die davon herrühren, besonders Affectionen der Lungen.

2) Entzündliche Krankheiten der Lungen, wenn die Entzündung gebrochen ist und der (kritische) Auswurf stockt; so in Pneumonie (mit Salmiak und Goldschwefel), Bronchitis, typhöser Lungenentzündung (mit Arnica, Campher).

3) Blennorrhöe der Lungen, als das vorzüglichste *Expectorans acre*.

Auch in folgenden Fällen empfohlen, aber nicht genügend bestätigt:

Angina catarrhalis, rheumatica und membranacea, nach gebrochener Entzündung; — Blennorrhöe der Urinwerkzeuge und Genitalien; — Status pituitosus des Darmkanals; — acute Exantheme mit stockender Expectoration und gehemmter Krise; — Augenentzündungen mit beginnender Ausschwitzung, Eiterung oder Pannus; Ophthalmia scrofulosa exulcerata, blutige Extravasate am Auge. Specifisch, wie man ehedem glaubte, wirkt Senega in den angegebenen Augenkrankheiten nicht; ihre Heilkraft beruht hier allein auf der durch sie gesteigerten Resorption, daher sie auch früher das vegetabilische Calomel hiess.

Polygala amara (Wurzel und Kraut) und *Polygala vulgaris* (Wurzel) sind ähnlich, aber bedeutend schwächer. Empfohlen in Blennorrhöen der Lungen.

2. Saponaria.

Pharmakographie. Seifenwurzel. — Radix.

Saponaria officinalis (Caryophylleae, — Decandria digynia), ein Kraut an unsern Wegen und Zäunen. Wurzel kriechend, gegliedert, höckerig, gegen 2 Linien dick und mehrere Fuss lang. Stengel aufrecht, 1—2 Fuss hoch.

Bestandtheile: Saponin, Harz, Gummi. Das Saponin ist chemisch indifferent, in Wasser und Alkohol leicht löslich, schäumt mit Wasser wie Seife, schmeckt süsslich, und kratzt im Schlunde fast wie Senegin.

Geruch schwach; Geschmack süsslich, nachher bitterlich, scharf und kratzend.

Wirkung. Wie Senega, aber bei Weitem schwächer; daher auch selten gebraucht und fast obsolet.

Anwendung. Etwa wie Senega. Ausserdem auch als Adjuvans bei Gicht, Rheumatismus, Syphilis, und als angebliches Resolvens für die Leber bei Icterus, Hypochondrie, bei Scrofulosis, Atrophie u. a.

Präparate und Form. Radix concisa in Abkochung, Unc. 1 mit Unc. 18 auf Unc. 12, *pro die.* — Aeusserlich zu Klystieren.

3. Guajacum.

Pharmakographie. Guajak. — Cortex, lignum, resina.

Guajacum officinale (*Zygophylleae;* — *Decandria monogynia*), ein Baum in Westindien. Die Rinde der Aeste aussen dunkelgrün, bläulichgrau, gelb gefleckt. Das Holz schwerer als Wasser, dicht und hart, mit gelbem Splint und dunkelgrünem Kern.

Die Rinde enthält Harz 2—3 pCt., bittern kratzenden Extractivstoff 5, viel Gummi, Schleim, Farbstoff, Faserstoff. — Das Guajak-Holz kommt gewöhnlich in Raspelspähnen (Rasura ligni) in den Handel und enthält Harz 26 pCt., bittern kratzenden Extractivstoff 1, Schleim, Faserstoff.

Das Guajak-Harz (*Resina Guajaci nativa,* zum Unterschied von *Resina praeparata,* d. h. dem obsoleten Extractum ligni Guajaci spirituosum) ist theils der ausgeschwitzte und an der Luft erhärtete Saft des Stammes (*Resina in granis*), theils wird es durch Erwärmung des Holzes oder durch Auskochen gewonnen (*Resina in massis*). Es enthält 80 pCt. Harz, scharfes Extract 2, Gummi 2, und eingemengte Holzfaser 16.

Es lässt sich leicht pulvern und das Pulver ist graulich weiss, wird aber an der Luft grün oder grünblau, und verschiedene Stoffe (salpetrige Säure) befördern diese Färbung. Löslich in Alkohol und besonders in Alkalien.

Geruch des Holzes und der Rinde unmerklich, des Harzes eigenthümlich balsamisch. Geschmack bitter, scharf, kratzend.

Präparate und Form. 1) Cortex contusus, zu Unc. 1 mit Libr. 4 auf Libr. 1, *pro die,* tassenweise (Corrigens: Liquiritia, Spiritus Aetheris nitrosi).

2) *Lignum raspatum,* zu Unc. 1—2 mit Libr. 4 auf Libr. 1, *pro die.* (Das Extract, die Resina und Tinctur des Holzes sind obsolet.)

3) *Resina* (*nativa*), zu Gr. 5—15, täglich einigemal, in Pulver, Pillen, Bissen, Latwerge, Emulsion (diese wird mit der Zeit blau). — Die Auflösung in Spiritus Vini rectificatissimus, als *Tinctura resinae Guajaci,* ist selten.

4) *Tinctura Guajaci ammoniacata,* eine filtrirte Auflösung von Resina Guajaci 1 in Spiritus Vini rectifica-

tissimus 4 und Liquor Ammoniaci caustici 2; zu Gutt.
20—40, täglich einigemal (in schleimigem Vehikel).

5) *Sapo guajacinus.* (Liquor Kali caustici 1 mit Aqua destillata 2 verdünnt, erwärmt, dazu Resina Guajaci pulverata so viel, als
sich auflöst, was auf die Unze der Flüssigkeit etwa Dr. 2 betragen
wird; die Mischung bis zur Pillen-Consistenz abgedampft), zu Scr.
$^1/_2$—1, in Pillen (pur oder mit andern Mitteln verbunden).
Das Holz ist das wirksamste Ingrediens des gewöhnlichen H o l z -
t h e e ' s (*Species ad decoctum lignorum*). Gewöhnlich besteht derselbe
noch aus Radix Bardanae und Ononidis (oder Radix Saponariae), Radix
Liquiritiae und Lignum Sassafras. Davon Unc. 1—2 mit Wasser Libr.
2 einige Stunden digerirt und dann auf Libr. 1 eingekocht; *pro die.*

W i r k u n g. Kleine Dosen belästigen den Magen
nicht, sondern befördern noch die Verdauung; grössere
machen Diarrhöe unter Kolikschmerzen, und sehr grosse
erregen bedeutende gastrische Störungen. Mässige Gaben wirken diaphoretisch und diuretisch, und erhitzen
selten; dennoch aber folgen bei Entzündungen, bei Irritation und Erethismus des Darmkanals beträchtliche Ver-
schlimmerungen.

A n w e n d u n g. 1) Gicht und Rheumatismus, theils
in kleinen Dosen zur Beförderung der Diurese und Diaphorese (Lignum und Resina), theils in grössern (Resina
mit Schwefel, Mittelsalzen) als Abführmittel. In der
Gicht (bei deren chronisch-atonischen Formen) scheint es
weniger zu nützen; desto mehr bei chronischen Rheumatismen, rheumatischer Dyskrasie (es ist aber schädlich bei
entzündlicher und congestiver Complication).

2) Syphilis; früher als Specificum gepriesen (U l r i c h
v. H u t t e n); besonders als Adjuvans bei schmaler Diät,
warmem Verhalten und Quecksilbergebrauch.

3) Chronische Exantheme; herpetische, psorische, syphilitische Formen.

4) Anomalie der Katamenien mit Atonie (Tinctura
Guajaci ammoniacata). Ebenso bei anomalen Hämorrhoi-
den, wenn keine Plethora oder Congestion zugegen ist (mit
Schwefel und Cremor Tartari).

5) Scrofulosis, besonders Exantheme und Geschwüre;
Blennorrhöen, besonders bei rheumatischer, gichtischer,
syphilitischer, exanthematischer Grundlage; Wassersucht, wie Hydrops vagus nach gichtischen, rheuma-

tischen Ursachen; Status pituitosus; Metastasen nach Fiebern; Fettsucht.

6) Neurosen mit gichtischer und rheumatischer Grundlage, wie sog. Angina pectoris (mit Opium, Digitalis, Asa foetida), Amaurosis.

4. Helleborus niger.

Pharmakographie. Schwarze Nieswurz. — Radix.

Helleborus niger, richtiger *Helleborus viridis* Linn. (*Ranunculaceae; — Polyandria polygynia*), wächst auf den Alpen (Deutschland und Schweiz) und Apenninen. Die Wurzel (*rhizoma*) ist braunschwarz, innen schmutzig weiss, 1½ Zoll dick, einige Zoll lang, höckerig, fleischig, unten mit langen senkrechten Fasern. Stengel schaftartig, 4—5 Zoll hoch.

Bestandtheile: scharfer Extractivstoff, ätherisches Oel (von sehr widrigem Geruch), Harz, Salze. Geruch schwach (bei der frischen Wurzel widrig); Geschmack erst süsslich, dann widerlich scharf, kratzend.

Präparate und Form. 1) *Radix concisa* und *pulverata*, zu Gr. 2—4—8, täglich 2—4mal; als Drasticum Gr. 15—30 (bei Geisteskranken selbst bis Dr. 1). — In Pulver (nicht, ausser als Drasticum), oder in leichter Abkochung, Dr. 2—4 auf Unc. 6, nur als Reizmittel, davon täglich 4mal 1 Esslöffel.

2) *Extractum*, durch Digeriren mit Weingeist und Wasser; zu Gr. 3—5—10, täglich einigemal, in Pillen, Mixturen.

Wirkung. Kleine Gaben irritiren die Verdauungsorgane, indem sie die Secretionen des Magens, Darms, Pankreas und der Leber vermehren, die peristaltische Bewegung anregen und die venöse Circulation des Unterleibs bethätigen. Weiterhin wirken sie diaphoretisch (weniger auch diuretisch), befördern die Katamenien (und Hämorrhoidalblutungen), und alteriren (bei Krankheiten, in Folge dieser Irritation) die Nerven des Unterleibs.

Grössere Gaben machen Erbrechen und Diarrhöe unter grossen Beschwerden (Cardialgie und Kolik, starke Gallensecretion, allgemeine Dedolatio, Zittern, Ohnmachten), die aber ohne Nachtheil vorübergehen.

18*

Sehr grosse Gaben werden durch heftiges Erbrechen meist wieder ausgeleert; wo nicht, so vergiften sie nach Art der Acria.

Anwendung. 1) Atonie der Verdauungsorgane; Status pituitosus, (sog. Physkonie), Torpor der peristaltischen Bewegung (mit Obstruction, Tympanitis), und atonische Folgekrankheiten (Icterus, Wassersucht, verhaltene Hämorrhoïden).

2) Abdominelle Kachexien und Dyskrasien; chronische Rheumatismen und Exantheme, inveterirte atonische Gicht, Chlorose.

3) Anomalie der Katamenien, besonders mit abdomineller Complication.

4) Febris intermittens quartana, mit abdomineller Complication.

5) Nervenkrankheiten, aus abdominellen Anomalien: Hypochondrie und Hysterie, Krämpfe (selbst Epilepsie), Lähmungen; Manie und Melancholie.

Besonders für phlegmatische, vollsaftige, nicht für erethische, schwächliche Personen; auch nicht bei entzündlicher Complication oder bei Degenerationen. Bedarf oft erst einer Vorbereitungskur durch Resolventia. — Grössere Gaben (als Drastica und Emetica) sind nur bei Nerven- und Gemüthskrankheiten anzuwenden.

5. Helleborus albus.

Pharmakographie. *Veratrum album.* Weisse Nieswurz. — Radix (rhizoma).

Veratrum album (*Melanthaceae; — Polygamia monoecia*), auf den Wiesen der Alpen. Wurzel cylindrisch oder conisch, kurz, 2—3 Zoll lang, $\frac{1}{2}$—1 Zoll dick; aussen schwärzlich, mit vielen weissen Fasern; innen weiss, schwammig. Blätter 4—6 Zoll lang.

Bestandtheile: saures gallussaures Veratrin, saures Fett, Gummi, Kali- und Kalksalze. Das Veratrin ist ein scharfes Alkaloïd.

Geruch der frischen Wurzel sehr widerlich, der getrockneten schwach (der Staub des Pulvers reizt heftig zum Niesen); Geschmack widerlich bitter, sehr scharf, kratzend.

Präparate und Form. 1) *Radix concisa* und *pulverata*, zu Gr. $\frac{1}{2}$—1, täglich ein Paar mal und sehr vorsichtig steigend (bei Geisteskranken bis Gr. 5—10 und mehr). Selten innerlich, in Pulver (selten), Pillen, Aufguss (Scr. $\frac{1}{2}$—1 auf Unc. 4—6, täglich 3—4 Esslöffel, besonders mit Wein), Abkochung (schwach gekocht, besonders mit Essig; Scr. ½—1 auf Unc. 4—6). — Aeusserlich zu Salben (1 zu 4—8), Waschungen (Scr. 1 bis Dr. 1 auf Unc. 1); selten (z. B. bei Asphyxie) zu Schnupfpulvern (sehr reizend, daher selten pur, zu Gr. 1—2).

2) *Veratrinum*, das gewöhnlich aus Sabadilla dargestellt wird (s. S. 278).

Wirkung. Analog dem Helleborus niger, aber weit stärker und örtlich viel heftiger irritirend. Grössere Gaben machen gewaltsames Erbrechen, heftige, blutige Diarrhöe und allgemeine prostratio virium. Grosse Gaben sind eines der gefährlichsten scharfen Gifte.

Aeusserlich irritirt diese Wurzel die Nase zu heftigem Niesen und die Haut zu Erythem und Entzündung; ja, sie soll von hier aus allgemeine Wirkungen hervorbringen.

Anwendung. Wegen ihrer heftigen Wirkung gebraucht man sie nur selten, und selbst äusserlich wird gewöhnlich das Veratrin vorgezogen. Man hat sie gegeben (unter ähnlichen Verhältnissen wie Helleborus niger):

1) innerlich in Nerven- und Gemüthskrankheiten (anhaltend und in kleinern Dosen, oder *cum impetu* und in wochenlangen Intervallen); bei sehr hohen Graden von Atonie und Torpor der Abdominalorgane; seltner bei sehr hartnäckigen chronischen Exanthemen;

2) äusserlich bei chronischen Exanthemen (Krätze, Flechten, zur Verschärfung der Schwefelsalben); zu Schnupfpulvern (anhaltend gebraucht macht sie Erythem und Entzündung der Nasenschleimhaut).

6. Sabadilla.

Pharmakographie. Sabadille. Mexicanischer Läusesamen. — Semina.

Veratrum Sabadilla (*Melanthaceae; — Polygamia monoecia*), auf den Andes in Mexico. Samen 2 Linien lang, leicht gewunden, öfters gekrümmt, aussen braunschwarz, innen weiss; in je drei strohfarbenen, häutigen, einfächerigen Kapseln (so dass also die Frucht aus drei Kapseln, jede mit einem Samen, besteht).

Bestandtheile: Veratrin, Sabadillasäure. — Geruch schwach; Geschmack ekelhaft bitter und sehr scharf.

Wirkung. Analog dem Helleborus albus, aber noch
heftiger irritirend; in grösseren Gaben ein sehr gefähr-
liches scharfes Gift.

Anwendung. Gegenwärtig nur noch gegen Ungeziefer (Läuse, Wanzen), und zur Bereitung des Veratrin.
Früher gegen Bandwürmer und Askariden (innerlich und in Klystieren), gegen Gemüths- und Nervenkrankheiten (ähnlich wie Helleborus albus); wegen der grossen Gefährlichkeit aber nicht zu empfehlen.

Präparate und Form. *Semina contusa* und *pulverata*, zu Gr. 1—3, täglich 2—3mal, in Pulver, Pillen, Aufguss (Dr. 1 auf Unc. 6); als Brechmittel, zu Scr. 1, sehr
gefährlich. — Aeusserlich in Klystieren (Dr. 1 infundirt),
Streupulver und Salben (gegen Ungeziefer).

7. Veratrinum.

Pharmakographie. *Veratrium*. — Veratrin.

Das Veratrin wird bereitet von Semina Sabadillae contusa, welche mit Spiritus Vini und Schwefelsäure wiederholt digerirt werden. Es stellt eine weisse, pulverige
Masse dar, ist ohne Geruch (aber heftig zum Niesen reizend), von Geschmack nicht bitter, ätzend scharf. Bei
50° C. schmilzt es zu einer harzigen Masse, verbrennt im
Feuer vollständig, und ist nicht in Wasser, leichter noch
in Aether, und sehr leicht in Spiritus Vini rectificatus
löslich. Es ist eine vegetabilische Base, und bildet mit
Säuren saure Salze, die nicht krystallisiren.
Es ist das scharfe, wirksame Princip in Semina Sabadillae, Radix
Hellebori albi und Radix Colchici.

Wirkung. Oertlich irritirt es schnell und heftig und
macht Entzündung; im Magen erregt es heftiges und
schweres Erbrechen nebst Diarrhöe, und ist von allen
scharfen Giften das stärkste. Es ist daher innerlich
noch wenig versucht.

Aeusserlich (sehr verdünnt, in Salben) irritirt es
die Haut mehr oder weniger stark, erregt bei Wiederholung ein Gefühl von elektrischem Prickeln und Taubheit, und selbst von schwieriger Beweglichkeit und
Anästhesie, und vermehrt meist die Diurese.

Anwendung. Innerlich (sehr selten, weil es ein ge-
fährliches Mittel!) bei heftigen Neuralgien, chronischen
Rheumatismen, Wassersuchten.

Aeusserlich in Salben, Gr. 4—20 auf die Unze:
1) bei schweren Neuralgien (Ischias, Prosopalgie), besonders rheumatischer Natur; bei chronischen Rheumatismen. — 2) Herzkrankheiten (Neurosis cordis, Hydrops
pericardii); zur Verminderung der Palpitationen auch bei
organischen. — 3) Wassersuchten (hier sehr wirksam;
doch fehlt es noch an sichern Indicationen).

Formen. Veratrin innerlich zu Gr. $\frac{1}{24}$—$\frac{1}{8}$, täglich
2—3mal in Pulver, Pillen, Auflösungen. — Aeusserlich
in Salben (selten in geistigen Auflösungen, Gr. 4—20 auf
Weingeist Unc. 1). — Auch endermatisch (sehr schmerzhaft), zu Gr. $\frac{1}{16}$—$\frac{1}{4}$ pro dosi.

Hierher gehören auch:

1) Urtica, herba recens; von *Urtica urens* und *Urtica dioica* (*Urticeae; — Monoecia tetrandria*), die Brenn-
nessel; wird gegenwärtig nur zur Urtication (Peitschen
mit frischen Brennnesseln) benutzt, z. B. bei Lähmungen.

2) Iris florentina, radix, die florentinische Veil-
chenwurzel, von *Iris florentina* (*Irideae; — Triandria
digynia*), wächst in Italien. Sie verliert getrocknet ihre
Schärfe und behält nur ihren angenehmen Geruch nach
Veilchen. Daher als Conspergens für Pillen, als Corrigens des Geruchs, und besonders als Cosmeticum.

3) Sedum acre, herba, von *Sedum acre*, der Mauer-
pfeffer, Hauslauch (*Crassuleae; — Decandria pentagynia*); verliert seine Schärfe beim Trocknen, und ist gegen Scorbut, Gries, Wechselfieber gegeben worden (zu
Gr. 5—Dr. 1). Aeusserlich der Saft gegen scorbutische und faulige Geschwüre.

4) Genista, herba et flores, von *Genista tinctoria*
(*Leguminosae; — Diadelphia hexandria*); in Russland ein
Volksmittel gegen Hydrophobie, von Marochetti empfohlen (Abkochung von Unc. 1—1½ auf Libr. 1½, pro
die, mehrere Wochen lang).
Gegen Hydrophobie hat man auch empfohlen: Radix von *Alisma
Plantago*, Froschlöffel; herba von *Anagallis arvensis*, Gauchheil;
herba von *Phytolacca decandria*; herba von *Scutellaria lateriflora*. Es
hat sich aber keines bestätigt.

5) Lilia convallia, flores, von *Convallaria majalis*,
Maiblumen (*Asparagineae; — Hexandria monogynia*);

verlieren getrocknet ihre Schärfe (und den angenehmen Geruch), und sind als Schnupfpulver gebraucht worden. (Sie vermehren die Absonderung der Nasenschleimhaut.)

6) Staphis agria, semina, Stephans- oder Läusekörner, von *Delphinium Staphis agria (Ranunculaceae; — Polyandria trigynia)*; sehr scharf, örtlich stark irritirend, analog dem semen Sabadillae. Wegen der sehr heftigen und dabei unsichern Wirkung ausser Gebrauch. (Früher gegen Würmer, zu Gr. 2—4). Aeusserlich gegen Ungeziefer (auch gegen Krätze).

Zweite Ordnung.

Acria emetica.

1. Ipecacuanha.

Pharmakographie. Brechwurzel. — Radix.

Cephaëlis Ipecacuanha (Rubiaceae; — Pentandria monogynia), ein Strauch in Brasilien. Aus dem zum Theil horizontal in der Erde liegenden Stengel gehen einzelne, wenig ästige, 4—6 Zoll lange Wurzeln in die Erde; die Wurzel 1—3 Linien dick, höckerig geringelt, vielfach gebogen, aussen braungrau, innen gelblich weiss, mit dicker Rinde und dünnem Holzstreifen in der Mitte.

Bestandtheile: Emetin (16 pCt. in der Rinde), Gummi, Stärke, Wachs, Fett, Faserstoff.

Geruch widerlich; Geschmack widerlich, scharf, etwas bitter. Das eingeathmete Pulver irritirt die Luftwege.

Präparate und Form. 1) *Radix concisa* und *pulverata*, zu Gr. ¹/₂—1, täglich 3—4mal; um Ekel zu erregen Gr. 1—4 alle 3—4 Stunden; als Brechmittel Scr. 1 bis Dr. ¹/₂—1 (auf einmal, oder alle 10—15 Min. zu Gr. 10—15). — a) Als Brechmittel in Pulver oder Schüttelmixtur. — b) In Pulver, Pillen, Trochisken. — c) Aufguss, Scr. ¹/₂—Dr. ¹/₂ auf Unc. 4—6, esslöffelweise.

2) *Tinctura*, durch Maceration von 1 mit 8 Theilen Weingeist; zu Gutt. 5—10—15.

3) *Syrupus*, durch Digeriren mit Weingeist und Wasser; zu ¹/₂—2 Theelöffel, pur oder in Mixturen (Dr. 10 enthalten ungefähr das Lösliche von Dr. 1).

4) *Trochisci Ipecacuanhae*, aus dem wässerigen Aufguss (radix Dr. 1 auf Wasser Dr. 5) mit Zucker (Unc. 8) und Tragacantha' (Dr. 1); jeder Trochiscus zu Gr. 4; als Expectorans öfters einige Stück.

5) *Extractum (Emetinum coloratum)*, durch Maceration mit Spiritus Vini rectificatissimus, und Abdampfen und Austrocknen bis zur Pulver-Consistenz; in Wasser löslich; als Brechmittel zu Gr. 2—4 in getheilten Gaben.

Das reine Emetin ist weiss, pulverig, ohne Geruch, von schwach bitterm Geschmack, löslich in Alkohol (sehr wenig in Wasser), reagirt alkalisch, und erregt zu Gr. ¹/₁₆—¹/₈ Erbrechen.

Wirkung. Kleine Gaben (bis Gr. 1) bringen keine bemerkbaren Erscheinungen bei Gesunden hervor; grössere dagegen (Gr. 1—4) machen meist Ekel und verderben bei wiederholten Gaben die Verdauung. Grosse Gaben (Scr. 1—Dr. 1) machen nach wenig Minuten Erbrechen, welches, wenn man diese Gabe getheilt (zu Scr. ¹/₂) und in kleinen Intervallen (zu 10—15 Minuten) giebt, etwas später und reichlicher erfolgt und die Absonderung des Magens, der Leber und der Haut vermehrt.

Machen grosse Gaben kein Erbrechen, so machen sie Ekel, Cardialgie und Kolik, und wirken zuweilen, jedoch selten, als Drastica.
Das reine Emetin irritirt in grössern Gaben (Gr. ¹/₄—¹/₂) den Magen sehr stark, und kann zu Gr. 2, als ein Venenum acre, einen Hund tödten.

. Anwendung. 1) Krankheiten des Magens und Darmkanals: gastrische Fieber (nach Entleerung der Sordes, zur Beförderung der Krisen); Dyspepsien (bei Hypochondrie, bei erethischer oder nervöser Complication); chronische Diarrhöe (bei Torpor, jedoch nur als Adjuvans); Ruhr. — In allen Fällen nur, wenn keine Cruditäten, keine Entzündung vorhanden ist, und das Leiden den asthenischen Charakter hat.

2) Krankheiten der Respirationsorgane: Husten (erethisch, nicht entzündlich); asthenischer Status nach Pneumonie und Bronchitis (als Adjuvans, bald mit Campher, flores Benzoës, bald mit Salmiak; oder mit Calomel, Extractum Hyoscyami, Sulphur auratum); Keuchhusten (im

status spasmodicus); Asthma spasmodicum (mit Opium, Helenium, Digitalis).

3) Als Antispasmodicum (häufig ohne sichere Indication), im Bereiche des Nervus vagus und sympathicus: Cardialgie, Kolik, Icterus spasticus, Ischuria spastica, erethische und spastische Metrorrhagien, Neurosen der Schwangern und Wöchnerinnen, Hydrops spasticus (nach Rheumatismen, Scharlach).

4) Als Brechmittel. Wegen ihrer schnellen und sichern Wirkung, die den Magen nicht weiter afficirt, hier das gewöhnlichste Mittel; allein oder mit Tartarus stibiatus (wo man dessen laxirende Eigenschaft nicht zu fürchten hat).

5) Zu Ekelkuren: nicht gern, weil sie den Magen zu sehr irritirt.

2. Viola.

Pharmakographie. Ord. nat.: *Violaceae*; — Syst. sex.: *Pentandria monogynia.*

1) *Viola odorata*, Veilchen. Die Wurzel enthält ein scharfes Alkaloïd, Violinum, und die Blumen haben einen angenehmen Geruch, den sie bei dem Trocknen verlieren.

2) *Viola tricolor*, Freisam, Stiefmütterchen. Das Kraut, *herba Jaceae*, enthält kein Violin, aber viel Pektin, und sehr wenig scharfes ätherisches Oel.

Präparate und Form. 1) *Viola odorata*: a) radix pulverata, als Brechmittel zu Scr. 1—2, unsicher, nicht im Gebrauch. — b) *Syrupus* (*Violarum*), schön blau, riecht nach Veilchen. Ein ziemlich theures Corrigens.

2) *Jacea*: herba concisa in Abkochung, Unc. ½ mit Libr. 2 auf Libr. 1, *pro die*. Für ein Kind von 1 Jahre Dr. 1—2 mit Unc. 4 auf Unc. 2, Morgens und Abends die Hälfte. — Aeusserlich zu Waschwässern, Umschlägen (selten).

Wirkung von herba Jaceae. Mässige Gaben schwach diuretisch und diaphoretisch. Grössere Gaben machen Uebelkeit, Leibschmerzen, Diarrhöe; sehr grosse Gaben gastrische Beschwerden, Erbrechen, Diarrhöe.

Anwendung. Einige halten das Mittel für unwirksam, oder doch für entbehrlich. Andere empfehlen es sehr bei (scrofulösen) Exanthemen der Kinder (*Crusta lactea*).

Noch gehört hierher:

Die Wurzel von *Asarum europaeum*, Haselwurzel (*Aristolochieae; — Dodecandria monogynia*); erregt zu Scr. 1—2 Erbrechen und Diarrhöe, und ist als Surrogat der Ipecacuanha empfohlen. Sie wirkt aber sehr unsicher, macht oft nur Diarrhöe, und ist daher gegenwärtig obsolet.

Dritte Ordnung.

Acria drastica.

1. Senna.

Pharmakographie. Senna. — Folia.

Die Sennesblätter kommen von verschiedenen Species der Cassia (*Leguminosae, Caesalpinieae; — Decandria monogynia*).

1) *Cassia lenitiva* Bischoff (*Senna acutifolia* Batka), in Oberegypten und Nubien. — 2) *Cassia medicinalis* Bisch. (*Senna angustifolia* B., S. lanceolata Dierbach), in Arabia felix; in Ostindien cultivirt. — 3) *C. obovata* Bisch. (*S. obovata* B.), in Arabia felix, Oberegypten, Abyssinien. — 4) *C. Schimperi* Bisch. (*S. tomentosa* B.), in Arabia felix, Abyssinien.

. Im Handel unterscheidet man: 1) *Senna alexandrina*, von *Cassia lenitiva*, als die beste Sorte. — 2) *Senna tripolitana*, von *Cassia obovata* — 3) *Cassia indica*, langlanzettförmige, spitze Blättchen von *C. acutifolia* Delile, die von den Ländern des rothen Meeres nach Indien gebracht wird und von da nach Europa kommt. — 4) *Senna americana*, von *Cassia marilandica*. — 5) *Senna italica*, kommt nicht mehr vor.

Ausserdem giebt es noch andere Species der Cassia, und andere Sorten der Blätter, wo es noch an den gehörigen Aufklärungen fehlt. Oft sind die Blätter verschiedener Species vermischt, ja fremdartige untergemengt (z. B. von *Cynanchum Argel* s. *Solenostemma Argel* Hayne, Argel-Pflanze), und unter manchen Sorten finden sich viele Stiele (*petiola*) und Hülsen (*legumina*, gewöhnlich *folliculi* genannt).

Die alexandrinischen Sennesblätter enthalten: S e n n a -
b i t t e r (*Cathartinum*), Harz, gelben Extractivstoff, Chlorophyll, wenig fettes und flüchtiges Oel, Eiweiss. — Geruch unangenehm; Geschmack unangenehm bitter.

F o r m e n. 1) *Folia concisa* und *pulverata*, zu Gr. 10 —
20 täglich 1—2mal, als gelindes Laxans; zu Scr. 1—Dr. 1
als Drasticum. — In Pulver, Pillen, Latwerge, Aufguss
(als Catharticum, Dr. 2 — 4 auf Unc. 4, in getheilter
Gabe). — Als Corrigens ein Aroma oder carminatives Elaeosaccharum, besonders für die grössern Gaben.

2) *Folia spiritu Vini extracta*, mit Weingeist macerirt,
ausgedrückt und getrocknet (das Harz wird dadurch extrahirt); wie Folia concisa und pulverata, aber in 1½—2mal
so grossen Gaben. — Diese Blätter machen nicht so häufig Leibschmerzen, was an dem durch Alkohol aufgelösten, sonst drastisch
wirkenden Harze (nicht an den Blattstielen, wie man sonst geglaubt
hat) liegt.

3) *Extractum*, durch Maceration mit warmem Wasser,
in ähnlichen Dosen wie Folia pulverata (enthält das Harz
nicht). Entbehrlich.

4) *Syrupus Sennae* (folia concisa Unc. 1, semina Foeniculi Dr. 1, Aqua fervida Unc. 6, macerirt, ausgedrückt
und filtrirt, Zucker Unc. 6, Manna Unc. 1½, nach Ph.
Bor.), für Säuglinge theelöffelweise.

W i r k u n g. In grossen Dosen führt die Senna ziemlich sicher ab; sie irritirt den Darmkanal nur wenig,
macht aber zuweilen Leibschmerzen.

A n w e n d u n g. Als Abführmittel in allen Fällen, wo
ein blosses Catharticum indicirt ist (jedoch nicht bei entzündlicher Reizung des Darmkanals). Kann lange ohne
Nachtheil gegeben werden (auch für Kinder).

P r ä p a r a t e. Damit die Senna bequemer zu nehmen
sei und ohne Beschwerden vertragen werde, hat man verschiedene Composita angegeben.

1) *Species laxantes St. Germain* (S t. G e r m a i n t h e e):
Fol. S. spiritu Vini extracta 16, flor. Sambuc. 10, sem.
Foenic., sem. Anisi vulg. āā 5, Tartar. dep. 3, davon Unc.
1—2 mit 4 Tassen Wasser zum Thee. (Ist theuer.)

2) *Electuarium lenitivum s. Elect. e Senna*, A b f ü h r -
l a t w e r g e: Fol. S. pulv. 9, sem. Coriandr. pulv. 1,

Syrup. simpl. 48, pulp. Tamarind. 16; zu Unc. $\frac{1}{2}$—1.
(Ziemlich angenehm.)

3) *Infusum Sennae compositum s. laxativum Viennense*
(Wiener Tränkchen): Fol. S. conc. Unc. $\frac{1}{2}$, Aq.
fervid. Unc. 4, zur Colat. von Unc. $3\frac{1}{2}$, zugemischt Tartar. natronat. Unc. $\frac{1}{2}$, Mannae Dr. 6, für 1 oder 2 Tage.
(Theuer.)

4) *Pulvis Liquiritiae compositus s. Pulvis pectoralis
Kurellae* (Kurella's Brustpulver): Fol. S. pulv.,
rad. Liquir. pu$_{lv}$. āā 2, Sacch. 6, sem. Foenic. pulv.,
Sulph. dep. āā 1, zu 1—2 Theel. tägl. mehrmals, je nach
dem es mehr oder weniger abführen soll. (Kleinere Dosen
als Expectorans).

2. Jalapa.

Pharmakographie. Jalape. — Radix (s. Tubera).
Die Wurzel kommt von verschiedenen Arten der *Ipomoea* (*Convolvulaceae*; — *Pentandria monogynia*), besonders von *Ipomoea Jalapa* (*Convolvulus Jalapa* Linn.) und
Ipomoea Purga; hohe Schlingpflanzen der Anden von
Mexico. Sie ist von verschiedener Grösse (bis zu mehreren Pfunden schwer), rübenförmig oder knollig, fleischig und schwer. Man schneidet sie in verschieden ge-
staltete Stücke und trocknet sie auf verschiedene Weise.

Bestandtheile: Harz 10—11 pCt., scharfer Extractivstoff 18
pCt., Gummi, Stärke.

Geruch schwach, unangenehm; Geschmack scharf, widerlich,
kratzend.

Formen. 1) *Radix pulverata*, als Drasticum zu Scr.
1—2 in getheilter Gabe; selten als Reizmittel zu Gr.
3—5, oder als gelindes Catharticum zu Gr. 5—10, täglich
einigemal. — In Pulver (Elaeosaccharum Cltri als Corrigens), Pillen, Morsellen, Latwerge (schmeckt sehr
schlecht).

2) *Resina Jalapae* (die mit Wasser macerirte Wurzel
wird mit Weingeist digerirt, und aus der Tinctur der
Weingeist abgedampft, so dass das Harz zurückbleibt),
zu Gr. 2—4 als gelindes, zu Gr. 5—10 (in getheilter
Gabe) als starkes Catharticum; in Pillen.

3) *Sapo jalapinus* (resin. Jalap., Sapo medic. āā 1, mit
Weingeist q. s. erweicht und in der Wärme zur Consistenz

der Pillen gebracht), als Reizmittel zu Gr. 2—5, als Catharticum zu Scr. ½—1, täglich einigemal; in Pillen. (Theuer).

Wirkung. Die Jalape irritirt den Darmkanal, vermehrt die Absonderung desselben und der Leber, und macht reichliche dünne Sedes.

Anwendung. Als Drasticum (stärker als Senna, kann aber dennoch Kindern gegeben werden), besonders bei Torpor des Darms, Helminthiasis (mit andern Wurmmitteln hier eines der besten Abführmittel), Wassersucht, Gehirn- und Augenkrankheiten. Gewöhnlich mit Calomel. — Als Reizmittel bei Status pituitosus, bei Scrofeln (mit Calomel, Rheum).

Präparate. 1) *Pilulae Jalapae*, aus Sapo jalap. 3, rad. Jalap. pulv. 1, daraus pilul. Gr. 2 (Ph. Bor.); als Reizmittel 2 Stück täglich einigemal, als Drasticum 20 Stück in getheilter Gabe.

2) *Pulvis purgans Ph. milit. Bor.* besteht aus rad. Jalap. Dr. ½, Kali sulphuricum Scr. ½, M. f. pulv. S. auf einmal.

3. Gutti.

Pharmakographie. *Gummi Gutti.* — Gutti.

Das Gutti ist ein Gummi-Harz und wird aus China erhalten. Der Baum, der es liefert, ist nicht bekannt (es soll ein *Hebradendron* sein). Es ist der an der Luft verhärtete gelbe Saft, welcher in Tropfen ausfliesst, wenn man Blätter oder Zweige abbricht.

Grosse, dichte, spröde Stücke, röthlich-gelb, gepulvert citronengelb, nass gemacht gelb; enthält Harz (70 pCt.), Gummi (20—25 pCt.), Wasser. Partiell löslich in Wasser, Weingeist, Essig, Alkalien. — Geruch fehlt; Geschmack fehlt anfangs, hinterher aber scharf und etwas süsslich.

Präparate. G. contusum und pulver., als Reizmittel Gr. ¼—½ alle 3 Std., als gelindes Catharticum Gr. 1—3, täglich 2mal; als Drasticum (nicht zu empfehlen) Gr. 10—20 in getheilter Gabe (bei Bandwurm, Geisteskrankheiten). — In Pillen (selten in Pulver, Auflösung, Emulsion).

Wirkung. Irritirt Magen und Darmkanal sehr, macht in kleinen Gaben flüssige Sedes und treibt den Urin, in grossen Gaben starkes Purgiren unter Leibschmerzen, oft auch mit Erbrechen; wirkt in sehr grossen Gaben (Dr. ½—1) unter heftigem Erbrechen und Laxiren als giftiges Acre.

Anwendung. Als starkes Drasticum: bei Wassersucht (hier meistens in *refracta dosi*, damit es zugleich
diuretisch wirke), beim Bandwurm, und in Fällen, wo
eine starke Ableitung auf den Darmkanal nöthig wird
(hartnäckige Verstopfung, Leberkrankheiten, chronische
Exantheme, Apoplexie, Lähmungen).

℞ Gutti pulv., rad. Squill. pulv. āā Gr. 12, Sapon. medic. Dr. 1,
Spir. Vini q. s. ut f. pilul. 48. D. S. 4mal tägl. 2 Stück (bei Wassersucht).

℞ Gutti pulv. Gr. 6, Extr. Aloës Dr. ½, Extr. Taraxac. q. s. ut f.
pil. 20. D. S. tägl. 2mal 1—3 Stück. (Drastisch, nach Heim.)

4. Colocynthis.

Pharmakographie. Koloquinthen. — Fructus.

*Cucumis Colocynthis (Cucurbitaceae; — Monoecia mo-
nadelphia)*, eine einjährige krautartige Pflanze in Syrien,
Kleinasien und den griechischen Inseln. Die Frucht gehört zu den Kürbissen und hat die Gestalt und Grösse
einer Apfelsine. Schale gelb, glatt, dünn, lederartig;
Mark weiss, schwammig, trocken, mit vielen Samen an
der Peripherie.

Die Früchte kommen geschält in den Handel. Angewendet wird
das Mark.

Bestandtheile: Colocynthin (der scharfe, bittere Stoff, chemisch indifferent, löslich in Wasser, Alkohol und Aether, 14 pCt.),
bitteres Harz, Gummi, Pektin. — Geruch schwach; Geschmack sehr
bitter, scharf.

Präparate und Form. 1) Colocynthis *(pulpa Colocynthidis*, in der Regel *a seminibus liberata)*, als Irritans
zu Gr. ½—2 täglich einigemal; als Drasticum zu Gr.
3—5, (selten bis 10). — In Abkochung (mit Bier, Dr. 1
mit Unc. 9 auf Unc. 6, täglich 3—4mal 1 Esslöffel); selten im Aufguss. — Im Ganzen selten, lieber wählt man:

2) *Colocynthis praeparata* (Colocynthis a seminibus liberata et conc. 5, Gummi arab. 1, mit Wasser zu einer
Paste gemacht, dann getrocknet und gepulvert); in gleichen Dosen wie jene; in Pulver, Pillen.

3) *Extractum Colocynthidis* (mit Weingeist digerirt),
als Irritans zu Gr. ¼—½, als Drasticum zu Gr. 1—4 (selten mehr), in Pillen. — (Selten in Klystieren, z. B. Scr. 1
bei Coma.)

4) *Tinctura* (Coloc. conc. a semin. liber. 1, sem. Anisi
stell. ⅛, Spir. Vini rctfss. 12, macerirt, ausgepresst), als

Irritans zu Gutt. 5—20 (nicht als Drasticum), in Mixturen
(mit schleimigem Vehikel).

Wirkung. Kleine Gaben (Gr. $^1/_4$—$^1/_2$) irritiren;
mittlere (Gr. 1—3) vermehren die Secretionen des Darms
und der Leber und machen wässerige Sedes unter Leibschmerzen; grosse (Gr. 5) machen häufige, wässerige und
schmerzhafte, leicht auch blutige Stühle und Erbrechen;
sehr grosse (Scr. 1) wirken als scharfe Gifte (Entzündung
des Darmkanals mit Exsudat; doch erfolgt häufig Ge-
nesung).

Anwendung. 1) Grosser Torpor des Darmkanals,
z. B. Lähmungen (von Affection des Gehirns und Rückenmarks, Geisteskrankheiten). — 2) Geisteskrankheiten,
Leberkrankheiten, Hypochondrie, Wassersucht, Blennorrhöen; hierbei als Drasticum in mittleren Gaben.

5. Euphorbium.

Pharmakographie. Ein Gummi-Harz.

Euphorbia officinarum (*Euphorbiaceae;* — *Dodecandria trigynia*), eine strauchartige, 3—4 Fuss hohe Pflanze
in den heissen Gegenden von Afrika. Aus der geritzten
Rinde fliesst ein scharfer Saft, der an der Luft erhärtet
und das Gummi-Harz darstellt. Es wird auch von andern Species der Euphorbia in Afrika gewonnen, besonders von *Euphorbia canariensis.*

Kleine, gelbliche, undurchsichtige Stücke, meist mit einem Loche
(von dem Dorn, an welchem der Saft getrocknet ist).

Bestandtheile: Harz (50 pCt.), Wachs, Caoutchouc, äpfelsaure Salze.

Geruch unmerklich, der Staub aber erregt heftiges Niesen und
irritirt das ganze Gesicht. Geschmack sehr scharf, brennend, macht
grosse Trockenheit im Halse.

Präparate und Form. *Euphorbia contusa* und *pulverata.* Innerlich als Drasticum zu Gr. 1—10, gegenwärtig ausser Gebrauch. — Aeusserlich selten, zu
Pflastern (Dr. $^1/_2$—1 auf Unc. 1, zur Verschärfung anderer
Pflaster), Salben (Dr. $^1/_2$—1 auf Unc. 1).

Wirkung. Aeusserlich irritirt es die Haut stark,
und zieht Blasen unter heftigen Schmerzen. Innerlich
irritirt es Magen und Darmkanal heftig, macht Erbrechen und heftige Diarrhöe, Ohnmachten, Entzündung.

Es ist das heftigste Drasticum und eines der gefährlichsten scharfen Gifte.

Anwendung. Wegen seiner Heftigkeit und Gefährlichkeit jetzt ausser Gebrauch. Auch äusserlich selten zur Verschärfung anderer Irritantia, weil es viel Schmerzen macht und leicht zu heftig irritirt.

6. Croton.

Pharmakographie. Semen und Oleum.

Croton Tiglium L., *Tiglium officinale* Klotzsch (*Euphorbiaceae; Monoecia monadelphia*), ein Strauch des indischen Archipelagus. Die Samen, *Grana Tiglii*, enthalten in einer nicht scharfen Schale (35 pCt.) einen sehr scharfen Kern, aus welchem durch Auspressen ein sehr fettes Oel, *Oleum Crotonis*, Crotonöl, gewonnen wird.

Bestandtheile der Samen: Crotonsäure (sehr scharf, flüchtig), Crotonin (? eine Basis), fettes Oel, Harz, Gummi, Eiweiss.
Bestandtheile des Oels: fettes Oel (mild), Crotonsäure, Harz. Das Oel ist löslich in Aether und Oleum Terebinth., wenig in Alkohol. Geruch des Oels unangenehm; Geschmack scharf, brennend.

Präparate und Form. *Oleum Crotonis* (*Tiglii*), zu Gutt. ⅛—½ (bei Geisteskranken selbst zu Gutt. 1—2), als Drasticum. — In Pillen (mit Seife subigirt), Mixturen (in fetten Oelen gelöst, oder mit Syrup und Schleim). — Aeusserlich zu Klystieren (Gutt. 1—2—3), Einreibungen (etwa Gutt. 2—10 einzureiben, pur oder verdünnt mit Oleum Terebinthinae, Rosmarini, Papaveris).

Die Präparate der Grana Tiglii sind ausser Gebrauch; sie wirken heftig und unsicher.

Es macht schleimige, wässerige Stühle mit mehr oder weniger Leibschmerzen. Grosse Gaben sind scharfe Gifte; doch scheinen nur sehr grosse (Scr. 1) tödtlich zu wirken. Aeusserlich in die Haut gerieben macht es Erythem und Pusteln, und zuweilen (aber sehr unsicher) Diarrhöe.

Anwendung. Als Drasticum, in allen geeigneten Fällen. — Aeusserlich in Einreibungen, als Derivans, bei chronischen Entzündungen des Halses, der Lungen, des Unterleibs, bei Neuralgien.

7. Gratiola.

Pharmakographié. Gnadenkraut. — Herba (auch Radix).

Gratiola officinalis (*Scrofularineae; — Diandria monogynia*), ein Kraut in Deutschland und Frankreich, an feuchten Orten. Stengel 1 Fuss hoch und darüber, aufrecht, vierkantig, gegliedert, wenig ästig. Blätter sitzend, kreuzweis gegenständig, glatt, lancettförmig. Blumen weissgelblich mit weissröthlichem Rande, einzeln achselständig; Kelch und Krone einblättrig. Angewendet wird das Kraut mit den Blüthen.

Bestandtheile: ein scharfer harziger und ein bitterer Extractivstoff, Gummi, Schleim, viel Salze (besonders Kochsalz). — Ohne Geruch; von scharfem, bitterem, widrigem Geschmack.

Präparate und Form. 1) *Herba concisa* und *pulverata*, zu Gr. 2—4 und mehr, täglich einigemal (die Dosis ist unsicher; oft wird bis zur drastischen Wirkung Scr. ½—1 nöthig); in Pulver, Pillen, Abkochung (Dr. 1—4 mit Unc. 12 auf Unc. 8, 2stündl. 1 Esslöffel). — Aeusserlich, in Abkochung, zu Klystieren (Dr. ½—1), Umschlägen.

2) *Extractum* (aus dem frischen Kraut, das zerquetscht, ausgedrückt und wiederholt mit Weingeist extrahirt wird; die Auszüge gemischt und eingedickt); zu Gr. 2—4 und mehr, täglich einigemal; als Drasticum etwa Gr. 10. In Pillen, Mixturen (mit Aromaticis).

Wirkung. Kleine Gaben irritiren den Magen und Darmkanal, vermehren die Sekretionen desselben und der Leber, machen flüssige Sedes und wirken auch diuretisch. Mittlere und grosse Gaben drastisch, oft auch nauseos und emetisch. Sehr grosse Gaben als scharfe Gifte.

Anwendung. Als Drasticum und Resolvens bei atonischen Krankheiten der Unterleibsorgane (besonders der Leber); früher vielfach gepriesen, jetzt ziemlich obsolet.

Aeusserlich als *Acre resolvens* bei gichtischen, rheumatischen Geschwülsten, Milchknoten, Extravasaten von Blut. (Obsolet.)

8. Spina cervina.

Pharmakographie. Kreuzdorn. — Baccae.

Rhamnus cathartica (Rhamneae; — Pentandria mono-gynia), ein Strauch allenthalben in Europa. Die reifen Früchte sind schwarze, runde Beeren, von der Grösse der Erbsen, mit 4 Samen und einem saftigen, dunkelgrünen, fleischigen Mark.

Bestandtheile: scharfer Extractivstoff (Rhamno-Cathartin, Rhamnin), Gummi, Farbstoff, Säuren. — Geruch unangenehm; Geschmack widerlich, bitter und scharf.

Präparate: 1) *Baccae recentes, siccae* und *pulvera-tae*, auch *Fructus Rhamni catharticae* genannt; etwa 20 Beeren oder Dr. 1 des Pulvers; obsolet.

2) *Syrupus (Syrupus domesticus)*, aus dem Safte der zerquetschten frischen Beeren, der sich nach der Gäh-rung abgeklärt hat (auf 5 Th. des abgeklärten Saftes 9 Th. Zucker). Zu Unc. 1—2 *pro die* (gewöhnlich als Adju-vans). Für Kinder pur, theelöffelweise.

Wirkung. Drastisch (unter Leibschmerzen abführ-rend), auch diuretisch.

Anwendung. Als Drasticum besonders in der Was-sersucht.

Die innere Rinde (cortex interior) von *Rhamnus cathartica* und be-sonders von *Rhamnus Frangula* (Faulbaum) — auch von *Sambucus nigra* (Hollunder), sowie die turiones und folia von *Sambucus nigra* und die radix von *Sambucus Ebulus* haben ähnliche Wirkung.

Hierher gehören noch:

1) *Elaterium*, aus dem Safte der Frucht von *Momordica Elaterium* (Eselsgurke — *Cucurbitaceae* — im südlichen Europa), auf verschiedene Weise bereitet, daher ungleich. *Elaterium album*, das getrocknete Se-diment des frisch ausgepressten Saftes. Dosis verschieden, Gr. $\frac{1}{16}$—$\frac{1}{2}$, von schlechtern Sorten (*Elaterium nigrum*, *Extractum Elaterii*) Gr. 1—10. Wegen dieser Verschiedenheiten ausser Gebrauch. Angewendet wie Koloquinthen.

2) *Bryonia*, radix, von *Bryonia alba* und *Bryonia dioica* (Zaunrübe; *Cucurbitaceae* — in Deutschland). Wurzel gegen 2 Fuss lang, mehrere Pfund schwer. Gebraucht wird Succus recens expressus zu Dr. 1—4, Radix pulv. zu Scr. 1—2, Decoctum radicis concisae zu Unc. $\frac{1}{2}$ mit Unc. 9 auf Unc. 6 (2stündl. 1 Esslöffel). Wirkung als Drasticum, Diure-ticum, Emeticum sehr unsicher; daher ausser Gebrauch. Angewendet wie Koloquinthen.

3) *Cataputia minor*, semina und oleum (fettes Oel), von *Euphorbia Lathyris*; desgleichen *Euphorbium* von einheimischen Arten der Euphor-bia. Sehr scharf, sehr drastisch, aber sehr ungleich; daher ausser Ge-

brauch. — (Die *semina Cataputiae majoris* sind die *semina Ricini communis*, aus welchen das Oleum Ricini bereitet wird. Sie heissen auch *semina Ricini minoris*.)

4) *Ricinus major*, semina und oleum (fettes), von *Jatropha Curcas* (in Mittel-Amerika); wie Grana Tiglii und Oleum Crotonis; sehr drastisch und unsicher.

5) *Scammonium* (*Scammonium Halepense*), der ausgeschwitzte und an der Luft verhärtete Saft von *Convolvulus Scammonia* (in Kleinasien, Syrien). Als Irritans zu Gr. 1—3, als Drasticum zu Gr. 5—10—15; etwa wie Resina Jalapae; wegen seiner ungleichmässigen Schärfe jedoch nicht zu empfehlen.

6) *Agaricus albus*, L ä r c h e n s c h w a m m, ein Pilz (*Boletus Laricis*) auf alten Lärchenbäumen (*Pinus Larix*). Wirkt drastisch, aber langsam und unter vielen gastrischen Beschwerden, daher als Drasticum (Dr. ½—1) ausser Gebrauch. — In kleinen Dosen (Gr. 2—4, in Pulver, Abends vor dem Schlafengehen) gegen die colliquativen Schweisse (bei Schwindsucht) empfohlen, aber nicht bewährt.

7) *Cahinca*, radix, von *Chiococca racemosa* (*Rubiaceae;* im mittleren Amerika). Drastisch, auch diuretisch; macht oft Erbrechen. Empfohlen bei Wassersucht, als Emmenagogum, gegen Syphilis, Würmer, u. a., soll auch (wie Digitalis) den Herzschlag langsamer machen. Sie hat sich nicht bewährt, ist daher wieder aufgegeben. Man gab Cortex radicis im Aufguss, Dr. ½—2 *pro die*.

Vierte Ordnung.

Acria diuretica.

1. Cantharides.

Pharmakographie. Spanische Fliegen.

Die s p a n i s c h e F l i e g e, *Lytta vesicatoria* (*Cantharis vesicatoria, Meloë vesicatorius; — Insecta Coleoptera*), ein Käfer im mittleren und südlichen Europa; goldgrün glänzend, von unangenehmem, fast betäubendem Geruch und von Anfangs süsslichem, bald aber sehr scharfem und fressendem Geschmack. Ein getrockneter Käfer wiegt Gr. 1½.

Bestandtheile: Cantharidin, grünes und gelbes Fett, Harnsäure, Essigsäure, phosphorsaure Salze, Extractivstoff. — Cantharidin ist in heissem Alkohol, in Aether, fetten und ätherischen Oelen löslich, und in Verbindung mit den übrigen Bestandtheilen der Canthariden auch mit Wasser und kaltem Alkohol extrahirbar. Es ist das scharfe, Blasen ziehende Princip.

Präparate und Form. 1) *Cantharides contusae* und *pulveratae*, zu Gr. ½—1 (und mehr in der Wasserscheu) täglich 2—3mal; in Pulver (nicht gut, immer mit viel Schleim), Pillen, oder mit fettem Oel infundirt. — Aeusserlich zu Streupulvern, Salben.

2) *Oleum Cantharidum infusum* (1 mit Oleum Olivarum 4 im Wasserbade digerirt). Innerlich etwa Gutt. 1—3 täglich 2—3mal; pur (gut eingehüllt), mit fetten Oelen verdünnt, oder in Emulsion. — Aeusserlich zu Einreibungen, Salben.

3) *Tinctura* (1 mit Spiritus Vini rectificatissimus 6 macerirt, ausgepresst), zu Gutt. 3—10 (und mehr, bis 20), verdünnt und eingehüllt. — Aeusserlich zu Zahnmitteln, Injectionen (bei Fisteln Dr. 1—2 auf Unc. 3), Waschungen.

4) *Unguentum Cantharidum* (*Unguentum irritans;* aus Oleum Cantharidum infusum 3 mit Cera alba 2 zusammengeschmolzen); zum Verbinden, Einreiben.

5) *Emplastrum Cantharidum ordinarium* (*Emplastrum vesicatorium ordinarium;* Canthar. contus. 2 auf eine Pflastermasse von Cera flava 4, Terebinth. commun., Ol. Olivar. āā 1,) als Blasenpflaster, selten als Irritans für die Haut.

6) *Emplastrum Cantharidum perpetuum* (nach Pharm. Boruss. Canth. pulv. 2, Euphorb. pulv. 1 auf eine Pflastermasse von Terebinth. commun., Mastiche pulv. āā 6); hart, zerbrechlich. Man lässt es gewöhnlich so lange liegen, bis es von selbst abfällt.

7) *Emplastrum Cantharidum Parisiense*, Bandpflaster (Tinct. Canthar. 8, Resina burgund. 4, Ol. Lini inspiss. 2, Bals. peruv. 1), eine sehr gute Mischung; angewandt wie Empl. Canth. perpetuum.

Wirkung. Kleine Gaben (Gr. ½) diuretisch; zuweilen auch als Expectorans, Diaphoreticum und Aphrodisiacum. Mittlere Gaben (etwa Gr. 2) irritiren den Magen, Darmkanal, und besonders die Nieren, und erregen Drang zum Uriniren unter Schmerzen und mit Absonderung von wenig (oft blutigem) Harn; häufig mit Priapismus und Satyriasis. In grossen Gaben tritt die sehr schmerzhafte und blutige Dysurie und eine schmerzhafte und rasende Satyriasis besonders hervor. Sehr grosse Gaben (Scr. 1) tödten als scharfe Gifte, indem sie besonders Entzündung des Darms und der Nieren erzeugen.

Aeusserlich, auf der Haut, machen die spanischen
Fliegen Erythem und Entzündung mit Blasenbildung.
Die Blase wird von der Epidermis gebildet, und enthält
5—6 pCt. Eiweiss.

Anwendung. 1) Ischurie und Incontinentia urinae,
bei reiner Atonie der Blase (Schwäche oder Lähmung). —
2) Chronische Blennorrhöe der Harnorgane, Torpor der
Genitalien (als Aphrodisiacum und Emmenagogum); selten mit Erfolg. — 3) Chronische Exantheme (Lepra, Lichen, Psoriasis), Lähmungen, Neurosen; empirisch. —
4) Hydrophobie, als Specificum (sowohl prophylaktisch,
als curativ); in grossen Dosen (Gr. 1—2) täglich 2—5mal,
bis Strangurie eintritt. Es hat sich hier das Mittel aber
nicht als sicher bewährt.

Aeusserlich. Als Rubefaciens selten. — Als Vesi-
cator sehr sicher, wenig schmerzhaft (eigentlich nur un-
bequem), daher ausschliesslich im Gebrauch. Das Emplastrum Cantharidum ordinarium zieht in 8—10 Stunden
eine entsprechend grosse Blase, die man ansticht und mit
einfacher Salbe (Talg) verbindet. — Als Irritans bei torpiden Geschwüren, Fisteln (Canth. pulv., Unguent. Canth.
und Tinct. Canth.), auch als Derivativum zu Einreibungen bei Lähmungen, Neurosen (Zahnschmerzen).

Als Gegengift: Emetica, sodann Emollientia (aber nicht fette
Oele). Gegen die Dysurie Campher; als Prophylacticum, damit die
Canthariden die Nieren nicht zu sehr afficiren, Campher oder (wohl
besser) Opium.

2. Formica.

Pharmakographie. Ameise.

Die Ameisen, *Formica rufa* (*Insecta Hymenoptera*),
leben bei uns in Wäldern in grossen Gesellschaften. Sie
haben einen eigenthümlichen sauren Geruch und geben
einen scharfen Saft von sich, der auf der Haut ein bren-
nendes Erythem erregt.

Bestandtheile: *Acidum formicicum*, ätherisches Oel, Fett,
Eiweiss, phosphorsaure Salze. — Die Ameisensäure (*Acidum formicicum*) ist der scharfe Stoff, eine farblose, in der Kälte krystallisirbare Flüssigkeit, $C^2H^2O^3$ (oder $2CO + H^2O$, d. h. 2-Atome Kohlenoxyd
und 1 Atom Wasser).

Präparate und Form. 1) *Spiritus Formicarum*
(Formic. 1, Spir. Vini rectificat. 2, Aqua comm. q. s., da-

von partes 2 überdestillirt; enthält Ameisensäure, ätherisches Oel, und es bildet sich Ameisenäther). Innerlich zu Scr. 1—2 (ausser Gebrauch). — Aeusserlich zu Einreibungen, Waschungen (häufig). — Statt dessen auch *Tinctura Formicarum* (Formic. recent. pulv. 2, Spir. Vini rect. 3).

2) *Formicae viventes contusae*, nur äusserlich, zu Bädern (2—4 Quart in einen Beutel gebunden), Bähungen (infundirt).

Wirkung. Die Ameisen irritiren den Magen, den Darmkanal und die Nieren und wirken diuretisch, nach Art der Canthariden. Aeusserlich machen sie Brennen und Entzündung der Haut, mit geringer Ausschwitzung, die in Abschuppung endigt.

Anwendung. 1) Innerlich ausser Gebrauch. Früher bei Wassersucht, chronischen Rheumatismen, chronischen Exanthemen, Neuralgien. — 2) Aeusserlich bei chronischen Rheumatismen, Lähmungen, Neuralgien.

3. Sabina.

Pharmakographie. Sadebaum. — Herba s. Summitates.

Juniperus Sabina (*Sabina officinalis* Garke), der Sadebaum (*Coniferae; — Dioecia monadelphia*), ein Strauch des südlichen Europa, bei uns in Gärten gezogen. Aeste zahlreich, gegenständig. Blätter in 2 oder 3 Reihen, sehr kurz, dicht gedrängt, spitz. Die Spitzen der Aeste und Zweige mit den Blättern werden im April gesammelt.

Bestandtheile: ätherisches Oel (sehr reichlich), Harz, Chlorophyll, Extractivstoff. — Geruch eigenthümlich, terpenthinartig. Geschmack scharf, bitter, unangenehm.

Präparate und Form. 1) *Herba concisa* und *pulverata*. Innerlich (zu Gr. 5—20, täglich 2—3mal) in Pulver, Pillen (nicht zweckmässig, weil es gepulvert sehr verliert), im Aufguss, täglich Dr. 1—4 auf Unc. 4—6. — Aeusserlich zu Streupulver, Salben; infundirt zu Umschlägen.

Besser ist immer das frische Kraut (nur in etwas grössern Dosen), denn das getrocknete wird leicht unwirksam. Meist zieht man das Oleum aethereum vor.

2) *Oleum Sabinae* (*aethereum*), wasserhell, von Geruch durchdringend und etwas betäubend, von Geschmack sehr scharf und widerlich bitter; zu Gutt. ½—1, täglich 2— 3mal; als Elaeosaccharum in Mixturen, in Pillen. A e u s s e r l i c h zu Einreibungen, Salben.

W i r k u n g. Mässige Gaben diuretisch und emmenagogisch, unter geringen Beschwerden. Grosse Gaben mit bedeutenden gastrischen Beschwerden (Erbrechen, Diarrhöe), Congestionen, Dysurie. Bei Schwangern entsteht nach grossen Gaben zuweilen Abortus.

Sehr grosse Gaben machen Enteritis und tödten als scharfe Gifte. Die vorzüglichste Wirkung liegt in dem ätherischen Oele.

A n w e n d u n g. 1) Atonische Menostasie, schmerzhafte Menstruation (mit Borax), und andere Atonien des Uterus (Blutungen, Anschwellungen und andere Uebel in Folge des Wochenbettes, Fluor albus, Sterilitas). — 2) Wassersucht, Gicht, chronische Rheumatismen, chronische Exantheme, Lähmungen (hauptsächlich als Diureticum). — 3) A e u s s e r l i c h, als Irritans, gegen Caries, Ulcera putrida, Condylome, in Form von Breiumschlägen (herba recens mit Honig), Salben, oder das Oleum aethereum in Tincturen.

4. M e z e r e u m.

P h a r m a k o g r a p h i e. Seidelbast. — Cortex.

Daphne Mezereum, K e l l e r h a l s (*Thymeleae; — Octandria monogynia*), eine 2—4 Fuss hohe Pflanze in unsern schattigen und bergigen Wäldern, welche Februar bis April blüht, und erst nach der Blüthe Blätter treibt. Die Rinde ist bräunlich oder grünlich. Getrocknet sind es lange, leichte Stücke, dünn, zart, aussen dunkelgrün, innen gelblich, faserig und glatt.

B e s t a n d t h e i l e: fettes Oel, Harz, Daphnin, Gummi. Das Daphnin ist chemisch indifferent und nicht scharf; die Schärfe liegt in dem fetten Oel. — Ohne Geruch; von brennend scharfem Geschmack.

P r ä p a r a t e. 1) *Cortex in frustulis*, ä u s s e r l i c h als *Exutorium* (die getrocknete Rinde zuvor mit Wasser oder Essig aufgeweicht, und Stücke von 1—2 Zoll auf die Haut gelegt).

2) *Cortex concisus* und *pulveratus*, zu Dr. $\frac{1}{2}$—2, in Tisanen abgekocht (Unc. 16 auf Unc. 12); dazu Liquiritia, Emollientia und Amara. — Aeusserlich selten.

Wirkung. Kleine Gaben diuretisch, zuweilen auch die Absonderungen der Haut, der Schleimhäute und Speicheldrüsen vermehrend. Grosse Gaben irritiren den Magen und Darmkanal sehr und vergiften nach Art der Acria. — Aeusserlich macht die Rinde Entzündung der Haut unter erheblichen Schmerzen, Exsudat, und bei fortgesetzter Einwirkung entsteht ein Geschwür, welches nur langsam wieder heilt.

Anwendung. Gegen Gicht, chronische Rheumatismen, chronische Exantheme, Wassersucht, Skrofeln, secundäre Syphilis, asthenischen Croup, theils als Diureticum, theils als blutreinigendes Mittel. — Aeusserlich als Exutorium, wo man stärker ableiten will, als solches durch Emplastrum Cantharidum geschehen kann. Der Verband mit der in Essig oder Wasser geweichten Rinde wird 3—4mal wiederholt (Morgens und Abends), bis eine Blase entsteht; diese wird einige Tage unterhalten, und dann eine andere Stelle gewählt (damit nicht Geschwüre entstehen).

Die Rinde von *Daphne Laureola L.* lässt sich ähnlich anwenden.

5. Colchicum.

Pharmakographie. Zeitlose. — Radix (bulbus), semina.

Colchicum autumnale, herbstliche Zeitlose (*Melanthaceae; — Hexandria trigynia*), eine kleine ausdauernde Pflanze bei uns auf feuchten Wiesen. Die Wurzel ist eine rundliche, fast konische Zwiebel, aussen braun, lederartig, innen weiss, fleischig, saftig. Die alte Zwiebel stirbt jedes Jahr ab, und ersetzt sich an der Seite durch eine neue. Blüht im Herbst, treibt im Frühling Blätter und entwickelt im Sommer die vielen, kleinen, runden Samen in einer dreifächerigen Kapsel.

Bestandtheile der Wurzel: Colchicin (gallussauer), Gummi, Inulin, saures Fett. Die Samen enthalten mehr Colchicin, und lassen sich getrocknet besser aufbewahren. Das Colchicin ist ein Alkaloïd, dem Veratrin ähnlich, löslich in Wasser und sehr giftig (als Acre; es ist ohne Geruch, reizt nicht zum Niesen, sehr bitter, scharf und kratzend). Das Inulin ist eine Art Stärke. — Geruch der Wurzel widrig; Geschmack mehlig, bitterlich, scharf. Geruch der Samen schwach; Geschmack bitterlich.

Präparate und Form. 1) *Radix concisa* und *pulverata*, zu Gr. 3 und mehr, täglich einigemal. Selten, weil die getrocknete Wurzel sehr viel an Kraft verliert.

2) *Semina,* zu Gr. 2 und mehr; selten, lieber Tinctura und Vinum seminis Colch.

3) *Vinum radicis* (1 Th. rad. recentis mit Vin. Madeirens. 2 macerirt, ausgepresst); zu Gutt. 10—20, gewöhnlich pur, mehrmals täglich.

4) *Vinum seminum* (1 mit Vin. Madeir. 5 macerirt, ausgepresst); wie Vinum radicis.

5) *Tinctura seminum* (1 mit Spir. Vini rectificat. 5 macerirt, ausgepresst); wie Vinum seminum.

Wirkung. Kleine Gaben diuretisch und diaphoretisch; mittlere drastisch; bei wiederholter Einwirkung mit Ekel, Erbrechen, grosser Störung der Verdauung und grosser Schwächung. Grosse Gaben giftig. Der Puls wird bei mässigen Gaben unregelmässig und langsam; bei grossen Gaben treten colliquative Diarrhöe, Collapsus und nervöse Erscheinungen ein. — Versuche mit Colchicin zeigten, dass es die Empfindlichkeit der Haut selbst bis auf Null herabsetzt.

Anwendung. 1) Gastrische, katarrhalische Fieber mit venösem Charakter, nach Beseitigung des synochalen, zur Beförderung der Krisen. So bei Erysipelas, Bronchitis, Katarrh. — 2) Gicht, mit atonischem, venösem, nicht mit synochalem Charakter; sehr geschätzt. — 3) Rheumatismen; nicht bei entzündlichem, synochalem Charakter. — 4) Lungenkrankheiten; chronische, venöse Entzündungen; Blennorrhöen. — 5) Wassersuchten, besonders bei sogenannten venösen Stockungen. — 6) Bandwurm, Singultus, Brustwassersuchten, Fluor albus; hier empfohlen, aber nicht gehörig erprobt.

Die Präparate der getrockneten Wurzel, wie Acetum Colchici, Oxymel Colchici, lassen sich nicht empfehlen.

6. Squilla.

Pharmakographie. *Scilla,* Meerzwiebel. — Radix s. Bulbus.

Scilla maritima — Urginea Scilla Steinheil — (*Liliaceae; — Hexandria monogynia*), an den sandigen Küsten des mittelländischen Meeres, besonders in Griechenland und Sicilien. Die Wurzel ist eine Zwiebel; die äussern Schuppen braunröthlich, häutig und trocken; die innern weisslich oder grünlich, dick, fleischig und saftig; der Saft weiss, schleimig und scharf, die Cutis sehr irritirend. Angewendet werden nur die mittleren Schuppen, und die äussern als zu trocken, die innern als zu schleimig verworfen.

Bestandtheile: ein scharfer, bitterer und harziger Extractivstoff (im reinen Zustande Scillitin genannt), Tannin, Gummi, Zucker, Kalksalze. — Geruch schwach, nach Zwiebeln. Geschmack schleimig, widerlich bitter und scharf.

Präparate und Form. 1) *Radix concisa* und *pulverata*, zu Gr. 1—3 täglich 3—4mal; in Pulver, Pillen und Bissen, Aufguss (Dr. ½ mit Unc. 6, esslöffelweise.) — Aeusserlich in Salben, z. B. 1 mit Unguent. Hydrargyri cinereum 2 (bei Wassersucht).

2) *Acetum Scillae* (*Acetum scilliticum*), aus 1 mit Acet. crud. 10 macerirt und ausgepresst; zu Dr. ½—1½ täglich einigemal; in Mixturen, Saturationen (wo aber die Dosis des Acetum Scillae genau anzugeben und nicht, wie bei Acetum crudum, mit „*quantum satis*" anzusetzen ist). — Selten äusserlich.

3) *Extractum* (mit Wasser macerirt, ausgepresst, abgedampft und ausgetrocknet; Pulver); zu Gr. ½—1 täglich einigemal. — Aeusserlich in Linimenten, Salben (auch endermatisch, zu Scr. 1 und vorsichtig steigend).

4) *Tinctura* (1 mit Spir. Vini rectificat. 6 macerirt, ausgepresst) zu Scr. ½ — Dr. ½ täglich einigemal.

Die *Tinct. Scillae kalina* (Rad. Scillae Unc. 1, Kali caust. Dr. 1, Spir. Vini rectft. Unc. 6 digerirt) zu Gutt. 10—20 tägl. einigemal, mit Mucilaginosis.

5) *Oxymel Scillae s. scilliticum* (Acet. Scill. 1, Mel depur. 2 gemischt und zur Consistenz eines Syrups abgedampft), zu Dr. 1—4; pur, in Latwergen, Mixturen. Für kleine Kinder theelöffelweise als Emeticum.

Wirkung. Kleine Gaben vermehren die Secretion der Schleimhäute; mittlere machen gastrische Beschwerden und wirken diuretisch; grosse machen Erbrechen und seröse Diarrhöe unter bedeutenden gastrischen Beschwerden; und sehr grosse wirken als scharfnarkotisches

Gift. Die Dosen lassen sich nicht genau bestimmen, man muss daher immer nur vorsichtig steigen.

Anwendung. 1) Wassersuchten (mit Calomel, Alkalinis, Ammoniakalien, Gummi, Ammoniacum). — 2) Lungenkrankheiten, namentlich Katarrhe (nicht sthenische) und Blennorrhöen (mit Senega, Salmiak, Goldschwefel, Calomel). — 3) Als Emeticum, aber nur als Adjuvans (und zugleich als Constituens) in Form des Oxymel.

Aeusserlich als Diureticum, in Salben oder endermatisch (wo sie innerlich nicht vertragen wird).

Man vergesse nicht bittere, aromatische, weinige Corrigentien zuzusetzen, da das Mittel die Verdauung stark angreift.

1. ℞ Rad. Scill. Gr. 6, Rad. Calam., Natri carbon. dep. sicc. āā 3β, Elaeosacch. Junip. (e Gutt. 9) 3jj. M. f. pulvis; divide in 6 part. aequ. S. tägl. 3mal ein Pulver. — *Pulv. diureticus Pharm. milit. Boruss.*

2. ℞ Opii Gr. 5, Rad. Ipecac. pulv. ꝺβ, Rad. Scill. pulv. ꝺj, Rad. Pimpinell. pulv. 3β, Extr. Pimpinell. q. s. ut f. pilul. 60. S. Alle 3 Std. 1 Pille. — Heim's berühmte Pillen bei Wassersucht mit Durchfall.

3. ℞ Aceti Scill. 3j, Liqu. Kali carbon. q. s. ad saturat., Infus. bacc. Juniper. 3v, Syrup. simpl. 3j, Spir. Aether. nitros. 3j. M. S. Alle 2 Std. 1 Esslöffel voll. Bei Wassersucht.

7. Ononis.

Pharmakographie. Hauhechel. — Radix.

Ononis spinosa (Leguminosae; — Diadelphia decandria), eine perennirende Pflanze bei uns an ungebauten Orten. Wurzel ästig, kriechend, holzig, sehr zähe, 1—2 Fuss lang und von der Dicke eines Federkiels oder kleinen Fingers. Der Stengel sehr ästig, geneigt, im Alter mit starken Dornen besetzt.

Geruch schwach; Geschmack schleimig, süsslich, wenig scharf. — Bestandtheile noch nicht genügend untersucht (Harz, Schleim, Zucker).

Präparate und Form. *Radix concisa* in Abkochung, Unc. ½—1 mit Unc. 12 auf Unc. 6—9, *pro die;* gewöhnlich in Species. — Selten radix pulverata, zu Dr. 1—3 *pro die.*

Wirkung. Diuretisch; oft weit kräftiger und weniger die Verdauung belästigend, als andere diuretische Mittel.

Anwendung. Wassersuchten. Weniger bei Krankheiten der Harnorgane (Stein, Katarrh, Tripper).

Hierher sind noch zu rechnen:

1) *Cantharides spuriae.* In verschiedenen Ländern und zu verschiedenen Zeiten sind als Canthariden angewendet worden:
a) Verschiedene Arten der Gattung *Lytta*: *L. vittata* (in Amerika), *L. coerulea* (Ostindien), *L. atrata, L. marginata* u. a.
b) Arten der Gattung *Mylabris*, als *M. Cichorii* (bei den Alten, und noch jetzt im Orient), *M. pustulata* (China).

2) *Vermes majales*, Maiwürmer. Arten der Gattung *Meloë*, als *M. proscarabaeus, M. majalis* u. a. Wirken den Canthariden ähnlich. und sind gegenwärtig obsolet. Bilden Ingredientien von nicht bewährten Geheimmitteln gegen Hydrophobie.

3) *Millepedes*, Kellerwürmer (*Oniscus Asellus* oder *O. Armadillo*, Thiere von der Klasse der *Crustaceae*). Früher als Diureticum und Expectorans empfohlen, jetzt aber (als ziemlich unwirksam und dabei sehr widerlich) obsolet.

4) *Coccionella*, Cochenille (die getrockneten ungeflügelten Käfer-Weibchen von *Coccus Cacti*, die auf den Blättern der *Opuntia cochenillifera* in Mexico leben). Ehedem gleichfalls diaphoretisch und diuretisch angewandt; neuerdings sehr gegen Keuchhusten empfohlen. Zu Gr. $\frac{1}{4}$—1—10, in Pulver oder Aufguss (stets in Verbindung mit Kali carbon. āā).

5) *Urea*, Harnstoff (chemisch = $C^2N^4H^8O^2$, dem cyansauren Ammonium, $N^2C^2O^2 + N^2H^8$, analog); farblose Krystalle, löslich in Wasser (1), und Alkohol (kalt 5, heiss 2); ohne Geruch und von kühlendem, widerlich bitterem Geschmack; findet sich gebildet im Harn und im Blute. Von französischen Aerzten als Diureticum empfohlen; Dosis Dr. $\frac{1}{2}$—2 *pro die*, in Mixturen.

6) *Coccognidium*, semina, Kellerhalskörner; die Samen von *Daphne Mezereum* (s. S. 296); sehr scharf und

heftig irritirend; daher nicht zu empfehlen. Angewendet
bei Wassersucht, Keuchhusten. — Die Rinde von *Daphne
Gnidium* (*Cortex Gnidii*), wie Cortex Mezerei. Beide
obsolet.

Fünfte Ordnung.
Acria aromatica.
1. Sinapis nigra.

Pharmakographie. Schwarzer Senf. — Semina.

Sinapis nigra — *Brassica nigra* Koch — (*Cruciferae;
Tetradynamia siliquosa*), eine einjährige Pflanze, die bei
uns theils wild wächst, theils gebaut wird. Stengel kahl,
aufrecht, 2—4 Fuss hoch. Blüthen in achsel- und gipfel-
ständigen Trauben. Die Frucht ist\ eine 2fächerige
Schote, in jedem Fache mit 4—6 kleinen, runden, dunkelbraunen Samen. Die Samen sind innen gelb, ölig,
ohne Geruch und von scharfem, stechendem Geschmack.

Bestandtheile: Sinapisin (chemisch indifferent, enthält
Stickstoff und Schwefel), Senfsäure (der Ameisensäure ähnlich),
Myronsäure (enthält Stickstoff und Schwefel, fettes Oel, Gummi,
Schleim), Myrosin (eine Art Eiweiss), Salze. Der scharfe Stoff
scheint sich nur unter Zutritt von Wasser zu bilden.

Dieser scharfe Stoff ist das Senföl, *Oleum Sinapis aethereum*,
welches durch Destillation der gequetschten Samen mit Wasser gewonnen wird. Es ist farblos, in 50 Wasser löslich, leicht in Alkohol
und Aether, von sehr starkem, stechendem Geruch, und sehr scharfem
und brennendem Geschmack. Bei Gegenwart von Wasser und Myro-.
sin bildet es sich aus den andern Stoffen des Senfes auf eine noch nicht
weiter bekannte Weise (ähnlich wie das Oleum Amygdalarum aethereum aus den bittern Mandeln).

Präparate und Form. 1) *Semina contusa* und *pulverata*, zu Dr. ½—1, täglich 2—3mal; in Pulver, Aufguss (mit lauem oder kaltem, nicht mit heissem Wasser,
Unc. 1 auf Unc. 6, täglich einige Esslöffel voll). —
Aeusserlich zu Mund- und Gurgelwässern (Dr. 1—2
auf Unc. 6), Waschungen, Bädern (Unc. 4—8 in einen
Beutel gebunden; Unc. 2—4 zu einem Fussbade), Sina-
pismen.

2) *Sinapismus* (*Farina Sinapis*, d. h. gepulverte Samen,
mit kaltem oder warmem Wasser zu einem Teig gemacht),

Senfteig; äusserlich als Rubefaciens (von der Dicke eines Messerrückens auf Leinwand gestrichen, auf die blosse Haut, oder über Flor gelegt).

3) *Oleum Sinapis aethereum*, äusserlich zum Einreiben (Gutt. 12 auf Weingeist Unc. ½).

Durch Zusatz von Essig wird die Bildung des Senföles gehindert; die Präparate werden dadurch schwächer. Den Sinapismus kann man nur durch Zusatz von Senföl schärfen; nicht aber durch Kochsalz, Pfeffer, Sauerteig, Meerrettig, Zwiebeln, die sämmtlich schwächer als Senf sind. Bedarf man eines sehr scharfen Sinapismus, so ist Oleum S. aethereum anzuwenden.

Wirkung. Mässige Gaben befördern die Verdauung; grosse Gaben werden oft ohne Nachtheil genommen (besonders zugleich mit andern Speisen), während sie in andern Fällen Erbrechen machen und selbst Entzündung erzeugen können. Das ätherische Oel wirkt in kleinen Gaben (Gutt. ⅛) diuretisch, diaphoretisch und expectorirend; es sind aber diese Wirkungen ziemlich schwach. Grössere Gaben irritiren sehr heftig und erregen Entzündung.

Aeusserlich macht der Senf, als Sinapismus, Erythem und Entzündung der Haut in kurzer Zeit (10—20 Minuten); bei längerer Einwirkung Blasen unter heftigen Schmerzen, und hartnäckige Geschwüre. Das Senföl wirkt noch schneller, und macht fast momentan Erythem und Entzündung.

Anwendung. Innerlich die Samen fast nur diätetisch (als Mostrich), selten pharmaceutisch bei Atonie der Verdauung, Scorbut; zuweilen auch (doch mehr empirisch) bei Rheumatismen, Tussis convulsiva, Trismus, Typhus, Wechselfieber.

Die Senfmolken, *Serum Lactis sinapinum* (auf Milch Libr. 1 Senf Unc. 1) mögen sich wohl von andern Molken nicht unterscheiden.

Aeusserlich als Rubefaciens (der Sinapismus sowohl, als das mit Weingeist verdünnte Oleum aethereum, *Spiritus Sinapeos*, Senfspiritus — s. oben) allgemein und vorzüglich in Gebrauch.

2. Sinapis alba.

Pharmakographie. *Eruca*, weisser Senf. — Semina.

Sinapis alba, eine einjährige Pflanze des wärmern Europa. Stengel behaart, aufrecht, 1—3 Fuss hoch. Die

Frucht ist eine 2fächerige Schote mit einem sehr langen
Schnabel (dem Griffel) gekrönt, und mit Haaren besetzt.
Die Samen klein, rund und gelblich; von schwachem,
flüchtigem Geruch und scharfem Geschmack.

Bestandtheile: denen des schwarzen Senfs ähnlich; reicher
an fettem Oel, und nicht fähig zur Darstellung des ätherischen Senf-
öls. Der scharfe Stoff ist nicht bekannt.

Präparate und Form. *Semina contusa* und *pulverata*, drachmenweise; zu Unc. ¹/₂—1 als gelindes Drasticum. — Nicht äusserlich.

Wirkung. Dem schwarzen Senf ähnlich, aber
schwächer.

Anwendung (selten). Bei atonischen Dyspepsien,
Verschleimungen.

3. Armoracia.

Pharmakographie. Meerrettig. — Radix.

Cochlearia Armoracia (*Cruciferae;* — *Tetradynamia
siliquosa*), wächst bei uns an feuchten Stellen und wird
häufig angebaut. Wurzel ausdauernd, mehrköpfig, ¹/₂—2
Zoll dick, 1—2 Fuss lang, aussen gelblich, innen weiss,
saftig und fleischig.

Bestandtheile: ätherisches Oel (dem Senföl ähnlich, enthält
Schwefel, bitteres Harz, Eiweiss, Stärke, Gummi, Salze). — Geruch
stechend, zu Thränen reizend; Geschmack brennend scharf. Durch
Kochen und durch Trocknen geht die Schärfe meist verloren.

Präparate und Form. *Radix recens*, geschabt (auf
einem Reibeisen), zu Dr. 2—4, täglich einigemal (mit
Zucker, Essig, oder in kaltem Aufguss). — Selten äusserlich, zu Waschungen. (Als Rubefaciens ist Senf vorzuziehen).

Wirkung. Mittlere und grosse Gaben befördern die
Verdauung; sehr grosse Gaben machen gastrische Beschwerden, Cardialgie, Erbrechen. In entsprechenden
Krankheiten wirkt das Mittel auch als Diureticum und
als Solvens. — Aeusserlich irritirt es die Haut schnell
und schmerzhaft, aber nicht so intensiv, wie Senf.

Anwendung. Gewöhnlich diätetisch bei atonischen
Dyspepsien, Verschleimungen, Wassersucht und Scorbut; doch auch in pharmaceutischen Formen. — Aeusserlich selten.

4. Cochlearia.

Pharmakographie. Löffelkraut. — Herba.

Cochlearia officinalis, eine Crucifere an den Küsten des nördlichen Europa, bei uns in Gärten gezogen. Die Wurzelblätter lang gestielt, rundlich, ganzrandig, saftig; die Stengelblätter kurz gestielt, lancettförmig, gezähnt; die obern sitzend. Blüthen weiss, klein, in Trauben. Angewendet wird das ganze Kraut mit der Blüthe, oder nur die Wurzelblätter.

Bestandtheile: ätherisches Oel, bitterer Extractivstoff, Harz, Eiweiss, Gummi, Salze. — Geruch beim Zerreiben eigenthümlich scharf. Geschmack scharf, bitter und salzig. — Getrocknet ist das Kraut fast ohne Geruch und ohne Geschmack und ziemlich unwirksam.

Präparate und Form. 1) *Herba recens*, einige Unzen *pro die*, als Salat; oder der frisch ausgepresste Saft (täglich Unc. 1—3); zuweilen auch in kaltem Aufguss (mit Wasser, Wein, Molken).

2) *Spiritus Cochleariae* (durch Destillation des frischen Krauts mit Weingeist und Wasser); äusserlich zu Mundmitteln.

Wirkung. Grosse Gaben befördern die Verdauung und vermehren die Absonderungen, besonders der Nieren.

Anwendung. Gegen Scorbut, besonders gegen Seescorbut. Die Kranken gebrauchen es aber erst, wenn sie wieder an das Land kommen, und es scheint, als ob die Cochlearia ihren Ruf nicht verdiene.

Aeusserlich, der Spiritus Cochleariae, gegen scorbutische Affectionen des Mundes (scheint keine besonderen Wirkungen zu haben).

Wie die Cochlearia kann man auch gebrauchen:
a) *Herba Nasturtii aquatici*, Brunnenkresse, von *Sisymbrium Nasturtium* (*Nasturtium officinale*, oder *Erysimum Nasturtium*);
b) *Erysimum officinale*, Hederich;
c) *Cardamine pratensis*, Wiesenkresse;
d) *Lepidium sativum*, Pfefferkraut, u. a.
Spilanthes oleracea, Parakresse (*Compositae*; — *Syngenesia aequalis*), das Kraut und die Blumen, eine Pflanze in Süd-Amerika; empfohlen gegen Scorbut und äusserlich gegen Zahnschmerzen. Eine *Tinctura Spilanthis composita* (aus herba et flores Spilanthis und herba et flores Inulae bifrontis) wird unter dem Namen *Paraguay-Roux* gegen Zahnschmerzen gerühmt.

5. Bucco.

Pharmakographie. Buccublätter. — Folia.

Diosma crenata s. **Barosma** *.crenulata* Hooker (*Rutaceae ;* — *Pentandria monogynia*), ein Strauch am Cap der
guten Hoffnung. Die Blätter dieser Pflanze sind klein,
gegen ¾ Zoll lang, lancettförmig, lederartig, glatt und
unten mit Drüsen besetzt. Sie enthalten ätherisches Oel,
aromatisch-bittern Extractivstoff, Harz, Gummi und haben einen eigenthümlichen starken Geruch.

Präparate und Form. 1) *Folia concisa* und *pulverata*, zu Scr. 1—Dr. ½ , täglich einigemal; im Pulver
oder (besser) im Aufguss (Unc. ½ — 1 auf Unc. 6—12
pro die).

2) *Tinctura* (mit Weingeist digerirt), zu Dr. ½—1,
täglich mehrmals.

Wirkung. Mässige Gaben befördern die Verdauung,
vermehren die Diaphorese und ganz besonders die Diurese.

Anwendung. Wassersucht, Lithiasis, Geschwüre,
Blennorrhöen der Nieren, Blase und Harnröhre, Dysmenorrhöe, Leukorrhöe und atonische Metrorrhagie, Gicht,
Rheumatismen, chronische Exantheme. — Die verschiedenen Empfehlungen bedürfen sehr der Bestätigung.

6. Allium sativum.

Pharmakographie. Knoblauch. — Radix.

Allium sativum (*Asphodeleae;* — *Hexandria monogynia*), wird bei uns häufig angebaut. Die Wurzel ist eine
grosse, runde, zusammengesetzte Zwiebel, die aus vielen
länglichen, spitzen und gedrängten Zwiebeln besteht,
und in jeder sind die äussern Schuppen trocken, die innern saftig.

Bestandtheile: ätherisches Oel (gelb, enthält Schwefel),
Schleim, Eiweiss, Zucker, Stärke. — Geruch eigenthümlich, durchdringend, nicht angenehm. Geschmack scharf.

Präparate und Form. *Radix recens*, zu Dr. 1—4.
Gewöhnlich diätetisch; doch auch in Substanz, Aufguss
(Unc. 1—2 mit Unc. 12 Milch, Fleischbrühe, Wasser),
Presssaft. — Aeusserlich zu Klystieren (von Dr. 1—2),
Kataplasmen, Umschlägen.

Wirkung. Mittlere Gaben befördern die Verdauung, erregen Ructus, die nach Knoblauch riechen, und vermehren mässig die Diurese. Grosse Gaben machen gastrische Beschwerden.

Anwendung. Bei schwer verdaulichen Speisen, Wassersucht, chronischen Katarrhen, Scorbut. — Gegen Würmer bei Kindern (besonders in Klystieren).

7. Allium Cepa.

Pharmakographie. Zwiebel. — Radix.

Allium Cepa, eine bei uns in vielen Spielarten angebaute Pflanze. Die Wurzel ist eine runde, plattgedrückte Zwiebel; die äussern Schuppen dünn und trocken, die innern fleischig und saftig. Geruch eigenthümlich, durchdringend, stechend; Geschmack scharf.

Bestandtheile: ätherisches Oel (farblos, scharf, enthält Schwefel), Zucker, Schleim, Gummi, Eiweiss, Salze.

Präparate. *Radix recens*, diätetisch, oder den ausgepressten Saft zu Unc. ¹/₂—2 *pro die*. — Aeusserlich zu scharfen Kataplasmen, Klystieren (von Dr. 2).

Wirkung und Anwendung. Wie Allium sativum. — Aeusserlich als *Cataplasma acre* nach Kerndl: unter der Asche gebratene Zwiebeln Unc. 3, schwarze Seife ebenso viel, und Senfmehl Unc. ¹/₂, mit warmem Wasser angerührt.

8. Capsicum.

Pharmakographie. *Piper hispanicum*. Spanischer, indischer oder türkischer Pfeffer. — Fructus (baccae).

Capsicum annuum (Solaneae; — Pentandria monogynia), ein Kraut des warmen Amerika, mit aufrechtem, 1—2 Fuss hohem Stengel. Die Frucht ist eine kapselartige Beere, 2—3 Zoll lang, 1 Zoll breit; aussen glatt, lederartig, roth oder rothgelb; innen hohl, 2—3fächerig, mit vielen kleinen, glatten, gelblichen Samen.

Bestandtheile: scharfes Harz (Capsicin), bitteres Extract, Wachs, Gummi. — Geruch schwach; Geschmack sehr scharf, brennend. Der Staub irritirt die Haut, die Nase und die Augen sehr stark.

Präparate und Form. 1) *Fructus*, innerlich selten (Aufguss von Scr. 1—2 *pro die*). — Aeusserlich zu Mund- und Gurgelwässern (Infusum von Dr. 1—4 auf Unc. 3).

2) *Tinctura* (1 mit Spirit. Vini rectificatiss. 6 macerirt),
zu Gutt. 10—30, in Mixturen (mit Schleim). — Aeusserlich zu Mundmitteln.

Wirkung. Kleine Gaben aromatisch; mittlere erhitzen und grosse irritiren den Magen und Darmkanal
nach Art der Acria. — Aeusserlich irritirt das Mittel
sehr stark.

Anwendung. Innerlich nicht zu empfehlen. Angewendet bei Lähmungen, sehr torpider Dyspepsie, Wechselfieber, Typhus. — Aeusserlich bei torpider und
brandiger Angina, Lähmung der Zunge und der Schlingorgane, Zahnschmerzen, Anthrax (immer nur nach allgemeinen Indicationen).

9. Cubebae.

Pharmakographie. *Piper caudatum.* Cubeben. —
Fructus.

Piper Cubeba (Piperaceae; — Diandria trigynia), ein
Strauch der Insel Java. Blüthen in Kätzchen. Frucht
eine gestielte, 1fächerige, 1samige Beere mit einer zerbrechlichen, netzförmig geaderten Schale. Die Früchte
werden unreif gesammelt und getrocknet.

Bestandtheile: ätherisches Oel, Harz, Cubebin (chemisch
indifferent, dem Piperin ähnlich), Wachs, Extract. — Geruch eigenthümlich aromatisch; Geschmack scharf, nach Pfeffer.

Präparate und Form. *Cubebae pulveratae*, zu Dr.
½—2 (theelöffelweise), täglich 2—4mal, in Pulver (mit
Milch), Pillen und Latwergen.

Wirkung. Kleine Gaben (Scr. ½) aromatisch und
diuretisch. Grosse Gaben machen gastrische Beschwerden, Kolik, Erbrechen, Diarrhöe.

Anwendung. Gegen Tripper vorzüglich, wie Balsamum Copaivae. — Weniger bei weissem Fluss, Stockschnupfen, Wechselfieber.

10. Piper (nigrum et album).

Pharmakographie. Schwarzer und weisser Pfeffer. —
Fructus.

Piper nigrum (Urticeae; — Diandria trigynia), ein
Kraut in Ostindien mit kletterndem Stengel. Blüthen in
Aehren. Frucht eine runde, rothbraune, erbsengrosse

Beere. Die unreifen Beeren sind getrocknet braunschwarz, runzlig (*Piper nigrum*, s c h w a r z e r Pf e f f e r); die reifen, von der äussern fleischigen Hülle befreiten dagegen gelblichweiss und weniger scharf (*P. album*, w e i s s e r Pf e f f e r).

Bestandtheile: scharfes Harz, ätherisches Oel, P i p e r i n (chemisch indifferent, krystallisirt, ohne Geruch und Geschmack), Gummi, Schleim, Extract. — Geruch schwach; Geschmack scharf, brennend.

F o r m. 1) *Piper nigrum*, zu Gr. 5—20, in Pulver. — A e u s s e r l i c h selten; als Kaumittel.

2) *Piper album*, wie Piper nigrum.

W i r k u n g. Kleine Gaben aromatisch, grosse irritirend, wenig oder gar nicht erhitzend. Aeusserlich irritirend.

A n w e n d u n g. 1) Diätetisch zur Beförderung der Verdauung. — 2) Gegen Wechselfieber; bei leichten Fällen als Volksmittel. — 3) Blennorrhöen (ähnlich den Cubeben).

Kurz vor dem Eintritt der Katamenien genommen soll der Pfeffer dieselben um einige Tage verschieben können.

Piper longum, die Frucht von Piper longum in Ostindien, ist der Blüthenstiel mit vielen halbreifen Beeren, deren Fruchthüllen verwachsen sind, cylindrisch, über 1 Zoll lang. Wirkung wie Piper nigrum.

11. H e l e n i u m.

P h a r m a k o g r a p h i e. *Enula, Inula.* Alant. — Radix.

Inula Helenium (*Compositae, Asterioideae; — Syngenesia superflua*), eine perennirende Pflanze in Deutschland an schattigen und fetten Stellen. Wurzel dick, ästig, fleischig und gelblich oder bräunlich; getrocknet schwammig und holzig. Frisch riecht sie durchdringend, nach Kampher; getrocknet schwach, nach Veilchen. Geschmack anfangs ekelhaft, dann bitter und scharf, schleimig, aromatisch.

Bestandtheile: ätherisches Oel (ein Stearopten, A l a n t - K a m p h e r), I n u l i n (eine Art Stärke), Harz, bitterer Extractivstoff, Schleim.

P r ä p a r a t e und F o r m. *Radix concisa* und *pulverata*, zu Scr. 1—2, täglich mehrmals; in Pulver (selten), Abkochung (Unc. ½—1 mit Unc. 9 auf Unc. 6). — A e u s s e r l i c h zu Waschmitteln, Salben.

Extractum, zu Scr. ½—Dr. ½, täglich mehrmals.

Wirkung. Befördert die Verdauung und vermehrt die Secretion der Schleimhäute.

Anwendung. Früher gepriesen bei Verschleimung der Lungen und des Darmkanals, auch bei gestörtem Verlauf acuter Exantheme; — jetzt ziemlich obsolet.

Aeusserlich bei chronischen Exanthemen, namentlich Krätze (vorzüglich bei kleinen Kindern nach Hufeland), z. B. Rad. concisa 3 mit Wasser 6 zu einem Brei gekocht, durch ein Haarsieb gerieben und mit Fett 2 zu einer Salbe gemacht; Brückmann.

Hierher gehören noch:

1) *Pyrethrum*, radix (Bertramwurzel), von *Anacyclus officinarum* (*Compositae, Anthemideae; — Syngenesia superflua*), ein kleines Kraut des südlichen Europa, bei uns angebaut. Die Wurzel enthält ätherisches Oel (scharf, ohne Geruch), Harz, bitteres Extract, Inulin, Gummi. Kleine Gaben wirken aromatisch und diaphoretisch, grosse irritirend; auch äusserlich entsteht bedeutende Irritation. — Angewendet innerlich selten (gegen torpide Dyspepsie, chronische Rheumatismen, Lähmungen); äusserlich zu Mund- und Zahnmitteln. — Man giebt Radix concisa als Infusum (Unc. ½ auf Unc. 6, alle 2 Stunden 1 Esslöffel), oder Radix pulverata in Latwergen (äusserlich).

2) *Pimpinella*, radix (Bibernell), von *Pimpinella saxifraga* (*Umbellatae; — Pentandria digynia*), ein kleines Kraut bei uns auf Haiden und felsigen Stellen. — Empfohlen bei Blennorrhöen, Relaxationen, Rheumatismen. — Form: radix concisa im Infusum (Unc. ½ auf Unc. 6); Tinctur zu Scr. ½—Dr. ½.

Das *Pyrethrum caucasicum s. roseum*, dessen Blumen das sog. Persische Insectenpulver (*Pulvis contra cimices*) geben, ist eine ganz andere Pflanze.

3) *Ruta*, herba, Raute; von *Ruta graveolens* L., *Ruta hortensis* Lamarck (*Rutaceae; — Decandria monogynia*), ein kleiner Strauch im südlichen Europa und nördlichen Afrika. Das Kraut enthält ätherisches Oel (bitter und scharf), Rutinsäure (krystallinisch, nur in Alkalien und in kochendem Wasser und Alkohol löslich), Extract,

Gummi, Stärke, Eiweiss, Aepfelsäure, irritirt die Haut bis zur Blasenbildung, wirkt in kleinen Gaben aromatisch, in mittleren irritirend, und soll specifisch den Uterus afficiren (in grossen Gaben auch narkotisiren). Angewandt als Anthelminthicum, Emmenagogum (es soll auch die Contraction des Uterus befördern) und Antispasmodicum; äusserlich als Irritans bei atonischen und fauligen Geschwüren. — Form: *Herba recens* diätetisch auf Butterbrod; Succus recens expr. zu Dr. 2—Unc. 1; *Herba concisa* im Aufguss (Unc. $^{1}/_{2}$ auf Unc. 6, innerlich und äusserlich); *Oleum aethereum*, zu Gutt. 2 und äusserlich zu anthelminthischen Klystieren; *Acetum Rutae* zu Fomenten.

Sechste Ordnung.

Acria tonica.

1. Rheum.

Pharmakographie. Rhabarber. — Radix.

Rheum palmatum Linn., *Rheum Emodi* (nach Wallich, oder *Rheum australe* nach Don), und vielleicht noch andere Arten von Rheum (*Polygoneae; — Enneandria trigynia*), in Tibet, liefern die officinelle *radix Rhei*, in 2 verschiedenen Sorten: als russischen und als indischen (englischen) Rhabarber. Jene bringen die Chinesen über Kiachta an die Russen, diese über Canton an die Engländer, und die russische Sorte hat den Vorzug.

Die Wurzel des russischen Rheum ist geschält, aussen gelb und weiss, innen röthlich und weiss, marmorirt, dicht und hart; sie knirscht bei dem Kauen und färbt den Speichel gelb. Die Stücke sind von verschiedener Gestalt und Grösse, und gewöhnlich mit einem Bohrloche. Die indischen Stücke sind nicht so gross, heller und schwerer, einige mit einem kleinen Bohrloche und häufig mit schlechten, innen wurmstichigen und moderigen Stücken untermischt.

Bestandtheile: Rhabarbarin oder Rheïn, (gelb, harzig, widerlich bitter), Gerbstoff, Gummi, Zucker, Stärke, Kalk- und Kalisalze (besonders viel oxalsaurer Kalk). Das Rhabarbarin besteht aus einem harzigen Bitterstoff und aus C h r y s o p h a n s ä u r e, welche krystallinisch, goldgelb, geruch- und geschmacklos, in Wasser unlöslich, in Alkohol und Aether löslich ist und die Purgirkraft der Rhabarber erzeugt.

Geruch der Wurzel widerlich; Geschmack widerlich, bitter, scharf.

Präparate und Form. 1) *Radix concisa* und *pulverata*, zu Gr. 3—5—10, täglich einigemal, in Pulver (Corrigens: Elaeosaccharum Macidis), Pillen, Bissen, Aufguss (Dr. ½—2 auf Unc. 6, alle 2 Stunden 1 Esslöffel) oder schwacher Abkochung. — Als Catharticum zu Gr. 10—30, ein- oder zweimal; im Pulver oder (jedoch unsicher) Aufguss (Dr. 1—2 auf Unc. 3, *pro die*).

2) *Extractum* (mit warmem Wasser macerirt, ausgepresst und in Pulver gebracht), zu Gr. 5—15, täglich einigemal, als Laxirmittel.

3) *Tinctura aquosa s. Infusum Rhei kalinum s. Anima Rhei* (radix Rhei cont. Unc. ½, Kali carbon. pur. Dr. 1 mit Wasser Unc. 4 macerirt, dazu Aqua Cinnam. spirit. Dr. 6, ausgepresst), zu Dr. 1—3, pur oder in Mixturen. — Als Laxirmittel zu Unc. 1—2 (selten).

4) *Tinctura vinosa s. Tinctura Darellii* (rad. Rhei cont. Unc. 1, flaved. cort. Aurant. Dr. 2, Cardamom. min. Dr. 1, Vinum Madeirens. Libr. 1, macerirt, ausgepresst, dazu Sacch. alb. Unc. 1½) zu Dr. 1—2, täglich einigemal (nicht als Laxirmittel). Die verschiedenen Pharmakopöen nehmen verschiedene Weine, z. B. in Oestreich Malaga, in Preussen Sherry, zur Bereitung.

5) *Syrupus* (mit etwas Cassia cinnamom. und Kali carbon. pur. bereitet), als Laxirmittel für kleine Kinder, theelöffelweise.

Officinelle Formeln. 1) *Extractum Rhei compositum:* Extr. Rhei 3, Extr. Aloës 1, in Aqua destill. gelöst, Sapon. jalapin. 1 in Weingeist gelöst, beides gemischt und zum Pulver eingedickt; zu Gr. 2—5, täglich einigemal (als Reizmittel), oder zu Gr. 5—20 (als Laxirmittel).

2) *Pulvis Magnesiae cum Rheo s. Pulvis pro infantibus*, R i b k e's Kinderpulver Rad. Rhei pulv. Dr. 1, Rad. Iridis florent. Scr. 2, Magnes. carbon. Unc. ½, Elaeosacch. Foeniculi Dr. 2. M. S. (Für ein einjähriges Kind Gr. 5—10 alle 2—3 Stunden.) Die florentinische Iriswurzel ist überflüssig und in Preussischen Apotheken bei der Bereitung auch weggelassen.

Wirkung. Kleine Gaben vermehren die Verdauung und vermindern die Secretion der Darmschleimhaut (wie die Tonica adstringentia). Grosse Gaben (Dr. 1) machen 4—6 breiige Sedes unter geringen Beschwerden. Dabei wird die Secretion der Galle vermehrt, die Verdauung nicht gestört, und es folgt eine stärkere Verstopfung.

Anwendung. 1) Atonische Dyspepsien, atonische Diarrhöen und überhaupt bei Atonie der Verdauungsorgane und Störungen in der Gallenbereitung, besonders Gelbsucht. (Sehr empfohlen.) — 2) Als mildes Laxirmittel überall, wo ein solches angezeigt ist; so bei kleinen Kindern, bei schwachem und reizbarem Magen. (Sehr empfohlen.)

2. Aloë.

Pharmakographie. Aloë.

Die Arten der *Aloë* (*Liliaceae*; — *Hexandria monogynia*) enthalten in den grossen, dicken, fleischigen Blättern einen Saft, den man herausfliessen und an der Luft erhärten lässt oder auspresst, und bei gelindem Feuer abdampft. Genannt werden *Aloë vulgaris*, *Aloë spicata*, *Aloë socotrina*, die in Afrika wachsen und in Westindien angebaut werden.

Man unterscheidet im Handel: *Aloë socotrina*, *A. hepatica* und *A. caballina*, von welchen die Aloë socotrina (die nicht blos von der Insel Socotara kommt) am besten ist. Die *Aloë lucida* (der auf den Blättern an der Sonne erhärtete Saft) kommt jetzt nicht mehr vor.

Die Aloë socotrina bildet Stücke von verschiedener Gestalt und Grösse, im Bruch eben und glasartig, durchscheinend, granatroth; im Wasser trübe, im Weingeist klar löslich; von Geruch durchdringend, nicht unangenehm; von Geschmack sehr bitter.

Bestandtheile: bitterer Extractivstoff, Harz (in der Aloë hepatica auch Eiweiss).

Präparate und Form. 1) *Aloë pulverata*, als Reizmittel zu Gr. ½—1, täglich 2—3mal; als gelindes Laxirmittel zu Gr. 1—3 *pro dosi;* als Drasticum zu Gr. 5—20 in getheilter Dosis. In Pillen.

2) *Extractum aquosum* (Aloë in Wasser macerirt, colirt, eingedickt und in Pulver gebracht); in ähnlichen Dosen wie Aloë pulverata. — Innerlich in Pillen.

3) *Tinctura* (1 mit Spir. Vini rectificatiss. 6 macerirt, filtrirt), zu Gutt. 5—20, täglich einigemal (nur als Reizmittel). — Aeusserlich selten.

Wirkung. Kleine Gaben vermehren die Verdauung und die Absonderung des Darms und der Galle (wie die Tonica resolventia). Mittlere Gaben (Gr. 2) vermehren die Sedes, und grosse (Gr. 5—10) wirken drastisch. Die Abführung geschieht langsam (oft erst den andern Tag), unter einigen Schmerzen, mit Vermehrung der Gallensecretion und ohne Störung der Verdauung. Gleichzeitig macht sie Congestion nach den Beckenorganen und irritirt die Genitalien.

Anwendung. 1) Atonische Dyspepsie mit Torpor der Gedärme, trägem Stuhlgang und verminderter Gallensecretion. — 2) Sogenannte venöse Stockungen der Abdominalorgane (Leberkrankheiten, Gelbsuchten, Hypochondrie, passive Hämorrhoidalbeschwerden). — 3) Als Emmenagogum bei atonischer Menostasie. — 4) Als mildes Drasticum, wenn man zugleich den Darmkanal tonisiren und die venöse Circulation des Unterleibs befördern will, und Irritation, Entzündung und active Congestionen nicht zu fürchten hat.

3. Sassaparilla.

Pharmakographie. *Sarsaparilla.* — Radix.

Arten der *Smilax* (*Smilacinae*; — *Dioecia hexandria*), kletternde, dornige Pflanzen im südlichen und mittleren Amerika, als *Smilax syphilitica* am Orinoco, *Smilax medica* in Mexico, und *Smilax officinalis* in Columbia. Im Handel hat man verschiedene Sorten nach dem Fund- oder Handelsorte, als Sassaparilla von Honduras (sehr geschätzt), Caraccas, Para, von Brasilien, Vera Cruz, Jamaica u. a.

Die Wurzel ist ein dicker, harter, holziger Wurzelstock, welcher mit vielen langen Fasern (bis zu 6 Fuss) besetzt ist. Diese Fasern verbreiten sich horizontal und haben die Dicke eines Federkiels und darunter; sie sind röthlichbraun, ohne Geruch und bestehen aus einer bittern, etwas scharfen Rinde, einem Ring von Holz und einem mehligen Mark.

Bestandtheile: bitterer und kratzender Extractivstoff, Harz, Gummi, Eiweiss, Stärke, Salze (Salpeter). Die Analysen sind noch nicht klar genug. Auch weichen die verschiedenen Sorten quantitativ sehr von einander ab.

Präparate. 1) *Radix concisa* im Decoct (Unc. $\frac{1}{2}$—2 *pro die*) immer mit vielem Wasser (℔jv auf ℔jj eingekocht).

2) *Essentia Sassaparillae*, ein concentrirtes Decoct.

Officinelle Formeln. 1) *Decoctum Zittmanni fortius:* Rad. Sassap. Libr. 1 mit Wasser Libr. 72 einen Tag macerirt; dann Zucker, Alaun āā Dr. 6, Calomel Unc. $\frac{1}{2}$ und Cinnabaris Dr. 1, in einen leinenen Beutel gebunden, hineingelegt und das Ganze gekocht bis auf Libr. 24; dazu sub fin. coction. Anis, Fenchel āā Unc. $\frac{1}{2}$, fol. Senn. Unc. 3, Süssholz Unc. $1\frac{1}{2}$; das Ganze ausgepresst und colirt.

2) *Decoctum Zittmanni mitius:* der Rückstand der Species für's Decoctum fortius von Libr. 24, Rad. Sassap. Unc. 6, Wasser Libr. 72, eingekocht bis auf Libr. 24, sub fin. coct. dazu Citronenschale, Cassia cinnam., Cardam. min., Süssholz āā Dr. 3; alles ausgepresst und colirt. Dosis des Zittmann'schen Decocts: tägl. Decoct. fort. Libr. 3 des Vormittags warm (oder Morgens Libr. $1\frac{1}{2}$ warm und Abends Libr. $1\frac{1}{2}$ kalt), und Decoct. mitius Libr. 3 des Nachmittags kalt. So 4—6 Wochen lang. Dabei warmes Verhalten und schmale, reizlose Diät.

Wirkung. Die Wurzel befördert die Verdauung und Ernährung wie ein Amarum mucilaginosum und vermehrt (besonders als Tisane mit vielem Wasser) die Diurese und Diaphorese. Grosse Dosen machen Magendrücken, Erbrechen.

Anwendung. 1) Syphilis in allen Formen; doch nicht als Hauptmittel. — 2) Chronische Exantheme, Geschwüre, Rheumatismen, Scrofeln.

Am besten in methodischen Kuren 4—6 Wochen lang und nöthigenfalls wiederholt (dazu gewöhnlich noch Senna). Wird meistens gut vertragen, greift den Magen nicht an, und ist eines der kräftigsten und gefahrlosesten Alterantien.

Hierher gehören noch:

1) *Bardana*, radix, Klettenwurzel, von *Arctium Lappa* und *Arctium Bardana*, nach Neueren von *Lappa tomentosa* Lamarck, *Lappa minor* Decand. (*Compositae;* — *Syngenesia aequalis*), zweijährige Pflanzen in Deutschland. Die getrocknete Wurzel ist graubraun, innen weisslich, schwammig, und enthält bittern Extractivstoff, Gerbstoff, Gummi, Inulin. Sie ist viel schwächer als die Sassaparille, und wird in ähnlicher Weise angewandt,

meist als Zusatz zu Species). Aeusserlich gegen das Ausfallen der Haare scheint sie nicht zu helfen.

2) *Carex arenaria*, radix, Sandsegge (*Cyperaceae; — Monoecia triandria*), bei uns häufig in sandigen Gegenden. Die Wurzel ist sehr lang, kriechend, von der Dicke eines Strohhalms und enthält kratzenden Extractivstoff, Harz, Schleim, Zucker (ätherisches Oel?). Sie soll der Sassaparille ähnlich wirken und wird in ähnlicher Weise (meist als Zusatz zu Species) angewandt.

3) *Radix Chinae*, von *Smilax China*; in China, soll der Sassaparille ähnlich wirken und wird wie diese angewandt.

4) *Calendula*, herba und flores, von *Calendula officinalis* (*Compositae; — Syngenesia superflua*), im südlichen Europa, bei uns in Gärten gezogen. Das Kraut und die Blumen enthalten ätherisches Oel, schleimige, bittere und kratzende Extractivstoffe, salzsaure und äpfelsaure Salze. Man hat sie gegen Krebs innerlich und äusserlich empfohlen (Westring, Rust), längst aber als unwirksam wieder aufgegeben.

FÜNFTE KLASSE.

Temperantia.

§. 1. Uebersicht.

A. *Acida mineralia.*

1. Acidum sulphuricum.
2. Acidum nitricum.
3. Acidum hydrochloratum.
4. Acidum phosphoricum.
5. Acidum carbonicum.

B. *Acida vegetabilia.*

1. Acetum.

2. Acidum tartaricum.
3. Acidum citricum.
4. Tamarindi; fructus.
5. Cerasa acidula; fructus.
6. Rubus idaeus; fructus.

C. *Frigus.*

1. Aër frigidus.
2. Aqua frigida.

§. 2. Wirksame Bestandtheile.

Die *Temperantia* sind solche Mittel, welche die Temperatur des Körpers herabsetzen. Dies geschieht zunächst und direct durch die Kälte, welche theils durch ein kühles Verhalten, theils und hauptsächlich durch Vermittelung des Wassers in Anwendung gebracht wird. Durch die Kälte wird dem Körper Wärme entzogen.

Die Temperatur des Körpers vermindern ferner zwei Reihen materieller Mittel, die Säuren und die Mittelsalze. Die letztern vermehren aber vorzugsweise die flüssigen Secretionen und beschränken den plastischen Process, so dass sie besser unter die Klasse der Resolventien zu stellen sind.

Die Säuren haben einen eigenthümlichen, als sauer bezeichneten Geschmack, röthen die blauen Pflanzenfarben und machen sie wieder blau, wenn sie durch Alkalien grün gefärbt waren; sie verhalten sich elektrisch negativ, und verbinden sich mit Basen zu Salzen. Sie sind zusammengesetzt aus Sauerstoff oder Wasserstoff mit einer einfachen oder zusammengesetzten, säurefähigen Grundlage (Radikal); und man unterscheidet danach einfache und zusammengesetzte Säuren, Sauerstoff- und Wasserstoff-Säuren.

In der Pharmacie unterscheidet man die Säuren in mineralische und vegetabilische. Die Mineralsäuren haben ein einfaches Radikal, die vegetabilischen aber ein zusammengesetztes, und die letzteren bestehen aus Sauerstoff, Wasserstoff und Kohlenstoff. Die chemischen und dynamischen Eigenschaften der constituirenden Bestandtheile gehen unter in der Säure, so dass diese ganz neue und eigenthümliche Eigenschaften erhält.

§. 3. Wirkung.

Die mit Wasser verdünnten Säuren und die Kälte haben das gemein, dass sie die Temperatur des Körpers herabsetzen und das Gefühl der Kälte hervorbringen, dass sie die Contraction der Faser vermehren, das Lumen der Gefässe verengern, die Empfindlichkeit abstumpfen und dem Process der Auflösung und Zersetzung entgegentreten. Wie sie aber physikalisch und chemisch so wesentlich verschieden erscheinen: so unterscheiden sie sich auch dynamisch, so dass sie besser isolirt zu betrachten sind.

Erste Ordnung.

Acida mineralia.

A. Pharmakographie.

Die Radikale der officinellen Mineralsäuren sind Schwefel, Stickstoff, Kohle, Phosphor und Chlor, und die betreffenden Säuren Schwefelsäure, Salpetersäure, Kohlensäure, Phosphorsäure und Chlorwasserstoff- oder Salzsäure. Von diesen gehören Schwefelsäure, Salpetersäure, Salzsäure und Phosphorsäure zu den starken, Kohlensäure zu den schwachen Mineralsäuren.

Die Säuren lösen sich im Wasser und werden nur in diesem verdünnten Zustande angewandt. Innerlich giebt man die starken immer sehr verdünnt, mit vielem Zucker und Schleim, und schützt besonders die Zähne, damit sie nicht chemisch angegriffen werden. Aeusserlich dagegen wendet man sie concentrirter an.

B. Wirkung.

Die örtliche Einwirkung geschieht nach chemischen Gesetzen, indem sich die Säuren mit den organischen Bestandtheilen verbinden (so mit dem Eiweiss, dem Hornstoff). Diese Verbindungen werden hart, dick, weisslich oder gelblich gefärbt, und sind im Wasser schwer oder gar nicht löslich. Waren die Säuren mehr concentrirt, so zerstören sie schnell die Textur des afficirten Organs und erzeugen Entzündung mit Exsudation; waren sie aber mehr verdünnt, so machen sie Irritation, die sich bei fortgesetzter Application bis zur Entzündung steigern kann.

Die c h e m i s c h e Einwirkung der Säuren heisst A e t z u n g (corrosio, cauterisatio), und das chemische Aetzmittel *Cauterium poten-
tiale*, im Gegensatz der Verbrennung durch Hitze, Cauterium actuale.

Im hinreichend verdünnten Zustande vermehren sie
örtlich die Contraction der berührten Gewebe, und erhöhen den Tonus; sie verkleinern das Lumen der Gefässe und beschränken die Absonderungen, vermindern
die Empfindlichkeit der Nerven und mässigen die Wärme.
Als Gase dagegen irritiren sie besonders die Schleimhäute
(Augen, Nase, Lungen), und erzeugen, wenn sie eingeathmet werden, Krampf der Glottis sowie Bronchitis, und
tödten durch Asphyxie oder Apoplexie.

K l e i n e D o s e n und sehr v e r d ü n n t innerlich genommen erzeugen das Gefühl der Kühlung im Munde
und Halse; der Geschmack ist sauer und die Zähne werden vorübergehend stumpf. Mit den Secreten des Magens und Darms verbinden sie sich und können, wenn
die Verbindungen löslich sind, resorbirt werden. Bei
lange fortgesetztem Gebrauch irritiren sie die Fauces,
den Schlund und den Magen, verderben die Verdauung
und erzeugen unter Kolikschmerzen wässerige Diarrhöe.

Im Blute lassen sich die Säuren nicht nachweisen, obschon sie als organische Verbindungen resorbirt zu werden scheinen. Ueber die Abscheidung weiss man, dass
flüchtige Säuren wieder ausgeathmet werden können,
und dass die organischen in den Harnorganen in Kohlensäure umgewandelt werden.

Nach kurzem Gebrauche soll das Blut mehr coagu-
label werden; nach lange fortgesetztem Gebrauche jedoch
wird es dünner und seröser, und die gesammte Ernährung dergestalt verschlechtert, dass die festen Theile
schlaff und mager werden, und als chronische Säurever-
giftung eine Dyskrasie mit der Tendenz zur Zersetzung
entsteht. Etwaniger Erethismus vasorum wird herabgesetzt, die Frequenz des Pulses und die erhöhte Wärme
gemindert, und Blutungen mehr oder weniger beschränkt.

Die Harnsecretion wird nur nach längerem Gebrauche, in Folge der mehr serösen Beschaffenheit des
Blutes, vermehrt.

Auf die Haut wirken Säuren nur in Krankheiten. Die
vermehrte Temperatur wird abgekühlt, und wenn der

Erethismus den Schweiss verhinderte, so wirken sie jetzt
diaphoretisch, während sie sonst profuse Schweisse beschränken.

Die Absonderung der Schleimhäute scheint kaum beschränkt zu werden; bei fortgesetztem Gebrauche wird
sie dagegen dünner und wässeriger.

Im Nervensystem erzeugen sie das Gefühl der Abkühlung, das sich schnell über den ganzen Körper verbreitet,
und besonders in Krankheiten mit Erethismus und in den
Nerven der Haut hervortritt.

Grosse Gaben innerlich genommen zerstören chemisch die Theile der Mundhöhle, des Schlundes und des
Magens; durch sympathischen Krampf der Glottis aber
kann der Tod eintreten, noch ehe die Säure in den Magen gelangt. Im Magen und Darmkanal erregen sie Gastritis und Enteritis mit Exsudation, und wenn Heilung
erfolgt, so bleiben in Folge der Narben häufig Stricturen
zurück.

C. Anwendung.

Die Mineralsäuren passen besonders bei abnorm erhöhter Venosität, bei Erethismus und bei Asthenien mit
der Tendenz der passiven Auflösung und Zersetzung.
Contraindicirt sind sie bei abnorm erhöhter Arteriellität,
bei sthenischen Entzündungen, bei Irritation der Respirationsorgane, bei Dyspepsien und gastrischen Beschwerden mit Neigung zu Säure und zu Diarrhöen.

1) Asthenische Fieber und Entzündungen, bei heisser
und trockener Haut oder bei profusen Schweissen, bei
Erethismus, passiver Hyperämie und bei Neigung zu profusen Absonderungen oder Auflösungen. (Nervenfieber,
Faulfieber, typhöse Entzündungen, Brand).

2) Exanthematische Fieber, bei passiver Congestion
nach der Haut (im Scharlach), bei nervösen und fauligen
Formen.

3) Asthenische Krankheiten mit Neigung zu passiven
Hyperämien, profusen Absonderungen und Zersetzungen
(Blennorrhöen, Blutungen, passive Congestionen, Brand
und Fäulniss, Scorbut, Cachexia ulcerosa).

4) Narkotische Vergiftungen, nach Entfernung des Giftes.

5) In manchen Krankheiten sollen die Säuren als Alterantia oder als chemische Mittel wirken; ihre Wirksamkeit steht jedoch sehr zu bezweifeln. So bei Gicht, Syphilis, Stein, Vergiftung mit Alkalien (sie kommen hier wohl immer zu spät), Hydrargyrose, Hydrämie, Wassersuchten.

Aeusserlich gebraucht man sie in ähnlichen Fällen, zu Umschlägen, Waschungen, Bädern, Injectionen; die concentrirten Säuren als Caustica bei verschiedenen chronischen Affectionen der Haut.

Kleinen Kindern und säugenden Müttern soll man die Säuren nicht geben, und bei ihrem Gebrauche stets Milch vermeiden. Sie greifen die zum Einnehmen gebrauchten metallenen Löffel an und zerfressen die Wäsche, was bei dem äussern Gebrauche zu beachten ist.

1. Acidum sulphuricum.

Pharmakographie. *Oleum Vitrioli.* Schwefelsäure.

Die rohe Schwefelsäure kommt als sächsische und als englische in den Handel. Jene wird bereitet durch Destillation des Eisenvitriols (schwefelsaures Eisenoxydul), diese durch Verbrennen des Schwefels in der Luft und unter Vermittelung von Salpeter (Salpetersäure). Beide Sorten sind nicht rein; die sächsische aber ist stärker, denn sie enthält wasserfreie Säure beigemischt (daher rauchende Schwefelsäure). Durch Destillation in sehr hoher Wärme wird sie gereinigt (*Acidum sulphuricum rectificatum*).

Die rectificirte Schwefelsäure ist von ölartiger Consistenz, ohne Farbe, ohne Geruch, ätzend sauer, siedet bei 325° C.; specifisches Gewicht 1,845; sie enthält 81 absolute Schwefelsäure und 19 Wasser. Sie ist eine der stärksten Säuren, verbindet sich mit allen Basen, zerstört und verkohlt alle organischen Stoffe, und löst sich in Wasser (unter Erhitzung) und Alkohol.

Präparate und Form. 1) *Acidum sulphuricum rectificatum*, nur zur Bereitung der Präparate. — Selten äusserlich als Aetzmittel.

2) *Acidum sulphuricum dilutum* (aus Acidum sulphuricum rectificatum 1 und Aqua destillata 5), zu Gutt. 5—20, täglich einigemal (Dr. 1—2 *pro die*); in Pillen, Mixturen (sehr verdünnt und eingehüllt, z. B. auf Dr. 1 noch Syrup

Unc. 2), Getränken (Dr. 1—2 auf ein Quart, dazu Zucker
ad libitum). — Aeusserlich zu Pinselsäften (Dr. ½—
1—2 auf Unc. 1), Waschungen, Bähungen.

3) *Mixtura sulphurica acida s. Elixir acidum Halleri*,
Haller'sches Sauer (aus Acidum sulphuricum rectificatum 1 und Spiritus Vini rectificatissimus 3); — specif.
Gew. = 0,998 — 1,002), zu Gutt. 5—20, täglich einigemal (Dr. ½—1 *pro die*) ; — pur (die Gabe in einer Tasse
versüsstem Haferschleim), in Mixturen (etwa Dr. 1 auf
Syrup Unc. 2), Getränken (Dr. ½—1 auf ein Quart).

4) *Tinctura aromatica acida s. Elixir vitrioli Myn-
sichti* (aus Acidum sulphuricum rectificatum 1 und Tinctura aromatica 24), zu Gutt. 20—40, täglich einigemal;
— pur (mit Haferschleim), in Mixturen, Getränken.

Wirkung. Wie die starken Mineralsäuren.

Anwendung. Wie die starken Mineralsäuren.
Aeusserlich selten; als Aetzmittel.

2. Acidum nitricum.

Pharmakographie. *Aqua fortis.* Salpetersäure, Scheide-
wasser.

Kali nitricum oder Natrum nitricum wird mit Schwefelsäure destillirt, wobei Salpetersäure übergeht und
(saures) schwefelsaures Kali zurückbleibt.

Nimmt man rohen Salpeter, so erhält man das Acidum nitricum
crudum, aus reinem Salpeter aber Acidum nitr. purum. – Nimmt man
Salpeter und Schwefelsäure ā̄ā 1, so erhält man die reine Salpeter-
säure; nimmt man aber Salpeter 2 und Schwefelsäure 1, so erhält man
Acidum nitricum fumans, d. i. eine Mischung von *Acidum nitrosum* und
Acidum nitricum.

Die Salpetersäure ist ohne Farbe (die rohe gewöhnlich gelblich), wasserhell, von unangenehmem Geruch und
ätzendem saurem Geschmack, siedet bei 120° C. und verflüchtigt sich unter Zersetzung; sie zerstört und verkohlt
die organischen Körper (wobei sie diese gelb färbt), oxydirt und löst fast alle Metalle und verbindet sich mit allen
Basen. Sie ist immer an Wasser gebunden, und enthält
35 pCt. absolute Säure bei einem specifischen Gewicht
von 1,250—1,260.

Die rauchende Salpetersäure ist gelblich, stösst rothgelbe, erstickende Dämpfe aus, und enthält salpetrige Säure, die sich bei fort-

gesetzter Verdünnung partiell zu Salpetersäure oxydirt. Specifisches Gewicht 1,5 0—1,525.

Präparate und Form. 1) *Acidum nitricum crudum,* nur äusserlich wie Acidum nitricum purum (aber in kleinern Dosen, da sie um ¼ stärker ist).

2) *Acidum nitricum (dilutum) purum* (reine Salpetersäure mit Aqua destillata verdünnt, bis das specifische Gewicht 1,200 nach Ph. Bor., 1,300 nach Ph. Austr. beträgt; enthält 27 pCt. absolute Säure); zu Gutt. 5—20, täglich einigemal (etwa Dr. ½—1 *pro die*); in Pillen, Mixturen (sehr verdünnt und eingehüllt, etwa Dr. 1 mit Syrup Unc. 2). — Aeusserlich pur als Aetzmittel; verdünnt in Pinselsäften, Injectionen (Gutt. 1 auf Unc. 1, in die Urethra), Waschungen, Bäder (Unc. 1—3 auf ein Bad), Salben.

Wirkung. Wie die starken Mineralsäuren. Sie temperirt weniger, irritirt mehr, verdirbt die Verdauung schneller, und soll kräftiger im Stande sein, als die übrigen Säuren, die abnorm erhöhte Venosität der Abdominalorgane zu beseitigen.

Anwendung. Innerlich selten (denn sie zerrüttet die Verdauung bald), bei secundärer Syphilis, schwierigen chronischen Exanthemen, Hyperämie der Leber, Diabetes mellitus, sehr torpiden Wassersuchten. (Es fehlt an rationellen Indicationen.)

Aeusserlich wie die starken Mineralsäuren, also selten. Am häufigsten noch zu Bädern bei Hyperämie der Leber (besonders zu ʒj āā mit Salzsäure zu Fussbädern), jedoch mit problematischem Erfolg.

3. Acidum hydrochloratum.

Pharmakographie. *Acidum hydrochloricum s. muriaticum s. Spiritus Salis fumans.* Chlorwasserstoffsäure, Salzsäure.

Kochsalz (*Natrium chloratum*) wird mit Schwefelsäure und Wasser behandelt, wobei Salzsäure überdestillirt und schwefelsaures Natrum zurückbleibt. (Das Wasser wird partiell zersetzt; der Sauerstoff oxydirt das Natrium zu Natrum, und der Wasserstoff verbindet sich mit dem Chlor zu Salzsäure.)

Geschieht die Bereitung mit grosser Vorsicht und technischer Geschicklichkeit, so erhält man die reine Salzsäure, während die rohe

21 *

Salzsäure der Fabriken verunreinigt ist mit Schwefelsäure, schwefliger Säure, Chlor (und Eisen). — Die rohe Säure hat specifisches Gewicht 1,180—1,190, also 36—38 pCt. absolute Säure; die reine dagegen erhält durch Zusatz von Aqua destill. q. s. ein specifisches Gewicht = 1,120 (nach Ph. Bor. 1,124), also 24,35 pCt. (25 pCt. nach Ph. Bor.) absolute Säure.

Die absolute Salzsäure ist ein farbloses Gas, von erstickendem Geruch und ätzend saurem Geschmack, das sich begierig mit Wasser verbindet. Die reine concentrirte Salzsäure ist wasserhell, die rohe meist etwas gelblich.

Die Salzsäure verbindet sich mit Basen zu Chloriden (der Wasserstoff der Säure bildet Wasser mit dem Sauerstoff der Base), und ätzt und zerstört die organischen Stoffe, wie die starken Mineralsäuren.

Präparate und Form. 1) *Acidum hydrochloratum crudum*, nur äusserlich, aber doch selten.

2) *Acidum hydrochloratum purum* (enthält 24,35 pCt. absolute Säure), zu Gutt. 5—20, täglich einigemal (Dr. $^1/_2$—$1^1/_2$ *pro die*), in Pillen, Mixturen, Getränken (wie Acidum sulphuricum). — Aeusserlich als Aetzmittel (pur); zu Gargarismen (Dr. $^1/_2$—1 auf Unc. 6), zu Pinselsäften (Scr. 1—2 auf Unc. 1), Umschlägen, Bädern.

3) *Acidum nitrico-hydrochloratum s. chloro-nitrosum, Aqua regia* (Salpeter-Salzsäure, Goldscheidewasser, aus Acidum hydrochloratum 2 und Acidum nitricum 1), unter den Säuren das stärkste Aetzmittel. Nur äusserlich zu Fussbädern (Unc. 1—2 auf ein warmes Fussbad).

Wirkung. Wie die starken Mineralsäuren. Sie belästigt den Magen weniger und soll kräftiger sein gegen den Erethismus nervorum et vasorum.

Anwendung. Wie die starken Mineralsäuren. Besonders 1) bei nervösen Fiebern, mit Erethismus, grosser Hitze, sensibler Schwäche. — 2) Exanthematische, faulige, gallige Fieber mit nervösem Charakter. — 3) Chronische Exantheme, Syphilis, Scrofeln, Scorbut, Gicht, Lithiasis. — 4) Dyspepsien, Verschleimung des Mägens und Darmkanals, Helminthiasis (nach Entleerung der Würmer), mit Tonicis.

Bei allen diesen Empfehlungen ist ihr Nutzen problematisch.

Aeusserlich wie die starken Mineralsäuren. Bei fauligen, brandigen, scorbutischen Processen der Mundhöhle namentlich empfohlen (doch scheint hier Phosphorsäure besser).

Die Fussbäder (und Waschungen) mit Acidum nitrico-hydrochloratum irritiren die Haut, so dass Ekzem, Miliaria entsteht; nach einiger Zeit wird ein metallischer Geschmack empfunden, die Mundhöhle irritirt und zuweilen Speichelfluss hervorgerufen. Zuletzt entstehen auch wässerige Diarrhöen unter Vermehrung der Darmsekretion. Angewandt hat man sie bei verschiedenen chronischen Leberkrankheiten.

4. Acidum phosphoricum.

Pharmakographie. Phosphorsäure.

Die rohe Phosphorsäure wird aus den weissgeglühten Knochen (*Calcaria phosphorica* und *carbonica*) durch Kochen mit Schwefelsäure dargestellt.

Es bildet sich Gips (*Calcaria sulphurica*, als Niederschlag) und Phosphorsäure. Diese Phosphorsäure ist jedoch mit Schwefelsäure verunreinigt.

Reine Phosphorsäure wird erhalten durch Oxydation des Phosphors, z. B. durch Kochen von Phosphor 1 und Acidum nitricum 12. (Salpetersäure wird zersetzt, Stickstoff entweicht.) Die erhaltene Phosphorsäure wird dann durch Zusatz von Aqua destillata auf ein specifisches Gewicht 1,130 gebracht, und enthält jetzt 16 pCt. absolute Säure.

Wasserhell, ohne Geruch und von ätzend saurem Geschmack, feuerbeständig, verbindet sich mit den Basen zu phosphorsauren Salzen und gehört zu den stärkern Mineralsäuren. Bei grosser Verdünnung aber (wie die officinelle Säure) schmeckt sie angenehm sauer (wie verdünnte Schwefelsäure), und ätzt die organischen Theile nicht so leicht.

Präparate und Form. *Acidum phosphoricum (purum)*, zu Gutt. 10—30, täglich einigemal (Dr. 1—2 *pro die*), in Pillen, Mixturen und Getränken (sehr verdünnt und eingehüllt). — Aeusserlich zu Mundwässern (Dr. ½—1½ auf Unc. 6).

Wirkung. Wie die starken Mineralsäuren. Sie greift die Verdauung am wenigsten an, und eignet sich besonders, wenn Mineralsäuren längere Zeit gebraucht werden sollen. Specifische Wirkungen (auf die Knochen, Genitalien oder gar nach Analogie des Phosphors auf die Nerven) lassen sich nicht nachweisen.

Anwendung. Als die mildeste der starken Mineralsäuren überall, wo diese passen und die Verdauungsorgane besonders zu schonen sind. — (Früher als specifisch empfohlen bei Caries, Neurosen, männlicher Impotenz.)

Aeusserlich eignet sie sich vor allen Säuren zu Mundmitteln, da sie die Zähne chemisch nicht angreift.

5. Acidum carbonicum.

Pharmakographie. Kohlensäure.

Die Kohlensäure gehört zu den schwachen Mineralsäuren. Sie ist ein farbloses Gas, von stechendem Geruch, der in der Nase Prickeln erregt, und von saurem, adstringirendem (nicht ätzendem) Geschmack. In Wasser löst sie sich leicht, und mit Basen bildet sie kohlensaure Salze, aus welchen sie durch die meisten Säuren wieder ausgetrieben wird.

Wenn man Kreide (*Calcaria carbonica*) mit Schwefelsäure begiesst, so entwickelt sich Kohlensäure (es bildet sich schwefelsaurer Kalk).

Präparate. Die Kohlensäure wird in kohlensauren Wässern und Getränken, oder *ex tempore* entwickelt. Unter den kohlensauren Mineralwässern benutzt man Selters, und unter den Getränken die moussirenden Weine (Champagner) am meisten.

Ex tempore bereitet man sie für den innerlichen Gebrauch aus den Brausepulvern (*Pulvis aërophorus*), indem man nämlich Natrum carbonicum acidulum mit Acidum tartaricum oder citricum versetzt. Für äusserlich lässt man sie sich entwickeln aus gährungsfähigen Substanzen (Hefen, Honig, Malz), oder auch geradezu aus Kreide und Schwefelsäure.

Brausepulver: 1) ℞ Natr. carbonic. acidul. partes 4, Acidi tartar. 3, Sacchar. 7. M. f. pulvis. Davon ʒj *pro dosi*. Wird das Pulver feucht (im Mund, Magen), so braust es auf und entwickelt Kohlensäure.

2) ℞ Natr. bicarbon. part. 5, Acid. tartaric. part. 4, Sacch. part. 9. M. f. pulv. (*Pulvis aërophorus* Ph. Bor.).

Wirkung. Kühlt, ätzt aber nicht, sondern irritirt nur mässig. Kleine Gaben excitiren das Gefäss- und Nervensystem vorübergehend und vermehren die Diurese; grosse dagegen machen gastrische Beschwerden mit Uebelkeit und Erbrechen, und venöse Congestionen nach der Brust und dem Kopf mit Beklommenheit, Schwindel und Betäubung. Etwanige Hyperästhesien der gastrischen Nerven werden schnell beseitigt.

Irritirt und excitirt die äussere Haut, macht Prickeln, vermehrt die Wärme und erregt Schweiss. In asthenischen Krankheiten der Haut alterirt sie die Thätigkeit derselben und verbessert die etwanigen Secretionen; Irriation aber und Entzündung werden verschlimmert.

Kleine Mengen eingeathmet irritiren die Lungen und machen venöse Congestion; grössere Mengen machen Asphyxie und Apoplexie, und sehr grosse tödten durch heftigen Krampf der Glottis.

Anwendung. 1) Hyperästhesie der gastrischen Nerven: Gastrodynie, Dyspepsie, besonders aber Hyperemesis. (Brausepulver.) — 2) Lithiasis (Mineralwässer). — 3) Als kühlendes Getränk bei Fiebern mit erethischem, nervösem Charakter, mit Irritation der Bronchien (Mineralwässer mit Milch). — 4) Krankheiten des Unterleibs mit abnormer Venosität (Krankheiten der Leber, Hämorrhoïden, Gicht, Hypochondrie), Tuberculose der Lungen, Status pituitosus (des Darms, der Lungen), Scrofeln (Mineralwässer).

Aeusserlich die Gasbäder der Mineralquellen, bei Atonie der Haut (chronischen Exanthemen), Neurosen, Rheumatismen, innern Metastasen von gestörter Function der Haut, atonischen Krankheiten der weiblichen Genitalien.

Zweite Ordnung.

Acida vegetabilia.

A. Pharmakographie.

Die vegetabilischen Säuren haben ein zusammengesetztes Radikal, und bestehen aus Kohlenstoff, Wasserstoff und Sauerstoff. Sie verbinden sich mit den Basen und werden aus den Salzen durch die starken Mineralsäuren in der Regel vertrieben; sie lössen sich im Wasser, und die meisten können krystallisiren; sie coaguliren Eiweiss, irritiren die organische Fläche, ohne zu zerstören, und sind überhaupt schwächer als die Mineralsäuren.

B. Wirkung.

Oertlich irritiren einige ziemlich stark, wie Essigsäure; die meisten jedoch weniger, und fast nur in den Schleimhäuten bemerklich. Sie verhalten sich übrigens milder als die verdünnten Mineralsäuren, kühlen aber zum Theil eben so kräftig, verderben die Verdauung leicht und machen leicht Diarrhöe. In den Harnorganen werden sie, in Kohlensäure verwandelt, wieder ausgeschieden.

C. Anwendung.

Wie die verdünnten Mineralsäuren. Man gebraucht sie aber selten für sich (zuweilen etwa als Laxantia oder Diuretica), sondern meist nur zu temperirenden Getränken oder ähnlichen diätetischen Mitteln.

1. Acetum.

Pharmakographie. Essig.

Der Essig (*Acetum crudum*) ist ein Produkt der sauren Gährung, und wird erhalten, wenn verdünnter Alkohol unter Einwirkung eines Ferments und unter Zutritt der Luft einer Temperatur von 25° C. ausgesetzt wird. Dieser rohe Essig besteht aus Wasser und Essigsäure und wird so stark bereitet, dass Kali carbonicum purum Dr. 1 von zwei Unzen gesättigt wird.

Wasserklar, leicht gelblich, von aromatisch-saurem Geruch und angenehm saurem, kühlendem Geschmack, flüchtig, wird mit der Zeit trübe und faulig. — Nach Ph. Bor. muss er fast 5 pCt. krystallisirte Essigsäure enthalten, so dass 6 Th. davon 1 Th. Kali carbon. solutum neutralisiren.

Von den Unreinigkeiten, die ihm theils von den gegohrnen Stoffen, theils von den Apparaten anhängen, lässt er sich durch Destillation befreien, *Acetum destillatum;* aber er wird dadurch merklich schwächer, indem drei Unzen erst eine Drachme Kali carbonicum purum sättigen.

Einen starken, concentrirten Essig (*Acidum aceticum dilutum*) kann man bereiten, wenn man Potasche mit rohem Essig saturirt, und das erhaltene

essigsaure Kali mit Schwefelsäure (und Wasser) destilliren lässt. Noch besser lässt man Natrum aceticum mit
Schwefelsäure und Wasser destilliren.

Wasserhell, flüchtig, von aromatisch-saurem Geruch und saurem,
erquickendem Geschmack; specifisches Gewicht 1,038 (-1,040); enthält
25 pCt. (nach Ph. Bor. jetzt 29 pCt.) absolute Säure.

Die reine Essigsäure (Acetylsäure) ist ein
Hydrat von 1 Atom absoluter Säure (die nicht dargestellt
werden kann) und 1 Atom Wasser; specifisches Gewicht
1,063, und enthält 85 pCt. absolute Säure. Sie wird bereitet aus Bleizucker und Schwefelsäure durch Destillation und hat zu officinellen Zwecken ein specifisches Gewicht = 1,060.

Wasserhell, flüchtig, stösst weisse Nebel aus, verbindet sich mit
Wasser (sehr begierig) und Alkohol, riecht sehr durchdringend, erquickend, schmeckt sehr sauer, scharf und erquickend, und irritirt
die Nase und die Augen schon durch ihren Dunst.

Präparate und Form. 1) *Acetum crudum*, diätetisch oder zu temperirenden Getränken (Unc. 2—4 auf
ein Quart, dazu Zucker); zur Bereitung von Saturationen
(mit kohlensauren Alkalien). — Aeusserlich in allen Formen, z. B. Klystieren (Unc. 1—4, pur oder verdünnt),
Mundwässern.

2) *Acetum concentratum*, zu Scr. ½ bis Dr. ½, täglich einigemal (sehr entbehrlich). — Aeusserlich als
Riechmittel.

3) *Acetum purum* (aus Acetum concentr. 1 und Aqua
destill. 5; ist so stark wie Acetum crudum). Nur zu
pharmaceutischen Präparaten.

4) *Acidum aceticum* (Essigsäure), zu pharmaceutischen Präparaten.

Wirkung. Die Essigsäure coagulirt den Schleim,
den Käsestoff, aber nicht Eiweiss, löst Faserstoff und
Gallerte auf, und irritirt und corrodirt örtlich die berührten Stellen.

Kleine Dosen Essig kühlen und werden lange vertragen, ohne den Magen zu belästigen. Endlich jedoch
irritiren sie die Schleimhaut des Magens, machen Hyperämie und Hypertrophie derselben, und erzeugen eine
Kachexie allgemeiner Abzehrung (chronische Säurever-

giftung). Die übrigen Wirkungen sind den schwachen Säuren analog.

Anwendung. 1) Erethische und asthenische Fieber, mit nervösen oder fauligen Symptomen. — 2) Blutungen mit erethischem oder asthenischem Charakter (nicht gern bei Lungenblutungen), zumal mit venösem Orgasmus. — 3) Narkotische Vergiftungen, nach Entfernung des Giftes. — 4) Krankheiten der Leber mit venöser Plethora.

Aeusserlich überall, wo verdünnte Säuren passen. Die Dämpfe lässt man bei Vergiftung mit schädlichen Gasen einathmen, und gebraucht sie sehr häufig zu luftverbessernden und nicht belästigenden Räucherungen in Krankenstuben.

Der Essig wird gewöhnlich nur als diätetisches Nebenmittel benutzt: mit Wasser und Zucker (*Oxycratum*), oder mit Honig (*Oxymel*, Sauerhonig, aus Honig 2 und Essig 1).

Der Holzessig, *Acidum pyrolignosum*, besteht zwar auch grösstentheils aus Essig, enthält aber noch empyreumatische Bestandtheile, welche seine Wirkung bedeutend modificiren (vergl. S. 209).

2. Acidum tartaricum.

Pharmakographie. *Sal essentiale Tartari*. Weinsäure, Weinsteinsäure.

Kreide (*Calcaria carbonica*) wird mit Wasser gekocht, und Weinstein (*Kali tartaricum acidum*) zugesetzt. (Es bildet sich weinsteinsaurer Kalk und weinsteinsaures Kali.) Die Flüssigkeit (welche weinsteinsaures Kali enthält) wird von dem Niederschlag (weinsteinsaurem Kalk) abgegossen und mit salzsaurem Kalk vermischt. (Es bildet sich weinsteinsaurer Kalk und salzsaures Kali.) Der letzte Niederschlag (ebenfalls weinsteinsaurer Kalk) wird mit dem ersten verbunden und mit Schwefelsäure und Wasser digerirt. (Weinsteinsäure bleibt in der Auflösung und schwefelsaurer Kalk wird niedergeschlagen.) Die dadurch erhaltene Auflösung der Weinsteinsäure wird abgegossen, und durch langsames Verdampfen in Krystalle gebracht.

Weisse Krystalle, luftbeständig, löslich in Wasser und Alkohol (die wässerige Lösung verdirbt leicht), bildet mit den Basen neutrale und saure Salze (jene mit 1, diese mit 2 Atomen Säure), und hat zu Kali sehr grosse Verwandtschaft. Ohne Geruch; Geschmack sauer, kühlend, herbe, angenehm.

Präparate und Form. *Acidum tartaricum*, zu Gr. 5—20, täglich einigemal (etwa Dr. 1—2 *pro die*), in

Mixturen und Getränken. Zu Limonaden nur in kleiner Menge und mit vielem Wasser, weil sie sonst nicht angenehm schmeckt; z. B. als *Pulvis refrigerans:*

℞ Acid. tart. ʒj, Elaeosacch. Citri (e Gutt. 3) ʒjj. M. S. Auf ein Quart Wasser, *pro die.*

Wirkung. Wie schwache Säuren. Sie kühlt bedeutend, wird auch bei sthenischen Fiebern und activen Congestionen vertragen, macht leicht Diarrhöe und verdirbt die Verdauung bald.

Anwendung. 1) In kleinen Dosen zu kühlenden Limonaden. — 2) Zur Bereitung der Brausepulver (3 auf Natrum carbonicum acidulum 4). — 3) Als Laxans selten, weil sie die Verdauung sehr belästigt.

3. Acidum citricum.

Pharmakographie. Citronensäure.

Die Citronen (Früchte von *Citrus medica*, im südlichen Europa) enthalten einen reichlichen Saft (*Succus Citri*), der eigenthümlich sauer schmeckt. Dieser Saft enthält Citronensäure, Aepfelsäure, Bitterstoff, Schleim, Wasser.

Der Saft wird mit Eiweiss geklärt, gekocht und mit Kreide versetzt. (Es bildet sich äpfelsaurer Kalk, welcher aufgelöst bleibt, und citronensaurer Kalk, weicher niederfällt.) Der Niederschlag wird mit Schwefelsäure und Wasser digerirt. (Schwefelsaurer Kalk fällt nieder und Citronensäure bleibt in der Auflösung.) Die überstehende saure Flüssigkeit wird abgegossen und durch langsames Verdampfen in Krystalle gebracht.

Weisse Krystalle, verwittern etwas, leicht löslich in Wasser; ohne Geruch; Geschmack sehr sauer, angenehm kühlend, nicht herbe.

Präparate und Form. 1) *Succus Citri*, zu Dr. 1—4, täglich einigemal, in Mixturen und Getränken; zu Saturationen und Brausemischungen.

Der käufliche Saft, *Succus Citri italicus*, ist wohlfeiler, aber weniger angenehm, als der *Succus Citri recens expressus.*

2) *Acidum citricum*, zu Gr. 5—20, täglich einigemal. Wie Acidum tartaricum.

Wirkung. Wie schwache Säuren, die kräftig und angenehm kühlen, und in grössern Gaben die Verdauung belästigen.

Anwendung. 1) Zu kühlenden Limonaden (angenehmer als Acidum tartaricum). — 2) Zu warmen Limonaden, als *Diaphoreticum frigidum*, bei acuten Katarrhen. — 3) Zu Brausepulvern und Brausemischungen
(der Saft wie Essig, die Säure wie Acidum tartaricum).

4. Tamarindi.

Pharmakographie. Tamarinden. — Fructus.

Tamarindus indica (*Leguminosae*; — *Monadelphia
triandria*), ein Baum in Arabien und Ostindien. Blüthen in Trauben. Frucht eine Hülse, so lang und so dick
wie ein Finger, mit doppelter Rinde und gewöhnlich 3
Samen. Das Mus liegt zwischen den beiden Rinden.

Die officinellen Tamarinden sind die enthülseten und zu Mus gestossenen Früchte. Schwarzbraun, mit eingemengten Samen und hol-
zigen Fasern (woran die Samen befestigt sind). Ohne Geruch; von angenehmem, säuerlichem Geschmack.

Bestandtheile: Weinstein, Acidum tartaricum, Acid. citricum, Zucker (12 pCt.), Gallerte, Gummi, Wasser, Faser.

Präparate und Form. 1) *Fructus Tamarindorum*,
in Abkochung zu Unc. 2 mit Unc. 12 auf Unc. 8, *pro die*.
Als Refrigerans halb so stark.

2) *Pulpa Tamarindorum praeparata*, Tamarindenmus (Fructus Tamarind. in Wasser gekocht, durch-
geseiht, eingedickt und mit Zucker versetzt), esslöffelweise, in Latwergen, Schüttelmixturen.

Wirkung und Anwendung. Als Refrigerans oder
als Adjuvans zu antiphlogistischen Laxirmitteln (mit Mittelsalzen, denn für sich wirkt es nicht sicher genug).
Auch zu Tamarindenmolken.

5. Cerasa acidula (s. acida).

Pharmakographie. Saure Kirschen. — Fructus.

Prunus Cerasus (*Rosaceae*, *Drupaceae*; — *Icosandria
monogynia*), ein Baum, der bei uns cultivirt wird. Die
sauren Kirschen sind eine der verschiedenen Varietäten.

Bestandtheile: Aepfelsäure, Pektin, färbender Extractivstoff, Wasser, Faser.

Präparate. Die frischen und die getrockneten Kirschen diätetisch. Aus dem ausgepressten Safte der fri-

schen Kirschen wird der *Syrupus Cerasorum* bereitet, aus den getrockneten und mit den Kernen gequetschten die *Aqua Cerasorum destillata* (die ein wenig nach Blausäure riecht und schmeckt, auch Spuren davon enthält) und die ziemlich ungebräuchliche *Aqua Cerasorum amygdalata.*

Wirkung und **Anwendung.** Diätetisch als Refrigerans. Der Syrup als Corrigens, und das destillirte Wasser als Menstruum für kühlende Arzneien.

6. Rubus Idaeus.

Pharmakographie. Himbeeren. — Fructus.

Rubus Idaeus (Rosaceae), ein Strauch in Deutschland. Die Frucht ist eine zusammengesetzte, rothe Beere und besteht aus vielen Samen, von denen jeder mit einem rothen, saftigen Marke umgeben ist.

Geruch aromatisch; Geschmack angenehm, süsslich und säuerlich.

Bestandtheile: Aepfelsäure, Citronensäure, Zucker, Pektin, Schleim.

Präparate. Die Beeren (*Baccae Rubi Idaei*) diätetisch und zur Bereitung des *Syrupus Rubi Idaei* und des *Acetum Rubi Idaei* (Himbeeren 1, Essig 3).

Wirkung. Als Refrigerans diätetisch wegen des angenehmen Geschmacks (und Geruchs) sehr beliebt. Der Syrup ist roth und ein beliebtes Corrigens.

Hierher gehören noch:

Die säuerlichen Früchte verschiedener Pflanzen; sie enthalten Aepfelsäure, Weinsteinsäure, Citronensäure, Zucker, Pektin, Schleim und einige Salze. Man kann sie diätetisch als Refrigerantia, etwa wie Cerasa acidula und Baccae Rubi Idaei gebrauchen; auch hat man Syrupe, destillirte Wässer und Gelatinen davon bereitet.

Fructus Pomi (*Fr. Mali, Poma, Mala*), A e p f e l, von *Pomus Malus.*
Fructus Pyri (*Pyra*), B i r n e n, von *Pomus Pyrus* (*Rosaceae*).
Baccae Rubi fruticosi, B r o m b e e r e n, von *Rubus fruticosus.*
Fructus Pruni (*Pruna*), P f l a u m e n, von *Prunus domestica.*
Ueberhaupt alle Früchte der Familie *Prunus* (und *Cerasus*).
Die Früchte von *Ribes rubrum* (*Grossularieae*, nach D e c a n d.; — Pentandria monogynia), J o h a n n i s b e e r e n; *Ribes Grossularia,* S t a c h e l b e e r e n; — *Morus nigra* (*Urticeae*) M a u l b e e r e n; — *Berberis vulgaris* (*Berberideae*), B e r b e r i t z e n.
Die W e i n b e e r e n, von *Vitis vinifera*, enthalten viel Zucker und werden besonders zu methodischen Kuren benutzt.

Abnorme Venosität, Plethora abdominalis, erethische Congestionen und überhaupt Erethismus, scorbutische Diathese indiciren besonders die säuerlichen Früchte, theils diätetisch, theils in mehr oder weniger methodischen Kuren.

Dritte Ordnung.

Frigus.

A. Physikalische Eigenschaften.

Die natürliche Wärme des Körpers beträgt 37,5° C., und die mittlere Temperatur, in welcher wir uns behaglich fühlen, 15—20° C. Trifft uns nun eine Temperatur, die niedriger ist, als die mittlere Temperatur der Luft, so erregt sie in uns das Gefühl der Kälte.

Die gewöhnlichen kalten Mittel, die mit einer kalten Temperatur auf den Körper einwirken, sind die Luft und das Wasser. Sie entziehen dem Körper die Wärme, die er hat; während Säuren und Mittelsalze die Erzeugung der natürlichen Wärme des Körpers beschränken.

B. Wirkung.

Die Kälte vermindert die Wärme des Körpers, sie vermehrt die Contraction der Faser, sie verringert die Sensibilität und beschränkt die Function des Organs.

Die Capillargefässe werden contrahirt, das Blut von den äussern Theilen verdrängt und in den innern angehäuft. Bei einer höhern Kälte und bei längerer Dauer der Einwirkung kann der getroffene Theil oder der ganze Körper erfrieren, indem die Vis vitalis beträchtlich vermindert wird oder gänzlich erlischt.

Ist die Einwirkung der Kälte vorüber, so vermehrt sich die Erzeugung der innern Wärme; die contrahirten Gefässe dehnen sich wieder aus, und der früher erkältete Theil wird röther, wärmer und empfindlicher.

Geschieht die Wiedererwärmung schnell, so erfolgt in den erkälteten Theilen Hyperämie und Entzündung mit der Neigung zu Brand. Erfrorene Theile dürfen daher nur langsam und allmälig wieder erwärmt werden.

Auf die Einwirkung der Kälte erfolgt sympathisch allgemeine Contraction der Haut (Gänsehaut), Unterdrückung der Hautsecretion, Schauer, Zittern und Beklommenheit. Ist die Einwirkung intensiv, so entsteht Angst, spastische Respiration, Anästhesie und Erschwerung aller Bewegungen. Mit der Reaction aber, sofern die Einwirkung mässig war, vermehrt sich die Thätigkeit des Herzens und der Lungen; der Turgor der Haut kehrt wieder, die Diaphorese und Diurese wird gelind vermehrt, der Appetit gestärkt und der ganze Körper fühlt sich angenehm erfrischt und erquickt.

C. Anwendung.

1) Als *Refrigerans*, bei krankhaft vermehrter Wärme; z. B. in Entzündungen (aber nicht bei Lungenentzündungen), in Fiebern.

2) Als *Contrahens*, bei Atonie der Haut und der Gefässe; z. B. bei atonischen Blutungen, Quetschungen, asthenischen Entzündungen.

3) Als *Sedativum*, bei krankhaft erhöhter Sensibilität; z. B. bei Schmerzen, bei Krankheiten mit Erethismus.

1. Aër frigidus.

Die kalte Luft wirkt auf die äussere Haut und auf die Lungen ein, und entzieht dem Körper die Wärme nur langsam, besonders wenn dieser noch mässig durch Decken geschützt ist. Wenn sehr kalte Luft lange Zeit einwirkt, so erfrieren zuerst die dünnen und weniger geschützten Theile, wie die Ohren, Nase, Finger und Zehen, zuletzt aber auch der ganze Körper, und der Tod erfolgt durch Asphyxie oder Apoplexie.

Auf die Schleimhaut der Nase und der Fauces wirkt die kalte Luft leicht nachtheilig und erregt Katarrhe. In den Lungen dagegen wirkt die kalte Luft, zumal wenn sie feucht ist, nicht so nachtheilig und wird lange vertragen. Zuletzt jedoch entstehen Pneumonie und Bronchitis, besonders bei trockener Luft, da diese die Verdunstung begünstigt und somit noch stärker abkühlt.

Auf die äussere Haut wirkt die kalte Luft wie die Kälte im Allgemeinen. Sie trifft jedoch nicht alle Theile der Haut auf gleiche Weise (theils wegen der Stellung

des Körpers gegen den Luftzug, theils wegen der Beklei-
dung), und bewirkt so eine verschiedenartige Abkühlung.

Angewendet wird die kalte Luft so, dass man ein
Zimmer in der gleichmässigen Temperatur von 15 bis 10°
C. (selten von 10 bis 5° C., oder gar bis 0°) zu erhalten,
und erhitzende Betten und Kleider zu entfernen sucht.
Dies geschieht:

1) bei Entzündungen, besonders in der Haut. Bei
Lungenentzündungen (auch bei Augenentzündungen)
muss man kalte Luft vermeiden; bei acuten Exanthemen
(besonders Pocken) dagegen ist sie ein wichtiges Heilmittel. (Sind die Lungen nicht afficirt, so kann sogar
sehr kalte Luft von Nutzen sein.)

2) Bei nervösen und fauligen Fiebern und überhaupt
bei Krankheiten mit Entmischung und Zersetzung der
Säfte.

3) Bei Erethismus, Congestionen, erhöhter Sensibilität mit vermehrter Entwickelung der Wärme.

2. Aqua frigida.

Das kalte Wasser entzieht die Wärme weit schneller, als die kalte Luft, so dass z. B. ein Bad von 30° C.
den Körper schon bald abkühlt, während Luft von 30° C.
durch Wärme sehr lästig fällt.

Kaltes Wasser, Eis, Schnee unterscheiden sich nur
dem Grade und der mehr oder weniger schnellen Erwärmung nach. Thauender Schnee und thauendes Eis haben
0° C., und Eis thaut langsamer als Schnee.

Gelangt kaltes Wasser von 0 bis 5° C. (desgleichen
Eis oder Schnee) in den Magen, so entsteht das Gefühl
der Kälte, und die Wärme des Körpers und Frequenz
des Pulses wird vermindert. Bald aber folgen Andrang
des Bluts nach dem Magen, Aufregung, Erwärmung und
Vermehrung der Secretionen. Wird dieses kalte Wasser
wiederholt genossen, so entstehen passive Congestionen
und Hyperämie des Magens.

Eiswasser gebraucht man als Refrigerans in der
heissen Jahreszeit, als Sedativum bei erhöhter Sensibilität des Magens (Hyperemesis), bei Haematemesis, und

zuweilen selbst bei wirklichem Blutsturz. Man lässt Gr.
2—6 Eis in kaltem Wasser schnell verschlucken, giebt
auch wohl Eis mit Gewürzen versetzt (vom Conditor) oder
lässt des Morgens einen halben Becher Eiswasser trinken
(bei habitueller Verstopfung).

Kaltes Wasser von 5 bis 10° C. wirkt schwächer und
kann in grösserer Menge und längere Zeit gegeben werden. Angewendet wird es in Krankheiten mit erhöhter
Sensibilität und bei passiven Hyperämien der Unterleibsorgane.

Wird kühles Wasser von 10 bis 20° C. getrunken, so
kommen nur die Wirkungen des Wassers in Betracht.

Aeusserlich gebraucht man kaltes Wasser zu Umschlägen, Einspritzungen, allgemeinen und partiellen Bädern, Begiessungen und Waschungen.

Kalte Umschläge (*Epithemata frigida*) werden gemacht, indem man Compressen in kaltes Wasser taucht
(0 bis 5° C.), oder indem man Schnee oder gestossenes
Eis in eine Blase füllt. Eiswasser kann man sich auch
durch die Fomente von Schmucker bereiten (letztere
bestehen aus Salpeter Unc. 4, Salmiak Unc. 2, Wasser
Libr. 10, Essig Libr. 1). Angewendet werden sie:

1) Gegen Entzündungen, Congestionen nach dem
Kopfe, bei traumatischen Verletzungen, Verbrennungen.
Dagegen passen sie nicht bei Entzündungen der Brust-
und Unterleibsorgane, bei rheumatischen und gichtischen
Entzündungen und bei Entzündungen der Drüsen.

2) Gegen Blutungen der Capillargefässe.

Kalte Einspritzungen von Eiswasser macht man:
1) als Klystiere, bei habitueller Verstopfung (wo nach
Umständen Wasser von jeder Temperatur dienen kann);
als Derivatorium bei Krankheiten des Gehirns; zuweilen
auch bei Kindern gegen Springwürmer. — 2) In die Vagina, bei chronischem weissen Fluss, bei Mutterblutun-
gen. — 3) In die Urethra, bei Nachtripper.

Kalte Waschungen: 1) zur Abkühlung bei grosser Hitze in nervösen und fauligen Fiebern, bei acuten
Exanthemen; — 2) um die Sensibilität einzelner Organe
herabzustimmen.

Einreibungen mit Schnee (oder Eis) machen anfänglich Kälte, bald aber lebhafte, brennende Wärme. Bei allgemeinen und örtlichen Erfrierungen leisten sie vorzüglich gute Dienste.

Kalte Bäder unter 15° C. gebraucht man selten, und die gewöhnlichen kalten Flussbäder haben 20 bis 25° C. Sie wirken wie die Kälte im Allgemeinen, und werden empfohlen bei Atonie und Erschlaffung der Haut, so wie bei erhöhter Sensibilität derselben, und sehr gewöhnlich zu diätetischen (gymnastischen) Zwecken.

Lokale (partielle) kalte Bäder wendet man seltener an, am meisten noch als Sitzbäder bei passiver Hyperämie der Unterleibsorgane, bei weissem Fluss und zuweilen als Derivatorium.

Kalte Begiessungen werden in verschiedenen Formen gemacht, als Sturzbäder, Spritzbäder, Tropfbäder, Staubbäder. Sie wirken nicht allein durch ihre Kälte, sondern auch durch die Erschütterung der Nerven und durch die Kraft, mit welcher das Wasser auf den Körper fällt.

Kalte Sturzbäder werden so gemacht, dass der Kranke in einer Badewanne sitzt, und der Wärter, der hinter ihm auf einem Stuhle steht, kaltes Wasser ihm über den Kopf giesst. Der Kranke kann auch, wenn man stärker ableiten will, in einem warmen Bade sitzen. Angewendet werden sie:

1) bei Krankheiten mit Sopor, wie nervöse und faulige Fieber, acute Exantheme, Pest, Cholera, Gehirnentzündung und besonders Hydrocephalus acutus; bei Delirium tremens, Narcosis, apoplektischen Congestionen;

2) bei Geisteskrankheiten;

3) bei schweren Neurosen, als Epilepsie, Tetanus, Hydrophobie; hier nur empirisch.

Spritzbäder, Douchen, werden mit einer gewöhnlichen Wasserspritze applicirt. Ausser der Kälte kommt die Dicke des Strahls, die Stärke seiner Kraft und die Dauer der Einwirkung in Betracht, und die Reaction auf diesen kräftigen Reiz ist in der Regel sehr beträchtlich. Man wendet sie an:

1) bei Lähmungen, wenn sie vom Rückenmark ausgehen;
2) bei Geisteskrankheiten;
3) bei schweren Neurosen, als Epilepsie, Tetanus, Gesichtsschmerz, Ischias;
4) bei atonischer Gicht, Rheumatismen, Geschwülsten, Exsudationen, Contracturen u. dgl., um durch den lokalen Reiz die lokalen Energieen zu beleben.

Tropfbäder, bei welchen das Wasser durch einen Trichter fliesst, haben eine sehr starke lokale Wirkung und können etwa wie Douchen angewandt werden.

Regenbäder (Schauerbäder, Staubbäder) dienen theils zur Erfrischung, theils zur Abhärtung der Haut gegen Erkältungen oder gegen gesteigerte Sensibilität, und werden zweckmässig in dem sog. Schneider'schen Badeschranke genommen.

Flüchtige Körper erzeugen Kälte, wenn sie verdunsten. Aether, Alkohol und verdünnte ätherische Oele (Eau de Cologne) kann man dazu gebrauchen; es geschieht jedoch nur selten, vielleicht einmal bei eingeklemmten Brüchen (wenn Luft die Einklemmung bedingt), oder häufiger bei Ohnmachten (Einreibungen in Stirn und Schläfe), bei Kopfschmerzen, Zahnschmerz.

SECHSTE KLASSE.
Narcotica.

Die *Narcotica* haben ihren Namen von ναρχωσις, die Betäubung, weil mehrere von ihnen das Sensorium vorzugsweise alteriren, deprimiren und lähmen. Im Allgemeinen alteriren diese Mittel die Functionen des Nervensystems und deprimiren sowohl die Reizempfänglichkeit, als das Wirkungsvermögen der Nerven.

§. 1.   Uebersicht.

A. *Narcotica pura.*
  1. Opium.
  2. Morphium.
  3. Lactucarium.
  4. Hyoscyamus; folia.
  5. Belladonna; folia, radix.

  6. Stramonium; folia, semina.
  7. Acidum hydrocyanatum.
  8. Amygdalae amarae.
  9. Nux vomica.
  10. Strychnium.

22*

B. *Narcotica acria.*
   1. Aconitum; herba.
   2. Conium; herba.
   3. Nicotiana; folia.

4. Digitalis; folia.
5. Dulcamara; stipites.
6. Chelidonium; herba.
7. Secale cornutum.

§. 2. Bestandtheile.

Die materielle Grundlage, welche die narkotische Wirkung hervorbringt (*principium narcoticum*), ist in den verschiedenen Mitteln ganz verschieden. In den meisten ist es ein Alkaloïd, in einigen eine Säure, in andern ein chemisch indifferenter Körper; ja häufig finden sich Alkaloïde, Säuren und indifferente Stoffe neben einander.

Alle narkotischen Mittel sind vegetabilische Produkte. Die Blausäure jedoch lässt sich auch aus thierischen und mineralischen Stoffen darstellen.

In den meisten Mitteln hat man ein Alkaloïd (in einigen auch mehrere zugleich) als den Träger der narkotischen Wirkung aufgefunden und isolirt dargestellt. Alle diese Alkaloïde sind chemisch und dynamisch verschieden, und einige werden auch als Arzneimittel angewandt (*Morphium, Strychnium*).

Ebenso sind die Säuren chemisch wie dynamisch verschieden (*Acidum meconicum* im Opium, *Acidum strychnicum* in den Strychneen, die Blausäure aus den bittern Mandeln). Die Blausäure existirt als solche nicht fertig in den Vegetabilien, sondern bildet sich erst bei der Destillation mit Wasser aus andern eigenthümlichen Bestandtheilen derselben.

Die indifferenten Stoffe sind gleichfalls sehr verschieden, sowol materiell, wie dynamisch. Dahin gehören Farbstoffe (Polychroït im Safran), ätherische Oele (*Oleum Amygdalarum amararum aethereum* in bittern Mandeln, das sich aber erst bei der Behandlung derselben mit Wasser bildet), Harze, Bitterstoffe und andere Extractivstoffe.

Eine ganze Reihe narkotischer Mittel enthält noch scharfe Extractivstoffe, die sich chemisch und dynamisch ebenso wie bei den scharfen Mitteln verhalten.

§. 3. Wirkung.

Die wirksamen Bestandtheile der narkotischen Mittel werden mit grosser Leichtigkeit resorbirt, sie mögen nun in den Magen gebracht, oder auf den Mastdarm, oder auf andere Schleimhäute, oder auf die verletzte Haut angewendet werden. Die Wirkung wird zwar nach den Applicationsorganen sehr modificirt, aber sie erfolgt doch zuweilen so schnell, dass es scheint, als genüge die blosse Berührung der peripherischen Nerven, um allgemeine Erscheinungen hervorzubringen. Chemische Veränderungen der Organe sind dabei nicht wahrzunehmen.

Da diese Mittel unter sich so sehr differiren, so lässt sich im Allgemeinen nur sagen, dass sie ganz eigenthümlich das Nervensystem, das Gefässsystem und die Absonderungen ergreifen und alteriren.

Nervensystem. Kleine Dosen alteriren gesunde Menschen wenig; in entsprechenden Krankheiten aber vermindern sie sehr die Reizbarkeit, besänftigen und beruhigen, stillen Schmerzen und Krämpfe, und gelten in diesen Beziehungen als Sedativa, Anodyna und Antispasmodica. — Mittlere Gaben deprimiren die Reizbarkeit und die Sensibilität der Nerven geradezu, jedes Mittel aber in seiner eigenthümlichen Weise, und diese Wirkungen werden noch eigenthümlich modificirt durch die anderweitigen Wirkungen, die sie besonders auf das Gefässsystem üben. — Grosse Gaben vernichten die Thätigkeit des Nervensystems, und tödten als eigentliche Gifte theils durch Paralyse des Gehirns und Rückenmarks, theils durch die gleichzeitigen venösen Congestionen und andere gefährliche Wirkungen auf das Blutsystem.

Gefässsystem. Die materiellen Bestandtheile, welche auf das Nervensystem wirken (Alkaloïde, Blausäure) scheinen das Gefässsystem nicht primär zu alteriren, sondern diese Wirkung scheint von andern Bestandtheilen (Harzen) abzuhängen; es fehlen jedoch darüber noch genügende Experimente. Sie erhitzen nach Art der Excitantia, aber sie machen nur bei arteriellem Charakter der Constitution oder der Krankheit arterielle Conge-

stionen, denn sonst sind diese gewöhnlich (und wahrscheinlich wegen der gleichzeitigen Depression des Nervensystems) venöser Natur. In grossen Gaben kann dieser
Orgasmus bis zur Apoplexie gesteigert werden. Einige
Mittel haben jedoch keine directe Wirkung auf das Gefässsystem, und da sie nicht erhitzen, so hat man sie *Nar-*
cotica frigida genannt (Blausäure, Hyoscyamus).

Die Secretionen werden (mit wenig Ausnahmen)
angehalten, besonders in den Schleimhäuten, was sich in
der empfindlichen Trockenheit des Halses und in der
Stuhlverstopfung namentlich zu markiren pflegt. Waren
jedoch die Secretionen in Krankheiten angehalten, und
die Narcotica beseitigen diese Krankheiten, so werden
jene wieder frei und daher scheinbar vermehrt. (So wird
die spastische Stuhlverstopfung in der Colica saturnina
durch Opium gehoben.) Die Diaphorese wird meist vermehrt und ist zum Theil eine Folge der Excitation.

Die scharfen Narcotica vermehren in entsprechenden Krankheiten
die Secretionen in ähnlicher Weise, wie die Acria.

Im Magen werden die Actionen der Nerven deprimirt
und, wie es scheint, die Secretionen angehalten. Die Verdauung leidet daher schon bei kleinen Dosen, und nach
längerem Gebrauch entsteht Gastrosis. Grosse Gaben
machen Würgen und Erbrechen und andere gastrische
Beschwerden, die auch zurückbleiben, wenn die narkotische Wirkung bereits vorüber ist. Waren dagegen gastrische Beschwerden nervöser Natur vorhanden, so können diese durch Narcotica beseitigt werden.

Für Kinder, und besonders für kleine, sind diese Mittel sehr gefährlich, so dass man sie, mit wenigen und vor-
sichtigen Ausnahmen (z. B. Hyoscyamus, Crocus), in der
Kinderpraxis zu vermeiden hat.

Werden sie äusserlich applicirt, so bedenke man, dass
ihre wirksamen Bestandtheile leicht resorbirt werden, und
wähle daher namentlich in Klystieren für den Mastdarm
die Dosis nicht viel höher, als für den Magen. Werden
endlich diese Mittel längere Zeit gebraucht, so gewöhnt
sich das Nervensystem bald an dieselben und man muss
daher die Gaben allmälig und mit Vorsicht grösser nehmen. Auf diese Weise können von einigen (selbst vom Opium

und Morphium) mit der Zeit und durch Gewöhnung sehr grosse Gaben vertragen werden.

§. 4. Anwendung.

Indicationen. 1) Neurosen mit erhöhter Sensibilität, wenn dieselben auf functionellen, und nicht auf materiellen Störungen beruhen.

2) Anomalien der Secretionen von anomaler (jedoch nicht deprimirter) Nerventhätigkeit.

3) Als Palliativa bei allen Neurosen mit erhöhter Sensibilität, nur nicht bei bestehender Entzündung.

Contraindicationen. Arterielle Constitution und active Congestionen, asthenische Fieber und Entzündungen, Sordes gastricae, torpide Schwäche, Colliquation.

Krankheiten. Die narkotischen Mittel lassen sich in allen Neurosen mit erhöhter Sensibilität anwenden, unter Beachtung der allgemeinen Contraindicationen (wohin auch das kindliche Alter zu rechnen). Beruhen dieselben auf functioneller Alteration, so sind sie Radikalmittel; beruhen sie aber auf materiellen Störungen, so helfen sie nur palliativ. Gastrische Sordes müssen zuvor entfernt und Entzündungen gebrochen sein. Lässt sich die Natur der Neurose nicht bestimmen, wie es häufig der Fall ist, so kann man sie empirisch versuchen. Schmerzen und Krämpfe sind die allgemeinen Formen dieser Neurosen.

Als Retinentia bei profusen Secretionen finden sie nur beschränkte Anwendung (die scharfen Narcotica gar nicht), so dass nur einzelne Mittel (besonders Opium) in einzelnen Fällen zulässig sind. Desto häufiger nützen sie, wenn die Secretionen durch Alteration der organischen Nerven gestört, oder durch Krampf zurückgehalten sind. Die scharfen Narcotica wirken meistens zugleich als Diuretica und Expectorantia (in entsprechenden Krankheiten, nach Art der Acria), und können (wie die Acria) als Resolventia nützlich werden.

Bei der grossen dynamischen Verschiedenheit der einzelnen Mittel können über die einzelnen Krankheiten, die ihnen entsprechen, nur wenig allgemeine Bemerkungen gemacht werden.

Erste Ordnung.

Narcotica pura.

1. Opium.

Pharmakographie. *Meconium*, *Laudanum*. Opium, Mohnsaft.

Das Opium gehört zu den Gummiharzen, und ist der ausgeschwitzte und an der Luft erhärtete Saft von den unreifen Samenkapseln des *Papaver somniferum*. Diese Sorte (*Opium in lacrymis*) kommt jedoch nicht rein zu uns; denn für den Handel werden die unreifen Kapseln (*capita Papaveris*), und grösstentheils die ganze Pflanze, zerstossen, ausgepresst und ausgekocht, und der Saft in der Wärme eingedickt (nachdem er mehr oder weniger mit Opium in lacrymis vermengt worden).

Papaver somniferum (*Papaveraceae*; — *Polyandria monogynia*), der Garten-Mohn (in 2 Varietäten: Papaver somniferum album und nigrum), eine 1jährige Pflanze im Orient; zumal am mittelländischen Meer, die bei uns cultivirt wird. Nach den verschiedenen Standorten und den verschiedenen Methoden, das Opium zu gewinnen, ist der Gehalt der Alkaloide verschieden.

Man unterscheidet im Handel hauptsächlich 3 Sorten: 1) *Opium smyrnaeum s. orientale* (Türkei, Griechenland, Aegypten); — 2) *Opium indicum* (vou Malva, Benares und Patna); — 3) *Opium indigenum* (England). — Das orientalische Opium ist die gewöhnliche und zugleich vorgezogene Sorte, und von dieser das türkische und levantische besonders geschätzt.

Das türkische Opium (aus Constantinopel und Smyrna) kommt in Kuchen oder Broden vor, meist von 1—2 Pfund Gewicht, die mit den Samen verschiedener Arten von *Rumex* dicht bestreut sind. Es ist aussen mehr rothbraun und hart, innen mehr gelb und weich, bröcklich und auf dem Bruche schwach glänzend, im Wasser (oder besser in verdünntem Weingeist, Wein) zum grossen Theil löslich; von eigenthümlichem, narkotischem Geruch und widerlichem, bitterem Geschmack.

Bestandtheile: 5 Alkaloïde (*Morphium*, *Codeinium*, *Narcotinium*, *Thebainium* oder *Paramorphium*, *Opianinium*), welche krystallisiren; chemisch indifferente Stoffe, von welchen drei krystallisiren (*Narceïn*, *Pseudomorphin* und *Meconium*; die beiden ersten enthalten Stickstoff und sind wahrscheinlich auch Alkaloide); eine Säure (Mekonsäure; ohne Geruch, schwach sauer von Geschmack, krystallisirt); ausserdem Harz, Caoutchouc, Gummi.

Morphin, Codeïn und Thebaïn wirken narkotisch; die andern Stoffe dagegen scheinen nicht besonders zu wirken (mit Ausnahme des Harzes). Das Opium selbst wirkt anders, als die einzelnen Bestandtheile, von welchen nur das Morphium officinell ist.

Präparate und Form. 1) *Opium*, in kleinen Dosen zu Gr. $\frac{1}{8}$—$\frac{1}{4}$, alle 2—4 Stunden, in mittleren zu Gr. $\frac{1}{4}$—1, täglich 1—3mal, in grossen zu Gr. 1—2, täglich einmal. (In schweren Neurosen, wie Tetanus, die Dosen grösser und häufiger, aber sehr vorsichtig.) In Pulver, Pillen, Bissen, Emulsion. — Aeusserlich zu Zahnmitteln, Klystieren (Gr. 1—2, mit Schleim, gern mit Amylum); Salben (für die Augen Gr. 5 auf Dr. 2), Pflastern, und zu Verbandwässern.

2) *Morphium* und dessen Salze; vgl. den folgenden Artikel (S. 350).

3) *Aqua Opii* (von Opium 1 und Wasser 12, davon 6 Th. abdestillirt), nur äusserlich zu Augenwässern, pur oder als Menstruum.

4) *Extractum Opii (aquosum):* Opium mit Wasser macerirt, ausgepresst, eingedickt und in Pulver gebracht; in etwas grössern Dosen als Opium. (Es enthält namentlich kein Harz und excitirt daher wenig.) Innerlich in Pulver, Pillen, Mixturen. — Aeusserlich zu Zahnmitteln, Mundmitteln, Klystieren und Injectionen, Linimenten, Salben, Augenwässern (Gr. 2—8 auf Unc. 4, zum Einträufeln).

5) *Tinctura Opii simplex (Tinctura thebaïca;* von Opium 4, Spiritus Vini rectificatissimus und Aqua destillata āā 19, macerirt und ausgepresst; Dr. 1 enthält die löslichen Theile von Opium Gr. 6). — 12 Tropfen sind ungefähr so stark wie Gr. 1 Opium; also für kleine Dosen Gutt. 3—5, alle 2—4 Stunden; für mittlere Gutt. 5—15, täglich 1—3mal; für grosse Gutt. 15—30, täglich einigemal. — Innerlich pur oder in Mixturen. — Aeusserlich zu Mund- und Zahnmitteln, Klystieren (etwa Scr. $\frac{1}{2}$—1) und Injectionen, Augenwässern, Salben (für die Augen Gutt. 5—25 auf Dr. 2), Linimenten, Verbandwässern.

6) *Tinctura Opii crocata (Laudanum liquidum Sydenhami)*, ist so stark wie Tinctura Opii simplex (10 Th.

=1 Th. Opium pulv.) und wird in denselben Dosen und Formen gegeben.

Opium Unc. 2, Crocus Dr. 6, Caryophylli, Cassia cinnamomea āā Dr. 1 mit Vinum Hispanicum (Xeres) Unc. 19 macerirt und ausgepresst. Specifisches Gewicht 1,017—1,020.

7) *Tinctura Opii benzoïca* (*Elixir paregoricum;* Unc. 1 enthält lösliche Theile von Opium Gr. 2½, oder 200 Th. = 1 Th. Opium pulv.); nur innerlich, zu Dr. ½—1, täglich 1—2mal, mit Syrup.

Opium Dr. 1, Acidum benzoïcum Dr. 4, Camphora, Oleum Anisi āā Dr. 2, Spiritus Vini rectificatissimus Libr. 2, macerirt und ausgepresst.

8) *Pulvis Ipecacuanhae opiatus* (*Pulvis Doveri,* Do-ver'sches Pulver), zu Gr. 10 auf einmal oder in ge-theilter Gabe.

Opium, radix Ipecacuanhae āā 1, Kalium sulphuricum 8. M. f. pul-vis. — (Zehn Gran, Ðβ, enthalten also Opium Gr. 1.)

9) *Emplastrum opiatum,* enthält Opium 1 und Cam-phora ½ auf eine Pflastermasse von Terebinthina com-munis 3, Elemi ½, Mastiche, Olibanum āā 2 und Benzoë 1.

Wirkung. Auf der unverletzten Haut äussert Opium keine Wirkungen; auf zarten und wunden Stellen irritirt es anfänglich mässig und deprimirt bald nachher die sen-siblen und motorischen Functionen der Nerven, gewöhn-lich jedoch nur in mässigen Graden.

Kleine Dosen (Gr. ½) innerlich genommen exciti-ren das Gefäss- und Nervensystem fast wie die spirituösen Mittel, und wenn die Wirkung vorüber ist, so lassen sie das Gefühl der Abspannung, der Erschlaffung und über-haupt der allgemeinen Depression zurück.

Grosse Gaben (Gr. 1—2) lassen die Excitation des Gefäss- und Nervensystems bald vorübergehen und de-primiren die sensiblen und motorischen Functionen, in-dem sie Schlaf machen, der gewöhnlich fest ist und mit reichlichen Schweissen endet. Nach dem Erwachen fühlt man sich abgeschlagen, ermattet und wüst im Kopfe.

Sehr grosse Gaben (Gr. 5—10—15) vergiften durch Narkose. Der Vergiftete fällt (meist ziemlich schnell und ohne weitere Vorboten) in Coma, woraus er nicht wieder erwacht. Er stirbt unter den Erschei-nungen allgemeiner Paralyse, und nach dem Tode findet man Hyperämie des Gehirns und der Lungen.

So lange die Wirkung dauert, ist die Verdauung gewöhnlich gestört, und bei wiederholten Gaben wird der
Hals trocken und der Stuhlgang angehalten (die entleer-
ten Faeces sind fest, trocken und mit wenig Galle gemischt). Etwanige Neurosen des Magens werden gestillt
und selbst die Empfindung des Hungers und die Reizbarkeit eines Brechmittels aufgehoben.

Auf die Secretion des Urins scheint es nicht zu wirken; die Excretion aber ist erschwert, weil die motorische
Energie der Blase deprimirt ist. In ähnlicher Weise
scheint es auch nicht die Secretion der Galle, wohl aber
die Excretion derselben anzuhalten.

Die Absonderung der Schleimhäute, besonders wenn
sie vorher vermehrt war, scheint allenthalben angehalten
zu werden. Ausser den Verdauungsorganen äussert sich
dies besonders in den Lungen.

Die Genitalien scheint es zu excitiren und den Geschlechtstrieb der Männer zu steigern. Bei Weibern vermehrt es die Katamenien und beschleunigt deren Eintritt.

Das Gefässsystem wird immer excitirt, das Herz schlägt
häufiger, und das Blut drängt sich nach dem Kopf und
den Lungen. Bei grössern Gaben ist diese Erhitzung weniger bemerklich, weil die Depression der Nerven bald
eintritt.

Der Körper gewöhnt sich leicht und bald an das Mittel, so dass dann selbst grosse Gaben nur schwache Wirkungen hervorbringen. In manchen Fällen wird durch
den fortgesetzten Genuss die Verdauung zerrüttet, das
Gedächtniss geschwächt, und das Denken so träge und
stupide, dass es immer nur durch neue Dosen des Mittels
wieder etwas erregt werden kann. In andern Fällen dagegen werden die Menschen alt, ohne erhebliche Störungen erlitten zu haben.

Um sich zu berauschen, bereiten sich die Orientalen (Muhameda-
ner) Getränke von Opium, während es in Indien und China aus Pfeifen
(wie Tabak) geraucht wird.

Anwendung. Indicationen. 1) Alle Neurosen mit
Exaltation der Nerventhätigkeit. (Symptome a) bei Leiden des Gehirns: Schlaflosigkeit, Unruhe, Delirien; b) bei
Leiden der sensiblen und motorischen Nerven: Hy-
perästhesieen, Schmerzen, Krämpfe.) — 2) Atonische

Diarrhöen, Blennorrhöen der Lungen, Verhalten des
Schweisses.

Contraindicationen. Arterielle Constitution, Plethora, Herzkrankheiten, entzündliche Fieber, Status gastricus, Kindheit. — Cautelen. Gastrische Zustände
werden durch Brechmittel, Entzündungen durch Ader-
lässe gebrochen, ehe man Opium geben kann. Auch bei
activen Congestionen macht man vorher ein Aderlass.

Corrigentia der Wirkung: Nitrum bei activen Congestionen; Calomel bei Status inflammatorius sensibler und vegetativer Organe; Ipecacuanha, Digitalis bei erethischen Congestionen der Lungen; Ipecacuanha, Campher, Antimonium für die Diaphorese; Aromatica, Spirituosa bei Schwäche der Verdauung; Nervina bei Status nervosus und
wenn die Depression des Sensoriums zu fürchten ist; Kaffee gegen die
Narkose.

Krankheiten. 1) Krankheiten des Gehirns und
Rückenmarks (bei Exaltation mit functioneller Störung,
nicht bei Hyperämie, und nur als Palliativ und mit Vorsicht bei organischen Leiden) :

a) nervöse Fieber, wenn primär nervöse Symptome vor-
    wiegen und den Verlauf der Krankheit in bedenk-
    licher Weise stören (also nur nach einer Indicatio
    symptomatica) ;

b) Entzündungen, wenn die Entzündung selbst gebro-
    chen ist und bedenkliche nervöse Symptome die Kri-
    sen zu stören drohen ;

c) Delirium tremens, wenn die Hyperämie gehoben ist
    (durch Blutegel, Mittelsalze, Eisumschläge) ;

d) Gemüthskrankheiten; hier meist nur empirisch, nach
    allgemeinen Indicationen.

2) Acute Krankheiten jeder Art, wenn der entzündliche Charakter gebrochen ist, und nervöse Symptome vor-
wiegen und die Krisen stören oder sonst Gefahr drohen.

3) Neurosen (Schmerzen, Krämpfe) ohne Hyperämie.
Bei materieller Grundlage als Palliativ.

4) Wechselfieber (meist mit Chinin), mit nervösen Zu-
fällen im Paroxysmus (bei activen Congestionen zuvor An-
tiphlogose, bei Gastrose Brechmittel), bei öftern Recidiven.

5) Rheumatismus, anomale Gicht (mit Ipecacuanha,
Campher, Antimonium) ; hier theils als Sedativum, theils
als Diaphoreticum.

6) Neurophlogosen, nach gehobener Entzündung, wie Keuchhusten (im 2. Stadium, doch sehr vorsichtig wegen des kindlichen Alters), Hydrophobie, Tetanus (in grossen Dosen, hier jedoch meist nur empirisch.)

7) Diarrhöe und Ruhr, Hyperemesis, Cardialgie, Kolik; bei Colica saturnina mit Alaun, Glaubersalz.

8) Blennorrhöe der Lungen, nervöser Husten.

9) Als Diaphoreticum bei unterdrückter Secretion der Haut (mit Ipecacuanha, Campher, Antimonium) und deren Folgekrankheiten.

10) Nervöse Krankheiten der Leber (z. B. Icterus spasticus), der Harnwerkzeuge (z. B. Dysuria spastica). — Auch bei Diabetes; doch hier nur empirisch.

11) Lungensucht; nur als Palliativ; zumal im letzten Stadium das vorzüglichste Mittel für die Euthanasie.

12) Hämorrhagieen mit erethischem Charakter, bei sensiblen Personen (mit Ipecacuanha, Digitalis).

Aeusserlich. Das Opium vereinigt die Wirkungen eines Narcoticum und eines Excitans, aber weder so sicher, noch so kräftig, wie bei der innerlichen Anwendung: Zur Erzeugung allgemeiner Wirkungen giebt man es in Klystieren; endermatisch dagegen zieht man Morphium vor. Ausser den Fällen, wo es auch innerlich gegeben werden kann, bedient man sich dessen namentlich:

1) bei asthenischen Blennorrhöen und Geschwüren; — bei grosser Empfindlichkeit derselben scheinen jedoch andere Narcotica, wie Belladonna, Hyoscyamus, oder Plumbum aceticum besser zu sein;

2) bei Augenentzündungen, wenn die Entzündung gebrochen ist und wegen Atonie und Erethismus nicht zur Entscheidung kommen will. — Auch in anderen asthenischen und erethischen Krankheiten der Augen, selbst mit geringen und oberflächlichen Destructionen (Blennorrhöen, Lichtscheu, Varices Conjunctivae, Pannus, Maculae, Geschwüren);

3) bei Polypen, besonders der Nase;

4) bei Frostbeulen und Frostgeschwüren (gewöhnlich als Adjuvans);

5) bei Gangraena, besonders senilis, nosocomialis, wo es äusserlich und innerlich empfohlen wird.

Bemerkungen. 1) Das Opium gehört zu den wenigen Mitteln, die mit Recht für unentbehrlich gelten. Unter gehöriger Beachtung der allgemeinen Regeln kann es in sehr vielen Krankheiten (und gerade in sehr beschwerlichen und gefährlichen) mit grossem Nutzen angewandt werden.

2) Man halte den Unterschied der kleinen und grossen Dosen fest. (Gr. $\frac{1}{4}$—$\frac{1}{2}$ und Gr. 1—2). Ein Gran in mehrere Gaben auf den Tag vertheilt excitirt mehr und deprimirt weniger, während er, auf einmal genommen, schnell und sicher deprimirt und weniger excitirt. Statt Schlaf zu machen, macht es häufig sehr grosse Unruhe, blos weil die Gabe zu klein, oder zu vielfach getheilt war.

3) Nicht erwünschte narkotische Nebenwirkungen (Schwindel, Kopfschmerzen) lassen sich oft beseitigen durch eine Tasse starken schwarzen Kaffee.

4) Sehr oft hat es als Adjuvans oder als Corrigens der Wirkung einen hohen Werth; so z. B. für Brustmittel bei beschwerlichem Husten; für Quecksilber, um die Salivation zu verhüten; für Tartarus stibiatus in grossen Dosen (bei Kopfverletzungen), damit er nicht durchschlägt.

2. Morphium.

Pharmakographie. Morphin.

Das Opium wird wiederholt mit Wasser behandelt, und durch Chlorkalk und verdünnte Salzsäure salzsaures Morphium gebildet. Die Flüssigkeit wird nun wiederholt aufgelöst und eingedickt, mit Alkohol behandelt, mit Kohle gereinigt und zuletzt durch Liquor Ammonii caustici das reine Morphium in Krystallen abgeschieden.

Weisse Krystalle, glänzend, geruchlos, von bitterem Geschmack; löslich in 40 kaltem und 30 heissem Alkohol, in Wasser kaum, in Aether gar nicht.

Präparate und Form. 1) *Morphium*, in Dosen und Formen etwa wie Morphium muriaticum, das in der Regel vorgezogen wird.

2) *Morphium hydrochloratum s. muriaticum;* kleine Dosen zu Gr. $\frac{1}{8}$—$\frac{1}{4}$, mittlere zu Gr. $\frac{1}{4}$—$\frac{1}{2}$, grosse zu $\frac{1}{2}$—1, täglich 1—3mal. Innerlich in Pulver, Pillen und Auflösung. — Aeusserlich endermatisch (zu Gr. $\frac{1}{4}$—1); in Klystieren (Gr. $\frac{1}{4}$—$\frac{1}{2}$), Salben, Linimenten.

Bereitung: durch directe Sättigung des Morphium mit Salzsäure. — Weisses Pulver oder feine weisse Krystalle, die sehr bitter schmecken, und sich in Wasser leicht lösen.

Das ehedem allgemein und bei älteren Aerzten noch jetzt gebräuchliche *Morphium aceticum* ist ein schlechtes, leicht zersetzbares und darum sehr unsicheres Präparat.

Wirkung. Das Morphium ist vorzüglich dasjenige Princip des Opiums, welches die Sensibilität deprimirt

Als Sedativum, Anodynum, Antispasmodicum wirkt es daher auch schneller und kräftiger, als Opium, und besitzt dagegen die übrigen Wirkungen, das Gefässsystem zu excitiren und die Secretionen anzuhalten, nicht so beständig und nicht in demselben Grade.

Das Morphium und seine Salze scheinen sich dynamisch nicht zu unterscheiden. Man gebraucht daher (wegen der leichtern Löslichkeit) gewöhnlich Morphium muriaticum, doch kann man auch Morphium sulphuricum (in gleichen Dosen und Formen) anwenden.

Anwendung. Wie Opium, wenn es sich mehr um die rein narkotische Wirkung handelt, und die Excitation des Gefässsystems und Retention der Secretionen nicht erwünscht ist. Für die endermatische Methode wird es immer vorgezogen.

3. Lactucarium.

Pharmakographie.

Das *Lactucarium* ist der ausgeschwitzte und an der Luft erhärtete Saft von Arten der *Lactuca*, und wird aus den Stengeln des blühenden Krauts gewonnen. Ein Gummiharz, von der Consistenz des Wachses, bröcklich, gelblichbraun, in Geruch und Geschmack dem Opium ähnlich.

- *Lactuca sativa*, Garten-Lattig (*Compositae*, *Cichoriaceae*; — *Syngenesia aequalis*), ein Kraut, mit glatten Blättern, bei uns angebaut. Die Blätter des jungen Krauts, das noch keinen Blüthenstiel getrieben, werden als Salat gegessen. — *Lactuca virosa*, mit stacheligen und fein gezähnten Blättern, an Hecken und Rändern des südlichen Europa, bei uns ebenfalls in Gärten gezogen. — *Lactuca scariola*, mit vertikalen und buchtig-gefiederten Blättern.

Die Pflanzen führen einen weissen, dicken Milchsaft, welcher, wenn sie blühen, narkotisch riecht und widerlich bitter schmeckt (am meisten bei Lactuca virosa). Dieser enthält einen bittern Extractivstoff (mit Lactucasäure und einer eigenthümlichen alkaloïdischen Base), Harz, Gummi, Caoutchouc.

Präparate und Form. 1) *Lactucarium*, zu Gr. 1—5, täglich 1—4mal (die Dosis lässt sich nicht bestimmt angeben), in Pulver, Pillen, Emulsion.

Lactucarium anglicum (von *Lactuca virosa* soll es besonders kräftig sein) ist die bessere Sorte; das *Lactucarium gallicum* dagegen weniger gut (gewöhnlich von *Lactuca sativa* nach Art eines Extracts bereitet).

2) *Extractum Lactucae virosae*, zu Gr. 2—5, täglich einigemal, in Pulver, Pillen, Mixturen.

Wie alle narkotischen Extracte wird es aus dem frischen Kraut bereitet. Dies wird gestossen, der Saft ausgepresst, verdunstet und mit Weingeist behandelt, um den Schleim zu entfernen. — Das *Extractum Lactucae virosae siccum* oder *pulveratum* wird aus dem Extractum Lactucae virosae dargestellt, indem man 4 Theile mit Saccharum Lactis 1 verreibt, verdunstet, und so viel Saccharum Lactis noch zusetzt, dass das erhaltene trockene Extract wieder 4 Theile beträgt (also eben so stark ist, wie das dicke Extract).

Wirkung. Deprimirt wie ein schwaches Narcoticum, ohne zu excitiren und ohne die Secretiönen anzuhalten. Nach mittlern Gaben (Lactucarium Gr. 2—4) folgt Erweiterung der Pupille, Abspannung der Muskeln und Schlaf; nach grossen Gaben (Gr. 5—10) Mattigkeit und Abgeschlagenheit, Schwere des Kopfes, langsamer Puls, Kälte der Haut und tiefer Schlaf. Sehr grosse Gaben (Scr. 1—2) erzeugen Narkose, gastrische Beschwerden mit Uebelkeit, Kälte, Beklemmung, Schwinden der Kräfte, Sopor.

Das Lactucarium ist in seiner Stärke verschieden, so dass die Dosis und selbst die Wirkung differiren. Das Extractum Lactucae virosae ist gleichmässiger, aber nicht so kräftig.

Anwendung. Als Sedativum, Anodynum und Antispasmodicum wie Hyoscyamus; als Sopiens, um Schlaf zu machen, ohne zu excitiren.

Das Mittel ist keineswegs sicher und überdies theuer. Die Angaben über den Werth desselben differiren sehr, so dass es gegenwärtig selten gebraucht wird.

4. Hyoscyamus.

Pharmakographie. Bilsenkraut. — Folia.

Hyoscyamus niger, das schwarze Bilsenkraut (*Solaneae; — Pentandria monogynia*), eine kleine, zweijährige Pflanze, die bei uns häufig auf Schutthaufen und unangebauten Orten wächst. Blätter blassgrün, weich, haarig, klebrig, buchtig, unten gestielt, oben sitzend und den Stengel umfassend. — Blumenkrone schmutzig gelb, geadert, trichterförmig. — Frucht eine zweifächerige, vielsamige Kapsel. Die Samen klein, nierenförmig, gelblichgrau.

Geruch widerlich, narkotisch; Geschmack widerlich, schleimig, bitter.

Bestandtheile: Hyoscyamin (Alkaloïd, reichlicher in den Samen als in den Blättern, krystallisirt; löslich in Aether, Alkohol und Wasser; zersetzt sich leicht in der wässerigen Lösung, weshalb die getrockneten Blätter an Wirksamkeit verlieren), Gummi, Harz (in den Samen noch fettes Oel, Eiweiss).

Präparate und Form. 1) *Folia concisa* und *pulverata*, zu Gr. 1—4, täglich einigemal; in Pulver und Pillen (nicht gebräuchlich). — Aeusserlich zu Cataplasmen.

2) *Semina*, zu Gr. 1—4, täglich einigemal; sehr unsicher, daher ausser Gebrauch.

3) *Extractum* (der ausgepresste Saft des frischen Krautes mit Weingeist behandelt), zu Gr. ½—1—2, täglich einigemal; in Pulver, Pillen und Mixturen. — Aeusserlich zu Zahnmitteln, Klystieren (Gr. 1—3), Augenwässern (Gr. 3—10 auf Dr. 2 zum Einträufeln), Salben.

4) *Oleum Hyoscyami coctum* (das getrocknete Kraut mit Oleum Olivarum 8 gekocht), nur äusserlich; ohne besondere Wirkung.

Wirkung. Kleine Gaben (Extract zu Gr. ½) machen Schwindel, erweitern die Pupille und deprimiren das Nervensystem in entsprechenden Krankheiten (ohne dabei zu excitiren, und ohne die Verdauung zu stören). Mittlere Gaben (Gr. ½—1) erregen Trockenheit im Halse, gastrische Beschwerden, Schwindel und Schwere des Kopfes, allgemeine Schwäche, Schläfrigkeit, Verwirrung der Gedanken und der Sinne. Grosse Gaben (Gr. 2) machen Narkose mit Congestionen nach dem Kopfe, und sehr grosse Gaben (Gr. 3—4) vergiften unter den Symptomen von Coma (zuweilen mit Krämpfen und wüthenden Delirien).

Anwendung. 1) Erethismus nervorum und functionelle Neurosen, besonders der Respirationsorgane (z. B. nach Fiebern und Entzündungen; Keuchhusten, Asthma spasmodicum, nervöser Husten); in Neurosen der Kinder (in der Zahnperiode, gegen Trismus); oder an Stelle des Opiums, wenn man dessen excitirende Wirkung fürchtet.

2) Nervöse Schmerzen am Kopf, Cephalalgie, Otalgie, Odontalgie, Prosopalgie.

Aeusserlich häufig, wo Narcotica passend sind: 1) als Anodynum und Antispasmodicum. — 2) Zur Erweiterung der Pupille (bei Augenoperationen, bei Iritis).

5. Belladonna.

Pharmakographie. Tollkirsche. — Folia, radix.

Atropa Belladonna (*Solaneae;* — *Pentandria monogynia*), eine krautartige Pflanze in warmen Ländern (auch bei uns), in gebirgigen und schattigen Orten und in kalkigem Boden. Wurzel lang, dick, fast rübenartig, gegen den Stengel ästig, aussen schmutzig gelbbraun, innen weiss. — Stengel 3—5 Fuss hoch, mit zweitheiligen Aesten. — Blätter gross, oval, ganzrandig, ziemlich glatt, an beiden Enden zugespitzt, wechselständig, gestielt. — Blumen gestielt, zu 1 oder 2. — Frucht eine runde, schwarze, 2fächerige, vielsamige Beere (einer Kirsche sehr ähnlich).

Geruch narkotisch; Geschmack widerlich, bei den Blättern mehr scharf, bei der Wurzel mehr zusammenziehend, bei den Beeren mehr süsslich und zusammenziehend.

Bestandtheile: Atropin (Alkaloïd), bitterer Extractivstoff (Pseudotoxin), flüchtige Säure (Atropasäure), Gummi, Eiweiss.

Atropin krystallisirt, ist ohne Geruch und Geschmack, löslich in Aether und heissem Alkohol, bildet Salze, die mehr salzig schmecken und krystallisiren. In der Wurzel und in den Samen besonders reichlich enthalten.

Präparate und Form. 1) *Folia concisa* und *pulverata*, zu Gr. 1—3, täglich 1—2mal; in Pulver, Pillen, Aufguss (besonders für Kinder, z. B. Scr. 1—Dr. ½ auf Unc. 3, täglich 2—4mal ½ Esslöffel, für ein Kind von 10 Jahren). — Aeusserlich zu Klystieren (infundirt, Scr. ½—1), Injectionen, Augenwässern (zum Einträufeln Gr. 5—20 auf Unc. ½), Fomentationen (Scr. 1—Dr. 1 auf Unc. 1). Auch zu Cataplasmen und als Rauchmittel (wie Stramonium).

2) *Radix concisa* und *pulverata*, zu Gr. ½—2, täglich 1—2mal; in Pulver, Pillen, Aufguss (Scr. ½—Dr. ½ auf Unc. 3, täglich 1—2 Esslöffel). Gegen Wasserscheu nach der Methode von Münch in grössern Gaben. — Aeusserlich selten.

3) *Extractum* (aus den frischen Blättern erst mit Wasser, dann mit Weingeist behandelt, wie bei Lactuca virosa), zu Gr. ½—2, täglich 2—3mal; in Pulver, Pillen und Mixturen. — Aeusserlich zu Zahnmitteln, Augenmitteln (Gr. 2—3 auf Dr. 1, zum Einträufeln), Salben, Linimenten.

4) *Atropinum sulphuricum*, krystallinisch, luftbeständig, leicht löslich in Wasser und Alkohol, widerlich bitter, erweitert die Pupille. Zu Gr. 2—3 in Dr. 2 Wasser als Augentropfwasser.

Innerlich zieht man fast immer das Extract vor. Die Wurzel ist zwar, wie auch die Samen, sehr kräftig, aber beide sind nicht gleichmässig in ihrer Wirkung.

Wirkung. Kleine Gaben (Extract zu Gr. ½) stören die Verdauung; der Schlund wird trocken, das Schlingen beschwerlich, und nach öfterer Wiederholung entsteht Uebelkeit. Das Gefässsystem wird excitirt, das ganze Gesicht geröthet und der Kopf schwer. Der Sinn des Gesichts wird getrübt und zuletzt ganz verdunkelt, und die Pupille immer sehr erweitert. Es folgen sodann Schwindel und Kopfschmerzen, Sinnestäuschungen, grosse Unbehaglichkeit und meist gänzliche Schlaflosigkeit.

Nach mittlern Gaben (Gr. 1) treten diese Wirkungen schneller und intensiver ein; und nach grossen Gaben (Gr. 2) folgen die Symptome der gastrischen Irritation (Magen- und Darmschmerzen, Erbrechen, Diarrhöe) und unter apoplektischen Congestionen und wachenden Delirien die vollständige Narkose nach wenig Stunden.

Sehr grosse Gaben (Gr. 5) gehören zu den gefährlichsten narkotischen Giften. Gastrische Beschwerden, Dysphagie, apoplektische Congestionen, Delirien (bald heiter, bald rasend), grosse Muskelschwäche, Paralysen, Coma und zuletzt der Tod.

Die Pupille wird, wegen Lähmung der Iris, immer erweitert, selbst nach der äussern Application. — Mit der Trockenheit des Schlundes verbinden sich das Gefühl der Zusammenschnürung und zuweilen die Symptome der Wasserscheu. — Die Diaphorese wird beträchtlich vermehrt, häufig auch die Diurese.

Anwendung. 1) Neurosen, namentlich Neuralgien und nervöser Erethismus des Gehirns und der pneumogastrischen Nerven; auch bei erethischen und functionellen Krämpfen (ohne Hyperämie und materielle Grundlage); so z. B. Amaurosis, Prosopalgie, Keuchhusten, nervöses Asthma, Tetanus, Wasserscheu, Cardialgie u. drgl. — 2) Gemüthskrankheiten, von functioneller Störung des Sensorium. — 3) Status nervosus, mit Schmerzen und Krämpfen, als Complication bei materiellen Störungen sensibler Gebilde, z. B. Krebs, rheumatische und arthritische Gelenkkrankheiten, Verhärtung des Orificium uteri.

Es fehlt an sichern Indicationen, und das Mittel scheint in keinem Falle specifisch zu wirken; ausser dass es ein sehr kräftiges Narcoticum ist und die Exaltationen im Gehirn, im Bereich des Nervus vagus, und in der Sensibilität der peripherischen Nerven deprimirt.

Contraindicationen: Status gastricus, Hyperämie des Gehirns und der Lungen, active Congestionen, Paralysen.

Cautelen. Die Narkose darf man nur bei sehr gefährlichen Neurosen (Hydrophobie, Tetanus, Manie) herbeiführen und sehr kurze Zeit unterhalten; denn es können für lange Zeit allerlei Störungen der Nerven (besonders der Augen), und selbst des Sensorium zurückbleiben. Trockenes Kratzen im Halse, Flimmern vor den Augen und Schwere des Kopfs zeigen an, dass man das Mittel aussetzen soll.

Aeusserlich. 1) Bei Staaroperationen, Krankheiten der Iris, zur Erweiterung der Pupille. — 2) Schmerzen und Krämpfe peripherischer Gebilde, um die Exaltation der Nerven zu deprimiren; z. B. Hernia incarcerata spastica, krampfhafte Verschliessung des Uterus bei Geburten, Krämpfe der Sphincteren, grosse Schmerzen bei Krebs.

6. Stramonium.

Pharmakographie. Stechapfel. — Folia, semina.

Datura Stramonium (Solaneae; — Pentandria monogynia), eine krautartige Pflanze, bei uns auf Schutthaufen. Stengel 2—4 Fuss hoch. — Blätter gross, gestielt, oval, gezähnt, geadert. — Blumen einzeln, gestielt. — Frucht eine viereckig-rundliche, stachelige Kapsel mit 4 Klappen, 4 Fächern und vielen nierenförmigen, dunkelbraunen Samen.

Geruch narkotisch, widrig; Geschmack widerlich, bitter, etwas scharf.

Bestandtheile: Daturin (Alkaloïd, besonders reichlich in den Samen), Harz, fettes Oel, Gummi, Eiweiss, Extractivstoff.

Das Daturin krystallisirt, riecht nicht, schmeckt bitter und etwas scharf; löst sich in Weingeist, wenig in Aether, sehr wenig in Wasser; bildet leicht lösliche, krystallisirbare Salze; ist sehr theuer!

Präparate und Form. 1) *Folia concisa* und *pulverata*, zu Gr. ½—2, täglich 2—4mal, und vorsichtig steigend noch mehr; in Pulver, Pillen, Aufguss (Scr. 1—2 auf Unc. 4, alle 2—4 Stunden 1—2 Theelöffel voll, und vorsichtig mehr). — Aeusserlich als Rauchmittel, 1—2 Pfeifen *pro die* (anfänglich mit Tabak gemischt). Uebrigens selten. Auch innerlich lieber das Extract.

2) *Semina*, zu Gr. ½—2, täglich 2—4mal; selten, lieber die Tinctur.

3) *Tinctura seminum* (5 mit Spiritus Vini rectificatissimus 24 macerirt), zu Gutt. 5—10—15, täglich 2—4mal
und vorsichtig mehr. Aeusserlich selten.

4) *Extractum* (die frischen Blätter ausgepresst und mit
Weingeist behandelt, wie Extractum Lactucae virosae),
zu Gr. ½—1, täglich 2—3mal. — Aeusserlich zu Zahnmitteln, Augenmitteln; ausserdem selten.

Wirkung. Aehnlich der Belladonna, irritirt jedoch
etwas mehr, excitirt nicht so heftig und afficirt das Nervensystem schneller und stärker. Schon der blosse Dunst
macht den Kopf schwer und die Brust beklommen.

Die Wirkung ist noch nicht speciell festgestellt. So soll das Mittel
die venöse Circulation des Unterleibs beschleunigen, die weiblichen
Genitalien irritiren (bei Vergiftungen will man Delirien von Nymphomanie bemerkt haben), gewöhnlich Convulsionen erzeugen, die Energien des Auges weit mehr, als Belladonna, deprimiren.

Anwendung. 1) Wahnsinn, besonders transito-
rische oder periodische Formen, mit rheumatischer oder
hysterischer Grundlage. — 2) Neurosen, namentlich im
Gebiet des Nervus vagus (Keuchhusten, Asthma spasmodicum), in Folge von Rheumatismen (Prosopalgie), oder
von Störungen der weiblichen Genitalien (Hysterie).

Aeusserlich zu narkotischen Umschlägen und Einreibungen; bei Asthma die Blätter zu rauchen (vorsichtig!).

Die Indicationen sind keineswegs sicher. Jedenfalls ist ein längerer Gebrauch sehr bedenklich und kann leicht langwierige nervöse
Störungen zurücklassen.

7. Acidum hydrocyanatum.

Pharmakographie. *Acidum hydrocyanicum*, *Acidum borussicum*. Blausäure.

Das Cyan ist ein farbloses Gas von eigenthümlichem,
sehr durchdringendem Geruch, welches aus Kohlenstoff
und Stickstoff besteht (NC), und sich chemisch wie ein
Salzbilder verhält. Es bildet sich bei der Destillation
trockner thierischer Theile (Hufen, Blut) aus den Elementen, namentlich wenn man Kalium (z. B. Potasche) oder
Eisen mit glühen lässt (wegen der grossen Verwandtschaft
zu diesen Stoffen). Die Formen, unter denen es dann erscheint, sind *Kalium cyanatum*, *Ferrum cyanatum* (beides
Salze), oder *Ferro-Kalium cyanatum* (ein Doppelsalz).

Ferrum cyanatum, Eisen-Cyanür-Cyanid, Berliner Blau.
Ferro - Kalium cyanatum , Cyan-Eisen-Kalium, blausaures Eisen-Kali, Blutlaugensalz.

Die Blausäure besteht aus Cyan und Wasserstoff, NCH, und wird durch Behandlung der Cyansalze mit Säuren erhalten. Die reine Säure zersetzt sich sehr leicht, ist sehr flüchtig und in ihrer Wirkung das gefährlichste und heftigste Gift. Die Officinen halten daher nur eine sehr verdünnte Säure.

Bereitung: Blutlaugensalz, Wasser, Weingeist und Schwefelsäure werden gemischt und in eine Flasche gethan, die dann in ein Gefäss mit Wasser gestellt wird. Indem man das Wasser zum Sieden bringt, destillirt verdünnte Blausäure über und wird in einem Gefäss mit kalter Vorlage aufgefangen. 100 Gran dieser Säure sollen 9,5—10 Gran Cyan-Silber geben, also 2 pCt. (d. i. 2 Gran) absolute Blausäure enthalten.

Eigenschaften: wasserhell, flüchtig, zersetzt sich leicht, löslich in Wasser und Alkohol; riecht eigenthümlich, angenehm (die concentrirte irritirt die Geruchsorgane und reizt zum Husten); schmeckt eigenthümlich (nach bittern Mandeln), kühlend, hintennach brennend und kratzend. Damit das Licht sie nicht zersetze, bewahrt man sie in schwarzen Gläsern auf.

Die Blausäure findet sich bei einigen Arten von *Amygdalus*, *Prunus* und *Cerasus* in der Rinde, den Blättern, Blüthen und Früchten, in der Schale der Aepfelkerne, und einigen andern. Sie scheint hier aber (wie auch das ätherische Oel, welches man gleichzeitig erhält) nicht fertig gebildet zu sein, sondern sich erst unter Vermittelung eines eigenthümlichen Eiweisses und unter Zutritt von Wasser aus besondern Stoffen (Amygdalin) zu bilden.

Am ergiebigsten sind die Früchte von *Amygdalus communis amara* (bittere Mandeln), die ausser Blausäure zugleich das ätherische *Oleum Amygdalarum amararum* liefern.

Präparate. *Acidum hydrocyanicum*, Gutt. ⅙—¼—1, täglich 2—4mal, sehr vorsichtig steigend, mit Aqua destillata und etwas Spiritus Vini rectificatissimus verdünnt und in einem schwarzen Glase (damit sie sich nicht so leicht zersetze) aufbewahrt.

Wirkung. Absolute Blausäure zu einigen Tropfen auf die Zunge gebracht, tödtet fast momentan durch allgemeine Paralyse. Von Wunden aus oder wenn sie eingeathmet wird, tödtet sie ebenfalls sehr schnell.

Die verdünnte Säure in kleinen Dosen (Gutt. 1—2) kann lange ohne bemerkliche Wirkung gegeben werden.

Mit der Zeit fühlt man bittern Geschmack und Kratzen im Schlunde, Schwere des Kopfs, Trübung des Gesichts, Druck der Brust und allgemeine Muskelschwäche, während sich die Frequenz des Pulses vermindert. — Grosse Gaben erzeugen grosse Muskelschwäche, Betäubung, Erweiterung der Pupille, grosse Angst, Palpitationen des Herzens und Convulsionen, unter welchen der Tod erfolgen kann (zuweilen Coma und keine Convulsionen). Die Wirkung geht schnell vorüber (½ Stunde), und wenn der Kranke nicht in dieser Zeit stirbt, so erholt er sich eben so schnell wieder.

Anwendung. 1) Neurosen der Respirations- und Verdauungsorgane. — 2) Neurosen des Herzens (auch gegen die Palpitationen organischer Herzkrankheiten), und entzündliche Lungenkrankheiten mit nervösen Complicationen (nervöser Husten, starker Husten bei Pneumonie, Bronchitis, bei Phthisis). — 3) Ausserdem noch in andern Fällen empfohlen (Melancholie, Würmer); die Blausäure hilft jedoch wenig und meist nur transitorisch.

8. Amygdalae amarae.

Pharmakographie. *Semen Amygdali amarae.* — Bittere Mandeln.

Amygdalus communis — *Amygdalus amara* Decand. (*Rosaceae, Drupaceae; — Icosandria monogynia*), der gemeine Mandelbaum, in den Ländern des mittelländischen Meeres, wird in 2 Arten unterschieden: *Amygdalus communis dulcis* und *Amygdalus communis amara*. Die Frucht ist eine Steinfrucht, und der Geschmack des Kerns bedingt hauptsächlich den Unterschied.

Bestandtheile: fettes Oel, Gummi, Zucker, Eiweiss (Emulsin), Amygdalin (chemisch indifferent, krystallisirt; besteht aus Kohlenstoff, Sauerstoff, Wasserstoff und sehr wenig Stickstoff, und verwandelt sich unter Vermittlung von Emulsin und unter Zutritt von Wasser in Blausäure und eigenthümliches ätherisches Oel, *Oleum Amygdalarum amararum aethereum.* — Geruch schwach; Geschmack eigenthümlich bitter (wie Amygdalin oder sehr verdünnte Blausäure).

Präparate und Form. 1) *Amygdalae amarae excorticatae*, als Corrigens des Geschmacks zu Mandelemulsionen. (Auf Amygdalae dulces Unc. 1 etwa Dr. ½.) — Ausserdem selten (etwa noch äusserlich zu Cosmeticis).

2) *Aqua Amygdalarum amararum*, zu Scr. $\frac{1}{2}$—1—2,
täglich einigemal (Dr. $\frac{1}{2}$—2 *pro die*), pur oder in Mixturen. (Beliebt als Corrigens zu Emulsionen und zu
Brustmixturen, und als Menstruum für narkotische Salze
und Extracte.) — Aeusserlich selten.

Bittere Mandeln, von welchen das fette Oel kalt ausgepresst wor-
den, werden mit Wasser (5) und Spiritus Vini rectificatissimus ($\frac{1}{6}$) verrieben und überdestillirt. — Klar oder etwas trübe, riecht und
schmeckt angenehm nach Blausäure. — 2 Unzen bilden Gr. 6,6—6,7
Cyan-Silber, 1 Unze enthält also Gr. $\frac{3}{4}$ wasserfreie Blausäure. Nach
Pharm. Bor. sind 720 Th. = 1 Th. wasserfreiem Cyan-Wasserstoff.

3) *Oleum Amygdalarum amararum aethereum*, zu Gutt.
$\frac{1}{4}$—1, täglich einigemal (vorsichtig zu steigen), in Weingeist gelöst, als Oelzucker, in Pillen. — Aeusserlich zu
Einreibungen.

Bittere, von dem fetten Oel befreite Mandeln werden mit Wasser
destillirt. — Gelblich, schwerer als Wasser, riecht kräftig und angenehm nach Blausäure, schmeckt brennend, bitter, und enthält Blausäure in ziemlicher Menge als wirksamen Bestandtheil.

Wirkung. Wie Blausäure. Das ätherische Oel ist
noch etwas stärker als die officinelle Säure.

Anwendung. Wie Blausäure. Selten (oder nie) als
Hauptmittel, häufig als Adjuvans (so besonders die Aqua
Amygdalarum amararum), oder als Corrigens.

9. Nux vomica.

Pharmakographie. *Semen Strychni*. Brechnuss, Krähenaugen.

*Strychnos Nux vomica (Apocyneae; — Pentandria mo-
nogynia)*, ein niedriger Baum in Ostindien. Die Frucht
ist rundlich, von der Grösse einer Orange, und enthält in
einer glatten, zerbrechlichen Schale ein schlammiges Mark
mit 8—10 Samenkernen. Diese Kerne sind rund, platt,
im Durchmesser fast einen Daumen breit, kreisförmig mit
feinen Haaren besetzt, in der Mitte mit einer Erhaben-
heit, der auf der andern Seite eine Vertiefung entspricht.

Die Samen sind die officinellen Brechnüsse oder Krähenaugen.
Die Rinde desselben Baumes ist die sogenannte falsche Angu-
stura-Rinde, die man mit dem wahren *Cortex Angusturae* vermischt
in den Handel gebracht hat.

Bestandtheile der Samen: Strychnin, Brucin (zwei Alkaloïde), Amylum, Gummi, gelber Farbstoff, fettes Oel, Strychninsäure
(Igasursäure; krystallisirt, nicht giftig).

Geruch schwach, widrig. Geschmack sehr bitter.

Präparate u. Form. 1) *Nuces vomicae pulveratae,*
zu Gr. 1—2, täglich 1—3mal, und vorsichtig bis Gr. 5—
10; in Pulver, Pillen.

Der Gehalt an Alkaloïden variirt sehr, daher die Dosis so unsicher.

2) *Extractum Nucum vomicarum aquosum,* zu Gr. $\frac{1}{2}$—1,
täglich 2—4mal, und vorsichtig bis Gr. 3—5; in Pulver,
Pillen, Mixturen.

Wiederholt mit Wasser digerirt, ausgepresst, eingedickt, und bei
gelinder Wärme verdunstet, so dass es ein bräunlich-gelbliches Pulver wird.

3) *Extractum Nucum vomicarum spirituosum,* zu Gr.
$\frac{1}{2}$—1, täglich 2—3mal, und vorsichtig bis Gr. 2—3; in
Pulver, Pillen, spirituösen Auflösungen.

Wiederholt mit Spiritus Vini rectificatissimus digerirt, ausgepresst,
eingedickt, und bei gelinder Wärme getrocknet, so dass es ein grün-
lich-braunes Pulver wird.

4) *Strychninum;* vgl. den folgenden Artikel (S. 362).

Wirkung. Kleine Dosen stören den Appetit nicht
(häufig wird er sogar noch angeregt), und vermehren die
Absonderungen des Darms, der Leber und des Urins.
Werden aber kleine Dosen lange gegeben, so wird der
Appetit gestört, die Muskeln werden wie steif (daher das
Athmen beklommen, das Gehen und Stehen erschwert),
und die Glieder zittern. Der Kranke wird von Kälte
durchrieselt, und gegen diese, wie gegen jede Berührung
sehr empfindlich. Er sucht die Einsamkeit und Dunkel-
heit, sein Gemüth ist niedergeschlagen und diese Ver-
stimmung wird vermehrt durch die Zuckungen der Muskeln, die zuletzt noch hinzutreten.

Ist die Wirkung intensiver, so entstehen Schmerzen und Zuckungen, die wie der Blitz durch den Körper fahren, und schmerzhafte tetanische Krämpfe, welche Mattigkeit der Muskeln und Zucken der
Haut zurücklassen. Mitunter folgen diese Wirkungen plötzlich, und
sind immer beschwerlich und schreckhaft, aber gewöhnlich nicht gefährlich. Jedoch sei man vorsichtig mit der Dosis, denn die Kranken
gewöhnen sich nicht an das Mittel, wie etwa an Opium.

Bei Paralysen entstehen die Zuckungen zuerst in den gelähmten
Theilen und sind hier auch meist ungewöhnlich stark, ohne gerade
sehr lästig zu sein.

Nach grossen Gaben erfolgt der Tod unter den Symptomen des Tetanus und der Asphyxie. Das Bewusstsein
ist gewöhnlich nicht getrübt, das Gemüth sehr niedergeschlagen, und nur zuweilen das Gefässsystem excitirt
und die Hyperämie des Gehirns beträchtlich.

Die Krähenaugen afficiren die Energien des Rückenmarks und lassen das Gehirn gewöhnlich frei, öder alteriren es nur vorübergehend. Sie erhitzen nicht und irritiren wenigstens örtlich nicht. **Anwendung.** 1) Paralysen, besonders von Krankheiten des Rückenmarks. In einigen Fällen mit glänzendem Erfolg, in andern wieder nicht, ohne dass man einen Grund dafür angeben könnte. (Dahin gehören Paralysen der Extremitäten von Rheumatismus, Colica saturnina, veraltete Lähmungen als Ueberreste von Verletzungen des Rückgrats, oder von frühern organischen Krankheiten.) — 2) Cardialgie und Kolik, Durchfall, hartnäckige Verstopfung und Flatulenz, u. dergl., vorzüglich aber Magenkrampf (bei rheumatischem mit Narcoticis und Diaphoreticis; bei nervösem mit Wismuth, Zink, Ipecacuanha, Opium; bei Wassererbrechen mit Rheum, Natrium carbonicum acidulum). — 3) Verschiedene Neurosen, ohne sichere Indication, und mit zweifelhaftem Erfolge (Epilepsie, Hysterie, Wechselfieber, Tetanus):

10. Strychnium.

Pharmakographie. *Strychninum.* Strychnin.

Das **Strychnin** und das **Brucin (Caniramin)** sind die wirksamen Stoffe in den giftigen Theilen der Strychnos-Arten. Das Strychnin ist weiss, krystallisirt, ohne Geruch, von unerträglich bitterem Geschmack, löslich in Weingeist und ätherischen Oelen, aber fast gar nicht in Wasser, Aether und absolutem Alkohol. Seine Salze sind löslich in Wasser, krystallisirbar und sehr bitter. Formel $C^{30}H^{32}N^2O^3$.

Das **Brucin** ist weiss, krystallisirt, ohne Geruch, von sehr bitterem Geschmack, löslich in 350 Theilen kaltem und 150 heissem Wasser, leicht in Weingeist, nicht in Aether und ätherischen Oelen; bildet mit den Säuren Salze. Formel $C^{32}H^{36}N^2O^6$.

Chlor fällt Strychnin aus der freien Lösung, wie aus den Salzen, als eine glänzend weisse Masse (ähnlich wie Eiweiss oder Gallerte), die in Alkohol und Aether löslich ist. Brucin dagegen wird erst gelb gefärbt, dann orange, hellroth, blutroth und bildet zuletzt gelbliche Flocken.

Bereitung des Strychnin. Gestossene Krähenaugen werden wiederholt mit Spiritus Vini rectificatissimus digerirt, die Tincturen gemischt und eingedickt (enthalten Strychnin und Brucin an Strychninsäure gebunden, Farbstoff); das Extract mit Wasser aufgelöst, filtrirt, wieder eingedickt, mit gebrannter Magnesia vermischt und lange Zeit (1 Woche) unter öfterem Umrühren stehen gelassen (die Säure verbindet sich mit Magnesia; Strychnin und Brucin werden frei). Die Mischung wird wiederholt mit Weingeist digerirt, filtrirt (strychninsaure Magnesia bleibt zurück), und verdunstet, wobei sich Strychnin als ein weisses Pulver absondert. Das Brucin bleibt zurück, denn es ist (zumal mit Farbstoff verbunden) leichter löslich.

Das Strychninum nitricum wird durch directe Verbindung erhalten. Weisse Krystalle, nadelförmig, weich, seidenglänzend, sehr bitter, leicht in heissem Wasser, schwierig in Alkohol löslich.

Präparate und Form. 1) *Strychnium purum*, zu Gr. $^1/_{16}$—$^1/_8$—$^1/_4$, täglich 2mal; in Pillen (z. B. Gr. 1 in Spiritus Vini rectificatiss. q. s. gelöst und mit Extr. und Rad. Liquir. pulv. q. s. zu 32 Pillen, davon täglich 2mal 2 Stück). — Aeusserlich endermatisch; wie Strychnium nitricum, welches (als leichter löslich) vorzuziehen.

2) *Strychninum nitricum*, zu Gr. $^1/_{16}$—$^1/_8$—$^1/_4$, täglich 2mal; gegenwärtig das gebräuchliche Präparat in Pillen (vorher in Aqua fervid: aufgelöst). — Aeusserlich endermatisch, zu Gr. $^1/_8$—$^1/_4$ täglich und vorsichtig mehr, bis zu Gr. 1—2 (in Pulver, mit Zucker Gr. 5).

Strychnium aceticum, muriaticum, sulphuricum, wie Strychnium nitricum, aber selten versucht.

Brucinum purum, versucht zu Gr. $^1/_4$—$^1/_2$—1 (und mehr), wie Strychnium purum.

Wirkung. Das Strychnin (und das Brucin) ist das wirksame Princip der Krähenaugen; es verhält sich daher ganz wie diese, nur weit intensiver. — Das Brucin wirkt ähnlich, aber beträchtlich schwächer, als Strychnin.

Anwendung. Wie die Krähenaugen (Extractum spirituosum), aber wegen der Heftigkeit seiner Wirkungen selten (vielleicht liesse sich Brucin mehr empfehlen). — Aeusserlich dagegen, endermatisch, überall, wo Krähenaugen gut sind.

Sehr vorsichtig! Man setzt aus, sobald Zuckungen eintreten. Gegen zu heftige Wirkungen Morphium aceticum (innerlich und äusserlich).

Hierher gehören noch:

1) *Papaver*, capita, Mohnköpfe; die unreifen Samenkapseln mit den Samen von *Papaver somniferum*

(welches das Opium liefert und bei uns angebaut wird).
Enthalten die Bestandtheile des Opium in unbestimmter
Menge, und können daher nur äusserlich zu narkotischen·
Umschlägen angewandt werden (in schwacher Abkochung).

Je reifer die Kapseln sind, desto weniger scheint das schwache
Decoct derselben zu erhitzen (Dr. 2—4 mit Unc. 6 in Ebullition) und
desto reiner als blosses Sedativum und Somniferum zu wirken, so
dass es kleinen Kindern (esslöffelweise, warm) bei nervösen Exaltationen gegeben werden kann. (Als blosses Schlafmittel für kleine
Kinder, wie es im Volke gebräuchlich ist, sind die unreifen Kapseln
gefährlich, die reifen aber mindestens bedenklich). — Die reifen Samen sind nicht narkotisch.

Syrupus Papaveris (*Syrupus Diacodion*), aus einer Ebullition der
unreifen Kapseln; sehr unsicher.

2) *Rhoeas*, flores; die Kelchblätter von *Papaver
Rhoeas*, Klatschmohn, bei uns häufig unter dem Getreide. Diese Pflanze enthält nur narkotische Spuren,
und die fiores Rhoeados sind ohne besondere Wirkung
(roth, enthalten viel Schleim). — *Syrupus Rhoeados*,
schön roth.

3) *Crocus*, Safran, von *Crocus sativus* (*Irideae; —
Triandria monogynia*), eine ausdauernde Pflanze des
Orients, im südlichen Deutschland und in Frankreich angebaut. Blume: ein *Perianthium* mit langer Röhre (die
sich zwischen den Blättern aus der Zwiebel erhebt), oben
glockenförmig, 6lappig, blau gesäumt; 3 *Stamina* auf dem
Schlunde der Röhre; Fruchtknoten unterständig, meist
in der Zwiebel; 1 *Pistillum*, das sich in der Röhre in 3
Stigmata (Narben, jede röhrenförmig eingerollt, am Ende
mit 3 Einschnitten) spaltet.

Diese Narben werden im Herbst, wenn die Pflanze blüht, gesammelt, sind gelb (orange bis scharlachroth), leicht, von Geruch kräftig,
aromatisch, etwas betäubend, von Geschmack aromatisch, bitterlich-
süsslich, etwas scharf.

Bestandtheile: ätherisches Oel (1 pCt., riecht aromatisch,
wie Safran, schmeckt bitter, scharf, brennend), Farbstoff (65 pCt.; Polychroït genannt, weil er von verschiedenen Säuren verschieden gefärbt wird), Gummi.

Kleine Gaben excitiren ein Wenig; grössere sollen die
Functionen des Gehirns deprimiren, und das Gefässsystem excitiren. Nach neuern Versuchen ist er nur ein
schwaches Excitans, und verhält sich wie die schwachen
Gewürze.

Gegeben besonders bei Frauen und Kindern als Sedativum, Stomachicum, Emmenagogum. (Aeusserlich ein beliebtes Luxusmittel zu
feinen Kataplasmen.) — Gegenwärtig selten.
D o s i s : Scr. $^1/_2$—1—2 in allen Formen. — Sehr theuer.

4) *Cannabis*, H a n f, von *Cannabis sativa* (*Urticeae; —
Dioecia pentandria*), bei uns angebaut. Der ausgeschwitzte
und an der Luft erhärtete Saft, C h u r r u s genannt (besonders in Indien gewonnen) ist als Surrogat des Opium
empfohlen worden. Desgleichen das bei uns bereitete
Extractum spirituosum.

5) *Paeonia*, radix, von *Paeonia officinalis* (*Ranunculaceae; — Polyandria digynia*), bei uns in Gärten gezogen. Die Wurzel ist sehr saftig und enthält Amylum,
Zucker, Kalksalze, Gummi, Extractivstoff (bitter, scharf).
Empfohlen gegen motorische Neurosen der Jugend; zu
Dr. $^1/_2$—1 in Pulver, zu Unc. $^1/_2$—1 im Aufguss *pro die*,
oder am besten als *Succus recenter expressus.*

6) *Laurocerasus*, folia, von *Prunus Laurocerasus*
(*Rosaceae, Drupaceae; — Icosandria monogynia*), der
K i r s c h l o r b e e r, ein Strauch oder Baum des Orients.
Blätter abwechselnd, kurzgestielt, länglich-oval, fest,
lederartig, glatt, immergrün, 4—6 Zoll lang, 1—2 Zoll
breit. Die frischen Blätter riechen und schmecken balsamisch, bitter, nach Blausäure; die getrockneten sind
fast ohne Geruch und Geschmack. Aus den frischen Blättern bereitet man ein destillirtes Wasser, *Aqua Laurocerasi*, gewöhnlich eben so stark, wie Aqua Amygdalarum
amararum, und wendet es auch in gleicher Weise an.

7) *Kalium cyanatum* (*Kali hydrocyanicum*), bildet farblose Krystalle, ist leicht löslich in Wasser, schwierig in
Weingeist, zersetzt sich leicht; wirkt ähnlich wie die
Blausäure, auch ebenso schnell und heftig, und ist äusserlich bei Cephalalgie, Prosopalgie, rheumatischen Gelenk-
schmerzen, Prurigo, Lichen, mit Nutzen angewandt
worden.
F o r m : Gr. 2—4 auf Wasser Unc. 1, zu Umschlägen. — Gr. 3—6
auf Fett Unc. 1, zu Salben. — (Innerlich Gr. $^1/_8$—$^1/_4$—$^1/_2$, täglich 2—4-
mal; nicht zu empfehlen, da es sich leicht zersetzt.)

8) *Fabae Sancti Ignatii*, I g n a z b o h n e n; die Sa-
menkerne von *Strychnos Ignatia*, ein Baum der Philippinen. Sie enthalten mehr Strychnin, als Nux vomica,

und können wie diese benutzt werden. — (D o s i s halb so gross, wie die der Krähenaugen.)

9) *Strychnus,* cortex, von *Strychnos Nux vomica*; enthält viel Brucin, und kann wie Nux vomica angewandt werden. — D o s i s : Gr. 2—4, täglich 1—3mal, in Pulver, Pillen; im weinigen Aufguss zu Gr. 10—20 *pro die.* Mit dieser Rinde hat man die Rinde von *Angustura* vermischt und nach Hamburg in den Handel gebracht, wodurch in Deutschland mehrere Vergiftungen vorkamen (daher *Cortex Angusturae spuriae*; vergl. S. 360).

Zweite Ordnung.
Narcotica acria.

Die s c h a r f e n N a r c o t i c a vereinigen die Wirkungen der scharfen und narkotischen Mittel. Sie irritiren aber nicht sowohl den Geschmack und die äussere Haut, als vielmehr die Secretionen, besonders der Nieren, und verderben sehr leicht die Verdauung.

1. A c o n i t u m.

P h a r m a k o g r a p h i e. Sturmhut, Eisenhut. — Herba, tubera.

Verschiedene Arten von *Aconitum* (*Ranunculaceae; — Polyandria trigynia*) wachsen auf den Alpen und den deutschen Gebirgen : *Aconitum Napellus, A. neomontanum, A. Stoerckianum* (diese Art nannte S t o e r c k *A. Napellus*), *A. Cammarum,* von welchen das Kraut im Anfange der Blüthezeit gesammelt wird.

Bestandtheile: A c o n i t i n (Alkaloïd, krystallisirt nicht), eine Säure (Akonitsäure, nach Andern Aepfelsäure), flüchtiger scharfer Stoff (verfliegt nach der Blüthezeit und nach dem Trocknen), Gummi, Extractivstoff. — Geruch narkotisch, widerlich ; Geschmack scharf.

P r ä p a r a t e und F o r m. 1) *Herba pulverata* (selten, lieber das Extract), zu Gr. 1—3, täglich einigemal (bis narkotische Symptome sich zeigen, vorsichtig zu steigen); in Pulver, Pillen. — 2) *Tubera s. Radix* (Wurzelknollen),

gegenwärtig beliebter, als das Kraut; zu Gr. 1—2, täglich
mehrmals, in Pulver, Pillen.

2) *Tinctura* (Herba concisa 1 mit Spiritus Vini rectificatissimus
12 macerirt, ausgepresst, oder neuerdings lieber aus Tubera Aconiti
1 Th. und Alkohol 8 Th.; jene grün, diese braun gefärbt), zu Gutt.
20—40.

3) *Extractum* (entweder das frische Kraut ausgepresst, der Saft
eingedickt, mit Weingeist behandelt, wie Extractum Lactucae virosae,
oder neuerdings die Tubera, 2 Th., mit Alkohol, 4 Th., macerirt, und
zur Extractdicke abgedampft), jenes zu Gr. $\frac{1}{2}$—1—3, dieses zu
Gr. $\frac{1}{8}$—$\frac{1}{2}$, täglich einigemal (und vorsichtig zu steigen);
in Pillen, Mixturen. — Aeusserlich zu Einreibungen (in
Salben, Auflösungen).

4) *Aconitinum*, zu Gr. $\frac{1}{60}$—$\frac{1}{20}$, in alkoholischer Lösung oder in Pillen.

Wirkung. Oertlich irritirt es, macht Prickeln und
zugleich ein eigenthümliches Gefühl der Betäubung an
der afficirten Stelle; bei dem Verschlucken Kratzen im
Schlunde und das Gefühl von Trockenheit und Wundsein
der Schlingorgane.

Kleine Gaben machen Prickeln und Wärme der Haut
und ein stumpfes Gefühl derselben (zuweilen Eruption von
Bläschen); sie vermehren die Diurese und meist auch die
Diaphorese. Bei höhern Graden gastrische Beschwerden,
Schwindel und Schwere des Kopfes, Zittern der Glieder,
das Gefühl von elektrischen Schlägen, Schmerz der Knochen und Gelenke, kleiner und langsamer Puls, zuletzt
vermehrte Diurese und kalte Schweisse. Dyspepsie mit
galligen Störungen bleibt einige Zeit zurück.

Grosse Gaben machen schnell und ziemlich heftig
gastrische Beschwerden, grosse Muskelschwäche, Dyspnöe, langsamen, kaum fühlbaren Puls, venöse Congestionen nach dem Kopfe, Delirien, Convulsionen und
tödten unter Sopor.

Die Veränderungen der Pupille sind nicht beständig; sie scheint
aber öfters erweitert als verengert zu werden.

Anwendung. 1) Functionelle Neurosen, Neuralgien von Gicht, vorzugsweise aber Rheumatismus, auch
Syphilis (*dolores osteocopi*). — 2) Abdominelle Stockungen, Wassersuchten, Amenorrhöe. — 3) In verschiedenen
andern Krankheiten, meist empirisch, und mit keinem

oder nur palliativem Erfolge. (Amaurose, Krämpfe, Blennorrhöe der Lungen und Tuberkulose, Krankheiten der Haut, Krebs.)

Der Eisenhut ist zwar kein unsicheres Mittel, aber besonders in dringenden Fällen nicht zu empfehlen. Am meisten leistet er bei Krankheiten der fibrösen Gebilde, zumal Rheuma (mit Colchicum, Guajak, Schwefel, Antimon). — Das Aconitin ist am reichlichsten in der Wurzel (Wurzelknollen) enthalten.

2. Conium maculatum.

Pharmakographie. *Cicuta terrestris.* Schierling. — Herba.

Conium maculatum, der gefleckte Schierling (*Umbelliferae;* — *Pentandria digynia*), ein Kraut an trocknen, öden Stellen in Deutschland. Wurzel lang, spindelförmig, der Petersilienwurzel ähnlich. — Stengel 3—4 Fuss hoch, glatt, rund, hohl, bläulich bereift, zuweilen rothbraun gefleckt, ästig. — Blätter dunkelgrün, glatt, glänzend; die untern gestielt, gross, dreifach gefiedert; die Fiedern länglich, spitz, fiederspaltig. — Frucht 2 Achenien an einem gabelförmigen Träger, mit wellenförmig gekerbten Rippen.

Bestandtheile: Coniin (Alkaloïd, ölartig tropfbar, Geruch und Geschmack sehr widerlich, scharf; zersetzt sich an der Luft; besonders reichlich in den Samen), ätherisches scharfes Oel, Harz, Eiweiss, grünes Satzmehl. — Geruch widrig (nach Katzenurin und Canthariden); Geschmack widrig, scharf.

Präparate und Form. 1) *Herba concisa* und *pulverata* (innerlich selten, unsicher; lieber das Extract), zu Gr. 3—5, täglich einigemal (und vorsichtig mehr); in Pulver, Pillen, Aufguss (Dr. 1 auf Unc. 3, täglich 3mal 1 Esslöffel). — Aeusserlich zu Umschlägen, Kataplasmen.

2) *Extractum*, zu Gr. 1—2, täglich einigemal; in Pulver, Pillen, Mixturen. — Aeusserlich zu Augenmitteln (zum Einträufeln Scr. $\frac{1}{2}$—1 auf Unc. $\frac{1}{2}$), Salben.

3) *Coniinum*, zu Gr. $\frac{1}{60}$ — $\frac{1}{20}$, 2—3mal täglich in Tropfen.

Aus den frischen Blättern und blühenden Aestchen der Saft ausgepresst und mit Weingeist behandelt, wie Extractum Lactucae virosae.

4) *Emplastrum* (aus Wachs, Colophonium, Oleum Olivarum mit Herba oder Extractum Conii), als narkotisches und resolvirendes Pflaster zwar empfohlen, aber ohne besondere Wirkung.

Wirkung. Oertlich irritirt es wenig. Kleine Gaben verderben die Verdauung (eigentliche gastrische Beschwerden aber zeigen sich nicht so leicht), der Schlund wird trocken und rauh, die Diaphorese und Diurese wenig vermehrt. In entsprechenden Krankheiten wirkt es dabei als Anodynum und Resolvens.

Grosse Gaben irritiren die Schlingorgane und machen heftige gastrische Beschwerden, Schwindel und Schwere des Kopfs, Erweiterung der Pupille und Flimmern vor den Augen, venöse Congestionen nach dem Kopfe und narkotische Betäubung. Das Gefässsystem wird nicht excitirt, der Puls ist voll und langsam. — In höheren Graden Delirien (oft mit sonderbaren Monomanien), Krämpfe, Dyspepsie, Aphonie, Coma und unter diesen Erscheinungen der Tod.

Die Samen (das Extract derselben) und der Saft des frischen, blühenden Krauts sind am meisten giftig. Das getrocknete Kraut hat viel verloren und ist nach Jahresfrist schon ganz ohne Wirkung.

Anwendung. 1) Neurosen, besonders spastische Formen (Krampf des Orificium uteri, des Blasenhalses; Asthma, Keuchhusten, überhaupt nervöser Husten; Chorea und andere Muskelkrämpfe). Weniger (oder nur palliativ) bei Neuralgien und andern schmerzhaften Affectionen. — 2) Als *Resolvens*, bei Verhärtungen, Anschwellungen, Hypertrophien, scrofulösen und tuberkulösen Drüsen-Krankheiten (überhaupt bei Scrofeln mit nervöser, erethischer, nicht entzündlicher Diathese); — hier ohne sichere Indicationen, doch zuweilen mit unerwartet günstigem Erfolge (so selbst bei Scirrhus), meist aber nur palliativ und oft ohne Nutzen. — 3) Aeusserlich zu narkotischen Kataplasmen (mit Hyoscyamus).

Cicuta virosa, Wasserschierling (*Umbelliferae*), ein Kraut in unsern stehenden und langsam fliessenden Wässern, ist (gleich wie das Extract aus demselben) dem Conium in der Wirkung ähnlich, aber bedeutend heftiger. Die dicke, fleischige, in Fächer abgetheilte Wurzel, die einen gelben, harzigen Saft enthält, ist besonders giftig.
Einige andere Umbelliferen verhalten sich als scharfe Narcotica und dem Conium ähnlich: *Chaerophyllum*, Körbel (*Ch. bulbosum, sylvestre, temulentum, hirsutum*); *Oenanthe*, Rebendolde (*fistulosa, crocata*).

3. Nicotiana.

Pharmakographie. Tabak. — Folia.

Nicotiana Tabacum (*Solaneae*; — *Pentandria mono-gynia*), ein einjähriges Kraut des warmen Amerika, bei uns angebaut. Die Wurzel treibt mehrere Stengel. Blätter sehr gross, abstehend; unten kurz gestielt, elliptisch, lang zugespitzt; oben sitzend, lancettförmig; ganz oben linienförmig. — Blüthen in einer Rispe.

Geruch narkotisch; Geschmack widerlich, bitter, scharf.

Bestandtheile: Nicotin (Alkaloïd, flüssig, in Wasser, Weingeist, Aether, fetten Oelen löslich), ein Stearopten (Tabaks-Kampher), Harz, Gummi, Eiweiss.

Lässt man die getrockneten Blätter gähren (um sie als Rauch- und Schnupftabak zu verarbeiten), so wird das Nicotin und der Tabakskampher nicht zerstört, wohl aber Eiweiss und Kleber, wobei sich Ammoniak bildet, und mit der Säure verbindet. Dadurch wird das Nicotin frei, und der gegohrene Tabak erhält den eigenthümlichen Geruch.

Die virginischen Blätter enthalten mehr Alkaloïd und Stearopten und sind daher vorzuziehen.

Präparate und Form. 1) *Folia concisa*, äusserlich zu Klystieren (Scr. ½—1, in sehr dringenden Fällen bis Scr. 2), Kataplasmen, Umschlägen. — Zu Klystieren von Tabaksrauch, bei Hernia incarcerata spastica, Ileus.

Innerlich obsolet, etwa Gr. 1—3, in Pulver, Pillen, oder im Aufguss (Scr. ½—1 auf Unc. 4, 2stündlich 1 Esslöffel).

2) *Extractum* (erst mit Weingeist und dann mit Weingeist und Wasser digerirt, ausgepresst, eingedickt), zu Gr. ½—1, täglich einigemal.

Wirkung. Oertlich irritirt das Mittel wenig. (Die mit künstlichen Beizen präparirten Blätter der Fabrikanten irritiren dagegen stärker).

Kleine Gaben vermehren, ohne zu excitiren, die Diurese, und machen bei fortgesetztem Gebrauch Uebelkeit, Erbrechen und Diarrhöe ohne eigentliche Leibschmerzen, Schwindel und Schwere des Kopfs, Schwäche der Muskeln, Zittern der Glieder und überhaupt das Gefühl einer grossen und sehr unbehaglichen Abspannung. Die Thätigkeit des Herzens wird deprimirt (zuweilen wird der Puls anfänglich häufiger), die Pupille verengert und das Auge verdunkelt, und unter kalten Schweissen folgen zuweilen Ohnmachten. Schlaf dagegen scheint nicht herbeigeführt zu werden.

Grosse Gaben lähmen die motorischen Energien des Rückenmarks, und unter allgemeinem Zittern der Muskeln, Zuckungen, Dyspnöe, kaum fühlbarem Puls und Coma kann der Tod die Folge sein.

Das Rauchen des (gegohrnen und gebeizten) Tabaks macht Trokkenheit des Schlundes, vermehrt den Speichel, und erregt gastrische Beschwerden (unbehagliche Gefühle, ohne Schmerzen) mit Uebelkeit, Erbrechen und Durchfall. Der Kopf wird sehr unbehaglich eingenommen, schwindelnd und schwer, und alle Muskeln abgespannt. Mit der Zeit gewöhnt man sich an das Rauchen, so dass die lästigen narkotischen Symptome nicht mehr wahrgenommen werden.

Anwendung. 1) Motorische Neurosen des Rückenmarks, Neurosen der Brust und des Unterleibs, selten bei Neuralgien der Kopfnerven. Dergleichen sind Tetanus (traumaticus), Asthma, nervöser Husten, Keuchhusten, Neurosis cordis, Kolik, Ileus, hartnäckige Verstopfung, Hernia incarcerata spastica, Dysuria spastica. — 2) Ausserdem empfohlen in Wassersuchten (als Diureticum), bei Asphyxie (in Klystieren, als Derivatorium, die hier aber wohl viel zu gefährlich werden können); äusserlich in Umschlägen bei chronischen Exanthemen; als Anodynum bei rheumatischen, gichtischen Affectionen. — In allen diesen Fällen ist der Nutzen sehr problematisch.

Es fehlt durchaus an sichern Erfahrungen, und in der neuern Zeit ist das Mittel von Vielen für ganz entbehrlich gehalten worden. Seine Wirkung in Klystieren bei hartnäckigen (und selbst paralytischen, natürlich nicht bei entzündlichen) Verstopfungen scheint aber sehr beachtenswerth zu sein.

Das gewöhnliche Tabakrauchen, sofern es nur vertragen wird, hat weder den Nutzen noch den Schaden, der demselben nachgeredet wird. Es scheint jedoch unter Umständen das Sensorium angenehm aufzuregen, und bei trägem Stuhlgang denselben zu befördern.

Das Schnupfen des Tabaks irritirt die Schleimhaut der Nase und kann in Folge dessen bei chronischer Coryza, bei atonischer Blennorrhöe von Nutzen sein und als Derivatorium für die benachbarten Theile (namentlich der Augen) gute Dienste leisten.

4. Digitalis.

Pharmakographie. Fingerhut. — Folia.

Digitalis purpurea, der rothe Fingerhut (*Scrophularinae; — Didynamia angiospermia*), eine zweijährige Pflanze in unsern Gebirgen. Stengel aufrecht, 2—4 Fuss hoch, einfach, oben wenig ästig, weichhaarig. — Blätter abwechselnd, gestielt, oval, am Blattstiel herablaufend,

24 *

weichhaarig, geadert. — Blumen in einer einseitigen, mit Deckblättern versehenen Traube, mit aufrechtem, weichhaarigem Blüthenstiele.

Geruch der frischen Blätter widrig (getrocknet ohne Geruch). Geschmack widerlich, scharf, bitterlich.

Bestandtheile: Digitalin (Alkaloïd, krystallisirt), Schleim, Eiweiss, Kalisalze, Chlorophyll, Extractivstoffe.

Präparate und Form. 1) *Folia concisa* und *pulverata*, zu Gr. ½ - 1—2, täglich einigemal; in Pulver, Pillen, Aufguss (Scr. 1—2 auf Unc. 6, alle 2 Stunden 1 Esslöffel). — Aeusserlich selten: endermatisch (Gr. 1—2), zu Einreibungen, Umschlägen, Salben.

2) *Acetum* (1 mit Acetum crudum 8 macerirt), zu Scr. ½ —Dr. ½, täglich einigemal, in Mixturen. (Das Digitalin wird besonders gut durch Säuren ausgezogen.)

3) *Tinctura* (1 mit Spiritus Vini rectificatissimus 4, Aqua destillata 2 macerirt, ausgepresst), zu Gutt. 10—30.

4) *Extractum* (aus den frischen Blättern und blühenden Zweigen der ausgepresste Saft mit Weingeist behandelt, wie Extractum Lactucae virosae), zu Gr. ½—1—2, täglich einigemal.

Wirkung. Oertlich irritirt das Mittel wenig; doch macht es Kratzen im Schlunde, und auf wunden Stellen bedeutende Schmerzen. Die Resorption nach der äussern Anwendung ist sehr unsicher.

Kleine Gaben verderben die Verdauung bald und machen Würgen, Ekel und bei höhern Graden Erbrechen (und Diarrhöe) mit sehr unbehaglichen Schmerzen. Es entsteht Flimmern vor den Augen, Schwindel und Schwere des Kopfs, und Schwäche der Muskeln. Der Puls wird selten (bis auf 50, ja 40 Schläge), schwach, unregelmässig; jedoch mit häufigen Ausnahmen (besonders zu Anfange und nach grössern Gaben, wo er selbst frequenter werden kann). Die Diurese wird vermehrt, meist aber nur in entsprechenden Krankheiten. — Bei fortgesetztem Gebrauch nimmt die Muskelschwäche zu; es entstehen sehr beschwerliche Sinnestäuschungen, Schlaflosigkeit, ja zuletzt Ohnmachten und Delirien.

Grosse Gaben machen schmerzhafte gastrische Beschwerden (besonders qualvolles Würgen und grünes Erbrechen), grosse Muskelschwäche, Angst und Abge-

schlagenheit, Schwere des Kopfs, Delirien, und unter
Ohnmachten, Convulsionen und Coma kann der Tod erfolgen.

Anwendung. 1) Anomal gesteigerte Thätigkeit des
Herzens (nervöse Palpitationen, organische Herzkrankheiten, Aneurysmen grosser Gefässe). Hier häufig nur als
Palliativ. — Bei gleichzeitiger venöser Hyperämie mit
Kälte der Extremitäten ist das Mittel gewöhnlich nachtheilig. — 2) Entzündungen des Herzens, der Lungen
und der serösen Häute (Pericarditis, Pleuritis, Arach-
noïdeïtis, Peritonitis), nach gebrochener Entzündung,
wenn erethische Palpitationen zu heftig werden, oder seröse Exsudation droht, und wenn der Erethismus vasorum
und nervorum bedenklich wird. — 3) Blutungen, besonders der Lungen und des Uterus, mit Erethismus. — 4)
Erethische Neurosen (Manie, Asthma, Delirium tremens,
Epilepsie), wenn die Irritation des Gehirns und des Herzens zu fürchten ist, und andere Narcotica verbietet. —
5) Wassersuchten, als Diureticum. Der Nutzen ist hier
sehr in Frage gestellt. — 6) Erethische Scrofeln, Lungenschwindsucht. Meist nur mit transitorischem Erfolge.

Verbindungen: Aromata, Spirituosa für die Verdauung (auch
Liquor Kali acetici); Calomel bei exsudativen Entzündungen; Opium,
Ipecacuanha bei Erethismus der Lungen, Asthma, Haemoptoë; Nitrum,
Blausäure bei Entzündung des Herzens; diuretische Salze, Scilla, Ter-
penthin, Wachholder bei Wassersuchten.

5. Dulcamara.

Pharmakographie. Bittersüss. – Stipites.

*Solanum Dulcamara (Solaneae; — Pentandria mono-
gynia),* ein Strauch, der bei uns an feuchten, schattigen
Stellen wächst und an Bäumen sich emporwindet; 4—5
Fuss hoch. Stengel rund, etwas eckig, vielfach gebogen,
holzig, glatt. — Blätter abwechselnd, gestielt, ganz, glatt,
spitz, unten oval-herzförmig, oben spiessförmig, gelappt.

Geruch narkotisch, widerlich (die getrockneten Stengel fast geruchlos). Geschmack widerlich bitter, hinterher widerlich süss.

Bestandtheile: Solanin (Alkaloid, krystallisirt, reichlich
in den Beeren), bitter-süsser Extractivstoff (Dulcamarin), Harz, Gummi,
Eiweiss.

Präparate und Form. 1) *Stipites concisi,* in leichter
Abkochung, zu Unc. ½—1 mit Unc. 12 auf Unc. 8, *pro die.*

2) *Extractum* (mit heissem Wasser infundirt, und nach einiger Zeit ausgepresst, eingedickt), entbehrlich, weil ziemlich unwirksam. Dr. 1—Unc. 1 *pro die.*

Wirkung. Kleine Dosen, besonders in Form warmer Tisanen, diaphoretisch, diuretisch und in entsprechenden Krankheiten expectorirend. Grosse Gaben stören die Verdauung, scheinen aber nicht narkotisch zu wirken, wie früher behauptet worden ist.

Anwendung. 1) Scrofulöse, rheumatische, syphilitische Leiden der Lymphdrüsen, fibrösen Gewebe und Knochen, chronische Exantheme (als Diaphoreticum, Diureticum). — 2) Als Expectorans bei katarrhalischen Krankheiten der Bronchien. — 3) Phthisis, zu Anfange bei erethischen Reizungen, trocknem Husten, flüchtigen Stichen.

Wie es scheint, ist mit dem Mittel nicht viel mehr auszurichten, als mit einem schwachen Acre; denn sein Gehalt an Solanin ist nur gering.

6. Chelidonium.

Pharmakographie. Schöllkraut. — Herba.

Chelidonium majus (Papaveraceae; — Polyandria monogynia), ein Kraut an schattigen, unangebauten Stellen in Deutschland. Stengel aufrecht, rund, dünn, unten zottig, ästig, 2—3 Fuss hoch. — Blätter abwechselnd, gross, weich, gefiedert; die Lappen oben glatt, unten weichhaarig, geadert, stumpf. Blattstiele dreikantig, haarig. — Blume gelb. — Frucht eine schotenähnliche Kapsel. Alle Theile enthalten einen gelben Saft.

Das Kraut wird gesammelt, wenn die Pflanze blüht (im Mai). — Geruch schwach, widerlich. Geschmack widerlich, süsslich, hinterher bitter, scharf.

Bestandtheile: muriatischer Extractivstoff (rothgelb, zerfliesst, riecht in der Wärme sehr betäubend, schmeckt sehr bitter), süsser Extractivstoff, Eiweiss, Gummi, Harz, viele Salze (kohlensaure, schwefelsaure, salzsaure, salpetersaure, äpfelsaure von Kali, Kalk, Magnesia, Kieselerde).

Präparate und Form. 1) *Herba*, getrocknet ohne Wirkung.

2) *Succus recenter expressus*, zu Dr. $\frac{1}{2}$—1 (und mehr), täglich 2mal; nur im Frühling.

3) *Extractum* (der ausgepresste Saft des frischen, blühenden Krauts mit Weingeist behandelt, eingedickt), zu Gr. 5—10—15, täglich einigemal.

Wirkung. Der gelbe Saft irritirt die äussere Haut. Kleine Gaben verhalten sich ähnlich wie die Amara resolventia und gleichzeitig wie die milden Acria. — Grosse Gaben machen Erbrechen und Diarrhöe, Schwindel und Schwere des Kopfs, grosse Schwäche der Muskeln, starke Schweisse, und andere ähnliche Symptome der Narkose.

Anwendung. 1) Venöse und lymphatische Stasen des Unterleibs, und davon abhängige Krankheiten (chronische Leberkrankheiten, Gelbsucht, Wassersucht, Hypochondrie). — 2) Formen veralteter Dyskrasien.

Das Mittel scheint ziemlich entbehrlich; in den angegebenen Krankheiten namentlich wird man lieber andere, weit mehr erprobte Resolventien wählen.

7. Secale cornutum.

Pharmakographie. Mutterkorn.

Monströse Früchte von *Secale cereale*, Roggen (*Gramineae*); cylindrische, leicht gekrümmte Körper, 6—9 Linien lang, 1—2 Linien dick, hart, innen weiss, aussen schmutzig violett. Geruch unmerklich; Geschmack schwach, hinterher unangenehm scharf.

Die Ursache dieser Degeneration scheint ein kleiner Pilz zu sein, *Sphacelia* (*Sclerotium*, nach Kittel), der sich auf der Spitze der unentwickelten Fruchtknoten festsetzt. Am häufigsten findet es sich am Rande der Felder, und in feuchten, kalten Jahren.

Bestandtheile: Ergotin (pulverig, chemisch indifferent), fettes Oel (scharf), schwammige, süsse und schleimige Materien, Eiweiss (wenig). Gänzlich fehlt Stärke, welche die Getreidesamen charakterisirt.

Präparate und Form. *Secale cornutum pulveratum*, zu Gr. 3—5—10, täglich 2—4mal; zur Beförderung der Wehen alle ½—1 Stunde; in sehr dringenden Fällen alle 10—15 Minuten. In Pulver, Pillen, Schüttelmixtur, Ebullition (Dr. 1—2 auf Unc. 4, alle 2 Stunden oder alle 10—15 Minuten 1 Esslöffel).

Wirkung. Kleine Gaben scheinen keine merklichen Wirkungen bei gesunden Menschen hervorzubringen. Werden aber kleine Gaben lange Zeit hindurch

genommen, so entstehen eigenthümliche Neurosen, nämlich die Kriebelkrankheit (*Raphania*) und der Er-
gotismus, bald mit Convulsionen, bald mit Brand der
Extremitäten.

Dergleichen kann geschehen, wenn sich im Getreide sehr viel Mutterkorn befindet und dieses mit vermahlen und unter das Brod gebacken wird. Es sind aber immer noch andere Momente nöthig, vielleicht kümmerliche Lebensweise, atmosphärische und 'klimatische
Einflüsse, so dass der eigentliche Antheil, den das Mutterkorn an diesen merkwürdigen und gefährlichen Krankheiten hat, nicht weiter bekannt ist.

Mittlere Gaben machen gastrische Beschwerden,
die sich bis zu Erbrechen und Diarrhöe steigern können.
Dazu tritt gewöhnlich (aber nicht immer) Schwindel und
Schwere des Kopfs, Schwäche der Muskeln, Müdigkeit
und ein Gefühl von Trunkenheit. Das Gefässsystem ist
anfangs excitirt, bald aber wird der Puls langsam, der
Athem schwierig, die Augen matt, die Pupille erweitert,
und zuletzt folgen reichliche Secretionen (Schweiss, Urin).

Grosse Gaben (Dr. 1) machen heftige gastrische Beschwerden (selbst bis zur Entzündung des Darms), und
steigern die Narkose bis zu Delirien und Coma, und bis
zu heftigen apoplektischen Congestionen, unter welchen
der Tod eintreten kann.

Wird das Mittel in der Ernte gesammelt, oder lässt man es lange
an der Luft liegen, so verliert es fast alle Wirkung.

Eigenthümlich ist die Wirkung auf die schwangere
Gebärmutter; die Wehen werden nämlich hervorgerufen
und meist so lange unterhalten, bis das Kind ausgetrieben ist. Diese Wirkung tritt gewöhnlich nach 10—20 Minuten ein.

Anwendung. 1) Atonie der Wehen, bei Geburten.
(Contraindicirt bei mechanischen Geburtsstörungen, entzündlichen
oder organischen Krankheiten des Uterus, wichtigen Aneurysmen, apo-
plektischer Congestion.) — 2) Gefährliche Geburtsstörungen,
z. B. zur Beschleunigung der Geburt bei Blutungen, Krämpfen. (Doch hier selten und nur, wenn weder Zange noch
Wendung zulässig ist.) — 3) Metrorrhagie, besonders im
Wochenbett (aber nicht bei grosser Gefahr, sofern ma-
nuelle Hülfe zulässig ist). — 4) Profuse Menstruation,
torpide Amenorrhöe, Blutspeien und andere Blutungen,
Blennorrhöen der Lungen, der Vagina, der männlichen

Urethra. Ja sogar auch Wechselfieber und Paralysen von Störung des Rückenmarks will man mit Erfolg behandelt haben. Es fehlt hier aber an gültigen Beweisen.

Hierher gehören noch:

1) *Pulsatilla* (*Pulsatilla nigricans*)', herba, von *Anemone pratensis* (nach Linn., *Pulsatilla pratensis*, nach Mill.), die schwarze Küchenschelle (*Ranunculaceae; — Polyandria polygynia*), ein kleines Kraut auf trockenen, sonnigen Plätzen in Deutschland. Der wirksame Stoff ist das Anemonin (ein Stearopten, krystallinisch), das in der getrockneten Pflanze nicht mehr vorhanden ist. Irritirt örtlich ziemlich stark, namentlich die Schleimhäute, und wirkt in grossen Dosen narkotisch. Empfohlen bei Neurosen des Gesichtssinnes (Amaurose); jetzt ziemlich obsolet.

2) *Cocculus indicus*, Kokkelskörner, die Samen von *Menispermum lacunosum* (Lamarck; *Cocculus lacunosus* Decand.), ein Strauch in Hinter-Indien (*Menispermeae; — Dioecia dodecandria*). Die weiblichen Blüthen in Trauben, deren jede häufig 200 Samen trägt (rothe Steinfrucht).

Bestandtheile: Pikrotoxin (Bittergift, chemisch indifferent, krystallisirt), eigenthümliche Säure, fettes Oel, Harz, Gummi. — Wirkung den Krähenaugen ähnlich. — Anwendung ist nur äusserlich versucht, gegen Läuse, gegen Tinea.

3) *Toxicodendrum*, folia, von *Rhus Toxicodendrum* (*Rhus radicans*), der Giftsumach (*Terebinthaceae; — Pentandria trigynia*), ein Strauch von 3—4 Fuss, in Canada, Virginien, Carolina, bei uns häufig in Gärten. Die Blätter enthalten einen weisslichen, harzigen, scharfen Saft, welcher intensiv irritirt, und zuweilen schon durch die blosse Ausdünstung entzündliche Anschwellung des Gesichts und der Hände veranlassen kann. — Kleine Gaben vermehren die Secretionen und erregen in gelähmten Gliedern Prickeln und Zuckungen. Grosse dagegen irritiren den Magen und Darmkanal und erzeugen Schwindel und Schwere des Kopfs, und zuletzt

Lähmung. — Angewandt bei Paralysen, chronischem Gelenkrheumatismus, chronischen Exanthemen. Der Nutzen ist sehr unsicher, die Dosen unbestimmt, daher ausser Gebrauch.

Folia concisa und *pulverata*, zu Gr. ½—1 (nach Andern bis Scr. ½ oder bis Scr. 1), täglich einigemal; in Pulver, Pillen, Aufguss (Gr. 5— 10, oder Dr. 1 und mehr, auf Unc. 6). — *Tinctura* (zu Gutt. 5—10, oder bis Scr. 1—2), täglich 2—3mal.

4) *Rhododendrum*, folia, von *Rhododendrum chrysanthum*, die sibirische S c h n e e r o s e (*Ericaceae; — Decandria monogynia*), ein kleiner, ästiger Strauch, 1 Fuss hoch, auf den Gebirgen von Sibirien. K l e i n e Gaben wirken diuretisch, und besonders diaphoretisch; g r o s s e dagegen irritiren den Magen und Darmkanal und machen Schwindel und Schwere des Kopfs. In Sibirien giebt man sie gegen chronische Rheumatismen, und hat sie auch bei uns empfohlen.

Folia concisa und *pulverata*, zu Gr. 5—10—20, täglich 2—4mal; in Pulver, Pillen, Ebullition (Dr. 1—2 *pro die*).

5) *Taxus*, folia, von *Taxus baccata*, E i b e n b a u m (*Coniferae*), im südlichen und mittlern Europa. K l e i n e Gaben sollen die Secretionen vermehren (besonders auch den Uterus reizen), g r o s s e dagegen irritiren, betäuben und selbst Zersetzung der Säfte herbeiführen. Die Anwendung ist ungewiss; H u f e l a n d meint, dass das Mittel der Sabina ähnlich sei.

6) *Ledum* (*Rosmarinus sylvestris*), herba, von *Ledum palustre*, der S u m p f p o r s t, ein kleiner Strauch an sumpfigen Stellen des nördlichen und mittlern Europa (*Ericaceae; — Decandria monogynia*). Das Kraut riecht sehr stark, narkotisch, terpenthinartig. Wirkung nicht hinreichend bekannt. Anwendung bei Neurosen der Brustorgane. Die Bierbrauer sollen das Bier damit verfälschen, um Hopfen zu sparen und dasselbe mehr berauschend zu machen.

SIEBENTE KLASSE.

Resolventia.

§. 1. Uebersicht.

A. *Alcalia.*

1. Kali.
2. Kali carbonicum.
3. Kali carbonicum acidulum.
4. Natrum.
5. Natrum carbonicum.
6. Natrum carbonicum acidulum.
7. Magnesia.
8. Magnesia carbonica.
9. Calcaria.
10. Calcaria carbonica.
11. Sapones.
    Glycerinum.

B. *Salia media.*

1. Kali nitricum.
2. Natrum nitricum.

3. Kali sulphuricum.
4. Natrum sulphuricum.
5. Magnesia sulphurica.
6. Natrum phosphoricum.
7. Borax.
8. Kali aceticum.
9. Natrum aceticum.
10. Tartarus.
11. Kali tartaricum.
12. Tartarus boraxatus.
13. Kali chloricum.
14. Natrum muriaticum.
15. Calcaria muriatica.
16. Baryta muriatica.

C. *Calor humidus.*

1. Warme Wasserdünste.
2. Warmes Wasser.

§. 2. Bestandtheile.

Die Resolventia sind theils chemische Präparate, theils sind es Modificationen der Wärme, die an Wasser gebunden als feuchte Wärme den Körper afficirt. Die chemischen Präparate sind die Alkalien und Erden, und deren Salze, so viel derselben in der Therapie gebraucht werden.

Die Alkalien sind die Oxyde von Kalium und Natrium; die Erden die Oxyde von Calcium, Barytium und Magnesium; die Salze die Verbindungen derselben mit Kohlensäure, Schwefelsäure, Salzsäure, Essigsäure, Weinsteinsäure und einigen andern, die weniger wichtig sind.

Die Oxyde von Kalium, Natrium, Magnesium, Calcium und die kohlensauren Salze derselben führen in der

Pharmakologie den gemeinschaftlichen Namen der Alkalien (man unterscheidet sie auch wohl als reine und
kohlensaure Alkalien), wegen ihrer dynamischen Aehnlichkeiten. Diesen schliessen sich die Seifen an, als
Verbindungen von Kali und Natrum mit Fetten.

Wenn man in der Chemie die Metalle als echte und als alkalische
unterscheiden kann: so gehören die alkalischen Metalle, soweit sie
officinell sind, in der Pharmakologie zu den Alkalien.

Die Chemie unterscheidet saure, neutrale und basische Salze. Früher unterschied man Metallsalze,
Mittelsalze (Salze der Erden) und Neutralsalze
(Salze der Alkalien). Die Pharmakologie hat den Namen *Salia neutra* und *media* (oder auch kürzer *Salia media*) für die officinellen Salze der Alkalien beibehalten,
da dieselben dynamisch sehr ähnlich sind, und sich von
den übrigen metallinischen Salzen wesentlich unterscheiden.

Erste Ordnung.

Alcalia.

§. 1. Pharmakographie.

Die Alkalien sind die Oxyde eines metallinischen
Elements, und charakterisiren sich chemisch durch ihre
eigenthümliche Reaction gegen Pflanzenfarben. Sie
färben nämlich die blauen grün, die gelben braun
und stellen die durch Säuren gerötheten blauen wieder her. Sie riechen und schmecken eigenthümlich, unangenehm (laugenhaft), ätzen die afficirten Theile, lösen
sich in Wasser, und bilden mit den Säuren Salze und mit
den Fetten Seifen.

Man unterscheidet mineralische und vegetabilische Alkalien und
nennt die letzteren gewöhnlich Alkaloïde. Die mineralischen Alkalien werden unterschieden: a) in eigentliche Alkalien und Erden; —
b) in reine und kohlensaure, oder in kaustische und milde; — c) in
flüchtige und fixe. Das Ammonium reagirt nämlich alkalisch, und wird
daher (und wegen seiner Flüchtigkeit) als *Alcali volatile* bezeichnet,
wogegen dann Kali und Natrum als *Alcalia fixa* betrachtet werden.

Pharmakologisch scheint es am zweckmässigsten, zu unterscheiden:

a) *Alcalia caustica* (die Oxyde von Kalium, Natrium, Magnesium,
Calcium);

b) *Alcalia carbonica* (die kohlensauren Salze);

c) *Sapones* (Seifen; Verbindungen von Kali und Natrum mit Fett).

§. 2. Wirkung.

Kleine Gaben sehr verdünnt irritiren örtlich und
machen Schmerz und Erythem, in höhern Graden Entzündung mit Ausschwitzung, und wenn sie concentrirt
einwirken, so zersetzen sie das Gewebe, indem sie sich
mit den organischen Theilen chemisch verbinden. Die
reinen Alkalien sind Aetzmittel (*Cauteria*).

Kleine Gaben innerlich verbinden sich mit den
Säuren des Magens zu milchsauren und salzsauren Salzen, und wirken dann nach Art dieser Mittelsalze; oder
sie verbinden sich mit den andern Bestandtheilen der
Secrete, und werden, da diese Verbindungen meist löslich sind, resorbirt. Waren sie mehr concentrirt, so verbinden sie sich mit den Schleimhäuten und den andern
organischen Geweben, die zu einer breiartigen Masse aufgelöst werden, und geben selbst zur Durchbrechung häutiger Gebilde Veranlassung. Sie können dann durch Entzündung (des Magens, Darmkanals) tödten, oder Geschwüre und andere bedenkliche Destructionen zurücklassen.

In dem Magen tilgen sie (besonders die kohlensauren
Alkalien) zunächst etwa vorhandene Säuren, und neutralisiren zufällig eingeführte Säuren (z. B. bei Vergiftungen
mit Mineralsäuren). Sie vermehren sodann die Secretionen der Verdauungsorgane, zunächst der Schleimhäute,
verderben aber bald die Verdauung und erzeugen einen
Catarrhus gastricus und intestinalis.

Dass sie in organischen Verbindungen in das Blut
übergehen, ist zum Theil chemisch nachgewiesen. Sie
beschränken die Bildung der plastischen Bestandtheile
(Faserstoff), die Gerinnbarkeit und die Ablagerung und
homologe Umänderung in den Organen. Sie machen also
das Blut dünner, wässeriger, und können mit der Zeit Hydrämie und völlige Dissolutio sanguinis zur Folge haben.

Zu den Nieren haben sie eine besondere Verwandtschaft, und unter Vermehrung der Diurese werden sie als
kohlensaure Alkalien wieder ausgeschieden. In der harn-
sauren Diathese verbinden sie sich mit der Harnsäure zu
leicht löslichen Salzen, und beschränken somit die Stein-
bildung.

Die Secretionen der Schleimhäute werden vermehrt,
aber gewöhnlich nur nach längerem Gebrauche; weniger
die Secretionen der Haut. Sie lassen sich daher für diesen
Zweck nur selten benutzen.

In Krankheiten mit plastischen Ablagerungen verhindern sie die Ablagerung neuer Produkte, und befördern die Auflösung der vorhandenen, die dann leichter
resorbirt werden.

Die Nerven werden nur nach grössern Gaben und, wie
es scheint, nur secundär ergriffen; sei es nun in Folge
der gastrischen Irritation und Entzündung, oder sei es,
dass nervöse Krankheiten beseitigt werden, weil die Alkalien die Mischung und Verrichtung der Organe umgeändert haben.

§. 3. Anwendung.

1) Exsudative Entzündungen. So lange die Entzündung im Steigen ist, passen die Alkalien nicht, weil sie
nicht schnell genug wirken. Aber auch im Stadium der
Abnahme, wenn Exsudationen drohen, oder schon eingetreten sind, wird es meist zuverlässigere Mittel geben
(wie z. B. Calomel).

2) Als *Absorbentia*, bei anomaler Säurebildung in dem
Magen (besonders die kohlensauren Salze).

3) Als *Diuretica*, besonders bei den sauren Dyskrasien, wie Gicht, Stein. Bei Wassersuchten nach acuten
Krankheiten werden die Mittelsalze vorgezogen.

4) Als *Resolventia* und *Resorbentia*, für Verhärtungen,
Geschwülste und andere Ueberreste plastischer Exsudationen.

Aeusserlich wendet man sie an: 1) zur Reinigung
der Haut von Schmutz (die Seifen), von scharfen Secreten
(besonders im warmen Wasser gelöst).

2) Um die Wirkung der innern Anwendung zu unterstützen, in der Form von Bädern. Auch zu warmen Lo-
kalbädern und Fomenten, bei lokalen Entzündungen und
Ablagerungen.

3) Um die Haut zu irritiren, entweder um die Thätigkeit derselben zu erhöhen (so bei Exanthemen, Geschwüren), oder um von andern Organen abzuleiten (so bei arthritischen, rheumatischen Affectionen, Metastasen).

4) Als Aetzmittel (die kaustischen Alkalien).

1. Kali.

Pharmakographie. Wenn man Kali carbonicum
depuratum 2 mit Wasser 10 kocht und allmälig Calcaria
rec. 1 (welche vorher mit Wasser 3 zu einem Brei verrieben war), hinzusetzt, so schlägt sich Calcaria carbonica
nieder und Kali hydricum bleibt in der Lösung. Bringt
man das specifische Gewicht diéser Flüssigkeit auf 1,335
—1,340, so ist es der officinelle *Liquor Kali hydrici*, und
enthält etwa 26,5 pCt. Kali hydricum.

Klar, ohne Farbe oder schwach gelblich, zieht aus der Luft begierig Kohlensäure an.

Wenn man Liquor Kali hydrici so lange siedet, bis
die schmelzende Masse, auf eine Steinplatte gegossen,
erstarrt, so erhält man das *Kali hydricum siccum*, welches
am besten in Form von Pulver aufbewahrt wird. Siedet
man den Liquor Kali hydrici so lange, bis er wie Oel
oder Wachs fliesst, und bringt sodann die schmelzende
Masse in die Form kleiner Stäbchen, so ist diés das *Kali
hydricum fusum*.

Kali ist das Oxyd von Kalium, $\dot{K}$. Mit der grössten Heftigkeit
verbindet es sich mit Wasser und bildet Kalihydrat, $\dot{K}H^2$. Das
Hydrat zieht Feuchtigkeit aus der Luft an und zerfliesst; gleichzeitig
zieht es auch Kohlensäure an, und bedeckt sich, wo es nicht zerfliessen
kann, mit einer weichen, weissen Kruste von Kali carbonicum.

Kali hydricum (Kali causticum) ist weiss, löslich in Wasser und
Weingeist, löst alle organischen Theile auf, verbindet sich mit allen
Säuren und bildet mit den Fetten weiche Seifen. Geschmack scharf,
ätzend, zerstört die Haut der Zunge. Geruch schwach, wenn es aber
mit organischen Stoffen verunreinigt ist, stark, unangenehm.

Präparate und Form. 1) *Kali hydricum siccum
(Kali causticum siccum)*; innerlich zu Gr. $\frac{1}{4}$—$\frac{1}{2}$—1, täglich 2—3mal (und mehr), sehr verdünnt und eingehüllt. --

Aeusserlich zu Verbandwässern (Gr. 1—6 auf Unc. 1),
Waschwässern (Dr. 1—2 auf Unc. 1).

2) *Kali hydricum fusum* (*Kali causticum fusum*, *Lapis causticus chirurgorum*), äusserlich als Aetzmittel.
In einem gut verschlossenen Gläschen zu dispensiren; wenn es zerflossen ist, mit einem Pinsel zu appliciren.

3) *Liquor Kali hydrici* (*Kali hydricum solutum*) inner-lich (kaum mehr gebräuchlich; besser Liquor Natri hy-drici; s. S. 387) und äusserlich wie Kali hydricum siccum, nur in 4mal so grossen Dosen.

4) *Tinctura kalina* (aus Kali hydricum siccum 1 mit Spiritus Vini alcoholisatus 6 digerirt; dabei bildet sich Kali aceticum, car-bonicum), zu Gutt. 10—30, täglich 2—3mal, gut ein-gehüllt.

Wirkung. Kleine Gaben verdünnt verbinden sich mit den freien Säuren des Magens und mit dem Eiweiss, Faserstoff und den andern thierischen Stoffen. Sie irri-tiren daher, wenn sie nicht sehr verdünnt werden, und ätzen, wenn sie mehr concentrirt sind. Ausser dass sie sehr leicht irritiren und sehr heftig ätzen, sind sie von den Wirkungen der Alkalien nicht verschieden.

Grosse Gaben ätzen und zerstören alle Theile, die sie berühren.

Als Aetzmittel zerfliesst es leicht, dringt deshalb tief ein und verbreitet sich ohne bestimmte Grenzen. Es macht grosse und anhaltende Schmerzen und erzeugt einen feuchten, schmutzig grauen, pelzigen Schorf, der sich durch den in der Regel gutartigen Eiter langsam ab-löst und eine reine Granulationsfläche hinterlässt.

Anwendung. Innerlich nicht; besser Natrum hy-dricum.

Aeusserlich: 1) Als *Irritans*, bei Neurosen, acuten Exanthemen (deren Metastasen, gehemmtem Ausbruch), Scrofeln, callösen und torpiden Geschwüren. (Für Bäder Kali hydricum siccum Unc. 1, oder im Allgemeinen Dr. $\frac{1}{2}$—1 auf Quart 1.) Bei Hodenverhärtung nach unterdrücktem Tripper Injectionen in die Urethra (Gr. 1—3 auf Unc. 1).

2) Als *Corrosivum*, bei giftigen Bisswunden, oder um tiefe, lang fliessende Fontanellen zu setzen (wie bei Ar-throcace).

Um Abscesse bei messerscheuen Kranken zu öffnen, ist das Kali ein schlechtes Surrogat; es macht weit mehr Schmerzen, als das Messer, und hinterlässt eine weit grössere Narbe. Eben so wenig ist es bei kleinen Excrescenzen, Warzen, wildem Fleisch zu empfehlen.

2. Kali carbonicum.

Pharmakographie. *Potassa*, *Cineres clavellati*. Kohlensaures Kali, Potasche.

Die rohe Potasche, *Kali carbonicum crudum*, wird bereitet aus der Asche der harten Holzarten (Buche, Eiche, Esche, Rüster), besonders in Nordamerika. Diese Asche enthält ausser dem kohlensauren Kali noch schwefelsaures und salzsaures Kali, kohlensauren und phosphorsauren Kalk, Kiesel, Thon, Mangan- und Eisenoxyd. Man laugt dieselbe mit Wasser aus, verdampft die Lauge bis zur Trockenheit, und calcinirt die erhaltene Masse in besondern Calciniröfen (um sie ganz auszutrocknen, und das beigemischte Brandharz zu zerstören).

Leichte, zerbrechliche Stücke, schmutzig weiss, verschieden gefleckt, löcherig, zerfliessend an der Luft. Enthält etwa 70 pCt. reine Potasche, und ist mit schwefelsaurem und salzsaurem Kali, Thon, Kiesel, Mangan- und Eisenoxyd vermengt.

Kali carbonicum depuratum. Rohe Potasche, besonders wenn sie einige Zeit an der feuchten Luft gestanden, wird mit Wasser (2 Theilen) aufgelöst, filtrirt und abgedampft, und derselbe Process wiederholt (mit Wasser 1 Theil, wodurch die fremden Salze nicht mit aufgelöst werden).

Weisses Pulver, fast rein von fremden Beimischungen. *Ohne Geruch*; von alkalischem, brennendem Geschmack.

Kali carbonicum purum. Ehedem wurde Weinstein 2 mit Salpeter 1 verpufft, die verkohlte Masse mit destillirtem Wasser aufgelöst, filtrirt und bis zur Trockne verdunstet. Daher früher *Kali carbonicum e Tartaro* genannt. Diese Bezeichnung ist jedoch veraltet, da man dasselbe gegenwärtig nicht mehr aus Weinstein, sondern aus Kali bicarbonicum durch Erhitzen darstellt.

Präparate und Form. 1) *Kali carbonicum crudum*, äusserlich zu Bädern (Unc. 6—Libr. 1), Fussbädern (Unc. 1—2), und andern lokalen Bädern (Dr. 1 auf ein Quart).

2) *Kali carbonicum depuratum*, nur äusserlich zu Injectionen (Dr. ½—2 auf Unc. 6), Umschlägen (Dr. 2—Unc. 1 auf Libr. 1).

3) *Kali carbonicum purum*, innerlich zu Gr. 3—5—10, täglich 2—4mal (z. B. bei Lithiasis Dr. 1 *pro die*); am besten in Bier aufgelöst. Beliebt zu Saturationen (Dr. 1 auf Essig Unc. 2). — Aeusserlich nur zu Augenmitteln (Gr. 1—5 auf Unc. $\frac{1}{2}$, einzuträufeln; Scr. $\frac{1}{2}$—1 auf Unc. 4 zu Fomenten).

4) *Liquor Kali carbonici s. Kali carbonicum solutum* (aus Kali carbonicum purum 1 in Aqua destillata 2), zu Gutt. 10—20, täglich 2—4mal, sehr verdünnt.

Wirkung. Im Allgemeinen wie die Alkalien. Es ist milder als Kali (dient daher auch nicht als Aetzmittel), und kann länger gegeben werden, ohne dass es irritirt, verdirbt aber bald die Verdauung. (Daher Amara zuzusetzen.)

Anwendung. 1) Säurebildung der ersten Wege; als Absorbens. (Dass es auch die ursächlichen Momente der Säurebildung durch Alteration beseitigen könne, also nicht blos symptomatisch wirke, lässt sich nicht beweisen. Magnesia carbonica und Calcaria carbonica werden als symptomatisch vorgezogen.)

2) Albuminöse Dyskrasien, wie Scrofeln, Tuberkeln.

3) Infiltrationen und Exsudate parenchymatöser Organe, z. B. der Leber, des Pancreas, der Milchdrüse.

4) Saure Dyskrasien, besonders Lithiasis (mit Selterser Wasser) und Gicht.

5) Entzündungen mit Neigung zu plastischen Exsudaten (nach gebrochener Entzündung), z. B. Pneumonie, Pleuritis, Peritonitis. (Calomel dürfte hier meist besser sein.)

6) Als Diureticum, bei Wassersuchten (mit Digitalis, Scilla).

7) Ausserdem empfohlen gegen mancherlei Neurosen (mit Narcoticis, wie Opium, Hyoscyamus, Blausäure), gegen Syphilis (besonders bei gleichzeitiger Scrofulosis, mit Holztränken, Antimonialien), gegen Fettsucht, Vergiftung mit Mineralsäuren (es kommt hier meist zu spät und kann nicht in gehörig grossen Dosen gegeben werden), zu Brausemischungen (Natrum carbonicum ist weit angenehmer) u. a. In allen diesen Fällen ist es zweifelhaft, ob sich viel mit diesem Mittel ausrichten lässt.

Aeusserlich zu allgemeinen und örtlichen Bädern und Fomenten, überall wo Alkalien passen (als Irritans, Derivans, Solvens).

3. Kali carbonicum acidulum.

Pharmakographie. *Kali bicarbonicum.* Kalibicarbonat.
Kali carbonicum purum 2 in Wasser 3 gelöst wird in
eine mit Kohlensäure gefüllte Flasche gethan und einige
Tage stehen gelassen. Aus $\dot{K}\ddot{C}$ und $\ddot{C}$ bildet sich $\dot{K}\ddot{C}^2$,
d. i. Kali bicarbonicum, welches sich in Krystallen aus-
scheidet.

Farblose, durchsichtige Krystalle, effloresciren an der Luft (zersetzen sich in Kali carbonicum), löslich in 4 Theilen kaltem, 1 Theil
heissem Wasser Geschmack alkalisch, nicht scharf; reagirt alkalisch.

Präparate und Form. *Kali carbonicum acidulum*
zu Scr. $^1/_2$—1, täglich einigemal; in Pulver, Pillen, Mixturen.

Zu Brausemischungen ist *Natrum* carbonicum acidulum
besser, zu Saturationen aber *Kali* carbonicum purum.

Wirkung. Wie Kali carbonicum purum, aber weit
milder; irritirt und belästigt die Verdauung nur in sehr
grossen Dosen, wird daher lange vertragen.

Anwendung. Wie Kali carbonicum purum; ausser
zu Brausemischungen wird es jedoch wenig benutzt.

4. Natrum.

Pharmakographie. Der *Liquor Natri hydrici* (*Liquor Natri caustici*) wird aus dem Natrum carbonicum
ebenso bereitet, wie der Liquor Kali hydrici (s. S. 383).
Bei einem specifischen Gewicht von 1,335—1,340 enthält
er ungefähr 24 pCt. Natrum hydricum.

Natrum ist das Oxyd von Natrium, also $\dot{N}a$, oder als Natrum
hydricum, $\dot{N}a\dot{H}$. Es krystallisirt schwierig, nimmt begierig Kohlensäure auf, und zerfällt an der Luft (es wird nicht feucht, wie Kali hydricum). Die physikalischen Eigenschaften sind übrigens denen des
Kali hydricum ähnlich, nur ist es milder und als Aetzmittel schwächer.

Präparate und Form. *Liquor Natri hydrici* (*Natrum hydricum solutum*, Aetznatron-Flüssigkeit),
dem Liquor Kali hydrici zum innerlichen Gebrauch
vorzuziehen, ist klar und farblos. Aetznatrongehalt
24 Procent.

Wirkung. Wie Kali hydricum, nur milder; daher
nicht als Aetzmittel.

Anwendung. Man benutzt es nur zur Bereitung
des Sapo medicatus. Will man aber reine Alkalien

innerlich geben, was freilich gar nicht nöthig ist, so verdient es den Vorzug.

5. Natrum carbonicum.

Pharmakographie. Soda.

Natrum carbonicum (crystallisatum) crudum wird in chemischen Fabriken bereitet aus Glaubersalz 8 und Potasche 3,5, wo sich dann kohlensaures Natron und schwefelsaures Kali durch Krystallisation scheiden. Gewöhnlicher jedoch brennt man Glaubersalz 5 mit Kreide 5 und Kohle 2, und löst die zusammengeschmolzenen Massen in Wasser auf. Dabei schlägt sich Schwefel-Calcium nieder und kohlensaures Natron krystallisirt heraus.

Weisse, krystallinische Stücke, durchscheinend, hart, in Wasser leicht löslich. Gewöhnlich verunreinigt mit Glaubersalz, auch mit Kochsalz und Schwefel-Natrium.

Natrum carbonicum depuratum s. purum. Die rohe Soda wird in destillirtem Wasser aufgelöst, filtrirt und durch Krystallisation die reine Soda von den fremden Salzen geschieden.

Weisse Krystalle, löslich in 2 Theilen kaltem und 1 Theil heissem Wasser, nicht in Weingeist. Reagirt alkalisch; schmeckt alkalisch, kühlend; zerfällt in trockner Luft, schmilzt leicht in seinem Krystallwasser. — $\dot{N}a\ddot{C} + 10\ddot{H}$, d. i. 1 At. reine Soda und 10 At. Wasser.

Natrum carbonicum (depuratum) siccum. Werden die Krystalle des Natrum carbonicum depuratum gestossen und an einen trocknen warmen Ort gestellt, so zerfallen sie in ein trocknes Pulver (indem sie das Krystallwasser verlieren).

Präparate und Form. 1) *Natrum carbonicum crudum*, wie Kali carbonicum crudum, welches kräftiger und wohlfeiler ist. (Daher nicht zu verordnen.)

2) *Natrum carbonicum depuratum* zu Scr. ½—1, täglich mehrmals (etwa Dr. 1—1½ *pro die*), in Auflösungen, Saturationen. — Aeusserlich zu Mundwässern, Injectionen, Waschwässern.

3) *Natrum carbonicum depuratum siccum* zu Gr. 5—10, täglich mehrmals (etwa Dr. ½ *pro die*); in Pulver, Pillen. — Aeusserlich zu Salben, Zahnpulvern.

Wirkung. Milder und angenehmer als Kali carbonicum, irritirt es noch weniger, stört die Verdauung nicht so bald, und wird, besonders bei längerem Gebrauche, besser vertragen.

Anwendung. Wie Kali carbonicum. Innerlich giebt man lieber Natrum carbonicum, besonders wenn ein längerer Gebrauch nöthig ist; äusserlich dagegen ist Kali carbonicum besser.

Will man mit Alkalien durchgreifende Kuren vornehmen, so eignet sich dieses Mittel ganz besonders dazu in der Form der kohlensauren Mineralwässer.

6. Natrum carbonicum acidulum.

Pharmakographie. *Natrum bicarbonicum.* Natronbicarbonat.

Natrum carbonicum siccum 4 und Natrum carbonicum depuratum 1 werden verrieben, und durch das Gemenge ein Strom von Kohlensäure geleitet.

Weisses Pulver, reagirt und schmeckt schwach alkalisch, löslich in 13 kaltem Wasser, verliert an der Luft Kohlensäure (efflorescirt). Formel: $NaC^2 + H$ (weil es mehr Krystallwasser enthält, als Natrum carbonicum depuratum siccum, und weniger als Natrum carbonicum depuratum, so muss man beide Salze für die Darstellung vermischen).

Präparate und Form. *Natrum carbonicum acidulum* zu Scr. $\frac{1}{2}$—1, täglich einigemal; in Pulvern, namentlich zu Brausepulvern.

Brausepulver: Natrum carbonicum acidulum 4 und Acidum tartaricum 3 (oder Citronensäure, als Corrigens etwas Oleum Citri). Es entwickelt sich, wenn Wasser hinzutritt (z. B. im Munde, im Magen), Kohlensäure und Natrum tartaricum, und dergleichen Pulver wirken hauptsächlich wie Kohlensäure.

Pulvis aërophorus laxans Pharm. Bor. besteht aus Natro-Kali tartaricum (7$\frac{1}{2}$), Natrum bicarbonicum (2$\frac{1}{2}$) und Acidum tartaricum (2). Eine Dosis=16 Gran.

Wirkung. Wie Natrum carbonicum depuratum.

Anwendung. Für Brausemischungen das beliebteste Präparat. Ausserdem selten; etwa wie Natrum carbonicum depuratum.

Empfehlenswerth scheint ein kleiner Zusatz (Scr. $\frac{1}{2}$—1) zur Milch im Sommer und für kleine Kinder, wenn sie zur Säure disponiren.

7. Magnesia.

Pharmakographie. Talkerde, Bittererde.

Magnesia carbonica wird erhitzt, wobei die Kohlensäure derselben verfliegt. (Daher *Magnesia usta*, gebrannte Magnesia).

Weisses Pulver, sehr leicht, sehr locker, absorbirt allmälig Wasser und Kohlensäure; ohne Geschmack, reagirt schwach alkalisch, schwer löslich in Wasser. F o r m e l : $\ddot{M}g + \ddot{H}$; (es ist das Oxyd von Magnesium).

P r ä p a r a t e und F o r m. *Magnesia usta* zu Dr. $^1/_2$—1 *pro die*, in getheilten Gaben; in Pulvern, Schüttelmixturen.

Das sog. *Antidotum Arsenici albi* besteht aus Magnesiae ust. ℥jj und Aq. destill. ℔j, und muss in Oestreichischen Apotheken stets in dieser Quantität vorräthig sein.

W i r k u n g und A n w e n d u n g. Wie Magnesia carbonica. — Die Magnesia usta soll bei Neigung zu Flatulenz den Vorzug verdienen.

8. Magnesia carbonica.

P h a r m a k o g r a p h i e. *Magnesia alba*, *Magnesia hydricocarbonica.*

B e r e i t u n g. Bittersalz und gereinigte Potasche werden in Wasser aufgelöst und gekocht. Durch gegenseitige Zersetzung bildet sich schwefelsaures Kali (welches aufgelöst bleibt) und kohlensaure Magnesia (welche niederfällt). Die Bereitung geschieht meist in Fabriken und in der Nähe von Mineralwässern, die Bittersalz enthalten (Böhmen, Epsom in England).

Sehr weisse, lockere, leichte Masse, leicht zerreiblich, weich anzufühlen, in Wasser sehr schwer löslich (leichter in kohlensaurem Wasser); ohne Geschmack. — Besteht aus 3 ($\ddot{M}g\ddot{C} + \ddot{H}$) + ($\ddot{M}g\ddot{H}$), d. i. 3 Atome neutrale kohlensaure Magnesia mit Krystallwasser, und 1 Atom Magnesia-Hydrat. (Die Magnesia alba ist also nicht neutrale Magnesia carbonica).

P r ä p a r a t e und F o r m. *Magnesia carbonica* zu Scr. $^1/_2$—1, täglich einigemal; in Pulver, Schüttelmixturen. (Ein Theelöffel voll wiegt etwa Gr. 5; die Pulverform wird daher leicht zu voluminös).

W i r k u n g. Wie die Alkalien; irritirt aber nicht, und wird daher gut vertragen. In den Magen- und Darmsäften wird das Mittel theilweise zersetzt, und da es an sich so gut wie unlöslich ist, eignet es sich nicht zur Darstellung grösserer Wirkungen.

A n w e n d u n g. 1) Als *Absorbens*, bei Säure in den ersten Wegen (das beliebteste und mildeste der Alkalien).

Grössere Dosen (Dr. 1—2) pflegen gelind zu laxiren (es bilden sich im Magen Mittelsalze), zwar langsam, aber nachhaltig.

2) Bei Stein und Gries der Harnorgane (wo aber Natrum carbonicum meist vorzuziehen).

3) Neurosen, besonders kleiner Kinder, in Folge von Magensäure.

Pulvis Magnesiae cum Rheo für Kinder besteht nach Ph. Bor. aus Magnes. carbon. 60, Zucker 40, Ol. Foeniculi 1, Pulv. rad. Rhei 15. Die *Magnesia bicarbonica* ist im Wasser leicht löslich und empfiehlt sich daher für mehr durchgreifende Wirkungen. Der längst verstorbene Dr. Meyer in Berlin gebrauchte eine Mischung von Magnesia sulphurica Dr. 2, Natrum bicarbonicum Dr. $\frac{1}{2}$, in Aqua carbonata Unc. 18 gelöst. (Meyer's kohlensaures Bitterwasser. Es bildet sich Magnesia bicarbonica, Magnesia sulphurica und Natrum sulphuricum, in Aqua carbonata gelöst). Meyer gab sie besonders bei Plethora abdominalis des weiblichen Geschlechts.

9. Calcaria.

Pharmakographie. *Calcaria usta, Calx viva.* Gebrannter Kalk.

Kohlensaurer Kalk (weisser Marmor) wird einer starken Hitze ausgesetzt, wodurch die Kohlensäure entweicht.

Weisse Stücke, weich, leicht zerreiblich; schmeckt alkalisch, fressend; verbindet sich unter Entwickelung von Wärme, Wasserdämpf und einem alkalischen Geruch begierig mit Wasser (Calcaria extincta, gelöschter Kalk, Kalkhydrat), absorbirt an der Luft Wasser und Kohlensäure, in Wasser sehr schwer löslich. — Ċa, d. h. Oxyd von Calcium.

Calcaria extincta, Kalkhydrat, ein weisses, lockeres Pulver, riecht und schmeckt alkalisch, schwer löslich in Wasser. ĊaH.

Präparate und Form. 1) *Calcaria usta*, äusserlich als Aetzmittel; in Pasten.

2) *Calcaria extincta*, nicht gebräuchlich; etwa 1 mit Syrupus simplex 20, davon für Kinder täglich Scr. 1—2 (bei Diarrhöen).

3) *Aqua Calcariae, Calcaria soluta*, Kalkwasser (Calcaria usta 1 mit Aqua communis 30 gekocht, klar abgegossen; eine gesättigte Lösung des Kalkhydrats), zu Unc. 4—Libr. 1 *pro die* (mit Milch, Fleischbrühe). — Aeusserlich zu Mundwässern, Injectionen, Verbandwässern, Linimenten (mit fetten Oelen āā).

Wirkung. Die Calcaria usta irritirt örtlich und ätzt; innerlich genommen macht sie brandige Darmentzündung. Die Calcaria extincta ätzt nicht und irritirt weniger, je weniger frisch sie ist.

Die Aetzung ist sehr schmerzhaft, oberflächlich und [beschränkt,
die Wunde rein und die Narbe glatt.

Das K a l k w a s s e r irritirt gelind und adstringirt zugleich, indem es, örtlich angewandt, anomale Secretionen
vermindert. Im Magen absorbirt es die Säuren und vermindert nach wiederholtem Gebrauche die Darmsecre-
tionen, so dass Verstopfung entsteht. Ob es weiterhin
als Solvens oder als Adstringens wirkt, ist nicht entschieden; es verdirbt aber bei langem Gebrauche die Verdauung.

Anwendung. 1) Als *Absorbens*, bei Neigung zu
Magensäure und deren Folgen.

2) Als *Adstringens*, bei Blennorrhöen des Darmkanals,
Diarrhöen (z. B. Ulceration der Darmdrüsen, Brech-
durchfall). — Selten bei Blennorrhöen der Lungen, Genitalien.

3) Lithiasis, Knochenkrankheiten mit nicht genügender Kalkbildung (Osteomalacie, Rhachitis); — wahrscheinlich ohne Nutzen.

A e u s s e r l i c h als Adstringens bei Excoriationen,
Blennorrhöen, Verbrennungen (Liniment mit fettem Oel),

10. Calcaria carbonica.

P h a r m a k o g r a p h i e. Der weisse M a r m o r und die
weisse K r e i d e bestehen fast nur aus kohlensaurem Kalk.
Wenn man das Pulver (besonders von Kreide) wiederholt
mit Aqua destillata auskocht, so wird es ziemlich rein
(*Creta praeparata*).

Conchae, die A u s t e r s c h a l e n, bestehen grösstentheils aus kohlensaurem Kalk (gegen 95 pCt.), mit etwas
phosphorsaurem Kalk, Magnesia, Eisenoxyd und Gallerte. Sie werden gereinigt, und wiederholt mit Aqua
communis ausgekocht (*Conchae praeparatae*), und fein
gepulvert.
    Ostrea edulis, A u s t e r, eine Muschel an den Küsten des west-
ichen und südlichen Europa, besonders in der Nordsee.

Lapides Cancrorum, K r e b s s t e i n e, bestehen aus
kohlensaurem Kalk (gegen 70 pCt.), phosphorsaurem
Kalk, phosphorsaurer Magnesia, Chlor-Natrium, Gallerte.

Fein gepulvert heissen sie *Lapides Cancrorum praeparati* (auch *Calcaria animalis*).

Cancer fluviatilis (*Cancer Astacus*), der Fluss-Krebs (*Crustaceae*), ein Thier in langsamen Flüssen und Bächen in Deutschland, Polen u. a., das jährlich im August seine Schale verliert und in der Zeit, wo die neue wächst, auf jeder Seite des Magens ein steiniges Concrement finden lässt. Die Steine weiss (in heissem Wasser werden sie meist rosenroth), fest, hart, rund, scheibenförmig, unten erhaben, oben flach, mit einer Vertiefung in der Mitte und um dieselbe mit einem erhabenen Rande (daher auch Krebsaugen, *Oculi cancrorum*, genannt).

Auch die nur zu Zahnpulvern verwendeten Ossa Sepiae (von Sepia officinalis) bestehen hauptsächlich aus kohlensaurem Kalk.

Präparate und Form. 1) *Creta alba* und *praeparata*, Hausmittel.

2) *Conchae praeparatae* zu Scr. $\frac{1}{2}$—1, täglich einigemal; in Pulver, Pillen, Latwergen, Schüttelmixturen. — Aeusserlich zu Zahnpulvern, Streupulvern.

3) *Lapides Cancrorum praeparati*, wie Conchae praeparatae (aber fast doppelt so theuer).

Wirkung. Das Mittel irritirt nicht, ist aber unlöslich im Wasser und bildet bei der Zersetzung Salze, die in den Darmsäften schwer löslich sind. Es kann daher nur als Absorbens, wie Kalkwasser, benutzt, aber längere Zeit gegeben werden.

Anwendung. Als Absorbens, bei Neigung zu Säure der ersten Wege, und bei andern dadurch bedingten Krankheiten. (Daher häufig als Adjuvans oder Corrigens in der Kinderpraxis.)

Aeusserlich als mildes Adstringens, bei nässenden Exanthemen, zur Reinigung der Zähne.

Für Brausepulver und Saturationen nicht zu empfehlen, da die neu gebildeten Salze in den Magensäften nicht löslich sind.

11. Sapones.

Pharmakographie. Seifen.

Die Seifen sind chemische Verbindungen der fixen Alkalien (Kali, Natrum) mit Fett, welche nach ihrer Grundlage in Kali- und Natrum-Seifen (und gemischte Seifen) unterschieden werden.

Im chemischen Sinne giebt es auch Seifen von Ammoniak (in der Pharmacie: Linimente), von alkalinischen Erden, und von den Metallen Blei und Zink. Die erdigen und metallinischen Seifen sind unauflöslich.

Sapones kalici, *kalini*, *molles;* Kali-Seifen, weiche Seifen, Schmierseifen. Kali-Lauge (Potasche mit Calcaria usta zersetzt und ausgelaugt) wird in den Seifensiedereien mit den schlechtern Sorten von thierischen oder vegetabilischen Fetten gekocht (z. B. mit Thran, Oleum Raparum, Cannabis, Lini) und die erhaltene Seife abfiltrirt.

Weich (sie zieht immer Feuchtigkeit an, auch wenn sie künstlich ausgetrocknet worden), schmierig, gefärbt (nach den verschiedenen Fettarten und deren Gemischen; z. B. schmutzig grün von Oleum Raparum, Lini und Cannabis; gelb von Thran und Oleum Raparum; dunkelbraun von beigemengten Brandölen), von schlechtem Geruch (von den schlechten Fettsorten). Es ist eine concentrirte Auflösung von Kaliseife in einer schwachen Kalilauge (enthält also noch freies Kali) mit verschiedenen in der Potasche enthaltenen Salzen.

Sapones natronati, *duri;* Natrum-Seifen, harte Seifen. — Natrum-Lauge (aus der Soda mit Calcaria usta zersetzt) wird mit den bessern Sorten der Fette (besonders vegetabilischen, die in der Kälte austrocknen) gekocht (z. B. mit Oleum Olivarum, Amygdalarum, Cocus, Cacao), die erhaltene Seife abfiltrirt und getrocknet.

Fest, hart (sie zieht kein Wasser an), dunkel gefärbt (von Thon und Eisen, welches die Soda enthielt), oder weiss (wenn Thon und Eisen durch Auflösen in schwacher Natrum-Lauge abgeschieden worden), oder marmorirt (wenn sie langsam fest wird und die eisenhaltige Thonseife sich nur allmälig setzen kann), von schwachem oder keinem Geruch (nach den angewandten Oelen). Wird hauptsächlich in Ländern bereitet, wo die Oliven wachsen, in Italien (*Sapo venetus*), Frankreich, Spanien (*Sapo hispanicus, alicantinus*).

Sapones domestici, Haus-Seifen, gemischte Seifen. — Kali-Lauge wird gekocht mit Fetten (die mehr fest sind, z. B. Hammeltalg, Rindertalg), nach der Verseifung Kochsalz zugesetzt (es bildet sich Natrumseife und Chlor-Kalium), und die erhaltene Seife abfiltrirt.

Fest, hart (weniger als Natrumseife, zieht keine Feuchtigkeit an), Geruch schwach Farbe verschieden (schmutzig gelb, grau).

Die Seifen lösen sich in Wasser und Weingeist und schmecken ekelhaft, alkalisch. Bei der Verseifung verwandelt sich das Fett in drei Säuren: Elaïnsäure, Margarinsäure und Stearinsäure, die sich mit Kali und Natrum verbinden. (Die Seifen sind also zusammengesetzte Salze von elaïnsaurem, margarinsaurem und stearinsaurem Kali oder Natrum.)

Präparate und Form. 1) *Sapo medicatus* (eine reine Natrumseife), nur innerlich, zu Gr. 5—10—20, täglich einigemal; in Pillen, seltener (wegen des Geschmacks) in Pulver, Latwergen, Mixturen.

2) *Sapo hispanicus* (eine Natrumseife, die mit den Bestandtheilen der Soda verunreinigt ist), nur äusserlich, zu Cosmeticis, oder wie Sapones domestici.

3) *Sapo domesticus*, äusserlich zum Waschen und Reinigen; zu Klystieren (Dr. 2—4), Stuhlzäpfchen, (pur, ersetzt hier alle künstlichen Compositionen), Kataplasmen (mit Mehl und Wasser; zu mehr reizenden nimmt man grüne Seife), Salben, Bädern (Libr. 2—3).

4) *Sapo viridis* oder *Sapo niger* (die weiche Kali-Seife), äusserlich zum Waschen und Reinigen; zu Einreibungen, Salben, Bädern (Libr. 1—2).

5) *Spiritus saponatus*, Seifenspiritus (von Sapo hispanicus 1, Spiritus rectificatissimus 3, Rosenwasser 1), äusserlich zu Einreibungen, Waschungen.

6) *Emplastrum saponatum* (von Emplastrum Plumbi simplex 12, Wachs 2 und spanischer Seife 1), äusserlich als indifferentes, gut klebendes Pflaster.

Wirkung. Die Natrumseife irritirt fast gar nicht. In kleinen Gaben wird sie theilweise zersetzt, wirkt dann wie die milden Alkalien und verdirbt bei längerem Gebrauche bald die Verdauung. Grosse Gaben machen Ekel, Erbrechen, Durchfall; aber selbst sehr grosse Gaben machen keine Darmentzündung.

Die Kaliseifen irritiren die Haut, und erzeugen nach wiederholtem Gebrauch Erythem mit Abschilferung der Oberhaut. Die gemischten Seifen irritiren wenig.

Anwendung. Innerlich, Sapo medicatus, wie die milden Alkalien; verdirbt jedoch leicht die Verdauung. Man benutzt sie nur noch: a) bei Vergiftungen mit Mineralsäuren (wo man auch Hausseife nehmen kann), und b) als Constituens für Harze zu Pillen.

Aeusserlich: 1) Zum Waschen und Reinigen der Haut. — Die Kaliseife ist die beste; sie irritirt aber mehr (und riecht unangenehm, weshalb sie oft von zarter Haut nicht vertragen wird. Natrumseifen bekommen dagegen häufig nicht bei spröder Haut.

2) Zu Klystieren (Sapo domesticus mit warmem Wasser). — Einfacher und nicht so schmutzig als Oel, das noch ausserdem die Wäsche fettig macht.

3) Warme Seifenbäder; als gelindes Irritans der Haut, bei chronischen Exanthemen, Scrofeln, Geschwüren.

4) Bei Krätze. Sapo niger, pur oder mit Schwefel, in Einreibungen. — Auch bei andern chronischen Exanthemen.

5) Als Cosmeticum; Sapo hispanicus, mit ätherischen Oelen, Kampher, Benzoë, Balsamum peruvianum.

Hier findet noch seine Stelle:

Glycerinum.

Obwohl eigentlich zu den Fetten zu rechnen und daher richtiger in die Klasse der *Oleosa pinguia* (s. S. 74) gehörig, dürfte dasselbe doch, als Produkt der Seifenbereitung, geeigneter hier abzuhandeln sein.

Pharmakographie. Glycerin, Glyceryloxydhydrat. Bildet sich bei Verseifung der Fette, indem, wenn deren Säuren (Fettsäuren) durch das Alkali gebunden werden, deren Basis (Lipyl- oder Glycyloxyd) frei wird, und unter Wasseraufnahme in Glycerin übergeht.

Bereitung. a) Zu technischen Zwecken: Aus dem Rückstande der Stearinsäurekerzen-Fabrication oder aus Seifensiederlauge, woraus die Seife abgeschieden, durch Sättigung mit Schwefelsäure, Verdunsten zur Syrupsconsistenz, Filtriren, Digeriren mit Alkohol, Entfärbung durch Thierkohle und nochmalige Filtration und Verdunstung.

b) Zu medicinischem Gebrauch: Man kocht Bleioxydpulver mit Wasser und Olivenöl, wobei sich die Fettsäure mit dem Bleioxyd (zu Bleipflaster) verbindet und das isolirte Lipyloxyd Wasser aufnimmt und dadurch in Glycerin übergeht, das durch Schwefelwasserstoff von Bleiresten gereinigt, filtrirt und abgedampft wird.

Im reinen Zustande geruchlos farblos oder schwachgelblich, von Syrupsconsistenz, fettig anzufühlen, ohne Fettflecke zu machen, süss, ohne allen Nachgeschmack, chemisch indifferent. Spec. Gewicht 1,252— 270—280. Es ist sehr hygroskopisch, daher wohlverstöpselt aufzubewahren, wird nicht ranzig, ist in Wasser und Alkohol leicht, aber nicht in Aether und Fettölen löslich. Giebt ein treffliches Lösungsmittel für alle in Wasser lösliche Substanzen (Pflanzenextracte, zerfliessliche Salze), für Alkaloïde (Chinin, Atropin, Strychnin, Morphin u. a.) und Metalloxyde (auch Sublimat), für Iodkali, Iodschwefel, Brechweinstein.

Präparate und Form. 1) *Glycerinum* innerlich (äusserst selten) pur, thee- und selbst esslöffelweise, bis zu 1—3 Unc. *pro die.* — Aeusserlich pur oder mit Wasser verdünnt. — 2) *Unguentum Glycerini*, Glycerinsalbe: Glycerin 5, Amylum 1. Butterartig weich. Statt des Un-

guentum cereum. — 3) *Sapo Glycerini*, Glycerinseife:
1½ auf 8. — 4) *Glycerinum iodatum*, Iodglycerin: Iod 1,
Iodkali 1, Glycerin 2. Aeusserlich (und selbst innerlich,
statt Leberthran) empfohlen.

Wirkung. Auf entblösster Epidermis macht es
Schmerz und Reizung. Schleimhäute entzündet und verdichtet es, gerbt sie gewissermaassen.

Anwendung. Innerlich fast ganz aufgegeben.

Aeusserlich: 1) als gutes Deckmittel für die Haut
bei Wunden, gegen Luftzutritt und zum Verband unreiner,
stark eiternder Wundflächen; 2) bei Ohrenkrankheiten,
z. B. Harthörigkeit durch Mangel oder Trockenheit des
Ohrenschmalzes; 3) bei chronischen Exanthemen (Glycerinseife), besonders Psoriasis, Pityriasis, Intertrigo, Impetigo, Eczema, Acne, Lichen, Prurigo (vulvae et ani);
4) bei Variola (1—2stündlich die Pusteln anzufeuchten),
um günstige Narbenbildung zu erzielen); 5) bei Excoriationen, wunden Brustwarzen; 6) Verbrennungen in allen
Graden; 7) Gangrän und Hospitalbrand.

Zweite Ordnung.

Salia media.

§. 1. Pharmakographie.

Die »Mittelsalze« der Pharmacie sind die officinellen
»Salze« der Alkalien und Erden. Die Basen sind nämlich
Kali, Natrum, Magnesia, Calcaria und Baryta, und die
Säuren Essigsäure, Weinsteinsäure, Schwefelsäure, Phosphorsäure, Borsäure, Salpetersäure, Salzsäure und Chlor-
säure. Nach den Säuren lassen sie sich am besten eintheilen, denn sie bieten auch dynamisch mehr Analogien
dar, als nach den Basen.

§. 2. Wirkung.

Die örtliche Irritation der Mittelsalze bemerkt man
fast nur in den Schleimhäuten, deren Secretion sie vermehren. Entzündung machen sie nur in sehr grossen Dosen.

Kleine Gaben innerlich vermehren die Secretionen
des Magens, der Gedärme, der Leber und des Pankreas,

und machen nach längerem Gebrauch wässerige Sedes,
verderben dabei aber leicht die Verdauung. Grosse
Gaben machen wässerige Sedes, ohne Schmerzen zu erregen (war der Darmkanal nicht vorher bereits irritirt).

Indem sie diese Secretionen vermehren, befördern sie in
entsprechenden Krankheiten die Verdauung und heissen *Digestiva*
(so besonders die essigsauren, schwefelsauren, phosphorsauren und
salzsauren Salze).

Die salpetersauren, salzsauren und chlorsauren Salze irritiren den
Magen und Darmkanal stärker, erregen leichter Entzündung und machen nicht leicht Diarrhöe.

Wegen ihrer leichten Löslichkeit gelangen sie in das
Blut und beschränken vor allem den plastischen Process;
der Faserstoff gerinnt nicht so schnell und seine Menge
wird vermindert. Sie wirken hier den Alkalien analog,
nur schneller und eindringlicher, und erzeugen, wie diese,
bei fortgesetztem Gebrauch Hydrämie, Auflösung der
Säfte und überhaupt seröse Kachexie.

Während sie den plastischen Process beschränken und die plastischen Ablagerungen flüssiger machen, vermehren sie antagonistisch
die Resorption und wirken in Krankheiten als Resolventia. In Entzündungen werden sie die kräftigsten Antiphlogistica, indem sie der
Bildung des Faserstoffs direct entgegentreten.

Wie die Säuren erregen sie ein Gefühl von Kälte und verhalten
sich auch wie diese als Temperantia. Da sie laxiren, ohne zu erhitzen (wie die Drastica), sondern vielmehr kühlen, heissen sie *Laxantia frigida.*

Die Diurese wird von allen vermehrt, die Diaphorese
dagegen nur von einigen. Waren die Harnorgane jedoch
bereits gereizt, so vermehren sie die Irritation und können sie selbst bis zur Entzündung steigern. Die Salze
werden im Urin wieder abgeschieden, und dabei, wie es
scheint, partiell zersetzt, die Salze mit vegetabilischen
Säuren wenigstens in kohlensaure Salze umgewandelt.

Auf entfernte Schleimhäute wirken sie nur, insofern sie
allgemein resolviren. Auf die Nerven wirken sie nicht.

§. 3. Anwendung.

1) Als *Resolventia*, bei Geschwülsten, Verhärtungen
und überhaupt bei Ablagerungen von plastischen oder
serösen Exsudaten, und selbst von dyskrasischen Produkten, sofern sie nur die Dyskrasie selbst zu heilen vermögen (wie z. B. Scrofeln, Syphilis, Gicht, Rheumatismus,

Hämorrhoiden) ; — bei Plethora abdominalis und davon abhängigen Congestionen, sog. Physkonien, Infiltrationen; — bei chronischen Entzündungen.

2) Als *Alterantia*, für Dyskrasien, wenn diese nicht auf einer Zersetzung des Bluts beruhen (wie Scorbut), namentlich für Scrofeln, Syphilis, Gicht, Hämorrhoïden. Bei rheumatischen, herpetischen Dyskrasien und bei Lithiasis leisten sie weniger; bei Krebs helfen sie nicht, und in den letzten Stadien der Tuberkulose werden sie die allgemeine Auflösung beschleunigen.

3) Als *Antiphlogistica*, bei allen sthenischen, entzündlichen Krankheiten (ausgenommen denen des Magens, Darmkanals und der Nieren). Aderlass und Blutegel machen sie nicht entbehrlich, und wo ein Aderlass nöthig ist, da soll man sie nicht vor demselben geben.

4) Als *Temperantia*, bei arteriellen und venösen Congestionen.

5) Als *Digestiva*, bei Katarrhen und Blennorrhöen des Magens und Darmkanals.

6) Als *Laxantia*, überall wo Laxirmittel nöthig sind (aber nicht bei Irritation des Magens und Darmkanals); und besonders als *Laxantia frigida*, in sthenischen, entzündlichen Krankheiten, bei arteriellen Congestionen, organischen Krankheiten der Gefässe.

7) Als *Diuretica*, bei Wassersuchten, besonders nach Entzündungen, nach abdominellen Stockungen.

8) Aeusserlich: theils um die innerliche Anwendung zu unterstützen, theils als *Irritantia* für die Haut (so besonders in Bädern), und in Folge dessen bald als *Roborantia* oder *Alterantia* für die Haut, bald als *Derivantia* für innere Organe.

§. 4. Formen.

Gebräuchlich ist es, die Mittelsalze aufgelöst in Mixturen zu geben; denn Pulver schmecken schlecht und irritiren leicht den Magen, zumal bei den gewöhnlichen voluminösen Gaben. Soll man sie lange Zeit nehmen lassen, so verderben sie die Verdauung und stören die Blutmischung in bedenklicher Weise. Für solche Fälle empfehlen sich ganz vorzüglich die Mineralwässer.

Sie irritiren den Magen, Darmkanal und die Nieren. Sie zeichnen sich vor allen aus als *Antiphlogistica*, sind kräftig als *Temperantia*, als *Diuretica*, aber nicht als *Laxantia, Digestiva, Alterantia* und *Resolventia;* sie eignen sich überhaupt nicht für einen längern Gebrauch, und werden äusserlich nicht angewandt.

1. Kali nitricum.

Pharmakographie. *Nitrum, Sal petrae.* Salpeter.

Nitrum crudum, roher Salpeter, findet sich fast rein in einigen Felsenhöhlen (Pulo di Malfetta in Neapel, Mammouth-Höhle in Kentucky in Nordamerika), wird aber meist künstlich bereitet in Salpeteranlagen. Schutthaufen (von Asche, Lehm) werden mit Urin, Mistjauche und andern thierischen, stickstoffhaltigen Stoffen gemischt, und Monate lang der freien Luft ausgesetzt. (Es bildet sich salpetersaurer Kalk, Talk, Ammoniak). Die Haufen werden dann mit Potasche vermischt und ausgelaugt, und wenn die Lauge verdunstet wird, so scheidet sich der rohe Salpeter in Krystallen aus.

Kleine, weissliche Krystalle, löslich in 3—4 Theilen kaltem, und 1/2 heissem Wasser, verpufft auf glühenden Kohlen, schmeckt kühlend, etwas scharf. Meist mit Kali und Natrum chloratum verunreinigt.

Nitrum depuratum. Der rohe Salpeter wird in heissem Wasser aufgelöst, heiss filtrirt und in Krystalle gebracht.

Weisse, prismatische Krystalle, trocken, neutral.

Bestandtheile: 47 Kali und 53 Salpetersäure.

Präparate und Form. 1) *Kali nitricum crudum,* nur zu *Embrocationes frigidae;* z. B. nach Schmucker: Salmiak 1, Salpeter 3, mit Aqua acetosa befeuchtet.

2) *Kali nitricum (depuratum)* zu Gr. 5—20, alle 1—2 Stunden (Dr. 1/2—2 *pro die);* in Auflösungen (mit Mucilaginosis, säuerlichem Syrup), Emulsion (bei Irritation des Magens, der Urethra). — Aeusserlich selten.

Wirkung. Kleine und mittlere Gaben (Scr. 1) irritiren den Magen (jedoch nur bei öfterer Wiederholung), und vermehren die Diurese. Grosse Gaben (Dr. 2—4) irritiren den Magen und Darmkanal, machen Erbrechen schleimiger und blutiger Stoffe, zuweilen auch

Diarrhöe, vermehren die Diurese unter Irritation der Nieren, und können unter den Symptomen der Gastritis, Enteritis, und unter Convulsionen und Coma den Tod zur Folge haben.

Wie Salpeter auf das Blut bei Gesunden wirkt, ist noch nicht entschieden. Das dunkle Venenblut macht er heller. Die Verdauung verdirbt und zerrüttet er in kurzer Zeit.

Anwendung. 1) Als *Antiphlogisticum*, nach dem Aderlass das kräftigste Mittel.

2) Als *Temperans*, bei arteriellen Congestionen (daher auch bei activen Blutungen).

3) Als *Diureticum*, bei acuten Wassersuchten.

Aeusserlich um künstliche Kälte zu erzeugen, zu kalten Umschlägen, wenn es an Eis fehlt.

2. Natrum nitricum.

Pharmakographie. *Nitrum cubicum*. Würfelsalpeter.

Natrum nitricum crudum findet sich ziemlich rein in Peru, wo es gegraben wird.

Weissliche Krystalle, die an der Luft feucht werden, ohne zu zerfliessen; löslich in 3 Theilen kaltem, $1/_2$ heissem Wasser; verpuffen auf glühenden Kohlen. Verunreinigt mit Chlorkalk.

Natrum nitricum (depuratum). Das rohe Natrum nitricum wird in heissem Wasser aufgelöst, heiss filtrirt und in Krystalle gebracht.

Weisse, kubische Krystalle, durchsichtig; schmecken dem Salpeter ähnlich.

Bestandtheile: 37 Natrum und 63 Salpetersäure.

Präparate und Form. Natrum nitricum depuratum zu Gr. 10—20—30, alle 1—2 Stunden, in Auflösungen.

Wirkung und Anwendung. Wie Kali nitricum, irritirt aber weit weniger, und kann daher bei entzündlichen Affectionen des Darms, der Nieren, gegeben werden (so bei Dysenterie).

b. Die schwefelsauren Salze.

Sie irritiren wenig, zeichnen sich besonders aus als Laxantia, sind kräftig als Digestiva, Alterantia, Resolventia, und lassen sich auch als Antiphlogistica, Temperantia mit Vortheil, weniger aber als Diuretica benutzen.

Für einen längern Gebrauch, áls Resolventia und Alterantia, empfehlen sie sich in Form der Mineralwässer.

3. Kali sulphuricum.

Pharmakographie. *Arcanum duplicatum, Sal polychrestum Glaseri.* — Polychrestsalz.

Kali sulphuricum crudum wird in chemischen Fabriken als Nebenprodukt gewonnen bei Bereitung der Salpetersäure (aus Salpeter und Eisenvitriol), bei Zerlegung des Bittersalzes mit Potasche (um kohlensaure Magnesia zu bereiten), bei Bereitung der englischen Schwefelsäure.

Weisse Krystalle, hart, bitterlich; löslich in 9 Theilen kaltem, 4 Theilen heissem Wasser, luftbeständig. Unrein durch Glaubersalz.

Kali sulphuricum (depuratum), durch Auflösen und Umkrystallisiren bereitet.

Bestandtheile: Kali 54, Schwefelsäure 46.

Präparate und Form. *Kali sulphuricum depuratum* zu Gr. 10—30, täglich 3—4mal; als Laxans zu Unc. ½—1; in Pulver (schmeckt schlecht), Auflösungen.

Wirkung und Anwendung. Wie Natrum sulphuricum. Es schmeckt schlechter, ist weit schwerer auflöslich und hat überhaupt keine Vorzüge; daher entbehrlich.

4. Natrum sulphuricum.

Pharmakographie. *Sal mirabile Glauberi.* Glaubersalz.

Natrum sulphuricum crudum kann aus Mineralwässern erhalten werden; gewöhnlich aber wird es gewonnen als Nebenprodukt bei Bereitung der Salzsäure (aus Kochsalz und Schwefelsäure), oder der Salpetersäure (aus Natrum nitricum und Schwefelsäure), oder des Salmiaks (aus Ammonium sulphuricum und Natrum chloratum).

Weisse Krystalle, durchsichtig, verwittert, löslich in 3 Theilen kaltem und ⅓ heissem Wasser; schmecken salzig, bitter, kühlend. Durch Kochsalz und Gips verunreinigt.

Natrum sulphuricum (depuratum), durch Auflösen und Umkrystallisiren bereitet.

Bestandtheile: Natrum 19, Schwefelsäure 25, Wasser 56.

Natrum sulphuricum depuratum siccum, das verwitterte Natrum sulphuricum depuratum, wird erhalten, wenn man dieses an einem trocknen, warmen Orte der Luft aussetzt.

Weisses, feines Pulver; schmeckt bitterlich, salzig, etwas brennend.

Bestandtheile: Natrum 44, Schwefelsäure 56.

Präparate und Form. 1) *Natrum sulphuricum depuratum* zu Scr. ½—1—2, täglich mehrmals; als Laxans zu Unc. ½—1—1½ in einigen Portionen; in Auflösungen (Emulsionen bei Irritation des Magens und Darmkanals). -- Corrigens: Säuren mit Zucker (so besonders Acidum sulphuricum dilutum, etwa Scr. 1—2 auf Unc. 1 des Salzes).

Aeusserlich selten, etwa zu Klystieren (Unc. ½—1).

2) *Natrum sulphuricum depuratum siccum* zu Gr. 5—10—20, täglich mehrmals; in Pulver, Latwergen.

Wirkung. Ohne zu irritiren, ohne zu erhitzen, vermehrt es die Secretionen der Verdauungsorgane, nach Verhältniss der Gabe; laxirt in grossen Gaben leicht und hat nach längerem Gebrauch Atonie des Magens und Darmkanals zur Folge.

Anwendung. 1) Als *Laxans frigidum*, das vorzüglichste Mittel (neben der Magnesia sulphurica).

2) Als *Digestivum, Alterans, Resolvens* selten.

Als *Alterans* und *Resolvens* vorzüglich die Mineralwässer.

5. Magnesia sulphurica.

Pharmakographie. *Sal amarum.* Bittersalz (englisches, epsomer, seidlitzer, saidschützer Salz).

Magnesia sulphurica cruda wird aus den natürlichen Bitterwässern (Epsom, Seidlitz, Saidschütz) bereitet, die man abdampft und krystallisiren lässt.

Kleine, weisse Krystalle, löslich in 2 Theilen kaltem, 1 heissem Wasser; schmeckt schwach salzig, sehr bitter. Durch Glaubersalz (es verwittert an der Luft) oder salzsaure Magnesia (es zerfliesst) unrein.

Magnesia sulphurica (depurata), durch Auflösen und Umkrystallisiren bereitet. — Die Krystalle verwittern zwar, aber sehr langsam, und sind dann schwer löslich.

Bestandtheile: Magnesia 17, Schwefelsäure 32, Wasser 51.

Präparate und Form. *Magnesia sulphurica depurata*, wie Natrum sulphuricum depuratum crystallisatum.

Wirkung und Anwendung. Wie Natrum sulphuricum depuratum. (Beide Salze sind die besten Laxantia frigida.)

Die Magnesia sulphurica soll schneller laxiren, und nicht so bald Atonie des Magens und Darmkanals hervorbringen, daher länger vertragen werden.

c. Die phosphorsauren Salze.

Sie irritiren sehr wenig, und verhalten sich als Laxantia, wie die schwefelsauren Salze, jedoch milder und angenehmer.

6. Natrum phosphoricum.

Pharmakographie.

Verdünnte Phosphorsäure wird erwärmt und Natrum carbonicum depuratum hinzugesetzt. Die Krystalle, die sich ausscheiden, werden getrocknet.

Weisse Krystalle, die vor dem Löthrohr in ein Kügelchen zusammenschmelzen (daher *Sal perlatum*); mit der Zeit undurchsichtig, verwittern langsam; löslich in 4 Theilen kaltem und 2 heissem Wasser; von Geschmack salzig, angenehm kühlend (dem Kochsalz ähnlich).

Präparate und Form. *Natrum phosphoricum* zu Scr. 1—2, täglich mehrmals; als Laxans zu Unc. 1—2; in Auflösungen (bestes Vehikel: ungesalzene Fleischbrühe, wo es dann wie Kochsalz schmeckt). — Ist sehr theuer.

Wirkung und Anwendung. Wie Glaubersalz; gewöhnlich aber nur als mildes, nicht unangenehm schmeckendes Laxans (daher besonders für Kinder statt des Glaubersalzes).

d. Die borsauren Salze.

Sie irritiren sehr wenig, sollen die Verdauung wenig belästigen, und sind überhaupt noch wenig untersucht.

7. Borax.

Pharmakographie. *Natrum biboracicum.*

Der natürliche Borax, Tinkal, schlägt sich in einigen Seen von Tibet nieder, wenn das Wasser verdunstet. Gereinigt wird er durch wiederholtes Kochen im Wasser und Umkrystallisiren.

Einige warme Quellen in Toskana führen freie Borsäure, die durch Verdampfen des Wassers in Krystallen abgeschieden werden kann. Kocht man diese mit Soda in Wasser und lässt die Lauge krystallisiren, so erhält man gleichfalls Borax.

Weisse, harte Krystalle (oder krystallinische Stücke), glänzend, verwittern wenig; schmecken süsslich, hinterher laugenhaft, bitter;

löslich in kaltem Wasser 12, in heissem 2 (leicht löslich in Syrup und Honig).

Bestandtheile: Natrum 21, Borsäure 48, Wasser 31. Wird durch alle Säuren leicht zersetzt.

Präparate und Form. *Borax* zu Gr. 5—10—20, alle 2—3 Stunden. (Als Pellens für Wehen Gr. 3—6 alle ¼—½ Stunden.) In Pulver, Auflösungen, Lecksäften.

Aeusserlich zu Mundmitteln (in Honig aufgelöst), Augenmitteln (zum Einträufeln Gr. 5—20 auf Unc. ½), Pinselsäften (Dr. ½—2 auf Unc. 1 Saft), Salben, Waschmitteln.

Wirkung. Der Borax irritirt sehr wenig, und wird von den Säuren des Magens partiell zersetzt. Wie er bei Gesunden wirke, davon ist wenig bekannt; er scheint sich jedoch wie ein mildes Alkali zu verhalten.

Anwendung. 1) Als *Absorbens*, für kleine Kinder, bei Säure der ersten Wege und davon abhängigen Erscheinungen (Flatulenz, Kolik, Aphthen).

2) Anomalien der Katamenien, wenn sie durch Plethora oder Erethismus bedingt werden. Desgleichen bei Anomalien der Wehen in der Geburt.

3) Bei Lithiasis, wie die kohlensauren Alkalien (ist noch nicht bestätigt).

Aeusserlich. 1) Aphthae, bei gleichzeitiger Behandlung der ätiologischen Momente; sonst als Palliativ.

2) Atonische, laxe Geschwüre, asthenische Entzündungen (so besonders der Augen, z. B. bei scrofulösen Entzündungen mit Ulceration).

3) Als *Cosmeticum*, bei leichten (aber hartnäckigen) Exanthemen, wie Ephelides, Chloasma, Acne (scheint jedoch hier wenig zu helfen).

4) Frostbeulen (Salbe), Hämorrhoidalknoten, wunde Brustwarzen, Schleimflüsse der Urethra und Vagina (Injectionen), Hitzbläschen; meist empirisch.

e. Die essigsauren Salze.

Sie irritiren nicht, leisten als Digestiva, Diuretica und Diaphoretica gute Dienste, weniger dagegen als Laxantia, Temperantia, Antiphlogistica und Resolventia; und werden fast nur als Adjuvantia benutzt.

8. Kali aceticum.

Pharmakographie. *Terra foliata Tartari.* Blättererdensalz.

Kali carbonicum purum und Acetum concentratum werden unter gelinder Wärme gemischt und verdunstet, wobei das Salz als krystallinisches Pulver zurückbleibt.

Blätterig oder schuppig, farblos, zerfliesst an der Luft; schmeckt gelind salzig, erwärmend, stechend; löslich in 2 Wasser.

Bestandtheile: Kali 48, Essigsäure 52.

Weil es so leicht zerfliesst, wird es gewöhnlich in der Auflösung aufbewahrt, *Liquor Kali acetici.*

Präparate und Form. 1) *Kali aceticum* zu Scr. ½—1; als gelindes Laxans zu Dr. 1—2, täglich mehrmals; in Auflösungen.

2) *Liquor Kali acetici s. Kali aceticum solutum* (Kali carbonicum purum mit Acetum concentratum neutralisirt, dazu so viel Aqua destillata, dass das specif. Gewicht = 1,176—1,180; enthält 33,3 pCt. von Kali aceticum), wie Kali aceticum, nur in 2 — 3mal so grossen Dosen (theelöffelweise).

Wirkung. Das Mittel vermehrt gelind die Secretionen des Magens und Darmkanals, und belästigt die Verdauung nicht so leicht; es laxirt mässig in grossen Gaben, befördert die Diurese und Diaphorese, und scheint die Mischung des Bluts nicht erheblich zu alteriren.

Anwendung. 1) Als *Digestivum*, *Diaphoreticum* und *Diureticum*, bei Irritationen der Schleimhäute, besonders katarrhalischer Natur.

2) Als kühlendes *Adjuvans* und *Corrigens* für andere diuretische und diaphoretische Mittel, damit diese bei Erethismus vasorum nicht zu sehr excitiren (Chamille, Sambucus), oder die Verdauung nicht so schnell verderben (Digitalis) und mehr diuretisch wirken.

3) Als *Resolvens*, bei Plethora abdominalis, Hämorrhoïden, Anschwellung der Gekrösdrüsen, Scrofeln, besonders aber bei Retention der Galle, scheint es, trotz der verschiedenen Empfehlungen, nicht viel zu leisten.

Beliebt ist es, das essigsaure Kali *ex tempore* bereiten zu lassen, indem man Kali carbonicum· purum mit Acetum crudum sättigen lässt. Dergleichen Saturationen enthalten wenig Kali aceticum und eine· unbestimmte Menge Kohlensäure.

Solche Saturationen sind z. B.

1. ℞ Kali carbon. pur. ʒjj, Aceti crudi q. s. ad satur. (ʒjv), Syrup. Rubi idaei ʒj. M. S. Alle 2 Stdn. einen Esslöffel. (Bei katarrhalischen, erethischen Reizen der Schleimhäute, Erethismus vasorum.)

2. ℞ Acet. squill. ʒjj, Kali carbon. pur. q. s. ad saturat. (ʒj), Spir. Aether. nitros. ʒj, Aqu. comm. ʒv, Syrup. simplic. ʒj. M. S. Alle 3—4 Stdn. 1 Esslöffel. (Als Diureticum.)

9. Natrum aceticum.

Pharmakographie.

Natrum carbonicum crudum und Acetum crudum werden gemischt und verdunstet, wobei das Salz in Krystallen ausscheidet. — Weiss, verwittert langsam, löslich in Wasser 3, Weingeist 20; schmeckt salzig, etwas scharf, nicht unangenehm. Besteht aus Natrum 23, Essigsäure 38, Wasser 39.

Präparate. *Natrum aceticum* zu Scr. $\frac{1}{2}$—1—2, täglich mehrmals; in Pulver, Auflösungen.

Wirkung und Anwendung. Wie Kali aceticum.

Man kann auch *ex tempore* Saturationen aus Natrum carbonicum depuratum und Acetum crudum bereiten, und sie wie die Kali-Saturationen gebrauchen. (Auf Acetum crudum Unc. 1 etwa Natrum carbonicum depuratum Dr. 1.)

Kali citricum und *Natrum citricum* werden ähnlich bereitet und angewandt.

Die Saturationen bereitet man aus Kali carbonicum purum (oder Natrum carbonicum depuratum) mit Succus Citri (und rechnet davon $1\frac{1}{4}$—$1\frac{1}{3}$mal so viel, als von Acetum crudum).

f. Die weinsteinsauren Salze.

Sie irritiren nicht, und sind als Temperantia und gelinde Laxantia ausgezeichnet; sie verderben aber bald die Verdauung, und ihre diuretische Wirkung kann daher selten benutzt werden.

10. Tartarus.

Pharmakographie. *Kali tartaricum acidum s. acidulum.* Weinstein.

Tartarus crudus findet sich in den Säften einiger Früchte (Tamarinden, Weinbeeren) und scheidet sich aus dem Weine während der Gährung aus.

Krystallinische Stücke, fest, weisslich oder röthlich; unrein durch weinsteinsauren Kalk, (sauern und neutralen) Farbstoff.

Tartarus depuratus, *Tartarus crystallisatus*. Der rohe Tartarus wird mit Wasser gekocht und heiss filtrirt, wo sich dann bei dem Erkalten die Krystalle reiner absetzen.

Dieser Process wird einigemal wiederholt, bis die Krystalle völlig weiss werden.

Löslich in 170 kaltem und 18 heissem Wasser; schmeckt kühlend, sauer, herbe; meist unrein durch weinsteinsauren Kalk.

Tartarus purus, Tartarus depuratus (pulveratus), Cremor Tartari, Kali bitartaricum purum, Hydro-Kali tartaricum. Weinsteinrahm. Die gereinigten Weinsteinkrystalle werden in ein feines Pulver gebracht, mit verdünnter Salzsäure digerirt und wiederholt ausgewaschen, bis das Wasser nicht mehr Salzsäure enthält. (Es bildet sich salzsaurer Kalk, da die Krystalle mit weinsteinsaurem Kalk verunreinigt waren, und bleibt in der Lösung.)

Bestandtheile: Kali 25, Weinsteinsäure 70, Wasser 5. Es ist ein saures Salz, oder ein Doppelsalz (aus weinsteinsaurem Kali und weinsteinsaurem Wasser).

Präparate und Form. *Tartarus purus* zu Scr. ½—1, täglich mehrmals; als Laxans zu Dr. 2—4 *pro die;* in Pulver, Schüttelmixturen, oder aufgelöst in warmen Molken. — Aeusserlich zu Zahnmitteln.

Wirkung. Erregt ein allgemeines (nicht angenehmes) Gefühl von Kälte, vermehrt die Diurese, laxirt in grossen Gaben und verdirbt bald die Verdauung.

Anwendung. 1) Als *Temperans*, bei Congestionen, Erethismus vasorum.

2) Als *Laxans frigidum*, besonders bei Hämorrhoïden (mit Sulphur).

3) Als diuretisches (und kühlendes) *Adjuvans* für Digitalis, Squilla u. a.

Aeusserlich, zu Zahnpulvern, macht der Weinstein die Zähne sehr weiss, greift aber bald den Schmelz an, ist daher nicht zu den gewöhnlichen diätetischen Zahnpulvern zu empfehlen.

11. Kali tartaricum.

Pharmakographie. *Tartarus tartarisatus.* Weinsteinkali.

Tartarus depuratus wird in heissem Wasser gelöst und so viel Kali carbonicum depuratum hinzugesetzt, bis das Alkali vorwiegt. Lässt man filtriren und erkalten, so scheidet sich das neutrale Salz in Krystallen.

Weiss, wird feucht an der Luft; schmeckt salzig, bitterlich, unangenehm; löslich in 4 Th. kaltem Wasser; zersetzt sich freiwillig und durch Säuren (indem sich Kali abscheidet und Weinstein zurücklässt). Besteht aus Kali 42, Weinsteinsäure 58.

Präparate. *Kali tartaricum* zu Scr. $\frac{1}{2}$—1, täglich mehrmals; als Laxans Unc. $\frac{1}{2}$—1, in Pulvern, Auflösungen. — Corrigens: Liquiritia.

Wirkung u. Anwendung. Wie die milden Mittelsalze; als *Laxans* und *Resolvens* für Plethora abdominalis.

Scheint entbehrlich, denn es zersetzt sich leicht, schmeckt schlecht und ist theuer, ohne einen Vorzug zu haben.

12. Tartarus boraxatus.

Pharmakographie. *Kali tartaricum boraxatum.*

Borax 1, heisses Wasser 10, dazu Tartarus depuratus 3; die Auflösung eingedickt, und die erhaltene rückständige Masse getrocknet und gepulvert.

Weiss, wird leicht feucht und zerfliesst; schmeckt salzig sauer; reagirt sauer; löslich in 1 Wasser. — Besteht aus Kali 21, Natrum 5, Weinsteinsäure 60, Borsäure 10, Wasser 4. Ist ein Tripelsalz aus 3 Atomen weinsteinsaurem Kali, 3 At. weinsteinsaurem Wasser und 1 Atom Borax.

Präparate. *Tartarus boraxatus* zu Scr. $\frac{1}{2}$—1, alle 2 Stunden; als Laxans zu Unc. 1 und mehr in Auflösungen.

Wirkung. Wie die milden Mittelsalze, besonders als Laxans und Diureticum.

Anwendung. Als *Adjuvans* zu diuretischen Mitteln (vielfältig auch, wohl mit Unrecht, zu emmenagogischen). —

Als Laxans ist dies Salz zu theuer, scheint überhaupt entbehrlich.

Tartarus natronatus (*Natro-Kali tartaricum*, *Sal Seignette*), ein Doppelsalz in Krystallen; aus 1 Atom weinsteinsaurem Kali, 1 Atom weinsteinsaurem Natrum und 10 Atomen Wasser; verhält sich dynamisch wie Kali tartaricum und kann in ähnlicher Weise gebraucht werden. — Entbehrlich.

g. Die chlorsauren Salze.

Die Präparate von Alkalien und Chlor sind zum Theil Gemenge von chlorsauren und chlorigsauren Salzen und Chlormetallen (salzsauren Salzen), und einige haben das Chlor so leicht gebunden, dass sie es bald wieder frei lassen. Da man früher diese chemische Natur nicht kannte, und obenein noch das Chlor für oxygenirte Salzsäure hielt, die ihren reichlichen Sauerstoff leicht fahren lasse, so fasste man auch die dynamische Natur der Mittel verschieden auf, wie die Präparate und die Ansichten ver-

schieden waren. Bald sollten sie wie Chlor wirken, bald
als Alterantia, indem sie dem desoxygenirten Blute Sauerstoff zuführten; bald specifisch als Resolventia, Antiseptica, Anodyna.

Gegenwärtig unterscheidet man die chlorsauren Salze,
die salzsauren Salze (alkalinische Chlormetalle) und die
alkalinischen Chlorgemische. Die dynamische Natur der
chlorsauren Salze ist noch wenig bekannt. Sie irritiren,
und sollen als Antiphlogistica, Anodyna, Antiseptica und
Resolventia sich empfehlen.

13. Kali chloricum.

Pharmakographie. *Kali oxymuriaticum, Kali muriaticum oxygenatum.* Chlorsaures Kali.

Kali chloricum crudum wird in chemischen Fabriken
so bereitet, dass man eine Auflösung der Potasche mit
Chlor sättigt, wobei sich (5 Theile) Kalium chloratum, das
in der Auflösung bleibt, und (1 Theil) Kali chloricum, welches herauskrystallisirt, bilden. Dieses rohe chlorsaure
Kali ist noch mit etwas Kalium chloratum verunreinigt.

Kali chloricum (depuratum), durch Auflösen in heissem Wasser und Umkrystallisiren.

Weiss, luftbeständig; schmeckt kühlend, salzig, unangenehm (fast
wie Salpeter); löslich in 17 kaltem und 3 heissem Wasser; verpufft,
wenn es mit Schwefel verrieben wird. Besteht aus Kali 38, Chlor-
säure 62.

Präparate und Form. *Kali chloricum depuratum*
zu Gr. 3—5—10, täglich 2—4mal; in Pulver, oder besser
in Auflösung.

Wirkung. Irritirt örtlich, wird resorbirt und unverändert in dem Urin wiedergefunden (es giebt also keinen Sauerstoff an das Blut ab, wie man früher glaubte);
ist aber übrigens ziemlich unbekannt.

Anwendung. Anomalien der abdominellen Functionen (der Leber und Galle), als *Resolvens;* Syphilis,
Scrofeln, chronische Exantheme, als *Alterans;* Prosopalgie als *Anodynum;* Diphtheritis, Stomacace als Antisepticum. — Es fehlt an genügenden Erfahrungen, und
oft ist es geradezu hier unwirksam.

Natrum chloricum, aus Soda und Chlor ähnlich bereitet wie Kali
chloricum crudum, und von dem mitgebildeten Natrium chloratum
durch Weingeist abgeschieden. (Das chlorsaure und salzsaure Natrum

sind nämlich leicht in Wasser löslich, das salzsaure Natrum aber nicht
leicht in Weingeist; es wird also, wenn man diesen zusetzt, abgeschieden, und chlorsaures Natrum bleibt in der [weingeistigen] Lösung.) — Irritirt, wird resorbirt und soll die Diurese und Diaphorese
vermehren. Uebrigens ziemlich unbekannt.

Empfohlen innerlich als *Resolvens* (wie Kali chloricum); besonders
aber äusserlich als *Irritans* und *Antisepticum* bei atonischen, destruc-
tiven, fauligen, brandigen Geschwüren (Wasserkrebs, Hospitalbrand),
chronischen Exanthemen (Pruritus genitalium der Weiber), chronischen und asthenischen Entzündungen (der Augen, der Fauces, der
Vagina). — Nach Andern verhält es sich wie Chlorkalk, und leistet
nicht einmal so viel.

Gabe innerlich wie chlorsaures Kali; äusserlich wie Chlorkalk.

h. Die salzsauren Salze.

Sie irritiren, vermehren die Secretionen der Schleimhäute, und zeichnen sich aus als *Digestiva, Resolventia,
Alterantia* und äusserlich als *Irritantia.*

14. Natrum muriaticum.

Pharmakographie.   *Natrium chloratum.*   *Sal culinare.*
Kochsalz.

Das Kochsalz wird in Bergwerken gegraben (wie in
Wieliczka in Galizien), als Steinsalz; oder aus muria-
tischen Mineralquellen (Soolquellen), durch Verdunsten des Wassers in Gradirhäusern und Verdampfen in
Siedepfannen, (als Quellsalz, Soolsalz) erhalten; oder
durch Verdunsten des Meerwassers in Gruben gewonnen.

Unrein durch salzsauren Kalk, salzsaure Bittererde (es wird
feucht an der Luft), durch Gips, Bittersalz (es schmeckt bitter); wovon
es durch wiederholtes Auswaschen mit heisser concentrirter Kochsalz-
lösung gereinigt werden kann.

Kleine, weisse Krystalle; löslich in 3 kaltem oder heissem Wasser,
in wasserhaltigem Weingeist; schmeckt angenehm salzig; verknistert
auf glühenden Kohlen (*Sal decrepitatum;* es verliert sein Krystallwasser).

Präparate. *Natrum muriaticum* zu Scr. 1—Dr. 1,
täglich mehrmals; in Pulver, Auflösung. — Aeusserlich zu Klystieren (Unc. ½), Bädern (Fussbädern Libr.
½, allgemeinen Libr. 2—4), Infusion in die Venen (Dr.
2—3 mit Natrum carbonicum depuratum Scr. 2 in Aqua
destillata Libr. 8; einst bei Cholera empfohlen, alle 3—4
Stunden 3 Pfund langsam einzuspritzen).

Sal marinum (Seesalz, Boysalz; enthält Kochsalz, Glaubersalz, salzsauren Kalk und salzsaure Magnesia), äusserlich zu (allgemeinen und örtlichen) Bädern, wie das reine Kochsalz.

Wirkung. Kleine Gaben, mit Speisen genossen, befördern die ˏVerdauung; mittlere erzeugen Durst, und grosse machen ein Gefühl von allgemeiner Kälte, und bei sensiblen Personen Ekel und Erbrechen. Es vermehrt die Secretionen des Magens, laxirt nicht, und erzeugt bei langem Gebrauche Schärfe der Säfte und selbst scorbutische Dyskrasie. Aeusserlich irritirt es die Haut ziemlich kräftig.

Anwendung. 1) Diätetisch, in Verbindung mit Speisen, zur Beförderung der Verdauung.

2) Blutungen (besonders Hämoptoë, die plötzlich eintritt), alle Viertelstunde 1—2 Theelöffel pures Salz.

3) Als *Resolvens* (wie andere Mittelsalze) selten; häufiger in Mineralwässern.

Aeusserlich. a) Zu Klystieren, um sie reizender, schärfer zu machen. (Auch sollen Kochsalzklystiere Betrunkene sofort zum Bewusstsein bringen). — b) Um die innerlichen Wirkungen resolvirender und alterirender Mittel zu unterstützen (in Bädern). — c) Als *Irritans* (und sodann als *Alterans* oder *Derivans*), bei chronischen Exanthemen, Gelenkleiden, Geschwüren, chronischen Entzündungen und deren Folgen, Paralysen, Erethismus nervorum, Spinal-Irritation (Bäder, allgemeine und örtliçhe; Seebäder, Soolbäder).

Als Brechmittel bei narkotischen Vergiftungen sehr unsicher. Als Antidotum bei Vergiftung mit Höllenstein, wo sich unlösliches Chlorsilber bildet.

Kali muriaticum (*Kalium chloratum*), aus einer mit Chlor gesättigten Auflösung der Potasche bereitet (es bildet sich salzsaures und chlorsaures Kali, dieses krystallisirt heraus, das Chlorkalium aber bleibt in der Lösung); kann zu Gr. 10—20—30 täglich mehrmals als gelindes Resolvens gegeben werden. — Obsolet.

15. Calcaria muriatica.

Pharmakographie. *Calcium chloratum.* Chlorcalcium, salzsaurer Kalk.

Kohlensaurer Kalk (Austerschalen) wird mit Salzsäure behandelt, und die filtrirte Auflösung durch Verdampfen in Krystalle gebracht.

Weisse Krystalle (oder Pulver), die bald zerfliessen (es heisst dann *Oleum Calcis*), leicht löslich in Wasser und Weingeist; schmeckt scharf, bitter, salzig.

Präparate und Form. *Calcaria muriatica* zu Gr. 3—5—10, täglich 3—4mal, in Auflösung (mit Wasser, Weingeist). — Corrigens: Liquiritia. — Aeusserlich selten.

Wirkung. Irritirt, vermehrt die Secretion des Magens; ist übrigens nicht weiter bekannt.

Anwendung. Als *Resolvens* und *Alterans* empfohlen; scheint der Baryta muriatica ähnlich zu sein, nur milder einzugreifen. — Selten gebraucht. Aeusserlich entbehrlich, zumal da es sehr theuer ist.

16. Baryta muriatica.

Pharmakographie. *Baryum chloratum. Terra ponderosa salita.* Chlor-Baryum, *salzsaurer Baryt.*

Wenn man den natürlichen Schwerspath (*Baryta sulphurica*) mit Kohle und Leinöl glüht, so erhält man *Baryum sulphuratum*, und Kohlenoxyd (und Kohlensäure) entweicht. Das Schwefel-Baryum wird durch Salzsäure zersetzt, wobei sich Chlor-Baryum bildet und Schwefelwasserstoff entweicht.

Weisse, durchscheinende Krystalle, luftbeständig, leicht löslich in Wasser und Weingeist; schmeckt scharf salzig, ekelhaft bitter.

Präparate und Form. *Baryta muriatica* zu Gr. ¹/₂—1—2, täglich 3—4mal; in Pillen (vorher aufgelöst), Auflösungen (in Aqua Amygdalarum amararum). — Corrigens: Blausäure (wegen der Vomituritionen). — Aeusserlich selten.

Wirkung. Kleine Gaben irritiren und machen in höhern Graden Entzündung des Magens. Bei längerem Gebrauch wird die Secretion der Schleimhäute vermehrt, und gewöhnlich auch die Diurese und Diaphorese; die Verdauung wird gestört und unter grosser Prostratio virium entstehen Blennorrhöen und asthenisches Fieber. — Grosse Gaben machen Gastritis, Muskelschwäche, Dyspnöe, Convulsionen, Erweiterung der Pupille und enden gewöhnlich mit Paralyse des Herzens.

Als *Antidotum* giebt man schwefelsaure Mittelsalze (es bildet sich unlöslicher Schwerspath, *Baryta sulphurica*).

Anwendung. Als *Resolvens* und *Alterans*, bei scrofulöser Dyskrasie; durch Hufeland sehr belobt, jetzt

aber ziemlich vergessen. — *Obschon* es in vielen Fällen sehr gute
Dienste leistet, so erfordert doch das Mittel grosse Vorsicht, und ist
durch weniger bedenkliche und meistens bessere Mittel fast gänzlich
verdrängt (Iod, Leberthran, Mineralwässer).

Dritte Ordnung.
Calor humidus.

A. Physikalische Eigenschaften.

Feuchte Wärme nennen wir die Mittheilung der
Wärme durch Wasser, und unterscheiden sie von der
trockenen Wärme, welche durch trockene Medien mitgetheilt wird.

Differenzen. 1) Nach der Art der Mittheilung:
a) Wasserdünste; — b) warmes Wasser.

2) Nach der Applikation: a) innerlich, in den Magen,
durch warme Getränke; — b) äusserlich, auf Theile der
äussern Oberfläche; — c) äusserlich auf die ganze Haut
und die Lungen.

3) Nach dem Grad der Wärme.

Eigenschaften. 1) Wenn die Temperatur der
feuchten Wärme grösser ist, als die Temperatur des Körpers (37,5°), so wird demselben Wärme zugeführt, also
die natürliche Wärme des Körpers direkt vermehrt.

2) Warmes Wasser oder Dämpfe hemmen die Ausdünstung des Körpers, und halten die Wärme zurück, die
sonst mit der Ausdünstung verbunden ausstrahlen würde;
sie vermehren also die Wärme des Körpers indirekt, indem sie die naturgemässe Verminderung derselben nicht
gestatten.

3) Die vermehrte Wärme vermindert die Cohäsion der
organischen Theile und begünstigt die Imbibition des
Wassers.

B. Wirkung.

Symptome der Einwirkung. a) Vermehrung
der Wärme; — b) Verminderung der Contraction; —
c) Störung der Function.

Die Sensibilität wird erhöht, die Resorption vermehrt, die Thätig-keit der Muskeln geschwächt und die Ausscheidung wässeriger Dünste zurückgehalten. Dauert die Einwirkung lange Zeit, wie bei dem Aufenthalt in warmer und feuchter Luft, so entstehen Krankheiten mit der Neigung des Bluts zur Entmischung.

Nachwirkung. Die Haut hat grosse Neigung zur Transspiration, und wenn diese Neigung äusserlich durch trockene warme Luft (warme Kleidungsstücke, Decken, Betten) begünstigt wird, so bricht reichlicher Schweiss hervor. Wird der Körper allgemein, plötzlich und momentan abgekühlt (z. B. durch eine kalte Begiessung), so folgt auf einen lebhaften Schauer grössere Neigung zu Schweissen. Dauert die Abkühlung lange, so können die Congestionen nach innern Organen gefährlich werden. Ist die Abkühlung nicht gleichmässig und durch Wechsel unterbrochen, so können Erkältungskrankheiten folgen (Katarrhe, Rheumatismen).

Ist die Temperatur der feuchten Wärme sehr gross (über 60°), so irritirt sie die organischen Theile, und heis-ses Wasser (oder heisse Dämpfe) machen Entzündung mit Blasenbildung und wirken überhaupt ähnlich, wie die hohen Grade der Wärme.

C. Anwendung.

1) Um den Körper oder einzelne Theile zu reinigen.

2) Um Blutungen zu unterhalten (z. B. nach Applika-tion der Blutegel), oder wieder herzustellen (z. B. unter-drückte Lochien).

3) Um Schweiss zu erzeugen (z. B. bei Nervenfieber, Wassersucht nach Scharlach).

4) Um die Resorption der Haut zu befördern (z. B. für Einreibungen).

5) Um das Gewebe zu erschlaffen (bei Entzündungen, Abscessen).

6) Um das Blut nach bestimmten Theilen abzuleiten (z. B. Fussbäder zur Beförderung der Katamenien, der Hämorrhoïden).

1. Wasserdünste.

Physikalische Eigenschaften. Wasserdünste sind fein zertheilte Partikeln von Wasser, die in der Luft

schweben. Man unterscheidet f e u c h t e L u f t und W a s -
s e r d a m p f, je nachdem der Charakter der Luft oder der
Wasserdünste vorwiegt; und die feuchte Luft heisst
w a r m, wenn sie höher, und k a l t, wenn sie niedriger ist
als die allgemeine mittlere Temperatur (15—20°C.). Wasserdämpfe sind immer von einer höhern, und selbst von
einer heissen Temperatur.

Die feuchte warme Luft beschränkt oder hemmt die Verdunstung
des Schweisses, und somit die Ausstrahlung der Wärme; sie alterirt
also die Transspiration, und vermehrt indirekt die Wärme des Körpers
(nach den physikalischen Gesetzen von der Bildung und der Spannung
der Dämpfe). Bei langer Dauer führt sie zu Krankheiten; therapeutisch aber wird sie nicht benutzt.

Wasserdämpfe wendet man an als allgemeine D a m p f-
b ä d e r in besondern Badehäusern, und als örtliche
Dampfbäder für die Haut in besondern Apparaten (der
Räucherungskasten von G a l é), oder für einzelne Theile
(Nase, Ohren, Genitalien) mittelst einfacher Vorrich-
tungen.

Die niedrigste Temperatur der Wasserdämpfe ist die des menschlichen Körpers (37° C.), und für allgemeine Dampfbäder geht die
höchste Temperatur ohne nachtheilige Folgen nicht leicht über 55° C.

Die allgemeinen Dampfbäder heissen e i n f a c h e, wenn blos die
Dämpfe auf den Körper (Haut und Lungen) wirken; r u s s i s c h e dagegen, wenn man sie mit Irritation der Haut durch Frictionen, Mas-
siren, Schlagen mit Birkenruthen, oder mit kalten Begiessungen verbindet.

W i r k u n g. Die Dauer des Aufenthalts in der Dampf-
stube (*Vaporarium*) ist anfänglich ¼ Stunde, später ½—
1 Stunde. Nach dem Bade legt man sich in einer warmen
Stube (etwa 22° C.) unter wollene Decken und wartet
einige Stunden den Schweiss ab.

Die einfachen Bäder sind kräftige Diaphoretica, disponiren aber bei bewegter Luft zu Erkältungskrankheiten;
die russischen mit Irritation der Haut sind Diaphoretica
und besonders kräftige Derivativa; und die russischen
mit kalten Begiessungen vermindern gleichzeitig die Empfänglichkeit der Haut für die Reize der bewegten Luft.

Die russischen Bäder mit kalten Begiessungen sind, bei einiger
Wiederholung, angenehm; sie schaden nur bei wichtigen Entzündungen und bei grosser Plethora; sie schwächen nicht und härten die Nerven der Haut ab gegen die Temperatur-Unterschiede einer bewegten Luft.

Anwendung. a) Einfache und russische Dampfbäder. 1) Chronische Rheumatismen (hier eines der vorzüglichsten Mittel), und Gicht.

2) Chronische Katarrhe (Stockschnupfen, Heiserkeit,
Harthörigkeit), besonders zur Verhütung der katarrhalischen Disposition.

3) Krankheiten der Haut (acute und chronische Exan-
theme; Anasarca, besonders nach Exanthemen oder
Rheumatismen; Atonie der Haut mit Neigung zu
Schweissen).

4) Scrofeln, Lähmungen, chronische Metallvergiftungen, nach allgemeinen Indicationen.

b) Oertliche Dampfbäder. 1) Chronische Rheumatismen, Gicht, Lähmungen, Ausschwitzungen, Verhärtungen, und überhaupt, wo sie nach allgemeinen Indicationen zulässig sind.

2) Menostasie, beschwerliche Katamenien, unter-
drückte Lochien; schmerzhafte Hämorrhoïden, spastische Urinbeschwerden.

2. Warmes Wasser.

Physikalische Eigenschaften. Die Wärme-
capacität des Wassers ist weit grösser (gegen 3000 mal),
als die der Luft; man fühlt daher die Wärme in dem
warmen Wasser weit schneller als in der warmen Luft.
(Ein warmes Bad von 45° C. erhitzt eben so sehr, wie ein
Dampfbad von 65°.)

Anwendung innerlich. Warmes Wasser (von 35
bis 45° C.) getrunken vermehrt direkt die Wärme, excitirt, und steigert die Wirkung des Wassers auf Diurese,
Diaphorese und Verdünnung der Contenta des Magens
und Darmkanals. Lange gebraucht erschlafft es den Magen, und wird daher gewöhnlich mit Spiritus und Aromaticis verbunden. Angewendet wird es theils diätetisch
zur Erwärmung, theils therapeutisch zur Unterstützung
diaphoretischer und diuretischer Mittel.

Sehr warmes Wasser (von 45—55° oder 65°) macht,
besonders bei höhern Graden (60—65°), ein unangeneh-
mes Gefühl bei dem Verschlucken, wird aber von dem
Magen gewöhnlich gut vertragen. In grösseren Mengen

erhitzt es lebhaft und vermehrt die Diurese und Diaphorese sehr stark. Bei häufiger Wiederholung erschlafft es
den Magen (daher aromatische Corrigentia). — Angewendet bei einigen Mineralwässern (Carlsbad), auch bei der
Gicht nach der Methode von Cadet de Vaux.

Anwendung äusserlich. *a*) Allgemeine Bäder
(*balnea*); *b*) örtliche Bäder (*balnea localia*), als Fussbäder
(*pediluvia*), Sitzbäder (französisch *Bidet*), Armbäder; *c*)
Umschläge (*fomenta* und *cataplasmata*); *d*) Einspritzungen (*injectiones*), z. B. Klystiere; *e*) Spritzbäder (warme
Douche).

Allgemeine warme Bäder (30 — 35° oder 35 —
40°) reinigen die Haut, erschlaffen dieselbe und vermehren die Diaphorese, wenn man sich nach dem Bade in
Decken wickelt und warme Getränke nimmt. Wasser
wird nur, wenn das Bad über ½ Stunde dauert, in kleinen
Mengen durch Imbibition resorbirt; die Resorptionsfähigkeit der Haut aber wird durch wiederholte Bäder
vermehrt und die Disposition zu Erkältungskrankheiten
begünstigt.

Angewandt: *a*) zur Reinigung des Körpers; *b*) zur Beförderung
der Diaphorese und zur Unterstützung der Krisen (35—40°), z. B. bei
Gicht, chronischen Rheumatismen, Scrofeln, Neurosen, Nervenfieber,
chronischen Metallvergiftungen; *c*) bei chronischen Exanthemen;
d) um die Resorptionsfähigkeit der Haut zu vermehren, z. B. wenn man
die Schmierkur mit Unguentum Hydrargyri cinereum instituiren will;
e) als Belebungsmittel bei Scheintodten.

Das Bad soll behaglich sein, und namentlich so warm, dass man
kein Gefühl der Kälte bekommt. Man bleibt ½—1 Stunde im Bade.

Warme Fussbäder sollen bis an die Waden reichen und die Haut mässig reizen (35—40°, selten 40—45°,
weil sie bei solcher Wärme sehr leicht übermässig excitiren), und ¼—½ Stunde lang genommen werden.

Angewandt: *a*) zur örtlichen Reinigung; *b*) als Derivatoria von dem
Kopfe nach dem Unterleib (oder den Füssen), bei Congestionen; zur
Beförderung der Katamenien; *c*) um Gicht nach den Füssen zu leiten,
zurückgetretene Fussschweisse wieder herzustellen.

Sitzbäder, bei Menstruations- und Hämorrhoïdal-
beschwerden, spastischen Urinverhaltungen, weissem
Fluss.

Warme Umschläge; selten als *Fomenta* (Compressen in warmes Wasser getaucht und übergeschlagen), weil
sie schnell erkalten; gewöhnlich vielmehr als *Cataplasmata*

(Kleien und Leinsamen mit heissem Wasser angerührt oder Hafergrütze mit heissem Wasser); bei Entzündungen, Eiterungen, Geschwüren.

Einspritzungen (35—40° als Reinigungsmittel; 40—45° als *Irritans*); Klystiere von warmem Wasser sind die einfachsten Abführmittel.

ACHTE KLASSE.

Alterantia.

§. 1. Uebersicht.

A. Die Präparate der nicht-metallischen Elemente.

I. Carbo.
1. Carbo mineralis.
2. Carbo vegetabilis.
3. Carbo animalis.

II. Sulphur.
1. Sulphur citrinum.
2. Sulphur praecipitatum.
3. Kalium sulphuratum.
4. Acidum hydrothionicum.

III. Chlorum.
1. Chlorum gasiforme.
2. Aqua chlorata.
3. Calcaria hypochlorosa.

IV. Iodum.
1. Iodum purum.
2. Kalium iodatum.

B. Präparate der Metalle.

I. Hydrargyrum.
1. Hydrargyrum depuratum.
2. Hydrargyrum sulphuratum.
3. Calomel.
4. Hydrargyrum bichloratum corrosivum.
5. Hydrargyrum iodatum flavum.
6. Hydrargyrum biiodatum rubrum.
7. Hydrargyrum oxydulatum nigrum.
8. Hydrargyrum oxydatum rubrum.
9. Hydrargyrum amidatobichloratum.
10. Hydrargyrum nitricum.

II. Antimonium.
1. Antimonium regulinum.
2. Antimonium chloratum.
3. Stibium sulphuratum nigrum.
4. Stibium sulphuratum aurantiacum.

27*

5. Stibium oxydatum.
6. Tartarus stibiatus.

III. Aurum.

1. Aurum regulinum.
2. Aurum chloratum.

IV. Plumbum.

1. Minium.
2. Lithargyrum.
3. Cerussa.
4. Plumbum aceticum.
5. Plumbum aceticum basicum.

V. Cuprum.

1. Cuprum aceticum.
2. Aerugo.
3. Cuprum sulphuricum.
4. Cuprum ammoniacale.

VI. Zincum.

1. Zincum oxydatum.
2. Zincum sulphuricum.
3. Zincum aceticum.
4. Zincum chloratum.
5. Zincum valerianicum.

VII. Bismuthum.

1. Bismuthum nitricum.

VIII. Argentum.

1. Argentum regulinum.
2. Argentum nitricum.

IX. Arsenium.

1. Arsenium sulphuratum.
2. Arsenicum album.
3. Kali arsenicosum.

X. Stannum.

§. 2.   Pharmakographie.

Alterantia nennen wir diejenigen Arzneimittel, welche die Mischung und Thätigkeit der Organe eigenthümlich umändern. Da dies jedoch mehr oder weniger die meisten Mittel thun, so behalten wir für diesen Namen nur die sehr differenten Stoffe, die dem Körper immer feindlich entgegentreten. Aber eben darum, weil sie so different sind, haben sie unter sich so wenig Aehnlichkeiten, dass sich über dieselben kaum etwas Allgemeines sagen lässt.

Wir theilen diese Mittel in die Präparate der Metalle und der nicht-metallischen Elemente.

Erste Ordnung.
Präparate der nicht-metallischen Elemente.

Die officinellen Präparate der nicht metallischen Elemente sind die Präparate von Kohle, Schwefel, Chlor und Iod; denn der Phosphor ist bereits bei den Excitantien erwähnt worden.

I. Carbo.

Pharmakographie. Kohle.

Je nachdem die K o h l e aus thierischen, vegetabilischen oder mineralischen Stoffen erhalten wird, unterscheidet man t h i e r i s c h e, v e g e t a b i l i s c h e und m i n e r a l i s c h e Kohle. Keine derselben ist reiner Kohlenstoff, es enthält vielmehr die mineralische Kohle Eisen, Kiesel, Thon hauptsächlich beigemischt; die vegetabilische Kali, (Natrum) und Wasserstoff, und die animalische enthält Stickstoff (Cyan), Kalk. Die etwanigen dynamischen Verschiedenheiten der Kohle scheinen nur von diesen verschiedenen Beimischungen abzuhängen.

Schwarz, feuerbeständig, unschmelzbar, unlöslich; im reinen Zustande ohne Geschmack und ohne Geruch. Sie verbindet sich schwer mit andern Körpern (mit Sauerstoff zu Kohlenoxyd, $\dot{C}$, Kohlensäure, $\ddot{C}$, und Oxalsäure, $\overline{\overline{C}}$; mit Wasserstoff zu zwei Arten Kohlen-Wasserstoff, CH^4 und C^2H^4; mit Stickstoff zu Cyan, CN), und hat zwei charakteristische Eigenschaften; *a)* aufgelöste Materien (besonders Farb- und Riechstoffe) aus Flüssigkeiten abzuscheiden, und *b)* Gase zu condensiren.

W i r k u n g. Scheint indifferent zu sein. Lange gebraucht verdirbt sie als rohes Mittel die Verdauung, und macht in grossen Gaben Magenbeschwerden und Diarrhöe.

A n w e n d u n g. Die verschiedenen Empfehlungen als Tonicum, Antisepticum, Alterans, haben sich nicht bestätigt und würden sich auch nicht begreifen lassen. Man gebraucht sie nur noch äusserlich:

1) Zu Zahnpulvern, als das indifferenteste Mittel, die Zähne zu reinigen. — 2) Bei stinkenden Geschwüren, um den Geruch zu verbessern.

1. Carbo mineralis.

Die m i n e r a l i s c h e K o h l e findet sich als R e i s s b l e i (*Graphites*), Kohlenblende (*Anthracites*) und K o a k s (Rückstand der Steinkohlen nach Austreibung der flüchtigen Theile). — Der G r a p h i t enthält gegen 95 pCt. Kohle, etwas Eisen, Thon, und ist von W e i n h o l d äusserlich und innerlich gegen Flechten empfohlen worden. Er scheint sich jedoch völlig indifferent zu verhalten, ist daher nicht zu empfehlen, und jetzt obsolet.

Gr. 10—20—30 täglich mehreremal, gewöhnlich in Latwergen. — Aeusserlich in Salben (1 auf Fett 3—5).

2. Carbo vegetabilis.

Wenn man aus dem Holze mittelst Hitze die flüchtigen Bestandtheile heraustreibt, so erhält man die vegetabilische Kohle, — schwarze, poröse Stücke von der Gestalt des verkohlten Holzes.

Gebräuchlich ist die Kohle von Lindenholz, *carbo Tiliae* (die vor andern Kohlenarten leicht und locker ist). Durch Auskochen und Ausglühen wird sie gereinigt, *Carbo depuratus* oder *praeparatus* (s. *pulveratus*).

Angewendet bei Status putridus, übelriechendem Athem, Colica flatulenta, hartnäckigen Verstopfungen (Ileus), atonischen Blutungen, Phthisis, Herpes, und äusserlich in ähnlichen Fällen. Sie scheint sich aber indifferent zu verhalten und vielleicht nur nach ihren physikalischen und chemischen Eigenschaften symptomatisch zu wirken.

Gr. 10—20—30 täglich mehreremal; in Pulver, Pillen, Latwergen, Morsellen (Kohlen-Chokolade). — Aeusserlich in Pulvern (pur), Salben (Dr. 2—3 auf Unc. 1).

Gegenwärtig gebraucht man sie, um die Zähne zu reinigen (in Zahnpulvern), oder gegen den Geruch stinkender Absonderungen.

3. Carbo animalis.

Carbo ossium (*Ebur ustum nigrum*, *Cornu cervi ustum nigrum*), bereitet durch das Verkohlen thierischer Knochen; enthält Cyan, Calcaria phosphorica und carbonica.

— Die Salze können durch Kochen mit Salzsäure entfernt werden.

Carbo Carnis. Die Rippen eines Kalbes mit dem daran sitzenden Fleische werden in einer Kaffee-Trommel geröstet. Enthält Cyan und Cyanmetalle (wenig Kalksalze). Soll die Secretionen der Schleimhäute und besonders der Haut vermehren, auch als Emmenagogum wirken und leicht Verdauungsbeschwerden machen.

Angewendet bei chronischen Exanthemen (Herpes, Lupus), bei Drüsenverhärtungen (der Prostata, der Mamma), selbst bei Carcinom; doch bedürfen die Empfehlungen

sehr der Bestätigung. — Einige fanden das Mittel ganz un-
wirksam; jedenfalls aber sind die Cyan-Verbindungen zu beachten.
Gr 1—2, nach Andern Gr. 5—10, oder Gr. 10—20, in Pulvern. —
Aeusserlich in Pulvern und Salben.

Dahin gehört auch *Cinis solearum antiquarum combustarum*,
Asche von alten gebrannten Schuhsohlen, ein Ingrediens des Pulvers
von C o s m e (das hauptsächlich Arsenik enthält und äusserlich gegen
Krebs empfohlen wird).

Carbo Spongiae, Kohle von Meerschwamm; enthält Iod und Cyanmetalle. Angewendet gegen Struma, jetzt aber durch das Iod verdrängt. — G a b e : Gr. 10—30 täglich einigemal, in Pulvern, Latwergen.

II. Sulphur.

P h a r m a k o g r a p h i e. Schwefel.

Der S c h w e f e l findet sich theils gediegen in vulkanischen Gegenden, theils wird er aus den Schwefelmetallen
(besonders Schwefeleisen) dargestellt. Wird das Schwefeleisen (Schwefelkies) erhitzt, so sublimirt der Schwefel,
welcher dann geschmolzen und in Stangen gegossen wird
(*Sulphur citrinum*). Durch wiederholte Sublimation wird
er gereinigt (*Sulphur sublimatum, Flores Sulphuris*).

Der Schwefel kann verunreinigt sein durch Arsenik oder Selen,
wenn der Schwefelkies dergleichen enthielt. Den S c h w e f e l b l u -
m e n ist meist noch Schwefelsäure beigemengt, die sich bei dem Sublimiren gebildet hat, weshalb die Blumen sauer reagiren.

Enthält der Schwefel Arsenik oder Selen, so darf ihn
der Apotheker nicht führen. Von der Schwefelsäure aber
wird er gereinigt durch wiederholtes Auswaschen mit
Wasser (*Sulphur depuratum, Flores Sulphuris loti*).

Sulphur praecipitatum (*Lac Sulphuris*), chemisch reiner Schwefel. Kalium sulphuratum wird in Wasser aufgelöst und durch Schwefelsäure zersetzt. Es bildet sich
Kali sulphuricum und Schwefel-Wasserstoffgas, während
reiner Schwefel als feines Pulver niederfällt (S c h w e f e l -
milch).

Gelb, schmilzt bei 110⁰ C., unlöslich in Wasser, wenig in Alkohol
und Aether, mehr in fetten Oelen; verbrennt an der Luft und bildet
schweflige Säure; verbindet sich mit Wasserstoff zu Schwefel-Wasserstoff (*Acidum hydrothionicum*). Geruch schwach, beim Reiben unangenehm; Geschmack schwach.

W i r k u n g. Der Schwefel irritirt die Haut nicht,
wunde Stellen jedoch in geringem Grade. Innerlich genommen machen kleine Gaben (Gr. 3) keine Veränderung,
mittlere dagegen (Gr. 5 — 10) stören die Verdauung allmählig, doch meist nicht erheblich; es entwickeln sich

Blähungen, die nach Schwefel-Wasserstoff riechen; bei Neigung zu Congestionen wird zuweilen das Gefässsystem excitirt, und bei Blennorrhöen die Absonderung des Schleims alterirt; auch enthält die Ausdünstung der Haut Schwefeldünste.

Grosse Gaben (Scr. 1 bis Dr. 1) belästigen den Magen und führen ab unter mässigen Kolikschmerzen und unter Blähungen, welche Schwefel-Wasserstoff enthalten. Der Darmkanal wird dabei irritirt, wenn er schon vorher in einem irritirten Zustande sich befand. Werden grosse Gaben wiederholt, so wird die Verdauung gestört; allgemeine Wirkungen werden aber weiter nicht bemerkt.

Anwendung. 1) Kleine Gaben als *Expectorans* (bei Blennorrhoea pulmonalis, Heiserkeit, Keuchhusten); als *Diaphoreticum* (bei Rheumatismen); als *Alterans* (bei gewissen chronischen Exanthemen, wie Scabies, Impetigo, Prurigo); bei chronischen Metallvergiftungen (mit Quecksilber, Arsenik). In allen diesen Fällen ist jedoch der Nutzen sehr gering.

2) Grosse Gaben als *Laxans*: bei Hämorrhoïden, Anomalien der Katamenien, habituellen Obstructionen und überhaupt bei Plethora abdominalis. Der Schwefel scheint hier keineswegs specifische Wirkungen, wie man so gern glaubt, und vor andern ähnlichen Laxantien nichts voraus zu haben.

3) Aeusserlich in Salben, gegen Krätze, seltener gegen andere chronische Exantheme. (Gewöhnlich 1 mit Sapo viridis 2. Nach Einigen wirkt er hier specifisch, nach Andern als Alterans der Haut, und wieder nach Andern schwächt er nur die Wirkung der schwarzen Seife. — Eine Resorption findet nicht statt).

Räucherungen mit Schwefel, in besondern Räucherkasten (wobei sich nebenbei schwefelige Säure bildet), irritiren die Haut, erregen Schweiss und exciriren das Gefässsystem. Man hat sie empfohlen bei chronischen Exanthemen und chronischen Rheumatismen; sie sind aber so ziemlich ausser Gebrauch.

Warme Schwefel-Bäder werden häufig angewendet bei chronischen Exanthemen und Rheumatismen; aber bei ersteren ist ein besonderer Nutzen derselben immer noch zu bezweifeln.

1. Sulphur citrinum.

Präparate. 1) *Sulphur (sublimatum)* s. *Flores Sulphuris*. Schwefelblumen; nur äusserlich, in Salben (Dr. 2—4 auf Unc. 1); selten zu Räucherungen.

2) *Sulphur depuratum (Flores Sulphuris loti)*; innerlich zu Gr. 5—10, als Laxans zu Scr. 1—2, täglich 2—4 mal; in Pulvern, selten in Bissen, Schüttelmixturen. — Aeusserlich selten, statt des Sulphur sublimatum.

Formeln. 1) *Pulvis pectoralis Kurellae* s. *Pulvis Liquiritiae compositus*. Kurella's (allgemein bekanntes) Brustpulver. Folior. Sennae, Radic. Liquiritiae echinat. āā Dr. 2, Sulphur. depurati, Semin. Foeniculi āā Dr. 1, Sacchari Dr. 6. M. f. pulvis. (3—6 mal täglich 1—2 Theelöffel.)

2) *Pulvis haemorrhoïdalis:* Sulphur. depurati, Tartar. depurat. āā part. 1, Elaeosacch. Citri s. Foeniculi part. 1—2. (Täglich 1—2 Theel.).

3) *Unguentum sulphuratum simplex:* Sulphur. sublimati Unc. ½, Adipis suilli Unc. 1 (täglich 2 mal die afficirten Stellen einzureiben). Sapo niger Unc. 1 statt des Adeps suillus Unc. 1 ist vorzuziehen.

4) *Unguentum sulphuratum compositum:* Sulphur. sublimati, Zinci sulphurici āā Dr. 2, Adipis suilli Unc. 1. (Aeusserlich, gegen Krätze.) Die Salbe von Schwefel und schwarzer Seife wird wohl immer den Vorzug verdienen.

5) *Balsamum Sulphuris simplex.* s. *Oleum Lini sulphuratum:* Sulphur. sublimati Unc. 1, Olei Lini Unc. 4, coque ut solvatur. (Ueberflüssig).

6) *Balsamum Sulphuris terebinthinatum* s. *Oleum Terebinthinae sulphuratum:* eine Auflösung des Balsamum Sulphuris simplex in Oleum Terebinthinae.

Wirkung und Anwendung. Sulphur sublimatum ist das gewöhnliche Schwefelmittel für den äusseren, und Sulphur depuratum für den innern Gebrauch. (Für Schwefelbäder Kalium sulphuratum).

2. Sulphur praecipitatum.

Dieses sehr feine Pulver (Schwefelmilch) wird nur innerlich, wie Sulphur depuratum, etwa in ½—¾ so grossen Gaben angewendet. Es hat vor dem letzteren keinen Vorzug und kann füglich entbehrt werden.

3. Kalium sulphuratum.

Pharmakographie. *Hepar Sulphuris*. Schwefelkalium. Schwefelleber.

Sulphur depuratum 1 und Kali carbonicum purum 2 werden geschmolzen und wenn die Masse erkaltet, in

Pulver gebracht. — Soll die Schwefelleber zu Bädern angewendet werden (*Kalium sulphuratum pro balneo*), so bereitet man sie aus Sulphur sublimatum und Kali carbonicum crudum.

Dunkel braunroth (leberfarben), wird an der Luft feucht, grünlich, zerfliesst und riecht dann nach Schwefelwasserstoff. Geschmack alkalisch, widerlich bitter. Löslich in 2 Wasser; aus der Lösung fällt an der Luft Schwefel nieder (es wird Kohlensäure absorbirt und kohlensaures Kali gebildet), und durch Säuren wird Schwefelwasserstoff entwickelt und Schwefel niedergeschlagen. — Es ist eine zusammengeschmolzene Masse von Kalium sulphuratum, Kali sulphuricum und Kali carbonicum.

Präparate. 1) *Kalium sulphuratum* zu Gr. 3—6 alle 2—3 Stunden (in chronischen Krankheiten Gr. 5—10 täglich 2—3 mal, für Kinder Gr. 1—2; es sollen täglich einige breiige Sedes erfolgen); am besten in Auflösung (mit Aromaticis und Zucker). — Aeusserlich selten, etwa zu Waschungen.

2) *Kalium sulphuratum pro balneo*, nur äusserlich zu Bädern (Unc. 2—4 auf ein Bad; um Schwefelwasserstoff zu entwickeln: Unc. 1—2 mit Acidum sulphuricum dilutum Unc. 1/2—1); zu Waschungen.

Wirkung. Zusammengesetzt und gegenseitig modificirt aus den Wirkungen von Kalium und Schwefel. Kleine Gaben vermehren die Secretionen der Schleimhäute (besonders des Darms) und der äusseren Haut, ohne das Gefässsystem zu excitiren, grosse dagegen irritiren und können selbst vergiften unter den Symptomen der Magen- und Darmentzündung, unter Convulsionen und Depression des Nervensystems. Theilweise hängen die Wirkungen auch vom Schwefelwasserstoff ab, der sich so leicht entwickelt.

Anwendung. 1) Als *Alterans* und *Resolvens* bei Metall-Kachexien, bei Krankheiten der Haut, Scrofeln, Gicht.

2) Bei Krankheiten der Respirationsorgane: Angina membranacea, Keuchhusten, Katarrh.

Innerlich wird das Mittel selten angewendet, denn abgesehen von dem schlechten Geruch und Geschmack, scheint es wenig zu nützen, und es fehlt nicht an andern Mitteln von besserer Wirkung.

Aeusserlich bei chronischen Exanthemen, Rheumatismen, Algien. — Es ist das gewöhnliche Mittel für Schwefelbäder, welche, besonders wegen des Schwefelwasserstoffs, die Haut irritiren und deren Functionen alteriren können.

Natrium sulphuratum, *Magnesium sulphuratum* und *Calcium sulphuratum* verhalten sich analog wie Kalium sulphuratum, ausser etwa, dass sie weniger irritiren.

4. Acidum hydrothionicum.

Pharmakographie. *Acidum hydrosulphuricum.* Schwefelwasserstoff.

Wenn man ein Schwefelmetall, dessen Metall sich leicht oxydirt (Kalium sulphuratum, Calcium sulphuratum), mit einer verdünnten Säure übergiesst, so entwickelt sich Schwefelwasserstoff, welcher als Gas über einer gesättigten Auflösung von Kochsalz aufgefangen wird. Das Gas wird vom Wasser absorbirt und eine wässerige Lösung desselben ist die *Aqua hydrosulphurata.*

Ein farbloses Gas, welches eigenthümlich stark und sehr widerlich riecht (nach faulen Eiern) und ebenso widerlich bitter und sauer schmeckt. Es verwandelt die meisten Metalle in Schwefelmetalle (besonders Silber und Blei), und färbt sie schwarz oder braun (deshalb hat man bei seinem Gebrauch metallene Geräthschaften zu entfernen, z. B. Löffel, Knöpfe, Uhren). — Formel: HS.

Präparate: 1) *Aqua hydrosulphurata (Acidum hydrothionicum liquidum)* zu Libr. $^1/_2$—1 *pro die.* — Aeusserlich als Waschwasser.

2) *Ex tempore* wird es in Bädern entwickelt durch Kalium sulphuratum und Acidum sulphuricum dilutum (vergl. Kalium sulphuratum).

Wirkung. Wird das reine Gas eingeathmet, so tödtet es schnell durch Asphyxie. Enthält die Luft grössere Mengen davon, so macht es Irritation der Luftwege, Entzündung (die schwer zu heilen), und bei einiger Dauer Asphyxie. Enthält die Luft dagegen wenig, so kann es lange ohne Nachtheil ertragen werden.

Auf der Haut macht es Irritation, je reiner es ist; sehr verdünnt (durch Wasser oder Luft) irritirt es wenig.

Das hydrothionsaure Wasser vermehrt, innerlich genommen, die Absonderungen, besonders der Haut (und der Lungen, weniger des Darms), verdirbt aber bei längerem Gebrauch bald die Verdauung und kann bei sehr grossen Gaben die Nerventhätigkeit so deprimiren, dass der Tod die Folge ist.

Anwendung. Man gebraucht es gegenwärtig nicht
mehr, selbst nicht bei acuten Metallvergiftungen (da die
Schwefelmetalle gleichfalls giftig sind). Als Irritans und
Alterans der Haut dagegen und in der Form der Mineralwässer, ist es ein wichtiges therapeutisches Mittel.

III. Chlorum.

Pharmakographie. Das Chlor ist ein dunkel-
gelbes Gas, welches sich aus Natrium chloratum (Kochsalz) darstellen lässt, wenn man dieses mit Braunstein
(Mangansuperoxyd) mengt und mit Schwefelsäure übergiesst. Es hat einen eigenthümlichen erstickenden Geruch, löst sich leicht in Wasser, zerstört Miasmen, bleicht
die Pflanzenfarben und verbindet sich mit den Metallen.

Wirkung. Wird es sehr verdünnt mit der Luft eingeathmet, so irritirt es mässig die Lungen und vermehrt
die Secretion ihrer Schleimhaut. In grösserer Menge
reizt es zum Husten, erregt Krampf der Glottis und selbst
Bronchitis und Haemoptoë. Sehr grosse Mengen tödten
durch Krampf der Glottis und Asphyxie.

Oertlich irritirt es die Haut und ätzt dieselbe, wenn
es rein ist (indem es sich mit dem Wasserstoff der organischen Substanz verbindet).

Innerlich im verdünnten Zustande scheint es nach
Analogie der verdünnten Salzsäure zu wirken, während
es ätzt, je mehr es concentrirt ist.

Von den Lungen, von der Haut und vom Magen aus
wird es resorbirt, verdirbt dann mit der Zeit die Verdauung, stört die Ernährung und vermindert die plastische Kraft des Bluts.

Anwendung. 1) Einathmungen, bei Phthisis,
Brand der Lungen, Erweiterung der Bronchien; bei
Vergiftung mit Gasen von Blausäure, Schwefelwasserstoff,
Kohlenwasserstoff, Phosphorwasserstoff. — Man entwickelt
das Gas aus Chlorkalk oder schwängert die Luft des Zimmers mit
Chlordämpfen. Der Nutzen ist jedoch hier sehr problematisch und die
dabei mögliche Gefahr erfordert die grösste Vorsicht.

2) Chlorbäder, wie die Bäder von Salzsäure.

3) Räucherungen mit Chlor, zur Desinficirung stinkender und miasmatischer Stoffe in Krankenhäusern, Sec-
tionssälen, Kloaken.

1. Chlorum gasiforme.

Das Clorgas entwickelt man aus Kochsalz 3, Braunstein 1, Schwefelsäure 2 (mit 2 Wasser verdünnt), und lässt es 1 Tag lang auf das Zimmer, auf Kleidungsstücke u.a. einwirken. Nachher sorgt man für frische Luft und hütet sich überhaupt, von den Dämpfen belästigt zu werden. (*Fumigationes* von Guyton-Morveau).

Das Gas ist noch zu Bädern und Einathmungen empfohlen, wird aber wegen seiner leicht möglichen Gefährlichkeit und sehr problematischen Wirksamkeit wohl selten Anwendung finden.

2. Aqua chlorata.

Pharmakographie. *Liquor Chlori*, *Aqua Chlori*, *Aqua chlorinica*, *Aqua oxymuriatica*, *Chlorum solutum*, *Chlorina liquida.* Chlorwasser.

Salzsäure, Wasser und Braunstein werden unter freiem Himmel gelind erhitzt und das entwickelte Gas in einer mit Wasser gefüllten Flasche aufgefangen. Für den inneren Gebrauch fängt man das Gas in Aqua destillata, für den äusseren in Aqua fontana auf.

Klar, gelblich, vom Geruch und Geschmack des Chlor, zersetzt sich leicht (durch Licht, Luft und Wärme, daher an einem dunkeln und kühlen Orte in wohl verpfropften Gefässen aufzubewahren), indem sich Salzsäure bildet, und reagirt wie Chlor.

Form. Zu Dr. 1—4 täglich einigemal (Unc. $\frac{1}{2}$—2 *pro die*), pur, oder mit Aqua destillata verdünnt und mit Syrupus simplex versüsst. — Aeusserlich zu Mundwässern, Pinselsäften, Einathmungen, Injectionen, Waschungen.

Wirkung und Anwendung. 1) Erethische Fieber, (z. B. bei Angina tonsillaris, exanthematischen Fiebern).

2) Typhöse Fieber, besonders mit erethischer oder fauliger Complication.

Ob es hier anders wirke, als verdünnte Salzsäure, lässt sich nicht entscheiden. — Bei Leber- und Gallenkrankheiten, so wie chronischen Exanthemen, wo es auch empfohlen ist, scheint es nicht so viel Vertrauen zu verdienen.

Aeusserlich in denselben Fällen, zu Waschungen, z. B. des ganzen Körpers bei Scharlach ($\overline{aa}$ mit Wasser), besonders aber bei Geschwüren mit fauligem, brandigem

Charakter; bei Diphtheritis, Angina gangraenosa, Scorbut, Mundfäule; bei stinkenden Absonderungen (z. B. Carcinoma uteri, recti, hier freilich nur als Palliativ).

3. Calcaria hypochlorosa.

Pharmakographie. *Calcaria chlorinica s. chlorata, Chloretum Calcariae.* Chlorkalk. (Nicht zu verwechseln mit *Calcaria muriatica s. Calcium chloratum,* Chlorcalcium; s. S. 412).

Kalkhydrat wird mit Chlor gesättigt. — Ein Gemenge von Calcium chloratum, Calcaria hypochlorosa und Kalkhydrat.

Schmutzig weisses, krümliches Pulver, wird feucht an der Luft und zersetzt sich, indem sich kohlensaurer Kalk bildet und Chlor entweicht; in 6—8 Wasser nicht vollständig löslich (Kalkhydrat bleibt zurück); Geruch nach Chlor, Geschmack herbe, bitter, ätzend; hat die Eigenschaften des Chlor.

Gabe und Form. Innerlich zu Gr. 3—5—10 täglich einigemal, in Auflösungen (selten). — Aeusserlich zu Mundwässern, Pinselwässern, Augenwässern (zum Einträufeln, Scr. ½ bis Dr. ½ auf Unc. ½), Waschungen, Verbandwässern (Unc. ½—1—2 auf Libr. 1), Salben, Bädern (Dr. 2 auf Libr. 1). Besonders häufig, um Chlor zu entwickeln, gegen schädliche Gase, gegen ansteckende Stoffe.

Wirkung. Je nachdem das Gemenge quantitativ verschieden ist (ausser Calcium chloratum, Calcaria hypochlorosa und Calcaria hydrica noch durch allmählige Zersetzung Calcaria carbonica und Chlorum), bald mehr dem Kalk, bald mehr dem Chlor analog, immer aber irritirend. Die innerliche Wirkung ist weiter nicht näher bekannt.

Anwendung. Innerlich nicht zu empfehlen (dennoch aber versucht bei typhösen und dysenterischen Processen, bei Gangraena pulmonalis u. s. w.).

Aeusserlich überall wo Chlor indicirt ist, als das zweckmässigste Präparat: bei brandigen und fauligen Processen (Umschläge); bei Blennorrhöen der Vagina, Urethra, der Augen; bei chronischen Exanthemen; gegen ansteckende Stoffe (als Waschmittel, z. B. bei Sectionen); zu Chlorräucherungen in Krankenzimmern; als Schutzmittel bei dem Aufenthalt in giftigen Gasen (man nimmt einen in eine Auflösung von Chlorkalk getauchten

Schwamm vor Mund und Nase); zur Verbesserung des
Geruchs bei stinkenden Absonderungen (Caries der
Zähne, Ozaena, Scorbut, stinkendem Athem), z. B.

℞ Calc. hypochl. ʒjjj, Aq. destill. ʒjjj; Solutioni filtratae adde
Spir. Vini rectifiss. ʒjjj, Ol. Rosar. Gtt. 4. M. S. 1 Theelöffel voll mit
1 Weinglas Wasser zu mischen; zum Reinigen der Zähne. — (Aehnliche Compositionen führen den Namen *Pneumatocatharterion*).

*Natrum hypochlorosum (Chloretum Sodae, Natrum chlo-
ratum)* ist chemisch dem Chlorkalk analog zusammengesetzt, und verhält sich dynamisch mehr oder weniger
wie Soda und Chlor. Es ist milder als Chlorkalk und
könnte vielleicht Anwendung finden, wenn man innerlich
ein solches Alterans und Resolvens gebrauchen wollte.

IV. Iodum.

Pharmakographie. *Iodina.* Iod.
Das Iod wird bereitet aus der Asche kryptogamischer
Seegewächse (*Fucus, Ulva*), aus welcher die krystallisir-
baren Salze ausgewaschen und durch Verdunsten abgeschieden werden, so dass nur noch Natrium iodatum,
etwas Kochsalz, Glaubersalz, Soda in der Mutterlauge
bleiben. Diese wird mit Schwefelsäure und Braunstein
erhitzt und destillirt, wobei das Iod in violetten Dämpfen
übergeht und an dem Gefässe in Krystallen anschiesst.

Krystallisirt in schwarzen, glänzenden Schuppen, verflüchtigt sich
bei 175⁰ C. in violetten Dämpfen und krystallisirt wieder bei niederer
Temperatur, riecht nach Chlor und schmeckt unangenehm, scharf; auflöslich in 10 Alkohol, fast gar nicht in Wasser.

Wirkung. Irritirt örtlich und ätzt in grösseren Gaben, färbt die Haut (vorübergehend) gelb, und reizt als
Gas die Augen, die Nase, die Lungen bis zur Entzündung.

Kleine Gaben innerlich vermehren gewöhnlich den
Appetit und die Urinsecretion, und ihre Resorption lässt
sich leicht nachweisen. Sie erhitzen wenig, stören später
die Verdauung und veranlassen bei längerem Gebrauch,
dass anomale plastische Ablagerungen resorbirt werden.

Ein langer Gebrauch kleiner Gaben erzeugt eine chronische Iodvergiftung. Die Verdauung ist gestört unter
gastrischen Beschwerden (Gastrodynie, Kolik, wässerige
Diarrhöe), häufig entstehen Schweisse und Exantheme
(Urticaria, Ekzem) und der Kranke magert ab, indem

besonders das Fett schwindet. (Dass auch die Mamma
und die Hoden atrophisch werden, ·mag wohl nur selten
stattfinden.) Gewöhnlich treten auch nervöse Alterationen hinzu, Zittern der Glieder, Palpitationen, Kopfschmerzen, Sinnestäuschungen.

Sehr grosse Gaben irritiren bis zur Aetzung und erzeugen Entzündung des Magens und Darmkanals, mit
Palpitationen, Zittern der Glieder, worauf der Tod folgen kann.

Anwendung. Das Iod gehört zu unsern am meisten
geschätzten Heilmitteln; die Indicationen sind aber noch
nicht genügend festgestellt.

1) Als *Resolvens* bei plastischen Exsudaten, Hypertrophien, Indurationen, vorzüglich bei Drüsenkrankheiten,
wie der Mamma, Testiculi, Prostata, der Leber, der
Lymphdrüsen, und namentlich der Schilddrüse (Kropf,
aber nicht bei Struma hyperaemica, vasculosa, scirrhosa,
bei kalkigen Ablagerungen, Cysten).

2) Dyskrasien, besonders Scrofeln und Syphilis. Bei
Scrofeln, wie es scheint, in allen Formen (mit Ausnahme
der Tuberkeln), in der secundären Syphilis vorzüglich bei
Complication mit Scrofulosis oder Hydrargyrosis.

3) Chronische Exantheme, selbst bei den schwierigsten Formen (Lichen, Impetigo, Lupus, Sycosis, Elephantiasis).

4) Krankheiten der Schleimhäute: Blennorrhöen, Hypertrophien, Excrescenzen.

5) Chronische Hyperämien und Stasen mit plastischen
oder serösen Exsudaten, wenn die ursächlichen Momente
derselben dem Iod nicht widerstehen.

6) Anomalien der Menstruation, besonders Amenorrhöe, wenn keine Kachexien (z. B. Chlorose) zu Grunde
liegen.

7) Rheumatische (und arthritische?) Localaffectionen.

8) Secundäre Neurosen, wenn das Iod die primären
Momente beseitigen kann.

Aeusserlich angewandt wird das Iod leicht resorbirt und kann so den innerlichen Gebrauch unterstützen,
oder selbst allgemeine Wirkungen hervorbringen. Wo
daher die kranken Theile äusserlich zugänglich sind,

oder die Krankheit selbst örtlich zu sein scheint, da ist auch die äusserliche Behandlung besonders indicirt.

Contraindicationen. 1) Acute Entzündungen wichtiger Organe (Magen, Darmkanal, Leber, Lungen, Herz und Gefässe).

2) Erethismus nervorum, erethische Disposition, sog. Spinalirritation, wo das Iod gewöhnlich, ohne üble Zufälle zu erregen, nicht lange vertragen wird.

3) Grosse Schwäche, zumal bei Kachexien und Dyskrasien.

Da das Iod irritirt, so wird es bei reizbarem Magen oder reizbarer Haut nicht gut vertragen. Dass es die Lungen angreife und Atrophie der Brustdrüse und der Hoden zur Folge habe, hat man selten zu befürchten, wohl aber kann es bei tuberkulöser Disposition und bestehender Irritation der Lungen diese Zustände schlimmer machen.

1. Iodum purum.

Präparate und Form. 1) *Iodum purum* (Iodine), löst sich ziemlich leicht in Weingeist oder Aether, in Wasser aber nur, wenn man ein wenig Salz (Kalium iodatum, Natrium chloratum, Salmiak) hinzusetzt. — Innerlich zu Gr. $^1/_8 - ^1/_4 - ^1/_2$, täglich 2—3mal, in Auflösungen (mit 2—4 Kalium iodatum). — Aeusserlich in Salben (Gr. 10—20 auf Unc. 1), Pflastern, Umschlägen, Injectionen, Bädern (Dr. 2—3 auf ein allgemeines Bad).

2) *Tinctura Iodi* (Gr. 6 auf Spir. Vini rectificatiss. Dr. 1). Innerlich selten, denn die Tinctur variirt (es bildet sich mit der Zeit Iodwasserstoff und Aether iodatus, auch lässt sie Iod fallen); etwa zu Gutt. 3—5—10 (und mehr, aber nicht mit Wasser verdünnt, weil sonst Iod niederfällt), täglich 2—3mal. — Ist äusserlich das gewöhnliche Mittel, um Iod in flüssiger Form anzuwenden (pur oder mit Weingeist verdünnt).

Cautelen. Das Iod greift die Metalle an, daher Löffel, Badewannen u. dgl. schnell zu reinigen. Wegen seiner grossen Verwandtschaft zum Amylum, womit es eine unlösliche Verbindung bildet, soll man es nicht mit Stoffen nehmen lassen, die Amylum enthalten. Als Corrigens und Vehiculum nimm Gummi, Syrupus simplex.

Wirkung und Anwendung. Da es sehr irritirt, so vermeidet man es innerlich, ausser etwa mit Kalium iodatum in Auflösung. Aeusserlich dagegen ist besonders die Tinctur eines der gebräuchlichsten Iodpräparate.

2. Kalium iodatum.

Pharmakographie. *Kali hydriodicum.* Iodkalium.
Gefeiltes Eisen (oder Eisendraht) 1 und Iod 3 werden
mit Wasser gemischt, das dadurch gebildete Iod - Eisen
mit Kali carbonicum purum (neuerdings mit Kali bicarbonicum) zersetzt, damit Eisenoxyduloxyd niederfällt und
Kalium iodatum aus der Auflösung in Krystalle gebracht
werden kann.

Weisse Krystalle, löslich in $^3/_4$ Wasser und in 6 Weingeist, luftbeständig, von salzigem Geschmack. Besteht aus Kalium 24 und
Iod 76.

Präparate und Form. 1) *Kalium iodatum*, zu Gr.
3—5 (und allmälig mehr, bis Scr. 1) täglich 2—3mal; in
Auflösung (wässeriger oder spirituöser), pur (die Verbindung mit Iod ausgenommen), und zum Corrigens Syrupus
simplex. — Aeusserlich in Salben (Scr. 1—2 auf Unc. 1),
Pflastern (Gr. 3—5 auf Dr. 1), und in Auflösungen
(wie Iod).

2) *Unguentum Kalii iodati* (Dr. 1 auf Unc. 1 einer
Salbe, am besten Unguentum cereum; in Ph. Bor. Iodkali 3, Wasser 2, Schmalz 25), 2—3mal täglich einer
Bohne gross und mehr einzureiben. Die weisse Salbe wird
bald gelb, indem sich ranzige Säure bildet und das Kalium iodatum
zersetzt wird.

Wirkung. Das mildeste Iodpräparat, daher vorzüglich innerlich angewendet. — Aeusserlich wie Iod, wenn
man nicht so intensiv irritiren (oder auch die gelbe Färbung der Haut vermeiden) will.

Natrium iodatum zerfliesst an der Luft und verhält
sich dynamisch wie Kalium iodatum.

Ammoniacum iodatum zerfliesst, irritirt wie Iod, und ist äusserlich
bei sehr torpiden Drüsengeschwülsten und chronischen Exanthemen
versucht worden.

Sulphur iodatum zersetzt sich leicht, irritirt wie Iod, äusserlich
versucht.

Amylum iodatum. Iodoformium. Aqua carbonica iodata. Letztere
drei Präparate gehören der neuesten Zeit an und bedürfen noch wei-
terer Prüfung und Verbreitung.

Hierher gehört auch:

Bromium. Das Brom soll sich dynamisch fast wie das
Iod verhalten und ähnlich angewendet werden können.

Es pflegt aber örtlich stärker zu irritiren und zu ätzen, und in seiner therapeutischen Wirkung die des Iod bei Weitem nicht zu erreichen. Bis jetzt hat man es immer noch für ziemlich überflüssig gehalten und therapeutisch nur wenig benutzt, neuerdings nur das Chlorbrom als Aetzmittel bei Krebs.

Zweite Ordnung.
Präparate der Metalle.

Pharmakographie.

Die officinellen Präparate der Metalle sind die Präparate von Gold, Silber, Quecksilber, Zink, Blei, Antimonium, Wismuth und Arsenik. Denn Platina, Chrom, Cadmium, Mangan und Zinn haben nur wenig Eingang finden können, und die übrigen sind dynamisch ziemlich unbekannt. Die Alkalien und Erden (die chemisch auch zu den Metallen gehören) bilden dynamisch eine besondere Abtheilung der Pharmakologie; das Eisen aber wird ziemlich allgemein unter die tonischen Mittel gestellt.

Dynamisch lassen sie sich in 3 Abtheilungen bringen, je nachdem sie sich vorzugsweise verhalten: a) als *Resolventia:* Quecksilber, Antimon und Gold; oder b) als *Adstringentia:* Blei; oder c) als *Alterantia nervina:* Kupfer, Zink, Wismuth, Silber und Arsenik.

I. Hydrargyrum.

Pharmakographie. *Mercurius.* Quecksilber.

Das Quecksilber findet sich selten gediegen, häufiger in Erzen und besonders als natürlicher Zinnober (im bayrischen Rheinkreise, zu Idria in Illyrien, zu Almadenin Spanien), und das daraus gewonnene rohe Metall ist gewöhnlich mit Blei, Zinn verunreinigt.

Spec. Gew. 13,5. Flüssig, flüchtig, wird hart bei — 40° C., siedet bei 355—360° C. Oxydirt sich schwierig und stellt zwei Sauerstoffverbindungen dar: das Oxydul, Hg^2, und das Oxyd, Hg. Salpetersäure löst es auf, Salzsäure nicht und Schwefelsäure nur in der Hitze. Die Verbindung mit einem andern Metall heisst Amalgam.

28 *

Präparate. 1) *Hydrargyrum regulinum:* a) *Hydrargyrum depuratum;* b) *Hydrarg. saccharatum;* c) *Unguentum Hydrargyri (cinereum);* d) *Emplastrum Hydrargyri.*

2) Sulphurata: a) *Hydrargyrum sulphuratum rubrum* oder *Cinnabaris;* b) *Hydrargyrum sulphuratum nigrum* oder *Aethiops mineralis;* c) *Hydrargyrum et Stibium sulphurata* oder *Aethiops antimonialis.*

3) Chlorata: a) *Hydrargyrum chloratum mite* oder *Calomel;* b) *Hydrargyrum bichloratum corrosivum* oder Sublimat.

4) Iodata: a) *Hydrargyrum iodatum flavum;* b) *Hydrargyrum biiodatum rubrum.*

5) Oxydulata: *Hydrargyrum oxydulatum nigrum* oder *Mercurius solubilis Hahnemanni.*

6) Oxydata: *Hydrargyrum oxydatum rubrum* oder *Mercurius praecipitatus ruber.*

7) Salia: a) *Hydrargyrum nitricum oxydatum* und *Hydrargyrum nitricum oxydulatum;* b) *Hydrargyrum amidatum bichloratum* oder *Mercurius praecipitatus albus.*

Wirkung. Das regulinische Quecksilber verhält sich örtlich indifferent und wirkt nicht einmal durch seine Schwere, da es sich, wenn es innerlich genommen wird, sofort in unzählige feine Kügelchen vertheilt und zuletzt unverändert wieder abgeht. Wird es aber in seiner feinsten Vertheilung anhaltend eingerieben oder eingeathmet, so wird es resorbirt und bringt allgemeine Wirkungen hervor.

Die Präparate verhalten sich örtlich sehr verschieden, je nachdem sie sich zersetzen und mit den organischen Stoffen leicht oder schwer lösliche Verbindungen eingehen. Die einen sind milde Irritantia, welche die unverletzte Haut wenig afficiren, in wunden Stellen aber und in Schleimhäuten die Secretion vermehren und von dem Magen aus zu allgemeinen Wirkungen gelangen (Calomel, die Sulphurata, das Oxydul); die andern milde Caustica (das Oxyd, das einfache Iodat), und wieder andere intensive Caustica (das Bichlorat, das Biiodat, die Salze).

Gelangt das Quecksilber zur allgemeinen Wirkung, so wird die Schleimhaut des Mundes und Darm-

kanals zunächst afficirt, sie lockert sich auf, die Secretion
wird vermehrt, das Epithelium stellenweise abgestossen,
und am Zahnfleisch besonders bemerkt man Hyperämie.
Die Secretion der Nieren wird vermehrt; zuweilen folgen
breiige (von vermehrter Gallensecretion grünliche) Sedes,
und nachdem ein metallischer Geschmack vorangegangen,
vermehrte Secretion der Speicheldrüsen. Der plastische
Process wird zurückgedrängt und etwanige plastische
Exsudate wieder aufgesogen.

Bei fortgesetzter Anwendung tritt besonders reichlicher Speichelfluss ein; die Zunge, das Zahnfleisch und
die Schleimhaut des Mundes werden schmerzhaft, schwel-
len hyperämisch an und bedecken sich mit oberflächlichen Geschwüren (Stomatitis und Glossitis mercurialis,
Ulcera mercurialia).' Der Athem, der Speichelfluss und
die afficirten Theile des Mundes verbreiten einen üblen
Geruch. Der plastische Process wird gänzlich zurückgedrängt, das Blut mehr serös, die Resorption und die
Diurese vermehrt, der Kranke magert ab und unter Fie-
bererscheinungen, die bald kritisch, bald symptomatisch
sind, kann der Organismus auf ein Minimum seiner Le-
bensfähigkeit reducirt werden. Krankheiten, die auf
einer Alteration des plastischen Processes beruhen, werden dabei gebrochen (z. B. Entzündungen, Dyskrasien,
Hypertrophien), und wenn nun die Quecksilberwirkung
aufhört, so kann der Körper zu seiner Integrität zurück-
kehren.

Wird das Quecksilber zu lange gebraucht, oder unregelmässig, in zu grossen Dosen oder ohne gehörige Berücksichtigung der äusseren Verhältnisse, so entsteht
eine chronische Vergiftung, eine Quecksilber-Kachexie,
wo die Symptome der höheren Quecksilberwirkung bis
zur völligen Auflösung gesteigert werden oder Alterationen entfernter Organe eintreten können, wie Entzündung der Lymphdrüsen, Hyperämie der Leber, Exantheme (Herpes, Eczema, Impetigo und ähnliche Formen),
rheumatische Schmerzen und Exsudate und selbst cariöse
Zerstörung der Knochen. Gewöhnlich sind hier die Neurosen (besonders bei Metallarbeitern, welche lange Zeit
Quecksilber-Dämpfe einathmen), die sich durch Zittern

(zuerst in den Händen), wandernde Schmerzen, Asthma, Gastrodynie, Paralysen manifestiren, oder mit Erethismus und Fieber oder Hypochondrie auftreten.

Wenn die Application des Quecksilbers methodisch geleitet wird, so hat sie keine nachtheiligen Folgen, selbst nicht, wenn die höhern Grade der Wirkung eintreten; der Kachexie aber kann der Kranke erliegen und wenn er sich wieder erholt, so bleibt seine Constitution lange Zeit zerrüttet.

Contraindicationen: Colliquationen, sehr grosse Schwäche, Anlage zu passiven Blutungen, scorbutische, carcinomatöse und tuberculöse Dyskrasie. Sehr junge Kinder und schwangere Frauen muss man mit den höheren Graden der Wirkung verschonen. Uebrigens aber vertragen Kinder verhältnissmässig grosse Gaben, und der Speichelfluss tritt bei ihnen nicht so leicht ein.

Anwendung. 1) Als *Laxans*, wenn es zugleich als Derivativum für den Kopf oder als Resolvens für die Organe des Unterleibs (besonders der Leber) wirken soll, ohne zugleich (wie die Drastica) die Abdominalgefässe zu excitiren. — Calomel, zu Gr. 3—6 (selten bis 10), häufig mit Radix Jalapae oder Rhei; nur einmal, oder alle 2—3 Tage wiederholt.

2) Als *Alterans antiphlogisticum*, bei acuten Entzündungen: a) mit der Neigung zu plastischen oder serösen Exsudaten (also Entzündung häutiger Gebilde jeder Art, des Gehirns, der Lungen, der Leber, der Venen; — haben sich aber bereits Abscesse gebildet, so passt Quecksilber nicht mehr); b) bei dyskrasischen Entzündungen, wenn es die Dyskrasie nicht verbietet (also bei syphilitischen, scrofulösen, rheumatischen, arthritischen Entzündungen); c) bei Entzündungen mit galligen Complicationen; d) bei erethischen und venösen Entzündungen, welche den Aderlass entweder gar nicht zulassen, oder eine Wiederholung nicht gestatten; e) bei äusseren, den Einreibungen zugänglichen Entzündungen.

3) Als *Resolvens*, bei Hypertrophien und Verhärtungen parenchymatöser Organe (Leber, Milz, Testikeln, Lymphdrüsen), wenn dieselben von entzündlichen oder dyskrasischen Processen abhängen (aber nicht bei heterologen

Bildungen, wie Carcinoma, Cysten). — Calomel, Unguentum Hydrargyri cinereum.

4) Wassersuchten nach entzündlichen oder dyskrasischen Processen.

5) Chronische Exantheme, besonders syphilitische.

6) Syphilis. Bei primären Formen genügt oft ein einfaches, mehr örtliches Verfahren; bei secundären Formen aber sind die verschiedenen Präparate des Quecksilbers die vorzüglichsten Mittel.

7) Scrofulöse und rheumatische Dyskrasien und deren Produkte. (Gegenwärtig in diesen Fällen nur noch selten.)

8) Würmer. Gegen Bandwurm scheint es wenig auszurichten. Dagegen sind seine Dämpfe ein kräftiges Gift gegen verschiedene niedere Thiere (Läuse, Wanzen).

9) Fieberhafte Krankheiten, z. B. acute Exantheme, Typhus abdominalis, wo das Mittel nur als Laxans, Antiphlogisticum, Resolvens für die Abdominalorgane zu wirken scheint.

10) Neurosen, nach allgemeinen Indicationen, wenn das Quecksilber gegen die ursächlichen Momente nützen kann (z. B. Tetanus traumaticus, dyskrasische Neuralgien).

11) Verschiedene schwierige Krankheiten, entweder nach allgemeinen Indicationen, oder auch blos empirisch, immer mit zweifelhaftem Nutzen: Hydrophobie, Cholera, gelbes Fieber.

Aeusserliche Anwendung. 1) Um örtliche Wirkungen zu erzeugen, in den Fällen, wo das Mittel innerlich passen würde; besonders bei oberflächlichen Entzündungen (der Augen, der Gelenke, des Peritoneum, bei Panaritium), bei äusseren Hypertrophien und Verhärtungen, bei chronischen Exanthemen, bei Syphilis. — Unguentum Hydrargyri cinereum, Emplastrum Hydrargyri, das Biiodat und das Bichlorat.

2) Um allgemeine Wirkungen zu erzeugen. — Unguentum Hydrargyri cinereum, selten das Bichlorat.

3) Als Aetzmittel. — Das Oxyd, das Biiodat und das Bichlorat.

Ausser in dringenden Fällen soll man Quecksilber nicht zugleich innerlich und äusserlich anwenden.

Methoden. Um allgemeine Wirkungen zu erzeugen, muss das Mittel methodisch angewendet und mit einer entsprechenden Regulirung der Diät und der äussern Verhältnisse verbunden werden.

1) Für die niedern Grade dient die sogenannte Extinctionskur. Gewöhnlich giebt man in acuten Fällen Calomel innerlich zu Gr. 1—2 alle 2 Stunden, oder man reibt äusserlich die graue Salbe ein; in chronischen Fällen dagegen giebt man Calomel zu Gr. ½—1 täglich 2—3mal, oder das einfache Iodat, das Bichlorat, das Oxyd nach bestimmten Regeln. Die Speichelung sucht man zu vermeiden oder möglichst weit hinauszuschieben, indem man bei deren ersten Symptomen aussetzt und, wo es nöthig scheint, passende Mittel anwendet (Opium, Schwefel, Iod innerlich, Tinctura Opii simplex, Iod, Alaun, verdünnte Säuren äusserlich).

2) Für die höheren Grade der Wirkung wendet man die sogenannte Salivationskur an. Die Präparate giebt man hier gewöhnlich in steigenden Gaben, fährt damit auch während der Speichelung fort, und fällt wieder nach einer bestimmten Zeitperiode. Sehr zweckmässig wird diese Kur mit der Entziehungskur (Hungerkur) verbunden und durch eine besondere Vorbereitungskur eingeleitet. Erlaubt es der Zustand der Haut, so bedient man sich der grauen Salbe (alle 2 Tage 1—2 Drachmen einzureiben), ausserdem des Calomel, Oxydes. — Die Salivationskur (in Verbindung mit der Hungerkur) gehört zu den eingreifendsten Kurmethoden und erfordert ganz besondere Vorsicht.

3) Der Kranke muss sich immer in einem warmen Zimmer aufhalten und jede Erkältung vermeiden. Die Diät soll einfach und sparsam sein, und bei gleichzeitiger Hungerkur sich auf 3 Tassen Bouillon und 3 Semmeln beschränken (pro die).

4) Bäder (das Bichlorat) wird man seltener anwenden (da man den Grad der Resorption nicht vorher genau bestimmen kann), Räucherungen aber (mit Zinnober) sind obsolet.

1. Hydrargyrum depuratum.

Pharmakographie. *Mercurius vivus.*
Das rohe Quecksilber wird durch Destillation gereinigt. Gegen Ileus, Volvulus hat man es unzenweise angewendet, jetzt aber gebraucht man es nur noch zur Darstellung der Präparate.

Wird das Quecksilber mit Zucker, Gummi arabicum, Magnesia carbonica anhaltend gerieben, so wird es sehr fein zertheilt, und dergleichen Präparate wirken dann dem Calomel ähnlich. Früher gab es deren mehrere (z. B. *Hydrargyrum saccharatum*, *gummosum*), jetzt sind sie jedoch ausser Gebrauch.

Die *Pilulae coeruleae* (blaue Pillen) stehen noch in England im Rufe, unterscheiden sich aber nicht von andern milden Mercurialien. Bereitet aus Quecksilber, Conserva Rosarum und Radix Liquiritiae; 3 Pillen enthalten 1 Gr. Quecksilber.

Unguentum Hydrargyri s. cinereum (Ungt. neapolitanum, graue Quecksilber-Salbe. Mercurialsalbe). Quecksilber 1 wird mit Fett (oder Talg) 2 anhaltend verrieben, bis man mit der Loupe keine Quecksilberkügelchen mehr erkennen kann. — Setzt man ein Wenig bereits fertiger grauer Salbe zu der Mischung, so wird die Extinction des Quecksilbers sehr befördert. Terpenthin thut dasselbe, die Salbe irritirt aber davon die Haut. — Grau, aschfarben. Mit der Zeit wird das Fett ranzig und es bilden sich ölsaures und talgsaures Quecksilberoxydul.

Innerlich, wie die milden Mercurialien, Gr. 2—6 täglich 2—3mal. Dieser Gebrauch hat jedoch keinen Eingang gefunden.

Aeusserlich. 1) Um örtliche Quecksilberwirkungen zu erzeugen (das gewöhnlichste Mittel). — Auch um Ungeziefer zu tödten.

2) Um allgemeine Wirkungen zu erzeugen (das einzige gebräuchliche Präparat). Die Applikations-Methode heisst gewöhnlich die Schmierkur nach Louvrier (der sie zuerst empfohlen), oder nach Rust (der sie wesentlich verbesserte). Diese sehr eingreifende, aber auch vielfältig erprobte Kurmethode erfordert ein besonderes Studium.

Für gewöhnliche Fälle reibt man Gr. 5—20 täglich 2—3mal in die Umgegend der afficirten Stelle ein und hütet diese vor Erkältung. Bei

der Schmierkur macht man in 25 Tagen 12 Einreibungen, jede zu Dr.
1—1½—2. (Den 1sten Tag Dr. 1½ in die Unterschenkel, den 3ten Tag
Dr. 1½ in die Oberschenkel, den 6ten Tag Dr. 2 in die Arme, den 8sten
Tag Dr. 2 in den Rücken, u. s. w.)

Emplastrum Hydrargyri, M e r c u r i a l p f l a s t e r; wird
auf Leder gestrichen und als Resolvens besonders auf verhärtete Drüsen gelegt. (Beliebt ist die Verbindung mit
Campher, Dr. ½ auf Unc. 1.)

2. H y d r a r g y r u m   s u l p h u r a t u m.

Cinnabaris (Hydrargyrum sulphuratum rubrum, Z i n -
n o b e r), findet sich häufig in der Natur (*Cinnabaris nativa*), mit Metallen verunreinigt, und wird künstlich (chemisch rein) dargestellt, indem man Schwefel 4 und Quecksilber 25 schmelzen lässt und die erhaltene schwarze Masse
sublimirt.

Die Farbe variirt von Roth bis Schwarz, je nach dem verschiedenen Aggregationszustande. Das feine Pulver des reinen Schwe-
fel-Quecksilbers ist schön roth, schwer, und besteht aus Quecksilber
86 und Schwefel 14. F o r m e l: HgS. — Nicht auflöslich, selbst nicht
in Säuren und kaustischen Alkalien; wird jedoch vom Königswasser
aufgelöst und vom Chlor zersetzt.

Der Zinnober ist innerlich und äusserlich ohne Wirkung und kann nur zu Quecksilber-Räucherungen, so
fern diese jemand instituiren wollte, verwendet werden.

Hydrargyrum sulphuratum nigrum (Aethiops mineralis;
— der *Aethiops vegetabilis* ist *Carbo vegetabilis*). — Gleiche Theile
Schwefel und Quecksilber werden bei mässiger Wärme
verrieben, bis das Quecksilber extinguirt ist. Ein Gemenge von Hydrargyrum sulphuratum, fein vertheiltem
Quecksilber und Schwefel.

Feines, schwarzes Pulver, unauflöslich, von schwacher Wirkung,
nach Art des fein vertheilten Quecksilbers. Früher als gelindes Resolvens empfohlen, jetzt obsolet.

*Hydrargyrum et Stibium sulphurata (Hydrargyrum
stibiato-sulphuratum, Aethiops antimonialis)*. Gleiche Theile
Stibium sulphuratum nigrum laevigatum und Hydrargyrum sulphuratum nigrum werden gemischt. — Ein grau-
schwarzes Pulver, unauflöslich, welches lange gegeben
werden kann, ohne dass es Nutzen oder Schaden bringt,
oder überhaupt eine Wirkung zeigt.

Empfohlen als Alterans und Resolvens, besonders in Scrofeln der
Kinder, scheint aber ziemlich indifferent zu sein.

Form. 1) *Cinnabaris*, äusserlich zu Räucherungen, Dr. 1 auf Kohlen gestreut. (Es entwickelt sich Quecksilber und schwefelige Säure in den Dämpfen.)

2) *Hydrargyrum sulphuratum nigrum*, zu Gr. 5—10—15 täglich 2—3mal, in Pulver, Pillen.

3) *Hydrargyrum et Stibium sulphurata*, wie das vorige.

3. Calomel.

Pharmakographie. *Hydrargyrum chloratum mite*, *Hydrargyrum muriaticum mite*, *Mercurius dulcis*. Calomel. Versüsstes Quecksilber.

Hydrargyrum bichloratum corrosivum 4 wird mit Quecksilber 3 verrieben, bis dieses exstinguirt worden. Durch wiederholte Sublimation und durch Auswaschen mit destillirtem Wasser wird das Präparat von beigemischtem Quecksilber und Bichlorat befreit.

Das Calomel ist weiss, glänzend, krystallinisch, giebt geritzt einen gelben Strich, im Pulver gelblich weiss, ohne Geschmack; besteht aus Quecksilber 85, Chlor 15. Formel: Hg Cl. — In Wasser und Alkohol unauflöslich.

Form. Innerlich zu Gr. $\frac{1}{2}$—1, täglich 2—3mal, in chronischen Krankheiten; zu Gr. 1—3, alle 2 Stunden (bis täglich einige breiige, nicht wässerige, Sedes erfolgen), in acuten Krankheiten; zu Gr. 3—5 als Laxans (selten pur, meist mit Jalape oder Rheum); zu Gr. 10—20 (die grösseren Gaben gebrochen) nur in einzelnen Kurmethoden. In Pulvern, Pillen.

Aeusserlich selten: zu Schnupfpulvern, Augenpulvern, Einreibungen, Verbandwässern (z. B. Aqua phagedaenica nigra nach Rust, aus Calomel Dr. $\frac{1}{2}$, Opium Scr. 2 und Kalkwasser Unc. 3, wo sich salzsaurer Kalk und Quecksilber-Oxydul bildet und etwas Calomel unzersetzt bleibt).

Wirkung. Innerlich wie die milden Mercurialien. Grosse Gaben (Gr. 5—20) machen mehrere dünne, mit viel Galle vermischte (daher grünliche) Sedes; sehr grosse Gaben, zu mehreren Drachmen, scheinen auch nicht weiter zu wirken, als dass sie laxiren. — Aeusserlich und örtlich scheint es kaum zu irritiren.

Anwendung. 1) Als *Laxans*, nach Art der Drastica. Es erhitzt jedoch nicht und vermehrt die Abdominal-Congestionen nicht. Man giebt es daher vor andern

Mitteln bei Entzündungen, passiven Hyperämien, Poly-
blennie des Darmkanals, bei Leberkrankheiten und Störungen der Gallensecretionen, und besonders gern bei
Kindern.

2) Bei typhösen Fiebern; nach Einigen zu Gr. 1—2
alle 2—3 Stunden, nach Andern zu Gr. 10 täglich 1—2mal
einige Tage hinter einander. Je mehr der Charakter entzündlich ist, desto mehr ist Calomel indicirt, während bei
erethischem Charakter oder bei ulcerativer, destructiver,
fauliger Tendenz Liquor Chlori zu geben ist.

3) Als gewöhnliches innerliches Präparat für die niedern Grade der Quecksilber-Wirkung, für die Extinctionskur; in acuten Krankheiten zu Gr. 1—3 alle 2 Stunden, in chronischen zu Gr. ½—1 täglich 2—3mal.

4) Aeusserlich selten, bei chronischen Augenentzündungen (Salben), Leukom (in Pulver), Ozaena (Schnupfpulver), syphilitischen Geschwüren.

Kur-Methoden. 1) Lesser gegen Gastroënteritis, zu Ende
des 1sten oder im 2ten Stadium, Morgens zwischen 9 und 11 Uhr zweimal binnen einer halben Stunde, jedesmal Gr. 10; dies 5—7—10 Tage
fortgesetzt.
2) Weinhold gegen syphilitische, scrofulöse Dyskrasien, Abends
bei leerem Magen zweimal binnen einer halben Stunde jedesmal Gr. 10,
dazwischen Fleischbrühe; den folgenden Morgen, wenn keine Sedes
erfolgt sind, ein Drasticum von Jalape und Kali sulphuricum. Dies
7—8mal, nach dem Quartan-Typus (also den 4., 7., 10. etc. Tag) wiederholt, dabei sparsame, aber kräftige Diät.

4. Hydrargyrum bichloratum corrosivum.

Pharmakographie. *Hydrargyrum muriaticum corrosivum, Mercurius sublimatus corrosivus.* (Quecksilber-) Sublimat.

Wenn man Quecksilber 2 mit roher Schwefelsäure 3
erhitzt, so erhält man schwefelsaures Quecksilberoxyd.
Dies wird gepulvert, mit einer gleichen Menge Kochsalz
verrieben und sublimirt. Das Sublimat ist Hydrargyrum
bichloratum und im Kolben der Retorte bleibt Glaubersalz zurück.

Der Sublimat ist krystallinisch, weiss, schwer, löslich in Wasser (kalt 16, heiss 3), Alkohol 3 und Aether 3; Geschmack widrig metallisch, herbe; wird leicht zersetzt (nicht durch Sauerstoffsäuren,
aber durch die meisten andern, selbst organischen Stoffe, die wässerige Auflösung auch durch das Licht, und dann in Calomel reducirt).
Besteht aus Quecksilber 74 und Chlor 26.

Form. Innerlich zu Gr. $\frac{1}{16}$—$\frac{1}{8}$—$\frac{1}{4}$ (und vorsichtig bis Gr. $\frac{1}{2}$), täglich 1—2mal. In Pillen (vorher in Aqua destillata aufgelöst und mit Liquiritia zu Pillen gemacht). Nicht gut in Auflösungen (weil die Einzelgabe nicht genau bestimmt ist).

Aeusserlich zu Pinselwässern, Klystieren (Gr. $\frac{1}{8}$—$\frac{1}{4}$—$\frac{1}{2}$), Injectionen (für die Urethra Gr. $\frac{1}{2}$—1 auf Unc. 1), Augenwässern (zum Einträufeln Gr. $\frac{1}{12}$—$\frac{1}{4}$ auf Unc. $\frac{1}{2}$, zu Bähungen Gr. $\frac{1}{4}$—1 auf Unc. 4), zu Umschlägen (Gr. 1—2 auf Unc. 1), zu Bädern (Dr. 1—Unc. 1 auf ein Bad), Salben (Scr. 1 auf Unc. 1), Aetzpasten (2—1 auf 1 eines Constituens), Streupulver (pur, zum Aetzen).

Der Sublimat wird durch Amylum, Althaea, Gummi arabicum, Iris florentina, Liquiritia, thierische Fette nur langsam zersetzt; die andern Stoffe zersetzen ihn dagegen mehr oder weniger schnell, so besonders Pflanzenschleim, Kleber, Eiweiss. Dies ist bei den Compositionen besonders zu beachten; man mache daher keine Pillen mit Extracten oder Semmelkrume, vermeide bei dem Einnehmen Zuckerwasser, Haferschleim, Fleischbrühe, und lasse ihn auch zum äusserlichen Gebrauch nicht in Aqua communis auflösen.

Wirkung. Kleine Gaben (Gr. $\frac{1}{8}$) erzeugen keine bemerklichen Erscheinungen, und nur nach längerer Zeit (1—2 Wochen) tritt die allgemeine Quecksilberwirkung ein. Diese bleibt auf einer niedern Stufe, so dass die Speichelsecretion wenig vermehrt wird, aber die Diaphorese und Diurese und meist auch die Frequenz des Pulses zunehmen. Bei Disposition zu Lungen- und Herzkrankheiten wird die Reizung dieser Theile vermehrt, andere dem Quecksilber entsprechende Krankheiten aber nehmen ab.

Mittlere Gaben (Gr. $\frac{1}{4}$) irritiren den Magen und Darmkanal und machen nach einiger Zeit gastrische Beschwerden (Gastrodynie, Erbrechen, Kolik, Diarrhöe). Sodann wird die Schleimhaut der Bronchien irritirt und die Lungen selbst afficirt. Endlich leidet auch das Rückenmark (Schmerzen, Zittern, selbst Convulsionen und Lähmungen). Die allgemeine Quecksilberwirkung ist unterdessen eingetreten.

Grosse Gaben (Gr. 1) ätzen, sie gehen mit den Magensecreten lösliche Verbindungen ein und werden resorbirt. Gleich nach der Vergiftung brennende Schmerzen im Epigastrium, sodann Gastritis und Enteritis, Er-

brechen, blutige Diarrhöen mit Tenesmus, Strangurie,
heftige Palpitationen, schwere Beklemmung, Zittern,
Convulsionen, und nach 20—30 Stunden der Tod.

Gegengift: Eiweiss, Kleber, Schleim. Zuweilen wird der Vergiftete gerettet, indem die allgemeine Quecksilberwirkung eintritt.

Mässig verdünnt irritirt es örtlich, concentrirt aber
ätzt es und hinterlässt schlechte Geschwüre. Auch wird
es resorbirt.

Anwendung. 1) Syphilis, besonders secundäre, inveterirte Formen. Man beginnt mit Gr. $^1/_5$ und steigt immer einen
Tag um den andern um Gr. $^1/_{10}$, bis man auf Gr. 1—1$^1/_2$ pro die gekommen ist; dann geht man eben so wieder zurück. Dabei das gewöhnliche Mercurial-Regimen. (Dzondi'sche Kur.)

2) Neuralgien, chronische Gelenkkrankheiten, Rheumatismen und Exantheme.

3) Aeusserlich, verdünnt, bei syphilitischen Geschwüren, chronischen Exanthemen, besonders aber bei katarrhalischen, scrofulösen und syphilitischen Ophthal-
mien. — Als schwaches Aetzmittel zeichnet sich der
Sublimat dadurch aus, dass er die Bildung einer guten
Narbe begünstigt. Als concentrirtes Aetzmittel nicht zu
empfehlen.

Präparate. 1) Liquor Hydrargyri bichlorati corrosivi, eine Auflösung von Hydrargyrum bichloratum corrosivum und Salmiak, von jedem Gr. 1 auf Aqua destillata Unc. 1. (Enthält weder Sublimat noch
Salmiak, sondern Ammoniak - Quecksilberchlorid oder Alembrothsalz.) Nur äusserlich, etwa Aqua phagedaenica. Entbehrlich.
. 2) Aqua phagedaenica flava, eine Auflösung von Gr. 1$^1/_2$ Sublimat
in Unc. 1 Kalkwasser. (Enthält salzsauren Kalk, etwas Sublimat und
einen gelben Niederschlag, Quecksilberoxydhydrat.) Nur äusserlich;
entbehrlich.

5. Hydrargyrum iodatum (flavum).

Pharmakographie. (Gelbes) Quecksilber-Iodür.

Quecksilber 8 wird mit Iod 5 verrieben. — Pulver,
grünlich-gelb, in Wasser und Weingeist nicht auflöslich,
wohl aber in Aether, als Solutio Kalii iodati.

Form. Hydrargyrum iodatum flavum zu Gr. 1 täg-
lich 2—3mal, in Pulvern, Pillen. Für Kinder Gr. $^1/_8$—$^1/_4$.
— Nicht gut äusserlich.

Wirkung. Wie die milden Mercurialien, irritirt jedoch in grossen Dosen und kann selbst Gastritis erregen
(zu Dr. $^1/_2$). Speichelung soll nicht so häufig eintreten.

Anwendung. Syphilis (besonders bei Kindern), Scrofeln, chronische Exantheme. — Aeusserlich ist es zu milde und verwandelt sich noch dazu sehr leicht in Biiodat.

Für die berühmten Ricord'schen Pillen ist folgende Formel die beste:
℞ Hydrargyri iodati flav. ʒj, Lactucarii ʒβ, Extr. Opii, Extr. Conii āā Gr. **XV.** M. f· Pil. 60. S. Abds. 1, nach 8 Tagen Morg. u. Abds. je 1 Pille (bis auf 4 Pillen *pro die*, und ebenso zurück).

6. Hydrargyrum biïodatum rubrum.

Pharmakographie. (Rothes) Quecksilber-Biiodat. Quecksilberiodid.

Die Auflösungen von Hydrargyrum bichloratum corrosivum und von Kalium iodatum werden vermischt und das Biïodat niedergeschlagen. — Ein rothes Pulver, in Wasser kaum löslich, aber in Spiritus Vini rectificatissimus und in Salzsolutionen.

, Form. *Hydrargyrum biïodatum rubrum*, selten innerlich, zu Gr. $^1/_{16}$—$^1/_8$—$^1/_4$, in Auflösungen (mit Weingeist). — Aeusserlich gewöhnlich in Salben, Gr. 2—10 auf Dr. 1.

Wirkung. Irritirt heftig, dem Bichlorat ähnlich, daher nur äusserlich.

Anwendung. Aeusserlich bei scrofulösen und syphilitischen Geschwüren, bei schweren Formen chronischer Exantheme (Lupus).

7. Hydrargyrum oxydulatum.

Pharmakographie.

Das Quecksilberoxydul ist ein schwarzes Pulver, welches sich sehr leicht in Oxyd und regulinisches Quecksilber zersetzt. Von den verschiedenen Versuchen, ein Oxydul darzustellen, hat sich der von Hahnemann erhalten, dessen Präparat den Namen *Mercuriu; solubilis Hahnemanni* oder auch *Hydr. oxydulatum nigrum* führt; — ein schwarzes Pulver, nicht in Wasser löslich, aber grösstentheils in Essigsäure, welches schwächer und unsicherer als Calomel wirkt und leichter Speichelfluss macht. — Daher obsolet.

Verdünnter Liquor Hydrargyri nitrici wird mit verdünntem Liquor Ammonii caustici gemischt und der Niederschlag gesammelt. Be-

steht aus 90 Quecksilberoxydul und 10 salpetersaurem Ammonium. —
Gabe: innerlich zu Gr. $\frac{1}{2}$–1, oder zu 1–3 täglich 2–3mal, seltener
zu Gr. 1–3 alle 2 Stunden; in Pulver, Pillen; — äusserlich zu Augensalben (Scr. $\frac{1}{2}$ auf Dr. 1).

8. Hydrargyrum oxydatum.

Pharmakographie. *Hydrargyrum oxydatum rubrum*,
Mercurius praecipitatus ruber. Rother (Quecksilber-) Präcipitat.

Quecksilber wird in Salpetersäure aufgelöst und bis
zur Trockne verdampft. Das erhaltene trockne salpetersaure Quecksilberoxyd wird mit gleichen Theilen Quecksilber verrieben, (es bildet sich salpetersaures Quecksilberoxydul)
und erhitzt (die Salpetersäure wird zersetzt, Stickstoffoxyd entweicht und der übrige Sauerstoff verwandelt das Oxydul in Oxyd).

Das Oxyd ist ein ziegelrothes Pulver (das Oxydhydrat ein citronen-
gelbes Pulver), und besteht aus gleichen Atomen Quecksilber und
Sauerstoff (also $\overset{..}{Hg}$, das Oxydul ist Hg^2). In Weingeist und kaltem
Wasser unauflöslich, in heissem Wasser sehr wenig, leicht in Salpetersäure, Salzsäure, Essigsäure.

Form. *Hydrargyrum oxydatum rubrum*, innerlich
zu Gr. $\frac{1}{8}$–$\frac{1}{4}$–$\frac{1}{2}$ (allmählig steigend bis 1), täglich 1—
2mal; in Pulver, Pillen.

Aeusserlich zu Streupulvern, Salben (1 auf 2—16
Fett; für die Augen Gr. 1—5 auf Dr. 1).

Wirkung. Irritirt innerlich, wie das Bichlorat,
dem es auch sehr ähnlich wirkt (im Magen ist es in den
freien Säuren löslich). Afficirt die Brustorgane weniger,
aber die Speicheldrüsen leichter, als das Bichlorat.

Aeusserlich ätzt es nur auf wunden Stellen oder
auf der Schleimhaut. Es macht keine Schmerzen, geht
nicht in die Tiefe, lässt sich genau beschränken, veranlasst eine gute Eiterung und wird nicht resorbirt. (Es
ist in den Secreten der Wunden und Geschwüre nicht
löslich.)

Anwendung. Innerlich wie das Bichlorat, wenn
man dessen nachtheilige Wirkung auf die Brustorgane
fürchtet, besonders bei veralteter Syphilis und bei Complication mit Scrofeln.

Aeusserlich: 1) als *Irritans* und *Alterans*, verdünnt
(in Salben), bei chronisch entzündlichen, exulcerativen
und suppurativen Processen (bei letztern mit schlechter

Granulation), so besonders bei Augenkrankheiten (hier z. B. das *Unguentum Hydrargyri rubrum s. Unguentum Hydrargyri oxydati rubri*, rothe Präcipitatsalbe — 1 Th. auf 49 Th. Rosensalbe — ein vorzügliches Mittel).

2) Als *Causticum*, pur oder in concentrirten Salben, bei Geschwüren mit schlechten Granulationen, fungösen Excrescenzen, besonders auch um die Bildung eines guten Eiters zu veranlassen.

Curmethode von Berg: ℞ Hydrargyr. oxydat. rubr. gr. jj, Stib. sulphurat. nigr. laevig. Ɔviij, Sacch. Ɔjj. M. f. pulv. Div. in part. 16 aequ. S. Morgens und Abends 1 Pulver. — Bei der Reïteration wird die Gabe des Hydrargyr. oxyd. rubr. jedesmal um Gr. 2 vermehrt, bis man auf Gr. 10 gekommen ist. Dann geht man wieder eben so zurück. Dabei Holzthee, bei Diarrhöe Opium. — Gegen secundäre Syphilis mit scrophulöser Complication.

9. Hydrargyrum amidato-bichloratum.

Pharmakographie. *Hydrargyrum bichloratum ammoniatum, Hydrargyrum ammoniato-muriaticum, Mercurius praecipitatus albus.* Weisser (Quecksilber-) Präcipitat.

Hydrargyrum bichloratum corrosivum wird in Aqua destillata gelöst und mit Liquor Ammoniaci caustici niedergeschlagen. Oder man löst Hydrarg. bichloratum corrosivum und Salmiak in Wasser auf (wodurch sich ein krystallisirbares und leicht lösliches Doppelsalz bildet: Chlor-Quecksilber und Chlor-Ammoniak, Alembrothsalz), und schlägt es durch Alkalien nieder.

· Weisses Pulver, in Weingeist nicht löslich, in Wasser sehr wenig, in Salzsäure leicht. — Besteht aus gleichen Atomen Quecksilber-Chlorid und Quecksilber-Amid.

Form. *Hydrargyrum amidato-bichloratum*, nur äusserlich in Salben (1 auf 8—9, für die Augen Gr. 2—8 auf Dr. 1).

Wirkung. Innerlich dem Bichlorat ähnlich, aber sehr unsicher, daher ausser Gebrauch. — Aeusserlich dem Oxyd ähnlich, scheint aber etwas milder zu sein.

Anwendung. Aeusserlich (als *Unguentum Hydrargyri album*) wie das Oxyd (als *Irritans*, jedoch nicht als *Causticum*), besonders bei chronischen Exantemen (Krätze, Flechten). Auch gegen Läuse.

10. Hydrargyrum nitricum.

Pharmakographie. *Mercurius nitrosus.*

Wenn man Quecksilber mit Salpetersäure kocht, oder das Oxyd in Salpetersäure auflöst, so erhält man Hydrargyrum oxydatum nitricum und zwar als neutrales Salz, nur in aufgelöster Form, Liquor Hydrargyri o x y d a t i nitrici, dessen Stärke durch das spec. Gew. 1,180 bestimmt wird.

Löst man dagegen Quecksilber in verdünnter kalter Salpetersäure auf und bringt die Lösung auf das spec. Gew. 1,100, so erhält man den Liquor Hydrargyri o x y - d u l a t i n i t r i c i, welcher aus saurem salpetersauren Quecksilber-Oxydul besteht.

Präparate und **Form.** 1) *Liquor Hydrargyri oxydati nitrici (Liquor Bellostii)*, nur äusserlich, als Aetzmittel. —, (Innerlich, zu Gtt. 1—2 täglich 1—2mal, sehr zu widerrathen.)

2) *Liquor Hydrargyri (oxydulati) nitrici s. Hydrargyrum oxydulatum nitricum solutum* zu Gtt. 1—3 täglich 1—2mal, mit Aqua destillata und vielem Schleim, oder in Pillen. — Aeusserlich als Aetzmittel.

Wirkung und **Anwendung.** Der Liquor Hydrargyri oxydulati nitrici ist etwas milder, gehört aber immer noch zu den heftigsten Irritantien. Einen besondern Nutzen haben diese Mittel nicht und können auch äusserlich recht gut entbehrt werden.

Diese Quecksilbersalze sind sämmtlich intensive Irritantien, welche durch das Bichlorat vollkommen ersetzt werden. Sie sind daher auch gegenwärtig nicht mehr in Gebrauch.

Ueberhaupt würden folgende Präparate des Quecksilbers genügen: 1) Unguentum Hydrargyri; 2) Calomel; 3) Sublimat; 4) Hydrargyrum oxydatum rubrum; 5) die beiden Iodate.

II. Antimonium.

Pharmakographie. *Stibium.* Spiesglanz.

Das S p i e s g l a n z findet sich selten gediegen in der Natur bisweilen oxydirt (weisses Spiesglanzerz und Spiesglanzocher), häufig aber mit Schwefel (graues Spiesglanzerz), aus welchem es durch Rösten und sodann durch Verbrennen der Asche (Antimonoxyd) mit Kohle dargestellt erden kann.

Spec. Gew. 6—7. Silberweiss, sehr glänzend, spröde und daher leicht zu pulvern. Häufig verunreinigt mit Arsen, Kupfer, Blei, Eisen.

Präparate. 1) *Antimonium regulinum.* — 2) *Antimonium oxydatum.* — 3) Salia: *Tartarus stibiatus.* — 4) Chlorata: *Liquor Antimonii chlorati.* — 5) Sulphurata: a) *Antimon. sulphuratum nigrum;* b) *Antim. sulphuratum rubrum* oder *Kermes minerale;* c) *Antim. sulphuratum aurantiacum* oder *Sulphur auratum Antimonii;* 6) d) *Calcaria sulphurata stibiata.*

Wirkung. Das Antimonium vermehrt in kleinen Gaben die Absonderungen der Schleimhäute (besonders des Magens, des Darmkanals, der Lungen) und der äussern Haut, weniger dagegen die der Nieren. Das Gefässund Nervensystem werden weiter nicht afficirt, und die Kachexie, die sich nach einem langwierigen Gebrauch bildet, beruht vorzüglich in Abmagerung, in gastrischen Beschwerden mit torpidem Charakter und in chronischen Exanthemen mit herpetischen, pustulösen Formen.

Mittlere Gaben machen gastrische Beschwerden mit Ekel, Erbrechen oder Diarrhöe, und stören bei langem Gebrauch die Verdauung beträchtlich. Sie vermehren die Diaphorese und die Expectoration, mitunter auch die Diurese, beschränken die Bildung des Faserstoffs und dessen Gerinnbarkeit und machen das Blut mehr serös. Auch relaxiren sie die Energie der Muskelfasern und deprimiren in entsprechenden Krankheiten die excessiven Actionen des Nervensystems.

Grosse Gaben machen ziemlich sicher Erbrechen oder Diarrhöe. Sehr grosse Gaben irritiren den Magen und Darmkanal, es entsteht heftiges Erbrechen und Laxiren mit asthmatischen Affectionen, und wenn das Gift dabei nicht ausgeleert wird, so kann durch Magen- und Darmentzündung und durch Lungenlähmung der Tod die Folge sein.

Aeusserlich irritirt es, je nachdem das Präparat löslich ist. Die unlöslichen Präparate wirken äusserlich gar nicht, und auch die löslichen können keine allgemeinen Wirkungen hervorbringen.

29*

Anwendung. 1) Katarrhalische und rheumatische Fieber und acute Krankheiten mit katarrhalischen Symptomen (als *Expectorans* und *Diaphoreticum*).

2) Gastrische Fieber und überhaupt Gastrosen oder Status gastricus (als *Emeticum*, *Laxans* und *Diaphoreticum*).

3) Entzündungen, namentlich Pneumonie, Pleuritis, Bronchitis, acute Rheumatismen (der Gelenke), Encephalitis (besonders traumatica, doch auch bei Delirium tremens und bei heftigen Delirien typhöser Fieber).

4) Gichtische Paroxysmen, zur Beförderung der Krisen.

5) Blennorrhöen der Lungen, meist jedoch nur als *Adjuvans*.

6) Chronische Exantheme, chronische Rheumatismen, secundäre Syphilis, Scrofeln. Die hier gebrauchten und gepriesenen Präparate scheinen ziemlich indifferent zu sein, die differenten aber kann man wegen der gastrischen Nachtheile nicht lange genug geben. Auch giebt es hier bessere Mittel, so dass man die Antimonialien leicht entbehren kann.

7) Neurosen: Trismus und Tetanus (traumaticus wie rheumaticus, mit eben solcher Prognosis dubia oder mala wie andere Mittel). — Bei chronischen Neurosen nicht zu empfehlen, es sei denn, dass sie von einer dem Antimon, zugänglichen Störung herrührten (z. B. von einer Erkältung).

Aeusserlich. 1) Als Aetzmittel, zu örtlichen Zwecken (Antimonium chloratum). 2) Als Reizmittel, um die örtliche Thätigkeit zu erhöhen, oder um abzuleiten (Tartarus stibiatus).

1. Liquor Antimonii chlorati.

Pharmakographie. *Liquor Stibii chlorati, Liq. Antimonii muriatici, Stibium chloratum solutum, Butyrum Antimonii.* Antimon-Chlorid, Spiesglanzbutter, Chlor-Antimon.

Antimonium sulphuratum nigrum 1 wird mit roher Salzsäure 4 gekocht und eingedämpft. Nach dem Erkalten setzt man so viel verdünnte Salzsäure (aus Acidum muriaticum 1 und Aqua destillata 2) hinzu, dass das spec. Gew. der Flüssigkeit 1,345—1,350 beträgt.

Das Chlor-Antimon ist von butterähnlicher Consistenz. Durch Wasser wird es zersetzt in ein saures auflösliches Salz (d. i. Chlor-Antimon und Salzsäure) und in ein basisches schwer lösliches (d. i. Chlor-Antimon und Antimonoxyd, *Pulvis Algarothi*; vergl. S. 456). Der officinelleLiquor Antimonii chlorati ist eine Auflösung des sauren Salzes in verdünnter Salzsäure.

Klar, gewöhnlich etwas gelblich (von Eisen), stösst an der Luft erstickende weissgraue Nebel aus, lässt durch Verdünnen mit Wasser Algarothpulver fallen.

Form. *Liquor Antimonii chlorati*, nur äusserlich als Aetzmittel; pur oder in Salben (nicht mit Wasser zu vermischen). Zu Augensalben Gutt. 2 auf Dr. 2.

Wirkung. Aetzt und zerstört ohne erhebliche Schmerzen und Entzündung, macht gewöhnlich einen feuchten Schorf und dringt tief ein, fliesst aber leicht ab und lässt sich nicht gut beschränken.

Anwendung. Gegen Polypen (zuweilen auch gegen Warzen, Condylome), gegen thierische Gifte (Biss toller Hunde, Carbunkel, wie Liquor Kali caustici), als Aetzmittel an den Augen, wo man bis auf den Grund zerstören will (wie bei Pannus, Pterygium, Staphylom).

2. Stibium sulphuratum nigrum.

Pharmakographie. *Antimonium sulphuratum nigrum*. Schwarzes Schwefel-Antimon.

Spiesglanz 21 und Schwefel 9 werden zusammen geschmolzen. — In der Natur findet sich das schwarze Schwefel-Antimon sehr häufig (graues Spiesglanzerz, *Antimonium crudum*), enthält aber fast immer Eisen, Blei, Arsenik, und kann daher nicht angewendet werden.

Dunkelgraue Stücke von metallischem Glanze, unlöslich in Wasser, löslich in Salzsäure, in kaustischen Alkalien.

Für den innerlichen Gebrauch muss es sehr fein verrieben (geglättet) werden, als *Stibium sulphuratum (nigrum) laevigatum (Antimonium crudum praeparatum)*.

Präparate und Form. *Stibium sulphuratum nigrum laevigatum* zu Gr. 5—20 täglich 2—4mal; in Pulvern, Morsellen, Bissen (Pillen, Latwergen).

Wirkung. Das Mittel wird lange vertragen, ohne die Verdauung zu belästigen; grosse Gaben machen jedoch Ekel, Erbrechen und Laxiren. Es scheint überhaupt ziemlich indifferent zu sein und die eigenthümlichen

Wirkungen des Antimon nur in geringem Grade zu besitzen.

Anwendung. Empfohlen gegen chronische Exantheme, chronische Rheumatismen, auch gegen chronische Metallvergiftungen, besonders aber gegen Scrofeln. Wie es scheint, verdient es seinen Ruf durchaus nicht; man kann es auch, da man bessere Mittel besitzt, füglich entbehren.

3. Stibium sulphuratum aurantiacum.

Pharmakographie. *Sulphur stibiatum aurantiacum, Sulphur Antimonii auratum.* Goldschwefel, goldgelbes Schwefel-Antimon.

Wenn man Natrum carbonicum crudum 3 in Wasser 15 auflöst, mit einem Brei von frischem Kalk 1 in Wasser 3, mit Stibium sulphuratum nigrum laevigatum 2 und mit sublimirtem Schwefel 1/3 verbindet und die Mischung kocht, so erhält man durch Krystallisation ein Schwefelsalz: Schwefel-Natrium + Schwefel-Antimon. Dieses Salz wird in sehr verdünntem Liquor Natrii hydrici wieder aufgelöst und durch Schwefelsäure zersetzt, wobei das unlösliche orangefarbene Schwefel-Antimon als feines Pulver niederfällt.

Der Kalk wird als unlöslicher kohlensaurer und arsenigsaurer Kalk nach dem Kochen durch Filtriren abgeschieden (das Antimon ist nämlich fast immer mit Arsenik verunreinigt). Die Schwefelsäure zersetzt das Salz, indem sie das Natrium disponirt, sich zu oxydiren (aus dem Sauerstoff des Wassers) und schwefelsaures Natrum zu bilden (welches aufgelöst bleibt), während der freigewordene Wasserstoff mit dem frei gewordenen Schwefel als Schwefel-Wasserstoff entweicht.

Der Goldschwefel ist ein Pulver, leicht, locker, orange, unauflöslich in Wasser, ohne Geschmack und Geruch. Wird durch kaustische Alkalien aufgelöst, durch Salzsäure zersetzt (in Chlor-Antimon und Schwefel-Wasserstoff).

Form. *Stibium sulphuratum aurantiacum* zu Gr. 1/2 — 1 — 2 täglich 2 — 4mal; in Pulvern, Pillen, Morsellen, Trochisken, Schüttelmixturen.

Wirkung. Kleinere Gaben vermehren die Secretion der Bronchien und der Haut, grössere machen Ekel, Erbrechen und Purgiren. Diese Wirkung grösserer Gaben ist jedoch sehr unsicher und tritt ziemlich spät ein.

Anwendung. 1) Fieberhafte Krankheiten, wenn die Krisen durch die Lungen oder die Haut geschehen sollen und zurückgehalten werden.

2) Entzündungen der Athmungsorgane, zur Beförderung der Krisen durch Haut und Lungen (nach gebrochener Entzündung).

3) Katarrhe und Blennorrhöen der Lungen, als *Expectorans*.

4) Spastische Formen der respiratorischen Nerven, wie Asthma spasmodicum, Tussis convulsiva, Catarrhus spasticus; als *Adjuvans*.

5) Chronische Exantheme, chronische Rheumatismen, Scrofeln, torpide Plethora abdominalis, Anschwellung der Leber, der Milz, der Gekrösdrüsen, Wassersucht von dergleichen torpiden Abdominal-Krankheiten u. s. w. Für alle diese Fälle hat man gegenwärtig bessere Mittel und gebraucht daher den Goldschwefel hier als *Alterans resolvens* nur noch selten.

4. Stibium sulphuratum rubrum.

Pharmakographie. *Sulphur stibiatum rubrum, Kermes minerale.*

Schwarzes Schwefel-Antimon (Unc. 1) wird in eine siedend heisse Lauge von Natrium carbonicum crudum (Libr. 2) und Wasser (Libr. 20) gethan und gekocht. Die Flüssigkeit wird dann heiss filtrirt und der Niederschlag, den sie beim Erkalten fallen lässt, mit Aqua destillata ausgewaschen.

Ein Hydrat von Schwefel-Antimon und Antimonoxyd. Die Zusammensetzung fällt aber nach der Bereitungsweise verschieden aus und das Präparat ist daher immer unsicher. (Der Gehalt an Antimonoxyd ist verschieden.)

Pulver, leicht und locker, braunroth, in Wasser unlöslich, wird von heissem Wasser partiell zersetzt; ohne Geschmack und Geruch.

Form. *Stibium sulphuratum rubrum* zu Gr. $\frac{1}{4}$—$\frac{1}{2}$—1 täglich 2—4mal; in Pulvern, Pillen, Trochisken, Schüttelmixturen.

Wirkung. Dem Goldschwefel ähnlich, wird aber unsicher nach seiner verschiedenen chemischen Constitution und macht oft in den kleinsten Gaben schon Ekel, Erbrechen und Laxiren.

Anwendung. Wie Goldschwefel, den es als *mucum incidens*, also bei Status pituitosus (der Lungen) übertreffen soll (vielleicht weil es so häufig Ekel und Er-

brechen macht). Wegen seiner Unsicherheit wird man es
aber nicht leicht geben.

5. Stibium oxydatum.

Pharmakographie.
Das Stibium bildet 3 Oxydationsstufen: das Antimonoxyd, die antimonige Säure und die Antimonsäure. Das
A timon verhält sich hier zu dem Sauerstoff, wie 2 zu 3,
4 nd 5.
Wenn man schwarzes Schwefel-Antimon in Salzsäure
kocht, so bildet sich Chlor-Antimon (Schwefel-Wasserstoff entweicht), und wenn man dies mit Wasser verdünnt,
so wird es zersetzt in ein saures Salz (*Liquor Stibii chlorati*) und ein basisches (Chlor-Antimon + Antimonoxyd),
welches niederfällt (*Pulvis Algarothi* s. S. 453). Bringt
man das Algarothpulver in eine Lauge von Natrium carbonicum depuratum, so bildet sich Natrium chloratum und
Antimonoxyd (welches niederfällt), während Kohlensäure
entweicht.
Das Oxyd (*Stibium oxydatum griseum*, früher auch Oxydul genannt) ist ein schmutzig weisses Pulver, ohne Geschmack, unlöslich
in Wasser, löslich in Salzsäure (woraus es durch Wasser als Algarothpulver wieder niedergeschlagen wird). Die alten *cineres Antimonii* und
flores Antimonii argentini sind dasselbe Präparat unter verschiedener
Bereitungsweise; dagegen sind *Crocus metallorum*, *Vitrum Antimonii*,
Pulvis Algarothi, *Kermes minerale* Verbindungen des Oxydes mit
Schwefel-Antimon.
Das *Stibium oxydatum album* (*Antimonium diaphoreticum ablutum*)
ist ein Gemisch von antimoniger Säure und Antimonsäure, das *Stibium oxydulatum fuscum*, *Crocus metallorum*, ein Gemisch von Schwefel-Antimon und Antimonoxyd. Beide sind Pulver, ohne Geruch und
Geschmack, unlöslich in Wasser.

Wirkung. Das Oxyd macht sehr leicht Ekel und
Erbrechen, die Wirkung tritt aber sehr unbestimmt ein.
Oft genügt eine sehr kleine Gabe (Gr. $^1/_4$), während man
in andern Fällen mehrere Gran geben kann. Wegen dieser grossen Unsicherheit ist es von der Therapie aufgegeben.
An diesem Fehler leiden alle Präparate, die Antimonoxyd enthalten (wie Kermes minerale). — Die antimonige Säure und Antimonsäure
(z. B. das Stibium oxydatum album) machen nicht leicht Erbrechen,
sondern wirken mehr als *Diaphoretica antiphlogistica* (zu Gr. 10—30,
täglich 2—3mal), in vielen Fällen verhalten sie sich jedoch auch in
grossen Gaben indifferent und sind daher ausser Gebrauch.

6. Tartarus stibiatus.

Pharmakographie. *Stibio-Kali tartaricum, Kali-stibiato-tartoricum, Antimonium tartarisatum, Tartarus emeticus.* Brechwein-stein.

Stibium oxydatum 4 und Tartarus depuratus 5 werden mit Wasser gekocht und die heiss filtrirte Flüssigkeit zur Krystallisation hingestellt.

Der Brechweinstein ist ein Doppelsalz von weinsteinsaurem Kali und weinsteinsaurem Antimonoxyd, dem Tartarus ferruginosus analog zusammengesetzt. — Sehr weisse Krystalle (der Apotheker hält sie in Pulver gebracht vorräthig), von einem widerlichen, metallischen Nachgeschmack, löslich in 15 kaltem und 2 heissem Wasser (auch in wässerigem Weingeist); wird zersetzt durch Schwefelsäure, Salpetersäure, Salzsäure, Weinsteinsäure und deren Salze, durch reine und kohlensaure Alkalien, durch Kali-Präparate, Gerbstoff.

Präparate und Form. *Tartarus stibiatus* als Diaphoreticum zu Gr. $^1/_{16}$—$^1/_8$—$^1/_4$ alle 2—3 Stunden, zu Ekelkuren Gr. $^1/_4$—$^1/_2$ (und mehr, bis zur Wirkung), als Brechmittel Gr. 2—4 getheilt und in kleinen Zwischenräumen, als Antiphlogisticum zu Gr. $^1/_2$—1—1$^1/_2$, alle 1—3 Stunden; — in Pulvern, Pillen, Mixturen.

Als *Emeticum* gern mit Radix Ipecacuanhae pulverata, in Pulvern oder Schüttelmixturen. (Z. B. ℞ Rad. Ipecac. pulv. ℨβ–ʒj, Tart. stibiat. gr. jj. M. f. pulvis. S. Brechmittel.) — Auch mit Amylum (welches die brechenerregende Kraft erhöht). Nicht gern pur (etwa mit Zucker in Pulvern, oder in Aqua destillata aufgelöst), weil er nebenbei häufig Diarrhöe macht.

Für andere als emetische Formen am besten in Mixturen. (Die grösseren Gaben mit etwas Opium, um das Erbrechen und Laxiren zu verhüten, z. B. ℞ Tart. stibiat. gr. vj, Aq. destill. ʒvj, Tinct. Opii simpl. ϑβ. M.S. Alle 2 Stunden einen Esslöffel. Bei Pneumonie, Rheumatismus articulorum acutus.)

Aeusserlich zu Klystieren (Gr. 3—6), Augentropfwässern (Gr. $^1/_4$—1 auf Unc. $^1/_2$), Salben (1 auf 10—20 Fett, um zu irritiren; auf 2—4, um Pusteln zu bilden; zu Augensalben Gr. 2—5 auf Dr. 2), Pflastern (etwa Scr. 1 auf Unc. $^1/_2$, um zu irritiren), Waschwässern (Gr. 3—15 auf Unc. 1), Verbandwässern und Umschlägen (Gr. 1—6 auf Unc. 1), Venen-Infusion (Gr. 2—4 in Unc. $^1/_2$—2 lauem destillirten Wasser), Aetzpasten (mit Wasser q. s.).

1) *Vinum stibiatum* s. *Vinum Stibio-Kali tartarici.* Brechwein (Tartarus stibiatus Gr. 2, Madeira-Wein — neuerdings besser weisser Franzwein — Unc. 1), zu Scr. 1—Dr. 1 alle 2—3 Stunden. Als Brechmittel zu Unc. 1$^1/_2$—2 binnen $^1/_2$ Stunde in getheilten Gaben, gewöhnlich aber zu Unc. $^1/_2$ als Adjuvans für Brechmittel.

2) *Unguentum Tartari stibiati*, Pockensalbe, nach Autenrieth, aus Fett 4 mit Tartarus stibiatus 1. Aeusserlich einzureiben,
täglich 1—2mal, bis Pocken entstehen.

Wirkung. Kann alle Wirkungen des Antimon, nach
Maassgabe der Dosen, ziemlich schnell und sicher darstellen, theilt aber auch die Eigenthümlichkeit aller Antimo-
nialpräparate, dass es häufig nebenbei Erbrechen und
Laxiren macht. Wo diese Nebenwirkungen zu fürchten
sind, da muss man es also vermeiden.

Anwendung. Allenthalben, wo Antimonialien passen. (Nur als Expectorans wird der Goldschwefel vorgezogen.)

Aeusserlich als *Irritans* und in Folge dessen als *Derivatorium*. Selten als Aetzmittel (sehr schmerzhaft).

Der Tartarus stibiatus ist das gebräuchlichste Antimonialpräparat,
und überhaupt eines der gebräuchlichsten Arzneimittel. Der Goldschwefel ist als Expectorans beliebt und der Liquor Stibii chlorati
wird zuweilen als Aetzmittel gebraucht. Alle andern Antimonialien
können entbehrt werden. Das reine Antimon ist an sich indifferent, es
oxydirt sich aber (im Magen) bald mehr bald weniger leicht, und wirkt
dann wie das Oxyd.

III. Aurum.

Pharmakographie. Gold.

Das Gold findet sich nur gediegen, im Sande oder in
Schwefel- und Arsenikmetallen. Gelb, weich, sehr dehn-
bar, sehr schwer (spec. Gew. 19), schmilzt es langsam in
der Weissglühhitze (geschmolzenes Gold hat eine grüne
Farbe), oxydirt sich nicht an der Luft und löst sich nur
in Chlor auf (daher in Salpeter-Salzsäure, *Aqua regia*,
weil diese Chlor enthält).

Zu pharmaceutischen Zwecken kann man holländische Dukaten
nehmen, die aus ziemlich reinem Golde bestehen.

Präparate. 1) Aurum regulinum: *Aurum foliatum.*

2) Salia: a) *Aurum chloratum;* b) *Aurum et Natrium
chloratum, Aurum chloratum natronatum.*

3) Oxydata: a) *Aurum oxydatum;* b) *Aurum et Stannum oxydatum, Purpura Auri Cassii.*

Wirkung. Kleine Gaben, lange gegeben, sollen gelind excitiren und sich zuletzt (nach 3—4 Wochen) durch
eine mässige Krise (Schweiss, Urin, zuweilen Speichelfluss, Schleimflüsse, Geschwüre, selten Diarrhöe) ent-

scheiden. Unter diesen Krisen sollen die Syphilis heilen, Geschwülste sich zertheilen u. dgl. Nach Chrestien wirkt es als Resolvens, dem Quecksilber analog, erhitzt aber zugleich. Letzteres scheint festzustehen, sowie auch dass es die Diurese und Diaphorese vermehrt, häufig Speichelfluss macht (der aber nicht sehr lästig ist), und dass unter seiner Wirkung gewisse Krankheiten geheilt werden.

Mittlere Gaben machen leicht Fieberbewegungen und selbst entzündliche Congestionen. Grosse Gaben sind heftige Gifte, die hauptsächlich durch Magen- und Darmentzündung zu tödten scheinen.

Anwendung. 1) Secundäre Syphilis. Es scheint langsam zu wirken und gar keinen Vorzug zu haben.

2) Torpide Scrofeln. Es scheint vor den andern Mitteln keinen Vorzug zu haben, in veralteten Fällen auch gar nichts zu nützen.

3) Krebs (besonders der Zunge, der Mamma, des Uterus). Es scheint nur einige Besserung hervorzubringen, eine radikale Hülfe davon sich aber nirgends zu bestätigen.

4) Torpide Wassersuchten, von Verhärtung und Anschwellung der Leber, der Gekrösdrüsen, bei abdominellen Stockungen. Der Nutzen ist hier noch nicht entschieden.

5) Allerlei Anschwellungen und Verhärtungen (der Zunge, des Pylorus, chronische Exantheme (Tinea capitis, Elephantiasis, Lepra). Es fehlt hierüber noch sehr an Erfahrungen.

Das Gold scheint ein kräftiges Mittel zu sein. Der Gebrauch ist jedoch noch zu neu und die Versuche genügen noch lange nicht, um es genau beurtheilen zu können. Gegen Syphilis und Scrofeln scheint es jedoch entbehrlich zu sein.

1. Aurum foliatum.

Pharmakographie. Blattgold.

Gold in die dünnsten Blättchen gebracht. Wird in Fabriken bereitet und ist häufig mit Kupfer verunreinigt.

Anwendung. Zum Vergolden der Pillen, der Eleganz wegen. (Sehr theuer, daher fast ganz obsolet.)

Das regulinische Gold äussert keine Wirkung.

2. Aurum muriaticum.

Pharmakographie. *Auro-Natrium chloratum, Aurum natronato-chloratum, Aurum muriaticum natronatum.* Chlorgoldnatrium.

Gold wird in **Königswasser** (Acidum hydrochloratum 3 und Acidum nitricum 1) gelöst und die Lösung eingedickt. Erkaltet die Masse, so bilden sich Krystalle von Chlor-Gold, die leicht zerfliessen. Um nun ein Präparat zu haben, das sich besser hält, vermischt man eine Lösung von Chlor-Gold mit einer Lösung von Kochsalz und dampft das Wasser ab, bis ein trocknes Salz zurück bleibt.

Gelbes Pulver, wird feucht an der Luft, in Wasser leicht löslich. Doppelsalz von Chlor-Gold und Chlor-Natrium mit Wasser.

Präparate und **Form.** *Aurum muriaticum natronatum* zu Gr. $^{1}/_{16}$—$^{1}/_{8}$ (und allmälig mehr, bis Gr. 1) täglich 1—2mal; in Pulvern (mit Zucker), oder besser in Auflösungen (Aqua destillata, ohne weitern Zusatz). — **Aeusserlich** zu Einreibungen in die **Zunge** (1 mit Radix Irid. flor. pulverata 2, davon täglich Gr. $^{1}/_{16}$—$^{1}/_{12}$ und allmälig zu steigen), oder in die grossen Schamlippen (in 2mal so grossen Dosen), Salben (Gr. 2—3, und mehr, auf Unc. 2); zu Augenwässern (Gr. 1 auf Unc. 3, zum Einträufeln).

Wirkung und **Anwendung.** Wie Gold.

Was von dem Nutzen oder der Zweckmässigkeit anderer Goldpräparate zu halten sei, muss gegenwärtig noch ohne Erörterung bleiben.

IV. Plumbum.

Pharmakographie. *Saturnus.* Blei.

Das Blei findet sich als Schwefel-Blei (Bleiglanz), seltener als Chlor-Blei oder in Salzen (kohlensauren, schwefelsauren, arsenigsauren, chromsauren), und wird aus diesen durch Rösten und Schmelzen erhalten. Das käufliche Blei ist gewöhnlich mit Eisen und Kupfer verunreinigt.

Bläulichgrau, weich, glänzend, etwas abfärbend. Spec. Gew. 11,4. Es bildet 4 Oxydationsstufen: Suboxyd, Oxyd, Sesquioxyd oder Superoxyd und Bioxyd; seine Verwandtschaft zum Sauerstoff ist jedoch gering. Mit Schwefel verbindet es sich sehr leicht und von den meisten Säuren wird es angegriffen. Die löslichen Salze sind farblos und schmecken adstringirend süsslich.

Präparate. 1) Oxydata: a) *Lithargyrum*, Oxyd;
b) *Minium*, Sesquioxyd und Oxyd.

2) Salia. a) kohlensaure: *Cerussa;* b) essigsaure:
Plumbum aceticum, neutral, und *Acetum plumbicum*,
basisch.

Wirkung. Kleine Gaben charakterisiren sich als
Consolidantia; sie beschränken die Secretion (der Schleimhäute, später auch der äusseren Haut und der Geschwüre)
und die Resorption, indem sie das Gewebe verdichten
und gleichsam erstarren. Werden sie lange gegeben, so
alteriren sie in dieser Weise die Secretion des Magens und
verderben die Verdauung und die Assimilation.

Mittlere Gaben wirken schneller und stärker als
Consolidantia, sie stören aber auch früher die Assimilation. Sie verursachen sodann eine gewissermaassen starre
Contraction der Muskelfasern (besonders der Gedärme),
welche später Schmerzen (Colica saturnina) im Gefolge hat.

Die *Colica saturnina* ist ein mehr acuter Verlauf der chronischen Bleivergiftung, *Tabes saturnina*, welche solche Leute be-
fällt, die wegen ihres Gewerbes lange Zeit den Bleidämpfen ausgesetzt
sind, z. B. Hüttenarbeiter (daher Hüttenkatze genannt), Stuben-
und Schildermaler, Töpfer. Die Bleikolik charakterisirt sich
durch die sehr schmerzhafte, starre Contraction der Gedärme und die
Eingezogenheit des Unterleibes, durch die Verhaltung der Darmsecre-
tion und hartnäckige Stuhlverstopfung, durch schlechten Appetit und
schlechte Verdauung, und durch den meistens retardirten und harten
Puls. — In der Hüttenkatze scheint der ganze Körper einzutrock-
nen und zu erstarren, während der Appetit, die Verdauung und der
Stuhlgang aufhören; die Gliedmaassen werden gelähmt oder steif und
zusammengezogen, und leiden (wie die Gedärme) an krampfhaften
Schmerzen, bis unter mancherlei Nervenstörungen und Geistesverwir-
rungen zuletzt der Tod erfolgt, ohne dass ein eigentliches Fieber eingetreten wäre.

Grosse Gaben erzeugen die acute Bleivergiftung, insofern das Präparat löslich ist. Sie ätzen den Magen an,
machen die heftigste Kolik und tödten unter Entzündung,
Delirien und Convulsionen.

Aeusserlich auf wunden Stellen oder auf Schleimhäuten wirkt es ebenfalls als Consolidans, und wird, obwohl langsam, resorbirt; allgemeine Wirkungen entstehen aber vorzugsweise, wenn es etwa in Dämpfen lange
eingeathmet wird.

, A n w e n d u n g. 1) Lungenentzündung, nachdem die
Entzündung gebrochen, wenn durch Erethismus die Zer-
theilung verzögert wird.

2) Chronische Lungenkrankheiten: Catarrhus chroni-
cus, (hier sehr gepriesen, so lange nicht Hypertrophie der Bronchial-
schleimhaut oder beträchtliche Desorganisationen zu Grunde liegen),
Haemoptoë (wenn sie mit Erethismus besteht ; es sind aber meist
so grosse Gaben nöthig, dass sie anderweitig schaden können), Phthisis pulmonalis (bei rohen Tuberkeln wird das Blei eher schaden,
bei erweichten aber verbessert und beschränkt es den profusen Auswurf und wird daher ein vorzügliches Palliativ, ja nach Einigen selbst
noch bei Febris lenta zuweilen Radicalmittel).

3) Krankheiten des Darmkanals: profuse Diarrhöen
(so beim Nervenfieber, bei der Ruhr, Verschwärung und Hyperkrinie
der Darmschleimhaut).

4) Krankheiten der Genitalien: profuse Schleimflüsse,
seltener bei erethischen Blutungen.

5) In profusen Vereiterungen ist es meistens ein gutes Palliativ
(das gleichzeitig die andern colliquativen Symptome beschränkt), in
Nervenkrankheiten aber (Epilepsie, Starrkrampf, spastische Dysphagie, Wasserscheu) fehlt es an genügenden Erfahrungen darüber.

A e u s s e r l i c h. 1) Als *Antiphlogisticum*, zu kalten
oder warmen Umschlägen, bei erethischen, phlegmonö-
sen, katarrhalischen, asthenischen Entzündungen äusserer Theile.

2) Als *Consolidans*, in Pflastern, Salben und Umschlägen, bei anomalen Secretionen.

1. Lithargyrum.

P h a r m a k o g r a p h i e. *Plumbum oxydatum (semifusum)*.
Bleiglätte.

Das gelbe Bleioxyd (*Plumbum oxydatum*, als Pulver
röthlich gelb) wird erhalten, wenn man Blei an der Luft
schmelzen lässt, oder wenn man salpetersaures Bleioxyd
erhitzt (die Salpetersäure entweicht). Es kommt als
M a s s i c o t in den Handel. Wird es erhitzt, bis es zu-
sammengeht und schmelzen will, und dann zum langsamen Erkalten hingestellt, so zertheilen sich die Klumpen in glimmerartige Blättchen, die als Bleiglätte in den
Handel kommen.

Sehr häufig gewinnt man die Bleiglätte als Nebenprodukt bei dem
Abtreiben silberhaltiger Bleierze, sie ist dann aber mit Eisen und

Kupfer verunreinigt. — Sie ist röthlich-gelb (die mehr gelbe heisst Silberglätte, *Argyritis*, die mehr röthliche Goldglätte, *Chrysitis*), und chemisch das Oxyd (mit etwas beigemengtem Sesquioxyd) in beginnender Verglasung. — Unlöslich in Wasser, bildet sie mit den Säuren Salze und mit den Fetten unlösliche Seifen;(Pflaster), und zersetzt sich an der Luft in basisch kohlensaures Bleioxyd und Bleioxydhydrat.

Präparate. *Lithargyrum*, äusserlich zu Pflastern, selten zu Salben.

Die Theorie der **Bleipflaster** ist dieselbe, wie die der Seifen; man kann sie daher für Bleiseifen erklären, welche aus ölsaurem und talgsaurem Bleioxyd bestehen. Fett und Bleioxyd (Lithargyrum, Minium, Cerussa, die dann ihre Kohlensäure verliert) werden bei mässigem Feuer geschmolzen, fleissig umgerührt und öfters etwas Wasser zugeträufelt. (Aus dem Oelstoff und Talgstoff des Fettes und dem Sauerstoff des Wassers bildet sich Oelsäure und Talgsäure, aus dem Wasserstoff des Wassers und einem Stoffe des Fettes das sogenannte Scheele'sche Süss.; vergl. Glycerin, S. 396).

Die Bleipflaster sind fest, zähe, bei gelinder Wärme leicht zu erwärmen (und darum weich und klebrig), in Wasser und Weingeist unlöslich.

1) *Emplastrum Lithargyri simplex* (*Emplastrum Diachylon simplex, Emplastrum Plumbi simplex*). — Oleum Olivarum 9 und Lithargyrum 5 werden gekocht und dabei etwas Wasser zugeträufelt. Weisslich, klebt schlecht und dient gewöhnlich nur als Grundlage anderer Pflaster (besonders auch für magistrale Pflaster-Compositionen; s. unten).

2) *Emplastrum Lithargyri compositum* (*Emplastrum Diachylon compositum, Emplastrum Plumbi compositum*). Emplastrum Lithargyri simplex 12 und Cera flava $1\frac{1}{2}$ werden geschmolzen und dazu Ammoniacum und Galbanum āā 1, in Terebinthina communis 1 gelöst, gemischt. — Gelblich-braun, zähe, klebt gut.

3) *Emplastrum adhaesivum* (Heftpflaster). — Emplastrum Lithargyri simplex 2 mit Terebinthina cocta 1 oder neuerdings Empl. Litharg. simpl. 4 mit Resina Pini burgundica 1 geschmolzen. — Braun, glänzend, klebt gut.

4) Das Emplastrum Lithargyri simplex ist die Grundlage von den meisten officinellen Pflastern: *Emplastrum foetidum* (mit Asa foetida und Ammoniacum), *Emplastrum de Galbano crocatum* (mit Galbanum und Crocus), *Emplastrum Hydrargyri* (mit reinem Quecksilber), *Emplastrum saponatum* (mit Seife).

Wirkung. Da sich nicht bestimmen lässt, wie viel sich in den freien Säuren des Magens lösen wird, so kann

man die Bleiglätte innerlich nicht gebrauchen. — Aeus-
serlich, in den Pflastern, ohne besondere Wirkung; das
Emplastrum Lithargyri simplex kann für ein indifferentes
Pflaster gelten.

Anwendung. Als Grundlage des Emplastrum Lithargyri simplex bildet Bleiglätte, wie schon erwähnt, auch
die Basis der meisten officinellen und magistralen Pflaster.

2. Minium.

Pharmakographie. *Plumbum superoxydatum rubrum.*
Mennige.

Lässt man das gelbe Oxyd (Massicot) calciniren, bis es
zum Rothglühen erhitzt ist, und dann wieder langsam erkalten, so erhält man das rothe Superoxyd (Mennige)
als Pulver.

Pulverförmige, glänzende Schuppen, roth, in Wasser unlöslich.

Präparate. *Minium,* nur äusserlich zu Pflastern,
selten zu Salben.

Die Pflaster mit Mennige sind die gewöhnlichen mit Bleioxyd (Lithargyrum). Man kann sie daher füglich entbehren.

*Emplastrum fuscum (Empl. nigrum, Empl. noricum,
Empl. matris, Empl. Minii adustum,* Mutter-Pflaster,
Nürnberger Pflaster). — Minium 2 und Oleum Oli-
varum 4 wird gekocht, bis die Masse schwarz-braun wird,
geschmolzenes gelbes Wachs 1 und Campher ¹⁄₁₆ (in
Oleum Olivarum q. s. aufgelöst) zugesetzt. — Braun.

Wirkung und Anwendung. Das Emplastrum fuscum stand ehemals in grossem Ansehen, es ist aber ein
indifferentes Pflaster mit etwas Kampher. (Innerlich kann die
Mennige eben so wenig wie die Bleiglätte gegeben werden, und in die
Pflaster geht sie, wie diese, nur als Oxyd ein.)

3. Cerussa.

Pharmakographie. *Plumbum hydrico-carbonicum.* Bleiweiss.

Dünne zusammengerollte Bleiplatten werden in einen
irdenen Topf auf ein Kreuz gestellt, der Topf bis unter
das Kreuz mit Essig gefüllt und mit einer Bleiplatte bedeckt. Wird nun Stroh oder Lohe, mit Pferdeurin befeuchtet, in einen Kasten gethan und solche Töpfe hin-
eingegraben, so entwickelt sich durch die Gährung dieser

Stoffe Wärme, so dass der Essig zersetzt wird in Kohlensäure und Sauerstoff, und kohlensaures Bleioxyd sich bildet.

Wenn man essigsaures Bleioxyd mit Bleioxyd kocht, so erhält man basisch essigsaures Bleioxyd, welches man durch hinein geleitete Kohlensäure in essigsaures und kohlensaures Bleioxyd zersetzen kann. Das Bleiweiss ist weiss, matt, lose zusammenhängend, pulverig, abfärbend (der gestossenen Kreide ähnlich), schwer, ohne Geschmack, in Wasser unlöslich. Durch Säuren wird es zersetzt.

Präparate. *Cerussa*, nur äusserlich zu Pflastern, Salben (*Unguentum Cerussae*), selten zu Streupulvern.

Das Bleiweiss kann nur, nachdem es sich zersetzt, als Bleioxyd in die Pflastergrundlage eingehen, es ist daher für diesen Zweck entbehrlich. — Man rechnet gewöhnlich Olivenöl 1 auf Bleiweiss 2, dagegen Oleum Olivarum 2 auf Lithargyrum 1, und Oleum Olivarum 2½ auf Minium 1.

Emplastrum Cerussae (Emplastrum album coctum), Bleiweisspflaster). Lithargyrum 1 und Oleum Olivarum 4½ werden gekocht, dazu Cerussa 7 gethan und das Kochen so lange fortgesetzt, bis es ein Pflaster wird. — Weiss, fest, in der Kälte spröde. — Es erfordert, ausser reinem (nicht mit Kreide verfälschtem) Bleiweiss, grosse Aufmerksamkeit bei der Bereitung, weil es sonst (wie so häufig) schlecht klebt.

Wirkung und Anwendung. Das Bleiweiss wird in den freien Säuren des Magens in sehr unbestimmten Mengen zersetzt, ist daher innerlich nicht zu gebrauchen.

Aeusserlich, als Streupulver und in Salben, trocknet es sehr schnell aus und veranlasst leicht Metastasen, ist daher nicht zu empfehlen. — Das Pflaster ist ein schwaches *Exsiccans* und besonders beliebt zu Pflaster-Einwickelungen, zum Verband von Excoriationen, (entzündlichen und erethischen) Geschwüren.

4. Plumbum aceticum.

Pharmakographie. *Saccharum Saturni*. Bleizucker, neutrales essigsaures Bleioxyd.

Plumbum aceticum crudum wird bereitet, indem man Bleiplatten an der Luft wiederholt mit Essig begiesst, oder indem man Bleiglätte, in einen Korb gefüllt, in einen Kessel mit Essig (Holzessig) hängt und so lange kocht, bis die Flüssigkeit noch wenig sauer reagirt. Die daraus erhaltenen Krystalle sind der rohe Bleizucker.

Weissliche oder gelbliche Krystalle, halb durchsichtig, die an der Oberfläche verwittern, löslich in Wasser 2, auch in Spiritus Vini rectificatissimus; Geschmack süsslich, metallisch herbe.

Plumbum aceticum (depuratum) , durch Auflösen des Plumbum aceticum crudum (in Aqua destillata und unter Zusatz von etwas Acetum purum, weil der rohe Bleizucker meist etwas verwittert ist) und Umkrystallisiren.

Weisse Krystalle, durchsichtig; ein neutrales Salz, das leicht zersetzt wird (durch Sulphurate, Salzbilder, kaustische und kohlensaure Alkalien, viele Salze, starke Säuren, durch Gerbstoff, Eiweiss, Käse, Stärke, Pflanzenschleim, Extractivstoffe).

Präparate und Form. 1) *Plumbum aceticum crudum*, nur äusserlich zu Umschlägen, Salben, jedoch selten (etwa wie Aqua plumbica, Unguentum plumbicum).

2) *Plumbum aceticum depuratum*, zu Gr. $^1/_4$—$^1/_2$—1 täglich 2—3mal (bei Hämorrhagien etwas mehr und häufiger), gern mit etwas Opium; in Pulvern, Pillen, Auflösungen (in Aqua destillata). — Aeusserlich zu Einspritzungen (für die Urethra Gr. 1—3 auf Unc. 1), Augenwässern (zum Einträufeln Gr. 1—3 auf Unc. $^1/_2$) , Salben (für die Augen Gr. 2—10 auf Dr. 2). Zum äusserlichen Gebrauch ist jedoch Acetum plumbicum gebräuchlicher.

Wirkung und Anwendung. Es ist das gewöhnliche Bleimittel für den innerlichen Gebrauch.

5. Acetum plumbicum.

Pharmakographie. *Liquor Plumbi hydrico-acetici, Plumbum hydrico-aceticum solutum, Extractum Saturni.* Bleiessig, Auflösung von basisch essigsaurem Bleioxyd.

Plumbum aceticum depuratum 3, Lithargyrum 1 und Aqua destillata 10 werden gemischt, fleissig umgerührt, bis sich alles aufgelöst, und filtrirt.

Spec. Gew. 1,235—1,240. Farblos, klar, reagirt etwas alkalisch, schmeckt süss, metallisch herbe, und ist ein basisches Salz, das eben so leicht wie der Bleizucker (auch durch Gummi) zersetzt wird.

Präparate und Form. *Acetum plumbicum*, äusserlich zum Pinseln (pur), zu Einspritzungen (Gutt. 5—Dr. $^1/_2$ auf Unc. 1, nach Verschiedenheit der Höhlen), zu Klystieren (etwa Scr. 1—2), Augenwässern (Gutt. 3—6 auf Unc. $^1/_2$ zum Einträufeln), Salben (1 Th. auf 8—12, für die Augen Gutt. 4 — 8 auf Dr. 2), Umschlägen (kalt oder warm).

1) *Aqua plumbica* (Bleiwasser): Acetum plumbicum Dr. 2 mit Aqua destillata Libr. 1 verdünnt. — Aeusserlich zu Umschlägen, Einspritzungen.

2) *Aqua (vegeto-mineralis) Goulardi*: Acetum plumbicum Dr. 2 mit Aqua communis Libr. 1 und Spiritus Vini rectificatiss. Unc. 1. Weiss, trübe. — Aeusserlich wie Aqua plumbica.

3) *Unguentum plumbicum (Ceratum Saturni*, B l e i s a l b e): Acetum plumbicum 1 auf Unguentum simpl. 12. — Aeusserlich zum Verbinden.

W i r k u n g und A n w e n d u n g. Es ist das gewöhnliche Bleimittel für den ä u s s e r l i c h e n Gebrauch. (Ausser zu Pflastern.)

V. Cuprum.

P h a r m a k o g r a p h i e. Kupfer.

Das K u p f e r findet sich häufig, gediegen oder oxydirt, oder in Erzen als Schwefelkupfer mit verschiedenen Schwefelmetallen.

Rothbraun, hart, glänzt und klingt sehr, lässt sich gut hämmern und strecken. Spec. Gew. 8,9. — Es hat zum Sauerstoff wenig Verwandtschaft und bildet damit das Oxydul (kupferroth), das Oxyd (schwarz) und das Superoxyd (dunkelbraun). Bei Gegenwart von Säuren aber oxydirt es sich und bildet Oxydsalze, die meist in Wasser auflöslich sind, unangenehm, metallisch herbe schmecken, und grün oder blau aussehen.

P r ä p a r a t e. 1) E s s i g s a u r e K u p f e r s a l z e: a) *Cuprum aceticum*, neutral, und b) *Aerugo* (Grünspan), basisch.

2) S c h w e f e l s a u r e: a) *Cuprum sulphuricum*, Kupfervitriol, und b) *Cuprum sulphuricum ammoniatum*, ein Doppelsalz.

3) S a l z s a u r e: *Liquor Cupri chlorati ammoniati*, ein Doppelsalz.

W i r k u n g. Kleine Gaben Kupfer werden lange vertragen, ohne dass sie besondere Wirkungen äussern. Mittlere Gaben machen ziemlich sicher Erbrechen, ohne den Magen und Darmkanal weiter nachtheilig zu afficiren. Grosse Gaben vergiften, indem sie theils örtlich corrodiren und Magen - und Darmentzündung erregen, theils durch heftiges Erbrechen erschöpfen, theils schwere Nervenzufälle herbeiführen (tetanische Krämpfe, Verlust der Empfindung, Asthma, Schwindel, Ohnmachten, Lethargie).

Da das Kupfer nicht flüchtig ist, so giebt es auch bei den betreffenden Arbeitern keine chronische Kupfervergiftung. Dagegen soll sie nach einem allzu langen Gebrauch kleiner Gaben vorkommen, als nervöse Kachexie mit Contracturen und Lähmungen, mit chronischen Exanthemen, mit chronischer Entzündung in den gastrischen und respiratorischen Schleimhäuten, und zuletzt mit Zehrfieber.

30*

Die eigenthümliche Wirkung kleiner Gaben ist noch nicht genügend aufgeklärt. Man rühmt das Kupfer als Antispasmodicum, welches mehr irritirt und intensiver wirkt als Zink, und empfiehlt es als Alterans bei profusen Absonderungen und bei einigen Dyskrasien.

Aeusserlich irritirt es, wo die Haut verletzt ist, und alterirt in Folge dessen örtlich den vegetativen Process. Als Aetzmittel greift es nicht tief und macht viel Schmerzen. Allgemeine Wirkungen bringt es nicht hervor. — Es scheint überhaupt äusserlich keine Vorzüge zu haben und wird hier selten in Gebrauch gezogen.

Anwendung. 1) Spastische Neurosen (Epilepsie, Veitstanz, hysterische Krämpfe, ohne sichere Indicationen.

2) Dyskrasien, wie Syphilis, Scrofeln, Scorbut. Wir besitzen hier Mittel von besserer Wirkung und werden das Kupfer nicht leicht anwenden.

3) Chronische Blennorrhöen, atonische Wassersuchten, Harnruhr, geschwürige Kachexien,· Colliquationen (als Palliativ), Krebs. — Indicationen ungewiss, Erfolg sehr zweifelhaft.

4) Als Brechmittel, wo man schnell und sicher Brechen erregen will (jedoch nicht bei scharfen und metallischen Vergiftungen); so besonders bei Croup.

Aeusserlich. 1) Als Aetzmittel, selten. Lapis infernalis ist vorzuziehen.

2) Gegen chronische Blennorrhöen.

3) Gegen torpide Geschwüre mit vermehrter Secretion.

Man·benutzt das Kupfer fast nur als energisches Emeticum (doch zieht man in der Regel Zincum sulphuricum vor) und als ziemlich empirisches Antispasmodicum. — Das reine Kupfer, *Cuprum limatum*, kann nicht gebraucht werden, da es an sich indifferent ist, mit den Säuren des Magens aber sich möglicher Weise verbinden kann.

1. Cuprum aceticum.

Pharmakographie. *Aerugo crystallisata*, *Flores Aeruginis*. Neutrales essigsaures Kupferoxyd.

Grünspan (basisch essigsaures Kupferoxyd) wird mit Essig gekocht, die Flüssigkeit verdunstet und in Krystalle gebracht.

Dunkelgrün, verwittert an der Luft, löslich in kaltem Wasser 14, in heissem 5, in heissem Weingeist 14.

Präparate und Form. *Cuprum aceticum* zu Gr. ¼ bis 1 täglich 2—3mal, in Pulvern, Pillen, Auflösungen. — Aeusserlich zu Einspritzungen (Gr. 2—5 auf Unc. 1), Augen-Bähungen (Gr. 4—8 auf Unc. 4).

Ausser starken Säuren, Sulphuraten und vielen Salzen wird es auch durch Zucker und Schleim zersetzt.

Wirkung und Anwendung. Gegen syphilitische Dyskrasie, gegen Krebs, Knochenfrass, geschwürige Kachexie empfohlen, wenn zumal der Charakter der Dissolution sich bemerklich macht. (Selten, mit zweifelhaftem Erfolge.)

Aeusserlich wie Aerugo, die gewöhnlich vorgezogen wird. Nur wenn man diese in flüssiger Form verordnen will, wählt man das Cuprum aceticum.

2. Aerugo.

Pharmakographie. Basisches essigsaures Kupferoxyd, Grünspan.

Kupferplatten werden mit den Trebern der Weintrauben der Gährung ausgesetzt (wobei sich Essigsäure bildet), oder sie werden geradezu in Essigdämpfe gebracht.

Eine feste, schwer zu brechende Masse, zerreiblich, blaugrün, riecht schwach nach Essig, schmeckt wie die Kupfersalze, wird durch kaltes Wasser zersetzt und partiell aufgelöst. (Es bilden sich 3 Salze: neutrales essigsaures Kupferoxyd und zwei basische, wovon das eine löslich ist, das andere nicht. Es besteht aus essigsaurem Kupferoxyd und Kupferoxydhydrat.)

Präparate. *Aerugo*, nur äusserlich, in Streupulvern, Salben (Dr. 1 auf Unc. 1), Pflastern.

Cuprum aluminatum (Lapis divinus, Augenstein von St. Yves): Grünspan, Salpeter und Alaun (āā 1) werden geschmolzen, dazu Kampher (¹/₁₆) gethan und die erkaltete Masse in Stücke gebrochen. Grünlich, in Wasser löslich. (Die Ph. Bor. nimmt Kupfervitriol statt des Grünspans.) Aeusserlich zu Augenwässern (Gr. 1—4 auf Unc. ½, zum Einträufeln), selten zu adstringirenden Gurgelwässern und Injectionen.

Wirkung und Anwendung. Nur äusserlich, als alterirendes Irritans, oder als schwaches Aetzmittel, etwa wie Hydrargyrum oxydatum rubrum, das man auch häufig zusetzt. Man empfiehlt den Grünspan bei kachektischen, phagedänischen Geschwüren mit profusen Secretionen.

Das *Cuprum aluminatum* ist in ähnlichen Formen von Augenkrank-heiten beliebt: bei kachektischen Geschwüren, atonischen Blennor-rhöen, Auflockerung der Conjunctiva, Verdunkelung der Cornea

3. Cuprum sulphuricum.

Pharmakographie. *Vitriolum Cupri*, *Vitriolum coeru-leum*, *Lapis coeruleus*. Kupfervitriol, blauer Vitriol, Blaustein.

Cuprum sulphuricum crudum wittert aus Kupferkiesen aus, findet sich aufgelöst in den Cämentwassern, wird ge-wonnen durch Rösten des verwitterten Kupferkieses und nachheriges Auslaugen und Abkrystallisiren. Es ist un-rein durch Zink- und Eisen-Vitriol.

Cuprum sulphuricum purum wird durch directe Verbin-dung von Kupferspähnen mit wenig verdünnter Schwefel-säure bereitet. (Bei der geringen Verwandtschaft des Kupfers zur Schwefelsäure wird nicht das Wasser, sondern die Säure selbst zer-setzt, um das Kupfer zu oxydiren; es entweicht daher schwefelige Säure.) Die Masse wird eingetrocknet, wieder gelöst und in Krystalle gebracht.

Blaue Krystalle, löslich in 4 kaltem und 2 heissem Wasser, in Weingeist unlöslich, von metallisch widerlichem Geschmack.

Präparate und Form. *Cuprum sulphuricum purum*, zu Gr. ¼—1 täglich 2—3mal, als Brechmittel Gr. 5 — 10 in getheilten Gaben; in Pulvern (es giebt kein feines Pul-ver), oder besser in Pillen, Auflösung. — Aeusserlich als Aetzmittel (etwas angefeuchtet), in Mund- und Gurgel-wässern (Gr. 10 — 30 auf Unc. 6), Pinselsäften (Gr. 4 — 8. auf Unc. 1, nicht mit Zucker, Honig), Einspritzungen (Gr. 1 — 3 auf Unc. 1, für Schleimhäute), Augenwässern (Gr. 1 — 3 auf Unc. ½, zum Einträufeln), Salben (etwa Gr. 2—8 auf Dr. 2 für die Augen), Verbandwässern (etwa Gr. 2—3 auf Unc. 1).

Aeusserlich kann man meistens auch Cuprum sulphuricum crudum nehmen. — Man vermeide Salzsäure, Gerbsäure, Blausäure, Alkalien, Seifen, Salze, Zucker, Eiweiss, Schleim, Eisen, Zink.

Wirkung. Der Kupfervitriol bildet mit den organi-schen Secreten Verbindungen, die in den Magensäften löslich sind, und daher resorbirt werden können; in den Secreten der Geschwüre sind sie aber nicht löslich, sie werden daher auch nicht resorbirt und das Mittel bringt keine allgemeinen Wirkungen hervor, wenn es äusserlich angewendet wird. Grössere Gaben ätzen, denn die Secrete reichen hier nicht aus, sie zu neutralisiren.

Kleine Gaben wirken als Adstringens oder als Antispasmodicum (in den entsprechenden Krankheiten); mittlere als energisches Brechmittel, und grosse als Aetzmittel und als Gift.

Aeusserlich ist es das kräftigste Kupferpräparat, als Aetzmittel, als Irritans und als Adstringens.

Anwendung. 1) Als *Antispasmodicum*, selten, lieber Cuprum sulphuricum ammoniatum.

2) Als *Adstringens*, bei Blennorrhöen und profusen Absonderungen.

3) Als Brechmittel. Zincum sulphuricum, welches nicht so leicht ätzt, wird gewöhnlich vorgezogen, und Cuprum sulphuricum bleibt fast nur auf Croup beschränkt.

4) Croup, hier sehr empfohlen. Man giebt Gr. 2—4 auf einmal, so dass Erbrechen erfolgt, sodann Gr. $^1/_8$—$^1/_2$ alle 2—3 Stunden, und wiederholt, so oft es nöthig ist, die emetische Dose.

Aeusserlich. 1) Als Aetzmittel selten (z. B. gegen Wucherungen der Conjunctiva in chronischen Blennorrhöen, bei Caro luxurians, Condylomen).

2) Als *Adstringens*, bei chronischen Blennorrhöen, schlaffen Geschwüren, Blutungen, Polypen.

4. Cuprum sulphuricum ammoniatum.

Pharmakographie. *Ammoniacum cuprico-sulphuricum, Cuprum ammoniacale.* Schwefelsaurer Kupfer-Salmiak.

Cuprum sulphuricum purum wird in Liquor Ammonii caustici aufgelöst und die Masse in Krystalle gebracht, indem man durch zugesetzten Spiritus Vini rectificatiss. das Wasser entzieht.

Blau, löslich in 1$^1/_2$ Wasser, nicht in Weingeist, von dem Geschmack des Kupfers. Ist ein Doppelsalz.

Präparate und Form. *Cuprum sulphuricum ammoniatum*, zu Gr. $^1/_8$—$^1/_4$—$^1/_2$, steigend bis Gr. 2 täglich, nicht gut in Pulvern und Auflösung, besser nur in Pillen.

Durch überschüssiges Wasser wird es zersetzt (in basisch schwefel-saures Kupferoxyd, schwefelsaures Ammoniak und freies Ammoniak).
Aeusserlich unzweckmässig. (Wird wohl immer zersetzt und steht dem Cuprum sulphuricum nach.)

Wirkung. Kleine und mittlere Gaben sollen in ent-sprechenden Krankheiten vorzugsweise als Antispasmo-dicum wirken, ohne den Magen so leicht zu belästigen, wie andere Kupfer-Präparate.

Anwendung. Als *Antispasmodicum* in spastischen Neurosen (Epilepsie).

5. Liquor Cupri chlorati ammoniati.

Pharmakographie. *Liquor Cupri ammoniato-muriatici,* Salzsaurer Kupfer-Salmiak. *Tinctura Köchlini*, Kupfersalmiak-Liquor.

Kupferspähne und Salmiak werden in verdünnter Salz-säure gelöst.

Liquor Cupri chlorati ammoniati Dr. 1 mit Aqua destillata Unc. 10 geben die sogenannte *Aqua antimiasmatica Köchlini*. Von diesem Köchlin'schen Wasser giebt man Kindern täglich 2—3mal 1 Thee-löffel, Erwachsenen ½—1 Esslöffel. — Auch äusserlich zu Umschlägen, zuweilen mit Hydrargyrum bichloratum corrosivum (Gr. 1 auf Unc. 4 des genannten Wassers).

Wirkung und Anwendung. Es soll milder sein als die andern Kupfer-Präparate, sehr leicht vertragen werden, und vorzüglich bei Dyskrasien (Syphilis, Scrofeln, kachektischen und phagedänischen Geschwüren) sich em-pfehlen.

VI. Zincum.

Pharmakographie. Zink.

Das Zink findet sich als Sulphurat (Zink-Blende), oder oxydirt mit Kieselerde und Kohlensäure (Galmei, Cadmia), oder als Vitriol. Aus dem gerösteten Galmei wird es ausgebracht durch Reduction mit Kohle und ab-steigende Destillation in besonders eingerichteten Appa-raten, und durch wiederholte absteigende Destillation ge-reinigt.

Weiss, spec. Gew. 6,8 — 7,2. Unrein durch Eisen, Blei, Kupfer, Arsen, Antimon. — Man unterscheidet das ostindische und das goslarsche Zink, und zieht jenes vor. — Wird das käufliche Zink geschmolzen und Schwefel zugesetzt, so verbindet sich dieser mit den fremden Metallen zu Schlacken und lässt das Zink (das sich mit dem Schwefel in der Hitze nicht verbindet) rein zurück.

Präparate. 1) Oxyd: *Zincum oxydatum.*

2) Zinksalze: a) schwefelsaures: *Zincum sulphuricum*, Zinkvitriol; b) essigsaures: *Zincum aceticum*; c) salzsaures: *Zincum chloratum.*

Wirkung. Kleine Gaben machen zuweilen Uebelkeit und Erbrechen; häufig aber können sie lange ohne bemerkliche Wirkung genommen werden.

Mittlere Gaben machen sicher und mit geringen Beschwerden Erbrechen; nur wenn der Magen bereits irritirt ist, vermehren sie die Irritation.

Grosse Gaben werden gewöhnlich durch Erbrechen wieder ausgeworfen. Geschieht dies aber nicht, so machen sie heftiges Erbrechen, Erosion und Entzündung des Magens, grosse Prostratio virium mit ·Zuckungen, Ohnmachten und andern nervösen Erscheinungen.

Kleine Gaben wirken in entsprechenden Krankheiten als Antispasmodicum, mitunter selbst als Anodynum und in andern Fällen als Adstringens. Die Natur dieser Wirkungen ist noch nicht aufgeklärt.

Aeusserlich als Adstringens. Eine Resorption findet nicht statt.

Zink ist dynamisch dem Kupfer ähnlich und wird ihm als weniger intensiv vorgezogen. (Es irritirt wenig, ätzt nicht und macht bei längerem Gebrauch und in grösseren Gaben keinen erheblichen Schaden. — Als Consolidans, Exsiccans, Adstringens ist es schwächer und milder als Blei, und macht daher nicht leicht Metastasen.

Anwendung. 1) Spastische Neurosen, wenn sie mit Anomalien des vegetativen Processes zusammenhängen, und die blosse Behandlung der ätiologischen Momente nicht genügt. Dies geschieht bei sensiblen Personen, bei Kindern und Weibern, in den Evolutionsperioden (Dentition, Pubertät), bei Würmern und andern Gastrosen. Die Neurosen selbst gestalten sich als unregelmässige Convulsionen, als Epilepsie, Veitstanz, als Krämpfe der pneumo-gastrischen Nerven (Cardialgie, Colik, Asthma, Angina pectoris, Palpitationes cordis, Schluchzen, Husten, Lach- und Weinkrämpfe).

2) Spastische Neurosen, und selbst auch Neuralgien,

theils empirisch, theils symptomatisch, oder als Palliativ, besonders bei sensiblen Personen (namentlich Kindern), bei fieberhaften Krankheiten und bei arteriellen Constitutionen, wo man Narcotica oder Excitantia nervina nicht geben kann. Dahin gehören die Neurosen in acuten Krankheiten (besonders im Stadium evolutionis der Exantheme), nach Gemüthsbewegungen, bei Hydrocephalus acutus, bei Herz- und Lungenkrankheiten.

3) Atonische, profuse Absonderungen, wie passive, langwierige Blutungen, Blennorrhöen, Diarrhöen. Es scheint indess hier von andern Mitteln übertroffen zu werden.

4) Als Brechmittel. Das Erbrechen erfolgt sicher, schnell und energisch und ohne nachtheilige Folgen, greift aber sehr an und hinterlässt für einige Zeit eine zwar nicht gefährliche, aber doch ziemlich beträchtliche Abspannung. Gebraucht wird es daher nur: a) bei narkotischen Vergiftungen, und b) bei grossem Torpor, wo Ipecacuanha und Tartarus stibiatus nicht ausreichen. Bei entzündlicher Reizung des Magens (wie bei scharfen und metallischen Giften) kann man es nicht geben.

Es ist nöthig, das Zink in den kleinen Gaben lange zu gebrauchen und immer mit der Gabe so hoch zu steigen, bis Uebelkeit eintritt. Die Grösse der Dose wird daher von der Individualität abhängig.

Aeusserlich. 1) Excoriationen, Wunden und Geschwüre, um die Vernarbung zu begünstigen (so fern sie nämlich schon eingeleitet ist, oder doch eingeleitet werden kann).

2) Kachektische Geschwüre. Es gehört aber hier zu den schwächern Mitteln.

3) Atonische Leiden der Schleimhäute, weniger bei Blennorrhöen, als bei Algien (Urethralgie, Elythralgie), bei beginnenden Polypen. — Blei wird in manchen Fällen besser wirken.

4) Als Antiphlogisticum und als Adstringens in Krankheiten der Augen, ähnlich wie Blei (welches an den Augen nicht gern angewendet wird, theils weil es zu sehr austrocknet, theils weil es die Narben trübt.).

5) Chronische Exantheme, welche viel nässen und jukken. (Blei würde diese vielleicht zu schnell unterdrücken.)

1. Zincum oxydatum.

Pharmakographie. *Flores Zinci.* Zinkoxyd, Zinkweiss. Das Zinkoxyd findet sich in der Natur als **Galmei** (Cadmia, *Lapis calaminaris*); es setzt sich bei dem Rösten der Zinkerze als feiner weisser Ueberzug an den obern Theil der Oefen (*Nihilum album, Pompholyx*), oder in der Tiefe des Ofens beim Schmelzen zinkhaltiger Erze an (*Nihilum griseum, Tutia, Cadmia*, Ofenbruch); es ist aber in diesen Formen immer sehr unrein. — In verdünnten Säuren oxydirt sich das Zink sehr leicht (indem es das Wasser zersetzt und Wasserstoff entbindet), denn das Zinkoxyd hat zu den Säuren grosse Verwandtschaft.

Bereitung. Wenn man zwei Auflösungen von kohlensaurem Natrum und schwefelsaurem Zinkoxyd verbindet, so schlägt sich kohlensaures Zinkoxyd nieder (Glaubersalz bleibt in der Lösung). Wird dieses getrocknet und geglüht, so entweicht die Kohlensäure und Zinkoxyd bleibt zurück.

Weisses, lockeres, leichtes Pulver, ohne Geschmack, im Wasser nicht löslich, verbindet sich leicht mit den Säuren. — F o r m e l: $\dot{Z}n$.

Präparate und Form. *Zincum oxydatum*, zu Gr. 1 bis 3, und allmälig bis Gr. 6—8 (bis Uebelkeit eintritt), täglich 2—4mal; in Pulvern, Trochisken, Pillen, weniger in Schüttelmixturen. — Aeusserlich zu Streupulvern,. Salben (Scr. ½—1 auf Dr. 2, für die Augen).

Uuguentum Zinci (Zinksalbe): Zincum oxydatum 1 auf Unguentum simplex 9. — Aeusserlich, zum Verbinden.

Wirkung. Ein mildes Zinkpräparat, als Antispasmodicum sehr geschätzt. Es verbindet sich leicht mit den Magensäuren und ist daher auch säuretilgend, als Brechmittel aber ist es unsicher.

Anwendung. Wie Zink, gegen spastische Neurosen, namentlich der Kinder. (Sehr geschätzt.)

Aeusserlich, wie Zink, als mildes Adstringens und Exsiccans, das nicht so leicht, wie Blei, Metastasen macht.

2. Zincum sulphuricum.

Pharmakographie. *Vitriolum Zinci*, *Vitriolum album*.
Schwefelsaures Zinkoxyd, Zinkvitriol, weisser Vitriol, Gallitzenstein.
Vitriolum Zinci crudum, wie es in den Hüttenwerken aus den ge-
rösteten Zinkerzen bereitet wird, enthält nebenbei noch Eisenvitriol,
Kupfervitriol und Bittersalz.

Wenn man kleine Stückchen von Zink in verdünnte
Schwefelsäure bringt, so lösen sie sich auf als schwefel-
saures Zinkoxyd. Von etwa beigemischten schwefelsauren
Metallsalzen lässt sich die L   man
mehr Zink zusetzt und die   Die
Lösung wird dann

Diese Krystalle enthalten noch etwas schwefelsaures Eisenoxydul,
welches durch Zink nicht zersetzt wird. Durch Chlorwasser kann man

schmack styptisch.

Präparate und Form: *Zincum sulphuricum*, zu
Gr. $\frac{1}{8}$—$\frac{1}{4}$—$\frac{1}{2}$ alle 2—3 Stunden (und mehr, bis   el-
keiten entstehen); als Brechmittel zu Gr. 5 (—10)   -
theilter Gabe; in Pulvern, Pillen, Auflösungen. — A e u s -
s e r l i c h zu Mundwässern (Scr. $\frac{1}{2}$ — Dr. $\frac{1}{2}$ auf Unc. 6),
Pinselsäften (Gr. 5—10 auf Unc. 1), Augenwässern (Gr. 1
bis 4 auf Unc. $\frac{1}{2}$ zum Einträufeln), Injektionen (für die
Harnröhre Gr. 2—8 auf Unc. 1), Salben (etwa Scr. 1 auf
Unc. 1), Umschlägen (einige Gran auf Unc. 1).

Das Vitriolum album crudum ist zum äusserlichen Gebrauch, ausser
etwa zu Mund- und Augenmitteln, rein genug.

Wirkung und Anwendung. Wie Zink, als das
kräftigste Präparat, welchem nur als Antispasmodicum
bei Kindern das Zinkoxyd vorgezogen wird.

Als metallisches Brechmittel ist es ausschliesslich im Gebrauch,
ausser etwa beim Croup (wo Cuprum sulphuricum mehr beliebt ist). —
Gegen Wechselfieber soll es die Wirkung der China verstärken (?).

3. Zincum aceticum.

Pharmakographie. Essigsaures Zinkoxyd.

Zinkoxyd wird in Essigsäure aufgelöst und die Flüssigkeit durch Abdampfen in Krystalle gebracht.

Blätterige.farblose Krystalle, in Wasser leicht auflöslich, verwittern an der Luft.

Präparate. *Zincum aceticum*, wie Zincum sulphuricum, nur in etwas grösseren Dosen; auch als Brechmittel. **Wirkung und Anwendung.** Man hält es für stärker als Zincum oxydatum nnd für milder als Zincum sulphuricum.

4. Zincum chloratum.

Pharmakographie. *Zincum muriaticum:* Chlorzink.

' Das basisch kohlensaure Zinkoxyd (welches niederfällt, wenn man zwei Auflösungen von kohlensaurem Natrum und schwefelsaurem Zinkoxyd vermischt) wird mit Salzsäure erhitzt und aufgelöst, nach dem Erkalten filtrirt und zur Trockne abgedampft.

Weisses Pulver, zerfliesst sehr leicht an der Luft.

Präparate und Form. *Zincum-chloratum*, aufgelöst in Spiritus Aetheris chlorati, Gr. 1 auf Dr. 2, davon Gutt. 5 täglich 2—3 mal, und allmählig mehr. (Auch in anderm ätherischen Spiritus aufgelöst.) — Aeusserlich, als Irritans, Gr. 2 (und mehr) auf Unc. 1, in Auflösung; als Aetzmittel in concentrirter Auflösung (Liquor Zinci chlorati, *Butyrum Zinci*), oder in Pasten (1 mit Mehl 2—4 und etwas Wasser).

Wirkung. Innerlich wenig versucht. Es macht schon in sehr kleinen Dosen Uebelkeit, Erbrechen, asthmatische und andere nervöse Beschwerden.

Aeusserlich, als Aetzmittel, dringt es tief ein (wie Chlor-Antimon), zerstört schnell wie Höllenstein und macht ein ähnliches Brennen, welches aber weit länger anhält. Der Schorf stösst sich bald ab und hinterlässt eine reine Geschwürsfläche, wie der Höllenstein.

Anwendung. Innerlich wenig bekannt, bei veralteten Neurosen versucht. Der innerliche Gebrauch scheint aber gewagt.

Aeusserlich. Als Aetzmittel, wie Höllenstein, wenn man in die Tiefe greifen will, z. B. bei Noma, Blutschwamm, Krebs. — Als Reizmittel bei atonischen, kachektischen und dyskrasischen Geschwüren.

Es scheint alle flüssigen Aetzmittel zu übertreffen durch seine schnelle Wirkung und durch die reine Geschwürsfläche, die es zurücklässt.

5. Zincum valerianicum.

Pharmakographie. Baldriansaures Zink.

Zinkoxyd wird in Baldriansäure gesättigt und die Flüssigkeit durch Abdampfen in Krystalle gebracht.

Weissblättrige Krystalle, luftbeständig, schwer in Wasser, gut in Alkohol und Aether löslich.

Wirkung und Anwendung. Neuerdings bei Neuralgien und Spasmen sehr empfohlen, wohl über die Gebühr.

Form. Zu 1—2 Gran in Pillen und Auflösung.

VII. Bismuthum.

Pharmakographie. *Marcasita.* Wismuth.

Das Wismuth findet sich meistens gediegen in verschiedenen Erzen und wird aus diesen ausgeschmolzen. Es enthält dann gewöhnlich noch etwas Arsen, Eisen.

Weiss, dem Antimon ähnlich, glänzend, spröde, leicht flüssig; spec. Gew. 9,8. Es oxydirt sich leicht und hat grosse Verwandtschaft zur Salpetersäure.

Wirkung. Kleine Gaben äussern keine besondere Wirkung, nur in Neurosen des Magens verhalten sie sich als Nervenmittel. — Grosse Gaben machen Ekel, Würgen und Erbrechen, Aetzung und Entzündung des Magens, Prostratio virium und nervöse Depression, wie die andern Metalle.

Aeusserlich wird es nicht angewandt.

Anwendung. Als *Antispasmodicum* und *Anodynum* in Neurosen des Magens. Je mehr der chronische Magenkrampf ein primäres Leiden ist, desto sicherer ist das Wismuth aber auch als Palliativ hat es bei secundärem Magenkrampf vielen Werth. — In andern Neurosen leistet es wenig oder nichts.

Präparate. *Bismuthum nitricum; Bismuthum hydrico-nitricum, Marcasita alba, Magisterium Bismuthi,* (Basisch-) Salpetersaures Wismuthoxyd.

Löst man Wismuth in Salpetersäure auf, so erhält man saures salpetersaures Wismuthoxyd, in verdünnter Salpetersäure aufgelöst. Wird die Säure durch zugesetztes Wasser sehr verdünnt, so wird das saure Salz in ein basisches verwandelt und niedergeschlagen.

Schneeweisses, lockeres, leichtes Pulver, in Wasser unlöslich. — Es besteht aus basisch salpetersaurem Wismuthoxyd mit Wasser, oder neutralem salpetersauren Wismuthoxyd mit Wismuthoxydhydrat.

F o r m. *Bismuthum nitricum* (als das einzige gebräuchliche Präparat) zu Gr. $\frac{1}{2}$—1—3, täglich 3—4 mal. — Man verbindet es gern mit Aromaticis.

VIII. Argentum.

P h a r m a k o g r a p h i e. Silber.

Das S i l b e r findet sich gediegen, oder in Legirungen (mit Gold, Antimon, Arsen, Quecksilber), oder als Schwefel-Silber (meist in Erzen mit andern Schwefelmetallen), selten als Chlor-Silber.

Weiss, glänzend, sehr geschmeidig. Spec. Gew. 10,5. — Es oxydirt für sich nicht, selbst nicht in der stärksten Hitze, und wird mit Leichtigkeit nur von der Salpetersäure aufgelöst. Salzsäure greift es wenig an und Schwefelsäure löst es nur in der Hitze auf. — Mit Chlor bildet es das H o r n s i l b e r, welches in Wasser unlöslich ist.

P r ä p a r a t e. 1) A r g e n t u m r e g u l i n u m: *Argentum foliatum*, B l a t t s i l b e r. 2) S i l b e r s a l z e, salpetersaure: *Argentum nitricum*, salpetersaures Silberoxyd. (Das geschmolzene Salz heisst *Lapis infernalis*, H ö l l e n s t e i n.)

W i r k u n g. K l e i n e Gaben scheint man lange geben zu können, ohne nachtheilige Wirkungen zu bemerken, doch sollen sie zuweilen diuretisch, dagegen den Darm obstruirend wirken, und Beklommenheit der Brust erregen. Nach langem Gebrauche wird zuweilen die Haut eigenthümlich graublau gefärbt. — M i t t l e r e Gaben erregen zuweilen Erbrechen, gewöhnlich aber nicht, sie ätzen schnell und bedeutend den Magen an, machen Magen- und Darmentzündung und tödten durch nervöse Depression, wie die andern Metalle. — G r o s s e Gaben gehören zu den gefährlichsten Giften, um so mehr, da kein freiwilliges Erbrechen entsteht.

Aeusserlich ist die Wirkung nur örtlich beschränkt, niemals allgemein. Es ätzt schnell, macht wenig Schmerzen, die sehr bald vorübergehen, und lässt sich genau beschränken, es greift aber nicht tief. Die darauf folgende Entzündung ist oberflächlich und unbedeutend, der Schorf löst sich bald ab und hinterlässt eine reine Geschwürsfläche mit guter Eiterung und mit der Tendenz zur Vernarbung.

Anwendung. Gegen schwere Neurosen (Epilepsie, Herzzittern), besonders auch gegen schwere Cardialgien. — Neuerdings auch gegen chronische Diarrhöe (selbst der Kinder) gerühmt. Doch fehlt es noch an genügenden Erfahrungen.

Aeusserlich als Aetzmittel, theils um zu zerstören, theils um die Vitalität der geätzten Fläche zu erhöhen, oder als Reizmittel, um die Vernarbung zu befördern, oder um adhäsive Entzündung zu erregen.

Das Silber gehört zu den vorzüglichsten äussern Mitteln und ist für den Chirurgen unentbehrlich.

1. Argentum foliatum.

Gediegenes Silber in möglichst dünne Blättchen geschlagen. (Es muss so viel als möglich frei von Kupfer sein.)

Anwendung. Zum Versilbern der Pillen, wenn sie elegant aussehen sollen (wie Aurum foliatum). Gegenwärtig ziemlich obsolet.

Das reine Silber hat innerlich keine Wirkung (wie alle gediegenen Metalle), wird auch in den Magensäften nicht oxydirt.

2. Argentum nitricum.

Pharmakographie. Salpetersaures Silberoxyd. Silbersalpeter.

Argentum nitricum crystallisatum, von einer Auflösung des Silbers in Salpetersäure, welche durch Abdampfen in Krystalle gebracht wird.

Weiss, undurchsichtig, luftbeständig (feucht, wenn darin salpetersaures Kupferoxyd oder überschüssige Salpetersäure enthalten), auflöslich in 1 kaltem Wasser. — Leicht zersetzbar durch Alkalien und deren Salze, Extractivstoffe, Zucker, Schleim, Gummi, Kohle, Harze, Aether und ätherische Oele, durch Chlorate, durch Licht, Hitze.

Argentum nitricum fusum (*Lapis infernalis*, Höllenstein). Die Auflösung des Silbers in Salpetersäure (salpetersaures Silberoxyd) wird bis zur Trockne abgedampft,
die trockne Masse geschmolzen und in die Form von
kleinen Stangen gegossen.

Hellgraue Stangen, von strahligem Bruch, in 2 Wasser löslich.
Färbt die Oberhaut und andere organische Substanzen unter Einfluss
des Lichtes schwarz (von reducirtem Silber; die Färbung tritt daher
auch erst nach mehreren Stunden ein und ist beständig).

Präparate und Form. 1) *Argentum nitricum cry-
stallisatum*, zu Gr. $\frac{1}{16}$—$\frac{1}{8}$—$\frac{1}{4}$ täglich 2—4mal; in Pillen
oder Auflösungen. (Gern mit Opium und Mucilago, wovon das
Mittel freilich nach einiger Zeit zersetzt wird.) Aeusserlich wie
Höllenstein, nur nicht als Aetzmittel.

2) *Argentum nitricum fusum*, als Aetzmittel (sehr gebräuchlich). Als Irritans zum Verbinden, Einspritzen,
Pinseln zu Gr. 1—4 und mehr auf Unc. 1 Wasser.

Wirkung und Anwendung. Ist das einzige gebräuchliche Präparat des Silbers. Innerlich seltener, äusserlich dagegen desto häufiger.

1) Gegen oberflächliche Afterproducte, als Aetzmittel. (Warzen,
Condylome, Excrescenzen. Die Aetzung wird einigemal, täglich oder
alle 2 Tage, wiederholt.)

2) Atonische Geschwüre, eiternde Wunden und Abscesse, theils
gegen die Caro luxurians als Aetzmittel, theils zur Erhöhung der Vitalität und zur Beförderung der Vernarbung, als Causticum oder Irritans.

3) Specifische Geschwüre, um den specifischen Charakter zu zerstören, als Aetzmittel, so fern nur dieser Charakter rein örtlich ist,
z. B. primäre syphilitische Geschwüre, callöse Ränder, speckiger
Grund.

4) Alte Wundränder, Fisteln, Höhlen lymphatischer Abscesse, um
adhäsive Entzündung zu erregen, als Causticum oder als Irritans
(Einspritzung).

5) Verbrennungen, mit Ablösung der Epidermis, als Verband-
wasser.

6) Stricturen der Harnröhre, mit armirten Bougie's.

7) Zur Bildung einer Fontanelle, zur Oeffnung eines Abscesses,
als Causticum, selten, da es nicht tief genug wirkt.

8) Gegen acute pustulöse Exantheme, besonders Pocken. (Man
cauterisire jedoch nur einzelne Pocken, und vor dem 4. Tag solche, die
an einer gefährlichen Stelle stehen, denn wenn man viele cauterisirt,
so hat man Metastasen zu befürchten.) Auch gegen Zona, Erysipelas
serpens.

9) Gegen geschwürige, brandige Bräune, und selbst gegen die
falschen Membranen im Croup, in sehr concentrirten Auflösungen (zum
Pinseln).

10) Chronische Blennorrhöen (Einspritzungen). Auch gegenfr ischen Tripper, als Abortivmittel.

11) Gegen Blutungen aus kleinen Gefässen, als Aetzmittel.

Am Auge kann man ohne Bedenken, nur mit einiger Vorsicht, den Höllenstein als Aetzmittel anwenden.

IX. Arsenicum.

Pharmakographie. Arsen. Arsenik.

Das **Arsen** findet sich gediegen (Scherbenkobalt, Fliegenstein), oder oxydirt (weisser Arsenik) in der Nähe arsenhaltiger Erze, oder in Erzen (Misspickel, Operment etc.). Ziemlich rein sublimirt es aus dem (natürlichen) Scherbenkobalt, oder es wird reducirt aus dem weissen Arsenik.

Bleigrau, glänzend, spröde, nicht hart, entzündet sich leicht, brennt mit blauer Flamme und verbreitet weisse, nach Knoblauch riechende Dämpfe. Spec. Gew. 5,7. Es oxydirt sich leicht (überzieht sich schon an der Luft mit einem schwarzen Pulver, Suboxyd), und bildet 3 Stufen: das Suboxyd, die arsenige Säure (*Arsenicum album*) und die Arseniksäure. Mit Wasserstoff giebt es den Arsenik-Wasserstoff, eines der giftigsten Gase.

Präparate. 1) **Oxyde**: *Acidum arsenicosum* oder *Arsenicum album*. 2) **Sulphurate**: a) gelbes, *Auripigmentum*, und b) rothes, *Sandaraca*. 3) **Salze**, arsenigsaure: *Kali arsenicosum*.

Wirkung. **Kleine** Gaben machen das Gefühl einer angenehmen Wärme im Magen, reizen den Appetit und vermehren unter gelinder Excitation die Diurese und Diaphorese in mässiger Weise. In solchen Gaben mit Vorsicht gebraucht soll Arsen sehr lange ohne Nachtheil genommen werden können, ja sogar tonische Wirkungen äussern (?).

Mittlere Gaben irritiren den Magen und machen gastrische Beschwerden (Uebelkeit, Kolik, Durchfall); auch verbreitet sich die Irritation über die andern Systeme (unregelmässiger, beschleunigter Puls, fliegende Hitze, ängstliche Respiration, Zuckungen, vermehrte Diaphorese und Diurese). Werden solche Gaben häufig wiederholt, so entsteht die chronische Arsenikvergiftung, bei welcher die gastrischen Beschwerden anhalten (gestörte-Verdauung, Neigung zu Diarrhöe und Erbrechen, Kolik-

schmerzen); die Respiration wird drückend und beschwerlich, der Körper magert ab und verliert allen Turgor
vitalis, und allerlei Neurosen treten hinzu (besonders
Gliederzittern und vage, reissende Schmerzen), bis der
Kranke kachektisch zu Grunde geht.

Die Arbeiter der Arsenikhütten (Gifthütten), welche den Dämpfen
des Arsens ausgesetzt sind, unterliegen dieser chronischen Vergiftung.

Grosse Gaben erzeugen die acute Vergiftung. Sie
ätzen unter grossen Schmerzen die afficirten Theile und
erregen eine heftige Entzündung Dazu quälendes Würgen und Erbrechen, heftiger Durst bei grosser Trockenheit des Halses, später heftige (selbst blutige) Diarrhöe,
Einziehen des Unterleibes, zuweilen Dysurie; ferner sehr
beklemmte Respiration, unregelmässiger, kleiner, frequenter, zitternder Puls, Wechsel von Schauder und
Hitze, Krämpfe, grosse Hinfälligkeit, Verzweiflung, und
zuletzt unter Paralysen der Tod. — Zuweilen erfolgt der Tod
binnen einem Tage, zuweilen etwas später. Auch tritt wohl scheinbare
Besserung auf einige Tage ein, werden die Vergifteten nicht durch Antidota gerettet.

Der Todte wird bald steif, die Muskeln verlieren schnell die Reizbarkeit, das Blut ist flüssig, in den Venen angehäuft und bildet an
vielen Stellen (Magen, Mastdarm, cauda equina, Herz) Ekchymosen.
Die Leichen widerstehen lange der Fäulniss.

Aeusserlich, in kleinen Gaben, irritirt es sehr
kräftig, es beschränkt die Absonderung und verbessert
den vegetativen Process. — In grossen, mehr concentrirten Gaben ätzt es zwar kräftig, aber nicht tief, es macht
heftige Schmerzen, die lange anhalten, und einen harten
lederartigen Schorf, der sich nur langsam losstösst, und
hinterlässt eine reine, zur Vernarbung geneigte Eiter-
fläche. — Eine Resorption und in deren Folge allgemeine
Wirkung soll nach der äussern Anwendung nicht
stattfinden.

Anwendung. Innerlich erfordert das Arsen die
grösste Vorsicht und darf daher nie gegeben werden, wo
noch andere Mittel zu Gebote stehen. Es muss gewöhnlich lange gebraucht werden und soll zuweilen eine nervöse Schwäche zurücklassen.

1) Wechselfieber, wie die China. Man beschränkt das

31 *

Arsen auf die hartnäckigsten Formen der Febris intermittens, wo die China nicht ausreicht.

2) Neurosen, wie Epilepsie und Veitstanz, Asthma
spasmodicum, habituelle Neuralgien (Cardialgie, Migräne), Hypochorie, Melancholie; ohne sichere Indikationen.

3) Kachexien mit reiner Schwäche; doch fehlt es an
Erfahrungen.

4) Chronische Exantheme (Lepra, Elephantiasis, Impetigo, Psoriasis.)

5) Dyskrasien, wie chronische Rheumatismen, inveterirte Scrofeln und Syphilis, Krebs; ohne genügende Erfahrungen.

Aeusserlich. 1) Als *Irritans*, gegen chronische
Exantheme, phagedänische und faulige Geschwüre, Hospitalbrand, Carbunkel, ohne genügende Erfahrungen (man
kann indess hier dreister sein, als bei der innerlichen
Anwendung).

2) Als Aetzmittel, besonders gegen Krebs.

3) Als *Depilatorium*, wonach die Haare ausfallen und
nicht wieder wachsen sollen (mit zweifelhaftem Erfolge).

Das reine Arsen ist für sich dynamisch indifferent, oxydirt sich
aber sehr leicht und in unbestimmter Menge, und wird dann in seiner
Wirkung sehr unsicher.

1. Arsenicum album.

Pharmakographie. *Acidum arsenicosum.* Weisser Arsenik, Hüttenrauch, Giftmehl, Rattengift.

Die arsenhaltigen Erze werden in besondern Oefen
mit sehr langem wagerechtem Rauchfang (Schlott, Gift-
fang) geröstet, wobei das Arsen entweicht, an dem Sauerstoff der Luft sich oxydirt und als weisser Arsenik in dem
Schlotte festsetzt. Durch Sublimation wird er gereinigt.

Weisse, porzellanartige Masse, undurchsichtig, innen verglast,
zuweilen ein weisses Pulver, von metallisch herbem, hintennach süsslichem Geschmack, wird auf glühenden Kohlen reducirt und verbreitet
einen Geruch nach Knoblauch; löslich in kältem Wasser 80, in heissem 8. Reagirt sauer und verbindet sich mit Basen zu arsenigsauren
Salzen. **Formel:** Äs.

Präparate und Form. *Arsenicum album*, nur äusserlich, zu Umschlägen, Waschungen (Gr. ½—2 auf Unc. 1), Verbandwässern (Gr. ⅙—⅔ auf Unc. 1, nach Rust), als Aetzmittel in Salben, Pasten, Streupulvern.

℞ Arsen. albi ℈jj, Cineris solearum antiquarum combustarum (Asche von alten gebrannten Schuhsohlen, Carbo animalis) Gr. viij, Sanguin. Drac. Gr. xjj, Cinnabar. ℨjj. M. f. pulvis. D. in vitro. S. Pulver von Cosme. Aeusserlich.

Dieses ehemalige Geheimmittel (Cosmisches Pulver) ist weiter nichts als weisser Arsenik mit 3 Theilen eines indifferenten Pulvers verdünnt. Man macht es mit Wasser zur Paste, streicht es messerrückendick auf den offenen Krebs und lässt es an der Luft antrocknen. — In weniger dringenden Fällen nimmt Hellmund von diesem Pulver Gr. 1½—2, oder selbst bis 8, auf Dr. 1 einer Salbe, die ziemlich wunderlich componirt ist: — ℞ Plumb. aet. ℈j, Extr. Conii macul., Balsam. peruvian. āā ℨj, Tinct. Opii crocat. ℈β, Ungt. erat. ℨj. M. f. Unguent. D. S. *Unguentum narcotica-balsamicum.* Rust hat sich über diese Methode sehr günstig ausgesprochen.

Milder als diese Methode ist das Verfahren von Dupuytren, welcher den weissen Arsenik mit Calomel verdünnt (Gr. 8—12 auf Calomel Dr. 3), und beide entweder als Pulver, oder als Paste applicirt.

Wirkung und Anwendung. Wie Arsen, als das gebräuchliche Mittel für die äusserliche Anwendung.

Gegen Krebsgeschwüre ist seit Rust das Cosmische Pulver entweder für sich, oder mit der Hellmund'schen Salbe, beliebt geworden. Aber wie sehr auch Rust die Mischung vertheidigt, man wird doch sehr versucht, die Asche von Schuhsohlen und das Drachenblut für indifferent zu halten. Die Wirksamkeit liegt nur in dem mehr oder weniger verdünnten weissen Arsenik. — Man vergesse nicht, dass das Mittel sehr grosse Schmerzen macht, dass es eine bedeutende Entzündung und Anschwellung erregt und zuweilen ein heftiges Reactions-Fieber.

2. Liquor Kali arsenicosi.

Pharmakographie. *Solutio arsenicalis, Solutio Fowleri, Kali arsenicosum solutum.*

Weisser Arsenik und reines kohlensaures Kali (āā Gr. 64) werden in destillirtem Wasser (Unc. 8) gekocht, bis der Arsenik aufgelöst ist. Alsdann setzt man hinzu (früher Spiritus Angelicae compositus Unc. ½ und) so viel Wasser, dass das Gewicht der ganzn Flüssigkeit ein Pfund beträgt.

Es ist eine Auflösung von Kali arsenicosum; Dr. 1½ derselben enthalten 1 Gran Arsenik.

Präparate. *Solutio arsenicalis*, zu Gtt. 2—5 täglich
2—3 mal, allmälig steigend bis Gtt. 10—12 (etwa alle
2—5 Tage um einen Tropfen *pro dosi*), pur, mit etwas
Tinctura Opii simplex.

Man vermeide, ausser mehreren Salzen, Sulphurate, Gerbsäure,
Extractivstoffe, Kohle, ferner Eiweiss, Milch, Fleischbrühe, Zucker,
Stärke, Kleber, Gallerte.

Wirkung und Anwendung. Wie Arsen, als das
einzige Präparat für den innerlichen Gebrauch. Pearson,
Biett und Donovan haben andere eigenthümliche Ar-
senlösungen empfohlen (aus Natrium, Kali oder Ammonium arsenicicum, oder in Verbindung mit Iod, Eisen und
Quecksilber), die vor der Fowler'schen Solution keinen
Vorzug haben.

3. Auripigmentum.

Pharmakographie. *Arsenium sulphuratum flavum.* Operment.

Das Arsen verbindet sich mit Schwefel leicht und in
verschiedenen Verhältnissen. Auch kommen sie häufig
so in der Naur vor.

Arsenium sulphuratum rubrum (*Sandaraca*, Sandarach, Realgar) findet sich in der Natur krystallisirt. —
Formel: As S.

Arsenicum sulphuratum flavum (*Auripigmentum*, Operment, Rauschgelb) findet sich in Massen von bieg-
samen gelben Blättern.

Beide Präparate werden auch technisch bereitet und in der Färberei benutzt. Das Operment wird erhalten, wenn man Schwefel 1 mit
weissem Arsenik 2 zusammen sublimirt.

Präparate. Da der Arsenikgehalt der Sulphurate
nicht gleichmässig ist, so sind diese Präparate ausser Gebrauch, nur das Operment benutzt man noch zuweilen,
um Haare zu zerstören oder das Wiederwachsen zu verhindern. Der Erfolg ist aber unsicher.

(Auripigmenti 1, Calcar. ust. 12, Amyli 10. Das Pulver mit Wasser q. s. zu einer Paste zu machen und die behaarten Theile damit zu
bestreichen.)

Hierher gehören noch:

1. *Stannum,* Zinn.

Das Zinn, welches sich in der Natur meist als Oxyd findet, oxydirt sich leicht (als Oxydul und Oxyd) und soll dem Zink analoge Wirkungen haben. Gegenwärtig ist es obsolet, ausser etwa zuweilen noch gegen Würmer.

a) *Stannum raspatum*, zu Scr. 1—2 täglich mehrmals, in Pulver oder besser Latwergen, gegen Würmer; ehemals nach Matthieu auch gegen Bandwurm.

b) *Stannum oxydulatum*, früher ähnlich wie Zincum oxydatum.

2. Cadmium.

Das Cadmium findet sich fast immer mit dem Zink und ist demselben physikalisch und dynamisch sehr ähnlich. Das schwefelsaure Cadmiumoxyd soll sich ganz so wie Zinkvitriol verhalten, und wird von Einigen statt dessen in Augenkrankheiten gerühmt.

3. *Platina,* Platin.

Das *Platina chloratum natronatum* soll den entsprechenden Präparaten des Goldes ähnlich sein. Es dürfte kaum Anwendung finden.

ANHANG.

Skizzirte Uebersicht
der
medicinischen Toxikologie.

---

§. 1. Wirkung der Gifte.

Das Gift, *Virus, Venenum*, ist ein Mittel, das unter
bestimmten Bedingungen als schädliche Potenz dynamisch
wirkt, und im höchsten Grade der Wirkung das Leben
vernichten kann. Die Lehre von den Giften heisst Toxi-
kologie.

Jene bestimmten Bedingungen beziehen sich auf die Quantität (dass
schon eine geringe Menge schädlich wirkt), auf die Empfänglichkeit
des organischen Körpers (dass diese normal sei und weder durch Krankheit, Gewöhnung etc. verändert), und auf die Art der Anwendung (dass
das Mittel zu einer allgemeinen Wirkung gelangen kann). Die dynamische Wirkung bezieht sich auf den Gegensatz der mechanischen und
chemischen Einwirkung und deren Reaction. (So ist z. B. verschlucktes
Glas zwar schädlich, aber nicht giftig, denn es wirkt nur mechanisch
ein, und verschluckte Schwefelsäure, die sogleich die Fauces und den
Oesophagus zerfrisst, kann man streng genommen eben so wenig ein
Gift nennen, wie geschmolzenes Blei.)

Die Gifte wirken nach Analogie der Arzneimittel, von
welchen sie materiell auch nicht verschieden sind. Die
örtliche Einwirkung ist chemisch oder dynamisch (d. h.
unbekannt), und die Reaction darauf geschieht nach
physiologischen Gesetzen. Die allgemeine Einwirkung
verändert die Mischung und Verrichtung der Organe in
schädlicher Weise, worauf die allgemeine Gegenwirkung

entweder die schädliche Potenz wieder entfernt oder in dem Kampfe zu Grunde geht, wobei das Leben vernichtet wird.

Der organische Process, welchen das Gift einleitet, ist von dem Process einer Krankheit nicht verschieden, das Gift ist die Ursache dieser Krankheit (der Vergiftung). — Dasselbe Mittel kann unter verschiedenen Verhältnissen (namentlich in verschiedenen Quantitäten) bald ein Arzneimittel, bald ein Gift sein, und die kräftigsten Arzneimittel gerade gehören, wenn sie nicht nach therapeutischen Gesetzen angewendet werden, zu den kräftigsten Giften (z. B. die Narcotica, die Acria, die meisten Metalle).

Die Vergiftung hat zwei sehr verschiedene und für die Therapie sehr wichtige Stadien: 1) das Stadium der örtlichen, und 2) das Stadium der allgemeinen Wirkung. Wie bei den Krankheiten unterscheidet man acute und chronische Vergiftungen, und nur bei acuten kann von einem Stadium der örtlichen Wirkung die Rede sein, da dieses bei chronischen unbemerkt vorübergeht.

Das Stadium der allgemeinen Wirkung in acuten Vergiftungen, so wie die chronische Vergiftung charakterisirt sich unter bestimmten Krankheitsformen (Hydrargyrosis, Colica saturnina, Entzündungen, Apoplexie, Asphyxie), und muss diesen gemäss nach den Gesetzen der Therapie behandelt werden. — Das Stadium der örtlichen Wirkung aber ist eine Krankheit, deren ursächliche Momente noch zu fassen sind, und hat daher die *Indicationes causales*:

1) direct, das Gift zu entfernen, oder, wo dies nicht schnell und vollständig genug geschehen kann:

2) indirect. es unschädlich zu machen, entweder a) durch chemische Zersetzung, oder b) durch mechanische Verdünnung und Einhüllung.

Das Mittel, welches ein Gift auf chemischem Wege unschädlich macht, heisst Gegengift, *Antidotum* (z. B. Eiweiss gegen Hydrargyrum bichloratum corrosivum). Dasselbe muss dynamisch so beschaffen sein, dass es in grösseren Quantitäten ohne Schaden gegeben werden kann.

§. 2. Eintheilung der Gifte.

Ein System der Gifte lässt sich eben so wenig consequent durchführen, wie ein System der Pharmakologie und der Pathologie.

A. Das naturhistorische System: 1) Minera-
lische Gifte. 2) Organische Gifte: a) vegetabilische, b) animalische.

B. Das dynamische System: 1) Inflammatoria
(Irritantia). 2) Narcotica. 3) Septica, welche das Blut
zersetzen.

System nach Orfila. I. Irritantia: 1) Mineralien; 2) vegetabilische Gifte; 3) thierische Gifte. — II. Narcotica. — III. Narcotica irritantia: 1) Squilla, Aconitum, Veratrum, Belladonna;
2) Strychnin; 3) Anthiaris, Camphora etc.; 4) Pilze; 5) Spirituosa;
6) Secale cornutum, Lolium; 7) riechende Pflanzen; 8) Kohlensäure,
Kohlenoxyd, Kohlenwasserstoff. — IV. Septica: 1) Schwefelwasserstoff; 2) faule Stoffe; 3) giftige Thiere, a) durch Biss oder Stich,
b) durch Verletzung mit specifisch-kranken Flüssigkeiten.

Schliessen wir uns an das dynamische System an, so
können wir die Gifte so eintheilen:

I. *Irritantia* oder *Inflammatoria*. Oertliche Einwir-
kung im niedern Grade: Reizung, *irritatio;* im höheren
Grade: Aetzung, *corrosio;* — örtliche Gegenwirkung:
Entzündung, *inflammatio.*

1) Inflammatoria mineralia oder Corrosiva. — 2) Inflammatoria organica oder Acria.

II. *Narcotica*. Oertliche Wirkung unbedeutend. Allgemeine Wirkung: Depression des Nervensystems, Anästhesie und Paralyse.

1) Narcotica pura. 2) Narcotica acria. 3) Narcotica
excitantia. 4) Narcotica asphyctica.

III. *Septica*. Oertliche Wirkung unbedeutend, oder
Irritation mit specifischer Entzündung. Allgemeine Wirkung: Zersetzung des Bluts.

1) Giftige Thiere. 2) Specifisch entartete thierische
Materien.

§. 3. Behandlung der Vergiftung.

Wer eine Vergiftung behandeln will, der muss 1) die
pharmakologische Natur des Giftes kennen, d. h. seine
physikalischen, chemischen und dynamischen Eigenschaften, und 2) die Pathologie und Therapie der Krankheitsformen, die von dem Gifte hervorgebracht werden.

Die Natur des Giftes wird erkannt: 1) wenn noch
Ueberreste vorhanden sind, aus den physikalischen und

chemischen Eigenschaften; 2) wenn eine directe Ermittelung nicht mehr möglich ist, aus den Symptomen der Vergiftung (dynamische Eigenschaften).

Den Namen des Giftes genau zu kennen, ist in der Regel nicht nöthig; es genügt vielmehr in den meisten Fällen, die Klasse des Giftes zu bestimmen, und das ist in der Regel nicht so schwierig, zumal wenn man weiss, dass wirklich eine Vergiftung stattgefunden hat. Wenn man das aber nicht weiss, dann kann die Diagnose sehr verwickelt werden.

Die Krankheitsformen, welche das Gift hervorbringt, sind von denselben Formen, welche aus andern Ursachen entstehen, nicht verschieden. Je mehr aber das Gift das Gefäss- und Nervensystem gleichzeitig alterirt, desto mehr wird der Verlauf derselben gestört und die Symptome verwischen sich so, dass die Erkenntniss häufig sehr schwierig wird. Aus der Natur des Giftes kann man aber immer auf die Natur dieser Krankheitsformen schliessen, so wie umgekehrt aus diesen auf die Natur des Giftes.

Die gewöhnlichen Krankheitsformen sind: Gastritis, Cardialgie, Vomitus, Enteritis, Colik, Diarrhöe, Nephritis, Dysurie, Peritonitis, Bronchitis, Pneumonie, Asphyxie, Apoplexie, Encephalitis, Myelitis, Convulsionen, Paralysen, Syncope, Coma. Diese Krankheiten sind nach allgemeinen Regeln zu behandeln. Sie erfordern eine sorgfältige Berücksichtung, da viele derselben für sich allein schon lebensgefährlich sind.

Die Vergiftung hat immer einen schnellen Verlauf; es ist daher ein bestimmtes und energisches Verfahren nöthig und es ist keine Zeit, viel zu experimentiren oder abzuwarten.

Die Indicatio vitalis, so weit dieselbe nothwendig wird (z. B. bei Apoplexie, Asphyxie), und die Indicatio morbi müssen sich nach allgemeinen therapeutischen Gesetzen richten; der wichtigste Gegenstand für unsern Zweck ist die Indicatio causalis.

ERSTE KLASSE.

Venena inflammatoria.

Erscheinungen. Erosion oder Corrosion der berührten Theile (also der Lippen und der Mundhöhle, des

Schlundes, des Magens und Darmkanals), brennende
Schmerzen daselbst, Entzündung (Gastritis, Enteritis),
brennender Durst und rothe, trockene Zunge, heftiges
Erbrechen (in späterer Zeit Diarrhöe und Tenesmus),
Irritation und Entzündung der Nieren mit Dysurie, grosse
Angst, entstelltes Gesicht, kleiner, frequenter, spastischer
und intermittirender Puls, schwacher, kleiner, zitternder
Herzschlag, Respiratio thoracica, äussere Kälte bei innerer
Hitze, Convulsionen, Lähmungen, und überhaupt die Er-
scheinungen der schweren Unterleibs-Entzündungen.

Gewöhnliche schwere Complicationen. Cor-
rosion und Exulceration des Schlundes und des Magens,
Angina faucium inflammatoria, Gastritis, Enteritis,
Nephritis.

Indicatio causalis directa. Kräftiges Brechmittel aus Ipecacuanha (nicht Tartarus stibiatus, da dieser
die Irritation vermehren, oder durchschlagen könnte),
Unterstützung des Erbrechens (das meist schon freiwillig
eintritt) durch laue, schleimige Getränke, besonders mit
Eiweiss, Zucker, Honig, Milch, grünem Thee-Aufguss
(da diese Stoffe mehrere, und gerade die gefährlichsten
Gifte neutralisiren) ; Anwendung der Magenpumpe (wozu
aber wohl selten Zeit sein wird).

Indicatio causalis indirecta. Neutralisation
des Giftes. Das Gegengift wählt man nach den Gesetzen
der Chemie, so dass es mit dem Gifte eine neue Verbindung schnell und vollständig eingeht, welche nicht giftig
wirkt, wie solches bei den einzelnen Giften angegeben
wird. Man muss das Gegengift in grosser Menge ohne
Schaden geben können. Gleichzeitig giebt man viele
schleimige Getränke, theils um das Gift zu verdünnen,
theils um die irritirten Theile einzuhüllen.

Indicatio morbi. Die antiphlogistische Methode
mit vieler Energie, da gerade die Entzündungen hier so
gefährlich sind; ausserdem zuweilen symptomatische
Mittel, z. B. gegen Hyperemesis.

Erste Ordnung.

Die Mineralgifte gehören sämmtlich zu den inflammatorischen. In kleinen Gaben irritiren sie, wie die scharfen Gifte, in grossen Gaben aber zerstören sie die berührten organischen Theile, indem sie sich mit denselben chemisch verbinden, und heissen daher Aetzmittel, *Corrosiva*.

1. Arsenium.

Das reine Arsen ist zwar für sich nicht giftig, es oxydirt sich aber leicht, eben so wie seine Dämpfe. Alle Präparate dieses Metalls gehören zu den heftigsten Giften, und seine Dämpfe erzeugen eine chronische Vergiftung.
Präparate. 1) *Acidum arsenicosum, Arsenicum album.* 2) *Acidum arsenicicum.* 3) Die arsensauren und arsenigsauren Salze. 4) *Auripigmentum*, Operment, gelber Schwefel-Arsenik. 5) Realgar, rother Schwefel-Arsenik. — Angewendet in der Färberei, bei der Fabrikation des Glases, in der Feuerwerkerei, zu Metall-Legirungen, als Gift für Ratten und Mäuse.

Der weisse Arsenik, als das gewöhnlichste Gift, ist im Wasser schwer löslich, er wird daher meist in Form einer Schüttelmixtur verschluckt. Gr. 1—2 sind schon sehr gefährlich, Gr. 2—4 tödtlich. Bei mittlern Gaben folgt die Wirkung etwa nach 1 Stunde, der Tod nach 1—3 Tagen, zuweilen nach 6—8 Tagen, nach scheinbaren Remissionen.

Behandlung. 1) Beförderung des Erbrechens durch grosse Mengen kaltes Wasser (warme Getränke würden die Auflöslichkeit des Arseniks befördern). — 2) Eisenoxydhydrat (Ferrum hydricum in Aqua Ph. Bor.; Liquor Ferri oxydati hydrati) als das sicherste Gegengift. — Arsenicum album 1 wird durch 10—20 Eisenoxyd neutralisirt. Man giebt letzteres so schnell wie möglich (ohne mit dem Erbrechen Zeit zu verlieren) und so reichlich wie möglich (immer von neuem, wenn es ausgebrochen wird). — Es bildet sich arsenigsaures Eisenoxyd, welches ohne Gefahr durch den Stuhlgang abgeht. War der Arsenik in fester Form genommen, so werden einige Tropfen (10—20) Liquor Ammonii caustici, die man dem Eisen zusetzt, die Löslichkeit des Giftes befördern.

3) Behandlung der Gastro-Enteritis.

Vergiftungen mit der Solutio arsenicalis werden ähnlich behandelt.

2. Hydrargyrum.

Präparate. Das metallische Quecksilber ist nicht giftig, da es sich im Magen nicht oxydirt, aber seine Dämpfe erzeugen eine chronische Vergiftung. — Giftig sind: *Hydrargyrum oxydatum rubrum, Mercurius praecipitatus ruber.* 2) *Hydrargyrum bichloratum corrosivum, Mercurius sublimatus corrosivus.* 3) *Hydrargyrum biiodatum rubrum.* 4) Die Salze.

Das gewöhnlichste Gift ist das Bichlorat (Sublimat), das in der Technik viel gebraucht wird. Es ist ziemlich leicht löslich und eines der stärksten Gifte. — Das Schwefel-Quecksilber (Zinnober) ist nicht giftig, ebenso das Calomel und das Hydrargyrum iodatum flavum.

Behandlung. 1) Beförderung des Erbrechens durch warmes Wasser mit Zucker, Eiweiss, gekochtem Mehl, Milch, schleimigen Getränken.

2) Gegengift (gegen Hydrargyrum bichloratum corrosivum): Kleber oder Eiweiss. Das Eiweiss (verdünnt) giebt man so schnell wie möglich (noch vor dem Erbrechen, etwa von 2 zu 2 Minuten). — Es bildet sich ein Albuminat von Chlor-Quecksilber, welches unschädlich ist. Da es aber von den Chloraten der Alkalien (z. B. Kochsalz) aufgelöst wird, so muss man es durch ein Brechmittel entfernen (damit es nicht in die salzhaltigen Speisereste des Darms gelange).

3) Behandlung der Gastro-Enteritis.

3. Argentum.

Präparate. Das metallische Silber oxydirt sich nicht im Magen, es ist nicht giftig und bildet auch keine Dünste. Das Chlorat (Hornsilber) ist unlöslich und nicht giftig. Das salpetersaure Silberoxyd ist das einzige gewöhnliche Gift (*Argentum nitricum, Lapis infernalis,* Höllenstein).

Behandlung. Gegengift: Kochsalz, aufgelöst.

Es bildet sich Argentum chloratum (Hornsilber). — Ausserdem Behandlung der Gastro-Enteritis.

4. Aurum.

Das metallische Gold oxydirt sich im Magen nicht und ist nicht giftig, bildet auch keine giftigen Dünste. Das *Aurum chloratum natronatum*, ein pharmaceutisches Präparat, ist ein heftiges Corrosivum. Es zersetzt sich aber leicht, daher genügt die allgemeine Behandlung.

5. Antimonium.

Das metallische Spiessglanz oxydirt sich partiell im Magen und irritirt dann wie Antimonoxyd (erregt Erbrechen), auch sind seine Dämpfe schädlich. Alle Präparate machen sehr leicht Erbrechen und werden dadurch wieder ausgeleert. — Vergiftungen kommen daher nur bei Tartarus stibiatus vor (höchstens noch bei *Liquor Stibii chlorati*); man muss aber bedenken, dass das rohe Antimon immer etwas Arsenik enthält.

Der *Tartarus stibiatus* macht reichlich Erbrechen und Diarrhöe, und schadet nur, wo dies verhindert wird, oder wo beide zu heftig (der Cholera ähnlich) werden. Ist daher das Erbrechen verhindert, so soll man es hervorrufen (durch laues Wasser, auch durch Oel). Als Gegengift Gerbstoff (China, Eichenrinde, Galläpfel, in Ebullition, und zuvor, bis diese fertig ist, in Pulver oder in Tincturen; auch grüner Thee). — In den meisten Fällen aber wird man das der Cholera ähnliche Erbrechen und Laxiren zu behandeln haben (Opium). —

Der Liquor Stibii chlorati muss wie ein heftiges Aetzmittel behandelt werden.

6. Plumbum.

Das Blei oxydirt sich im Magen nicht, aber seine Dämpfe sind giftig. Die giftigen Präparate werden in der Technik vielfach angewendet. — 1) *Lithargyrum*, Massikot, Bleiglätte. 2) *Minium*, Mennige. 3) *Plumbum aceticum*, neutrales essigsaures Bleioxyd, Bleizucker. 4) *Acetum plumbicum*, basisches essigsaures Bleioxyd, *Extractum Saturni*. 5) *Cerussa*, Bleiweiss, kohlensaures Bleioxyd. — Die Oxyde (Bleiglätte, Mennige) und das

Bleiweiss sind zwar nicht löslich, aber sie verbinden sich im Magen
mit den organischen Säuren zu löslichen Salzen. Auch bildet sich
überall Bleizucker, wo Blei mit Essigsäure längere Zeit in Berührung
bleibt (z. B. wenn Speisen in Töpfen mit Bleiglasur aufbewahrt
werden).

Die Vergiftung hat meist den chronischen Charakter;
selbst die acute verläuft langsam. Gegen die acute Vergiftung: Brechmittel von Zincum sulphuricum, und wenn
die Vergiftung langsam verläuft: Laxantia von Tartarus
stibiatus, Glaubersalz und Bittersalz, von Oleum Ricini.
Gegen die Kolik und die hartnäckige Verstopfung vorzüglich Opium (wenn man die Entzündung nicht zu fürchten
hat). — Die schwefelsauren Salze (namentlich auch der
Alaun) sind zugleich die Gegengifte für den Bleizucker. —
Die Gastro-Enteritis ist häufig nicht von Bedeutung.

7. Cuprum.

Das metallische Kupfer oxydirt sich langsam und theilweise in dem Magen, und bildet mit den organischen Säuren giftige Salze, verbreitet aber keine giftigen Dämpfe.
Präparate. 1) *Cuprum aceticum*, neutrales essigsaures Kupferoxyd. 2) *Aerugo*, Grünspan, basisch
essigsaures Kupferoxyd. 3) *Vitriolum Cupri*, *Cuprum
sulphuricum*, blauer Vitriol, blauer Gallitzenstein.
4) *Cuprum carbonicum*, kohlensaures Kupferoxyd, Mi-
neralgrün. 5) *Cuprum arsenicosum*, Scheele'sches
Grün, Schweinfurter Grün (sehr geschätzte Malerfarbe).
Wenn saure (oder der sauren Gährung fähige), oder fette
Stoffe längere Zeit mit Kupfer in Berührung sind, so bildet
sich kohlensaures Kupferoxyd, zum Theil auch essigsaures.
Polirtes Kupfer wird jedoch schwierig angegriffen.

Das Erbrechen wird durch warme, schleimige Getränke
unterstützt. Als Gegengift Eiweiss (Natrum phosphoricum), weniger kräftig Zucker, Milch. — Behandlung der
Gastro-Enteritis.

8. Chromium.

Die Oxyde finden sich nur in chemischen Laboratorien,
das Kali bichromicum aber ist eine sehr gebräuchliche
Farbe (orange-roth, in 10 Th. Wasser löslich).

Gegengift: Magnesia carbonica, Natrum carbonicum acidulum, auch Eisenoxydhydrat, und wo man nichts Besseres hat, Kreide.

9. Stannum.

Das *Stannum chloratum* wird in Färbereien gebraucht; das *Stannum bichloratum*, das viel heftiger wirkt, findet man nur in chemischen Laboratorien. — Das Erbrechen wird durch laue Getränke unterstützt. Als Gegengift: Milch.

10. Zincum.

Das *Zincum sulphuricum* (*Vitriolum Zinci*, weisser Vitriol, weisser Gallitzenstein) erregt sofort heftiges leicht giftig werden wird. Meist wird man es blos mit einer Hyperemesis zu thun haben. — Gegenmittel: Gerbstoff, ausserdem Involventia, namentlich Milch.

11. Bismuthum.

Das *Bismuthum nitricum* wird nur selten Anlass zu einer Vergiftung geben. Die Milch, so wie süsse, schleimige Getränke werden als Gegengift empfohlen.

12. Baryum.

Alle Barytsalze sind giftig, der unlösliche schwefelsaure Baryt ausgenommen. *Baryum chloratum* wirkt sehr heftig, *Baryta carbonica* (Witherit) schwächer. — Gegengift: schwefelsaure Alkalien und Erden, wie Glaubersalz, Bittersalz (auch gipshaltiges Brunnenwasser in grosser Menge). — Behandlung der Entzündungen.

13. Calcium.

Calcaria usta. Gegengift: verdünnter Essig, Citronensäure, auch fette Oele (zumal bei äusserlicher Einwirkung des Kalks, z. B. am Auge).

14. Kalium.

Präparate: 1) *Kali causticum.* 2) *Kali carbonicum,* Potasche. 3) *Nitrum,* Salpeter. 4) *Kalium sulphuratum,* Schwefelleber.

Gegengifte: Gegen Kali causticum und carbonicum· verdünnter Essig, verdünnte Citronensäure, auch fette Oele. Dieselben Mittel gegen kaustische und kohlensaure Alkalien überhaupt. Desgleichen gegen Salpeter.

' Gegen Schwefelleber verdünnende Getränke, auch Kochsalz, fettes Oel. Brechmittel von Ipecacuanha.

15. Oxalium.

1) *Acidum oxalicum,* Kleesäure. 2) *Oxalium,* Klee-salz, saures kleesaures Kali. Die Oxalsäure ist dem Bittersalz sehr ähnlich und kann damit leicht verwechselt werden. Die Vergiftung verläuft meist sehr schnell.

Gegengift: Kalk, Kalkwasser, Kreide, auch Magnesia.

16. Acida mineralia.

1) *Acidum sulphuricum,* Schwefelsäure. 2) *Acidum nitricum,* Salpetersäure. 3) *Acidum hydrochloratum,* Salzsäure. Andere Säuren geben nicht leicht Anlass zu Vergiftungen. — Da sie im concentrirtén Zustande fast momentan zerstören, so wird hier von Gegengiften nicht wohl die Rede sein, man wird vielmehr die Corrosion der Mundhöhle, der Fauces, des Schlundes und die darauf folgende heftige Entzündung zu bekämpfen haben. — Im mehr verdünnten Zustande bewährt sich als Gegengift die reine und kohlensaure Magnesia, nöthigenfalls auch kohlensaurer Kalk (Kreide), als Involventia die Oele, Milch. Die nachfolgende Entzündung nebst den Corrosionen ist sehr zu beachten.

17. Chlor.

Das Chlor irritirt die Lungen, wenn es eingeathmet wird und kann, wenn es rein ist, sofort Erstickung herbeiführen. — Gegengift: Schwefelwasserstoffgas, welches man aus Schwefelleber mit Schwefelsäure entwickelt.

18· Iod.

Die Dämpfe von Iod irritiren die Lungen, wie Chlor, obschon nicht so heftig, so dass dieselben nicht so leicht vergiften. Innerlich macht das Iod Irritation, Corrosion und Entzündung. Gegengift: Amylum (ein dünner Kleister von abgekochtem Weizenmehl).

19. Phosphor.

Der Phosphor wirkt momentan als heftiges Corrosivum, wenn er nicht sehr verdünnt ist. Es ist daher ein Emeticum sofort zu geben, um von demselben und der Phosphorsäure, die sich gebildet hat, so viel wie möglich zu entleeren. Alsdann schleimiges Getränk und Magnesia usta (um die Säure zu binden) mit vielem Wasser. Bisweilen kann es gut sein, den Phosphor mit sehr viel Oel zu verdünnen. Die folgende Gastritis ist sehr zu beachten.

Zweite Ordnung.
Venena acria.

Die organischen inflammatorischen Gifte machen Irritation und Entzündung in den afficirten Organen, wie die mineralischen, aber sie corrodiren nicht in derselben Weise; sie machen sodann Irritation und Entzündung in entfernten Organen und lassen sich nicht durch chemische Gegengifte neutralisiren. Ihre Wirkung beruht auf einer Qualität, die man als Schärfe (*Acre*) bezeichnet.

32*

Die Behandlung hat es hauptsächlich damit zu thun, nächst der Entleerung durch Brechmittel (Ipecacuanha), die Schärfe einzuhüllen, wozu sich die Emollientia (besonders die Mucilaginosa) empfehlen, und gegen die Entzündungen und anderweitigen Erscheinungen nach allgemeinen Regeln zu verfahren.

Die Acria irritiren vorzugsweise bald mehr den Magen und machen Erbrechen (Emetica), bald den Dickdarm und machen Diarrhöe (Drastica). Gelangen sie zur allgemeinen Wirkung, so irritiren einige vorzugsweise die Nieren und die Blase, andere den Uterus, andere die Bronchien, letzteres besonders, wenn ihr Staub eingeathmet wird. Die folgende Alteration des Nervensystems besteht theils in den sympathischen Erscheinungen, die von der Irritation ausgehen, theils in einer Prostratio virium, indem sie besonders die Energien des Rückenmarks deprimiren. — Specielle Bemerkungen werden nur bei einigen zu machen sein.

1) Ipecacuanha. a) Das Pulver der Wurzel kann Hyperemesis erregen. b) Emetin und dessen Salze (auch gegen den Staub desselben). Gegenmittel: Gerbstoff.

2) Euphorbium. Das Harz, so wie die Wurzeln und Samen verschiedener Arten von Euphorbia (z. B. *Semina Cataputiae minoris*). — Ricinus. Die Samen (*Semina Cataputiae majoris*). — Croton. Die Samen (*Grana Tiglii*) und das fette Oel (*Oleum Crotonis*). Dagegen schleimige Klystiere mit Opium.

3) Colocynthis, Coloquinthen, die Frucht; drastisch. Desgleichen Elaterium. Bryonia, die Zaunrübe, Wurzel. Gutti. Jalapa, das Pulver der Wurzel, das Harz. Aloë. Gratiola. Scammonium.

4) Sabina, Sadebaum, die Blätter und das ätherische Oel. Gegen die Metrorrhagie: Schwefelsäure.

5) Veratrium, Alkaloïd, sehr giftig. *Veratrum album* oder *Helleborus albus*, die Wurzel. Sabadilla, der Samen. Colchicum, Zeitlose; Wurzel, Samen. — Gegenmittel: Emetica (in späterer Zeit antiphlogistische Laxantia), Mucilaginosa, Gerbstoff (grüner Thee, China), vegetabilische Säuren, Antiphlogistica.

6) Mezereum, Kellerhals; die Rinde, die Samen (*Semina Coccognidii*). Gegenmittel: Emetica, Mucilaginosa, Antiphlogistica (auch Campher).

7) Cantharides, spanische Fliegen. Dagegen Emetica, Mucilaginosa (mit Hyoscyamus, nach Einigen auch

Campher); auch Ipecacuanha in kleinen Dosen, oder Liquor Chlori. Fette Oele sind sehr zu meiden. Gegen die Dysurie soll man den Katheter einführen und einige Zeit liegen lassen; auch Emulsion mit Campher.

8) Giftige Muscheln und Fische. Emetica (später Laxantia antiphlogistica), Antispasmodica (zuweilen Analeptica), Essig.

ZWEITE KLASSE.

Venena narcotica.

Erscheinungen. Die örtliche Wirkung lässt sich nicht bemerken, es tritt vielmehr bald die allgemeine ein. Depression des Nervensystems mit Alienation der Sinne, Anästhesie, partielle Paralysen, Verwirrung, Schwindel und Schlafsucht, venöse Congestionen nach dem Kopf, Delirien. Wird besonders das Rückenmark ergriffen: tetanische Krämpfe. Die Pupille ist meist erweitert und gegen das Licht unempfindlich.

Gewöhnliche schwere Complicationen: Apoplexie, Asphyxie, Phrenitis, Myelitis, Tetanus.

Behandlung. Die *Indicatio vitalis* muss bei Asphyxie und Apoplexie immer vorangehen.

Indicatio causalis directa. Brechmittel von Zincum sulphuricum (wegen der Anästhesie des Magens in grosser Dose, z. B. Dr. ½ in Wasser Unc. 3, davon alle 10 Minuten 1 Esslöffel). — Anwendung der Magenpumpe.

Indicatio causalis indirecta. In den meisten Fällen Gerbstoff, zuweilen auch reine und kohlensaure Alkalien (wenn es sich darum handelt, die aufgelösten Salze der Alkaloïde zu zersetzen). Durch chemische Gegenmittel ist nicht viel auszurichten, und die Verdünnung durch reichliches Getränk, oder die Einhüllung durch Emollientia nützt nur bei den scharfen Narcoticis.

`Indicatio morbi.` Gegen die Narkose: Eis auf den Kopf, verdünnte Säuren (wenn die Materien entleert sind, damit sie nicht etwa mit den Alkaloïden lösliche Salze bilden), starker Kaffee; in manchen Fällen Analeptica (Wein, Hoffmannstropfen), Excitantia (Campher, Terspenthinöl, Ammonium), oder Derivantia (Aderlass, kalte Begiessungen, Klystiere, Drastica).

Erste Ordnung.

Narcotica pura.

1. Opium.

Opium, Morphium und seine Salze. Nachdem das Gift entfernt ist, sorge man, dass der Kranke nicht in Lethargie versinke (durch Bewegungen, Bespritzen mit kaltem Wasser, Riechen an Liquor Ammonii caustici), und suche der drohenden Apoplexie vorzubeugen (Aderlass, Eisumschläge, kalte Begiessungen, reizende Klystiere). Die übrige Behandlung nach allgemeinen Regeln.

2. Acidum hydrocyanatum.

Blausäure, destillirte Wässer und ätherische Oele von *Amygdalus amara* und *Prunus Laurocerasus*. Die concentrirte Blausäure wirkt mit solcher Schnelligkeit, dass sie fast augenblicklich tödtet; in weniger concentrirten Formen geht dagegen die Vergiftung häufig in kurzer Zeit und ohne Gegenmittel wieder vorüber. — Empfohlen sind Chlor (innerlich und als Riechmittel, z. B. Liquor Chlori, esslöffelweise), Liquor Ammonii caustici (zu Gutt.10—15 mit Mucilaginosis); auch Terpenthinöl (theelöffelweise).

3. Hyoscyamus.

Bilsenkraut; nach allgemeinen Grundsätzen zu behandeln. — Desgleichen *Solanum nigrum*, schwarzer Nachtschatten; *Lactuca virosa*.

4. Nux vomica.

Brechnüsse oder Krähenaugen. Desgleichen *Strychnium* und dessen Salze, *Brucinum*, *Angustura spuria*, und überhaupt die Präparate der Strychneen. Die Vergiftung ergreift insbesondere das Rückenmark •und tödtet durch tetanische Krämpfe, Paralysen. — Gegenmittel, nach Entleerung des Giftes: Gerbstoff. (Bei äusserlicher Vergiftung, z. B. bei der endermatischen Methode, hat man auch Ventosen auf die Wunde empfohlen.) Uebrigens die allgemeine Behandlung (gegen die tetanischen Krämpfe besonders Opium).

Sehr gefährlich sind diese Mittel, wenn sie unmittelbar in das Blut gelangen, so z. B. die Pfeilgifte (Upas, Worara).

Zweite Ordnung.

Narcotica acria.

Da diese Mittel örtlich irritiren, nach Art der Acria, und allgemein bald mehr irritiren, bald mehr narkotisiren, so muss man die Behandlung nach ihrer Wirkung modificiren.

1) Belladonna, Tollkirsche (Alkaloïd *Atropinum*). — Gegenmittel: Emetica aus Zinkvitriol, vegetabilische Säuren (mit Vorsicht, wegen des Alkaloïds); zuweilen Opium, Campher. Die übrige Behandlung nach allgemeinen Regeln.

2) Stramonium, Stechapfel (Alkaloïd *Daturinum*). Wie bei Belladonna zu behandeln. — Desgleichen bei Nicotiana, Tabak.

3) Digitalis, Fingerhut (Alkaloïd *Digitalin*). — Gegenmittel: Emetica aus Ipecacuanha (oder aus Zinkvitriol, wenn die Irritation nicht prävalirt), Gerbstoff, Mucilaginosa (z. B. Milch, wenn die Irritation prävalirt), zuweilen Excitantia nervina.

4) Cicuta virosa, Wasserschierling. Gegenmittel: Emetica (zuweilen Laxantia von Oleum Ricini),

Gerbstoff, Essig, Mucilaginosa u. s. w. — Desgleichen
Conium maculatum, *Aconitum*, *Helleborus niger*, Arten
von *Ranunculus* etc.

5) Secale cornutum, Mutterkorn, wirkt vorzugsweise narkotisch. Gegenmittel: Liquor Chlori (welches das Ergotin zerstört), auch Excitantia nervina.

6) Giftige Pilze und Schwämme wirken gewöhnlich langsam, nach 10—12 Stunden, so dass bald ein
Emeticum, bald ein Laxans indicirt sein kann (bei vor-
waltender Narkose Zincum sulphuricum, Tartarus stibiatus, Glaubersalz). Die weitere Behandlung nach allgemeinen Regeln; Antiphlogistica oder Excitantia.

Dergleichen Pilze sind: *Amanita muscaria* (*Agaricus muscarius*,
Fliegenpilz); *Amanita venenata* (*Agaricus phalloïdes*); *Amanita ru-
bescens*, (*Agar. ruber*, röthlicher Blätterschwamm); *Agar. po-
lymices*; *Agar. torminosus* (Hirschling); *Boletus luridus*; *Merulius
destruens* etc.

Dritte Ordnung.

Narcotica excitantia.

Der gewöhnliche Rausch, den spirituöse Flüssigkeiten
(Alkohol) erzeugen, verschwindet nach mehreren Stunden
ohne Gefahr. Wenn aber auf einmal eine zu grosse Quantität genommen ist und der Berauschte in Coma liegt, so
muss man den Alkohol entleeren (durch ein Emeticum,
oder am besten durch die Magenpumpe). Darauf ist vor
allem der Status apoplecticus zu berücksichtigen (zuweilen
Aderlass, gewöhnlich kalte Umschläge, kalte Begiessungen, Waschungen mit Essig etc.).

Die Berauschung mit Aether ist ähnlich zu behandeln.

2. Camphora.

. Der Campher wird in grossen Gaben giftig und droht
durch Apoplexie zu tödten. Man giebt Emetica und nach
Umständen Laxantia, Liquor Chlori (als empfohlenes
Gegengift); später gegen die Depression des Nerven-

systems Excitantia. — Essig soll die Zufälle verschlimmern, eben so Kaffee.

Vierte Ordnung.

Narcotica asphyctica.

Die *Asphyctica* sind meistens irrespirable Gase, welche dadurch tödten, dass den Lungen der Sauerstoff fehlt. Einige wirken aber auch zugleich giftig, indem sie in das Blut übergehen.

1. Acidum carbonicum.

Das kohlensaure Gas kann durch Asphyxie tödten, wenn es geathmet wird und zu mehr als $\frac{1}{3}$ der atmosphärischen Luft beigemischt ist. Reines kohlensaures Gas erregt schnell Asphyxie, indem es den Process des Athmens hemmt. Man bringe den Verletzten sofort in reine Luft und behandle die Asphyxie (mit welcher häufig Apoplexie complicirt ist), wo sich vor Allem kalte Beglessungen bewährt haben.

Das Kohlenoxydgas wirkt in ähnlicher Weise asphyktisch, indem es die Respiration hemmt. Dasselbe gilt von dem Kohlenwasserstoff, von dem Wasserstoff und dem Stickstoff.

Der Kohlendunst besteht aus Kohlensäure, Kohlenoxyd, Kohlen-Wasserstoff, atmosphärischer Luft und Stickstoff. Dieser alterirt das Nervensystem nach Art der Narcotica (Schwindel, Kopfschmerz, Verwirrung, Mattigkeit, venöse Congestionen), und tödtet durch Asphyxie und Apoplexie. Für das specifische Gift dieses Dunstes wird eine Kohlen-Brandsäure gehalten, die aber noch nicht nachgewiesen ist. Die Behandlung hat es mit der Asphyxie und Apoplexie zu thun (vor Allem reine Luft und kalte Begiessungen).

2. Acidum hydrosulphuratum.

Wird reiner Schwefelwasserstoff geathmet, so
tödtet er sofort durch Paralyse des Gehirns; ist er aber
mehr oder weniger concentrirt, so irritirt er die Bronchien
und macht narkotische Depression (theils des Gehirns,
theils des Rückenmarks), Lethargie und Asphyxie. Als
Gegengift einzuathmen sehr verdünntes Chlor (Liquor
Chlori, befeuchteter Chlorkalk). Nächstdem Behandlung
der Asphyxie und Narkose (vor Allem reine Luft).

Das Gas der Kloaken enthält verschiedene Gasarten,
Schwefelwasserstoff, Schwefelammonium, kohlensaures
Ammonium etc. Es ist wie Schwefelwasserstoff zu behandeln. Hat der Verletzte von dem Kloakenwasser verschluckt, so ist ein Emeticum nöthig, da der Schwefelwasserstoff im Magen ähnliche Wirkungen hervorbringt,
wie wenn er eingeathmet wird.

DRITTE KLASSE.

Venena septica.

Wenn die septischen Gifte äusserlich einwirken und
unmittelbar in das Blut gelangen, so erzeugen sie örtlich
eine specifische Entzündung, und allgemein eine specifische Krankheit mit dem Charakter des Typhus. Gelangen sie vom Magen aus zur allgemeinen Wirkung, so
erzeugen sie gleichfalls eine specifische Krankheit mit
typhösem Charakter. Sie alteriren die organisch-chemi-
sche Mischung des Bluts, so dass dieses sich in eigenthümlicher, noch nicht näher bekannter Weise zersetzt.
Diese Gifte sind thierischen Ursprungs und ihre Natur ist
nicht weiter bekannt.

Die Behandlung ist zunächst örtlich, indem man das
Gift aus der Wunde entfernt (durch Auswaschen mit
Lauge, Ausbrennen mit dem Glüheisen, Ausschneiden der
Wunde), oder chemisch zerstört (Cauteria actualia und

potentialia, unter jenen besonders Kali causticum), oder
die Resorption zu verhindern sucht (trockene und blutige
Schröpfköpfe auf die Wunde, Compression derselben,
Anlegen einer Ligatur oberhalb). Das letztere Verfahren
ist jedoch am wenigsten zuverlässig.

Die allgemeine Behandlung hat es mit dem typhösen
Krankheitsprocess zu thun.

Erste Ordnung.

1. Der Biss der Schlangen.

Die giftigen Schlangen haben eine giftige Drüse, aus
welcher das Gift in den beweglichen, hohlen Giftzahn
fliesst und durch diesen in die gebissene Wunde. Einige
Schlangen haben 2 giftige Drüsen und Zähne.

Giftige Schlangen: in Deutschland die Vipern oder Ottern,
besonders *Vipera Berus*, die Kreuzotter (sodann *Vip. Rhedii*; *Vip.
Chersea*, die Kupfer- oder Feuer-Viper; *Vip. Prester*, schwarze
Viper; *Vipera Ammodytes*, Sandviper, sämmtlich im südlichen
Deutschland, Italien etc.). — Ausserhalb Deutschland: *Vip. elegans*,
in Ostindien; *Naja tripudians*, Brillenschlange; *Crotalus horridus*,
Klapperschlange; *Crotalus Durissus*.
Die deutsche Viper hat auf jeder Seite 2 Giftzähne, 1—1³/₄ Li-
nien lang, sehr dünn und spitz. Die Menge des Giftes, die bei einem
Bisse in die Wunde gelangt, wird auf ¹/₁₀ Tropfen geschätzt. Die Wunde
stellt 2 feine Ritzchen, oder 2 sehr feine Stiche dar (zuweilen nur
einen), ¹/₄—¹/₂ Zoll von einander entfernt, aus welchen bisweilen ein
Tröpfchen Blut hervorquillt.

Behandlung. Vor Allem so schnell wie möglich örtlich. Dilatation der sehr kleinen Wunde, Cauterisation
(mittelst Kali causticum, Ammonium causticum, sonst
auch Mineralsäuren, und bis man diese Mittel schaffen
kann, Auswaschen mit Potasche, Salz, schwarzer Seife,
oder Betupfen mit einem glühenden Stück Eisen, oder
Aussaugen der Wunde). Innerlich die Behandlung der
Typhose: zunächst ein Brechmittel, dann Excitantia vo-
latilia (Liquor Ammonii caustici wird besonders empfohlen), bis Schweiss eintritt, welcher unterhalten wird (Cam-

pher, Serpentaria, Valeriana, Pulvis Doveri, Moschus).
Bei drohender Colliquation Mineralsäuren, Wein.

Empfohlene Gegenmittel.

1) *Aqua Luciae* (℞ Sapon. alb. Gr. jjj, Spir. Vin. alcoh. ʒj, Ol. Succin. ʒβ, Liq. Ammon. caustici ʒjv. M. S. 10—20 Tropfen mit Wasser,
auch äusserlich zum Auswaschen der Wunde.

2) Der Saft von Guako (*Micania Guaco* im tropischen Amerika), innerlich und äusserlich; auch als Präservativ zum Einimpfen.

3) Die Wurzel von *Chiococca anguifuga*, innerlich und äusserlich.

4) *Arsenicum album* und *Solutio arsenicalis* innerlich. (Die T a n -
o r a - P i l l e n in Indien enthalten in 6 Gr. etwa 0,7 Gr. weissen Arsenik.)

2. Der Stich der Insekten.

Apis mellifica, die B i e n e; *Bombus lapidarius*, die
H u m m e l; *Vespa vulgaris*, die W e s p e; *Vespa crabro,*
die H o r n i s s e.

B e h a n d l u n g örtlich: Entfernung des Stachels,
Auswaschen mit Liquor Ammonii carbonici, Liquor Ammonii caustici; bei bedeutender Entzündung kalte Umschläge, Aqua Plumbi, auch fettes Oel, Honig, Auflösung von Kochsalz. — Eine allgemeine Wirkung tritt
nur zuweilen ein und wird nach allgemeinen Regeln behandelt.

Der Stich des S c o r p i o n s, *Scorpio europaeus*, ist
weit heftiger als die Insektenstiche, und wird ähnlich behandelt. Desgleichen der Stich der T a r a n t e l, *Lycosa
tarantula*.

Zweite Ordnung.

Specifisch entartete thierische Materien.

1) S e c t i o n s g i f t. Gegen die Ausdünstung faulender
Leichen: Chlor. — Gegen Verletzung bei Obductionen,
prophylaktisch: trockene Schröpfköpfe, Auswaschen mit
Liquor Kali caustici, Sapo niger, Chlorkalk. Allgemeine
Zufälle werden nach allgemeinen Regeln behandelt.

2) W u r s t g i f t in geräucherten Blut- oder Leberwür-
sten, zuweilen auch in geräucherten Schinken (desgl. ge-
räucherte Gänse, verdorbenes Fleisch, verdorbenes Fett)..

Man unterscheidet ein Stadium irritationis (besonders der Luftwege), der beginnenden Paralyse (mit Unterdrückung der Sekretionen, Dysphagie, schwerem Husten), und der ausgebildeten Paralyse (mit Aphonie, Amaurose, Apnöe, Asphyxie etc.)

Die Behandlung wird sich nach allgemeinen Regeln richten. — Empfohlen: vegetabilische Säuren, Schwefelleber, Belladonna, Wein, Oleum Terebinthinae, milde Excitantia; später Excitantia und Tonica).

3) Käsegift, durch alten entarteten Schmierkäse, barschen Käse. Behandlung nach allgemeinen Regeln. Empfohlen: Brechmittel, kohlensaures Ammonium, Involventien (Milch, Milchbrei). Zuweilen prävaliren die Symptome der Gastro-Enteritis.

4) Milzbrand, schwarze Blatter, Anthrax, Carbunculus. Der Milzbrand ist eine epidemische, ansteckende Krankheit des Rindes und Pferdes, seltener des Schafes und Schweines, welche sich durch Berührung und Genuss der inficirten Theile auch auf den Menschen überträgt. — Behandlung örtlich durch Dilatation und Cauterien; allgemein durch Brechmittel, sodann Antiseptica (besonders diaphoretische Excitantia).

5) Wuthgift. Die Tollwuth, *rabies canina*, ist eine Krankheit der Hunde (zuweilen auch anderer Thiere), und wird durch den Speichel derselben auf den Menschen übertragen. Behandlung örtlich (Cauteria, zur Unterhaltung einer künstlichen Eiterung in der Bisswunde), sehr streng und sorgfältig. Für die innere Behandlung sind verschiedene Methoden empfohlen, meist zur Verhütung der Wuth nach geschehenem Bisse eines tollen Hundes. Dergleichen sind: die Canthariden, von Rust; die Inunctionskur, von Kruttge; Belladonna, von Münch; das Ausschneiden der Vesiculae sublinguales nach Marochetti (längst als phantastisch aufgegeben).

REGISTER. *)

A.

Abführlatwerge 284.
Absinthium 185.
Acacia-Catechu 127.
Accipenser huso 72.
— ruthenus 72.
— stellatus 72.
— sturio 72.
Acer saccharinum 88.
Acetum 328.
— camphoratum 254.
— concentratum 329.
— plumbicum 466.
— purum 329.
— pyrolignosum 209.
— scilliticum 299.
Acetylsäure 329.
Achillea Millefolium 170.
Acida mineralia 318.
— vegetabilia 327.
Acidum aceticum 328.
— arsenicosum 484.
— benzoïcum 240.
— borussicum 357.
— carbonicum 326.
— chloro-nitrosum 324.
— citricum 331.

Acidum formicicum 297.
— gallo-tannicum 132.
— hydrochloratum 323.
— hydrochloricum 323.
— hydrocyanatum 357.
— hydrocyanicum 357.
— hydrosulphuricum 427.
— hydrothionicum 427.
— hypermanganicum 153.
— manganicum 153.
— muriaticum 323.
— nitrico-hydrochloratum 324.
— nitricum 322.
— — fumans 322.
— nitrosum 322.
— pecticum 54.
— phosphoricum 325.
— pyrolignosum 209. 330.
— scytodephicum 132.
— succinicum 242.
— sulphuricum 321.
— tannicum 132.
— tartaricum 330.
Aconitin 367.
Aconitum 366.
— cammarum 366.
— Napellus 366.
— neomontanum 366.

---

*) Diejenigen Arzneistoffe und Präparate, die sich im Register nicht vorfinden, sind unter dem Namen des Mittels aufzusuchen; so alle Herbae, Flores, Radices, Tincturae, Aquae, Syrupi, Emplastra, Unguenta, z. B. Flores Chamomillae unter Chamomilla, Tinctura Opii crocata unter Opium, Syrupus Rubi Idaei unter Rubus Idaeus etc.

B.

Bäder, kalte 338.
—, warme 418.
Bärentraube 134.
Bärlappkraut 83.
Bärlappmoos 83.
Bärlappsamen 83.
Baldrian 176.
Ballota nigra 184.
Balsamodendron Gileadense 250.
— Myrrha 239.
Balsamum Arcaei 248.
— Copaivae 244.
— de Gilead 250.
— — Mecca 250.
— Nucistae 201.
— peruvianum 242.
— — album 244.
— sulphuris simplex 425.
— — terebinthinatum 425.
— tolutanum 250.
— vitae Hoffmanni 244.
Bandpflaster 293.
Banksia abyssinica 190.
Bardana 315.
Barosma crenulata 306.
Baryta muriatica 413.
— sulphurica 413.
Baryum chloratum 413.
— sulphuratum 413.
Bassorin 53.
Baumöl 85.
Bdellium 249.
Begiessungen, kalte 338.
Beifuss 181.
Belladonna 353.
Benzoë 240.
— säure 240.
Berberis vulgaris 333.
Berberitzen 333.
Bergamotten 167.
Berliner-Blau 147. 358.
Bernstein 241.
Bertramwurzel 310.
Beta vulgaris 88.
Betula alba 94.
Bibergeil 252.
Biberklee 106.
Bibernell 310.

Bicarbonas ferrosus 145.
Bier 220.
Bilis bovina 111.
Bilsenkraut 352.
Birkensaft 94.
Birnen 333.
Bisam 250.
Bischof 221.
Bismuthum hydrico-nitricum 478.
— nitricum 478.
Bistorta 134.
Bittererde 389.
— klee 106.
— salz 403.
— süss 373.
— wasser, kohlensaures 391.
Blättererdensalz 406.
Blattgold 459.
Blattsilber 479.
Blauholz 135.
Blausäure 357.
Blaustein 470.
Blei 460.
Bleiessig 466.
— glätte 462.
— salbe 467.
— wasser 466.
— weiss 464.
— — pflaster 465.
— zucker 465.
Blitzpulver 83.
Blutlaugensalz 148. 358.
Bohne 67.
Boletus Laricis 292.
Bolus alba 136.
— armena 136.
— rubra 136.
Borax 404.
Bos Taurus 111.
Boswella papyrifera 249.
— serrata 249.
Botrys mexicana 197.
Boysalz 411.
Brandharze 160.
— öle 160.
— säure 160.
Branntwein 214.
Brassica campestris oleifera 86.
— Napus oleifera 86.
— nigra 302.

Druckfehler.

Seite 95 Zeile 4 v. u. ist unter 9. Gallae noch einzuschalten: 10. Tanninum.

,, 118 ,, 10 v. u. statt Uritasinga lies Uritusinga.

,, 118 ,, 7 v. u. ,, Weddel lies Weddell.

,, 191 ,, 3 v. o. ,, ätherisches fettes Oel lies ätherisches und fettes Oel.

,, 478 ,, 6 v. u. ist hinter Wismuth ein Semicolon einzuschalten.

,, 485 ,, 17 v. o. statt Ungt. erat. lies Ungt. cerat.

,, 494 ,, 7 v. o. statt sind: Hydrargyrum lies sind: 1) Hydrargyrum.

Druck von Breitkopf und Härtel in Leipzig.

In demselben Verlage ist erschienen und durch alle Buchhandlungen des In- und Auslandes zu beziehen:

Handbuch

der speciellen

praktischen Arzneimittellehre.

Zum Gebrauch

für Studirende, praktische Aerzte, Physikats-Aerzte und Apotheker,

so wie

als Leitfaden für den akademischen Unterricht.

Achte, von Neuem gänzlich umgearbeitete und vielfach vermehrte Auflage

von

Dr. Michael Benedict Lessing,

Königl. Preuss. Sanitätsrath in Berlin und Ehrenbürger von Salzburg.

gr. 4. XVI u. 532 Seiten. Broschirt. 5 Thlr. 10 Ngr.

Die Tausende und aber Tausende von Exemplaren, die in sieben starken Auflagen dem Werke seine Berühmtheit verschafft haben, — in Deutschland nicht minder wie in Amerika, Russland, Schweden u. a., wohin nur irgend die deutsche Sprache reicht, — eröffnen auch dieser neuen Auflage wieder die weiteste Verbreitung, selbst unter den Besitzern älterer Auflagen (der ehemals S o b e r n h e i m - L e s s i n g'schen Arzneimittellehre). Denn was dem Werke, ausser der Berücksichtigung der zahlreichen Fortschritte der Theorie der Naturforschung, der Physiologie, Chemie, pathologischen Anatomie u. s. w., einen ganz b e s o n d e r e n Werth verleiht, ist der Umstand, dass Sanitätsrath Dr. Lessing nicht bloss ein medicinischer G e l e h r t e r und t h e o r e t i s c h vorgebildeter, sondern ein in Berlin v i e l b e s c h ä f t i g t e r **p r a k t i s c h e r** Arzt ist, der dadurch befähigt ward, den E r f o l g am Krankenbette und den wirklichen N u t z e n, den das Arzneimittel gewährt, kritisch zu prüfen und zu berichten.